U0087625

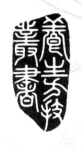

養生方技叢書

中國古代醫學的形成

李建民 主編 ◎ 山田慶兒 著
廖育群 李建民 編譯

東大圖書公司

國家圖書館出版品預行編目資料

中國古代醫學的形成／李建民主編;山田慶兒著;
廖育群,李建民編譯.－－初版一刷.－－臺北市;
東大，2003
　　面；　　公分——(養生方技叢書)
ISBN 957-19-2548-9　(平裝)

1.中國醫藥—歷史

413.09　　　　　　　　　　　　　　92014267

網路書店位址　http : // www. sanmin. com. tw

© 中國古代醫學的形成

主　編　李建民
著作人　山田慶兒
編譯者　廖育群　李建民
發行人　劉仲文
著作財
產權人　東大圖書股份有限公司
　　　　臺北市復興北路386號
發行所　東大圖書股份有限公司
　　　　地址／臺北市復興北路386號
　　　　電話／(02)25006600
　　　　郵撥／0107175-0
印刷所　東大圖書股份有限公司
門市部　復北店／臺北市復興北路386號
　　　　重南店／臺北市重慶南路一段61號
初版一刷　2003年11月
　編　號　E 410150
　基本定價　捌　元
行政院新聞局登記證局版臺業字第○一九七號

有著作權　不准侵害

ISBN　957　19 2548 9　　(平裝)

「養生方技叢書」總序

　　這是一套展現人類探索生命、維護身心以及尋求醫治的歷史書系。

　　中國早期的「醫學」稱之為「方技」。《漢書·藝文志》有關生命、醫藥之書有四支：醫經、經方、房中、神仙。西元第三世紀，漢魏之際世襲醫學與道教醫療傳統的陸續成形，表現在知識分類上有極明顯的變化。《隋書·經籍志》的醫方之學與諸子之學並列，而「道經部」相應道教的成立，其下有房中、經戒、服餌、符籙之書。醫學史整體的趨勢，是逐漸把神仙、房中之術排除於「醫」的範疇之外。

　　醫學雖與神仙、房中分家，但彼此間的交集是「養生」。中國醫學可以界說為一種「老人醫學」、一種帶有長生實用目的所發展出來的學說與技術。養生也是醫學與宗教、民間信仰共同的交集，它們在觀念或實踐有所區別，但也經常可以會通解釋。中醫經典《素問》的第一篇提出來的核心問題之一即是：「夫道者年皆百數，能有子乎？」養生得道之人能享天年百歲，能不能再擁有生育能力？答案是肯定的。這不僅僅是信念與夢想，歷來無數的醫者、方士、道家等各逞己說、所得異同，逐漸累積經驗，匯集為養生的長河。

　　醫學史做為現代歷史學的一個分支時間很短。完成於五十年前的顧頡剛《當代中國史學》中只提到陳邦賢的《中國醫學史》一書。事實上，當時的醫學史作品大多是中、西醫學論戰的產物。反對或贊成中醫都拿歷史文獻作為論戰的工具。撰寫醫學史的都是醫生，

歷史學者鮮少將為數龐大的醫學、養生文獻做為探索中國文化與社會的重要資源。余英時先生在追述錢賓四先生的治學格局時，有句意味深長的話：「錢先生常說，治中國學問，無論所專何業，都必須具有整體的眼光。他所謂整體眼光，據我多年的體會，主要是指中國文化的獨特系統。」今天我們發展醫學史，不能只重視醫學技術專業而忽略了文化整體的洞見。余先生的話無疑足以發人省思。

　　如今呈現在讀者面前的醫學史書系，除了有幾冊涉及傳統中國醫學之外，我們還規劃了印度、日本、韓國的醫學史。有些史料第一次被譯介，有些領域第一次被研究。我們也邀請西洋醫學史的學者加入，日後我們也將請臺灣醫學史、少數民族醫學史研究有成的學者貢獻他們最傑出的成果。

　　我們同時期待讀者通過這一套書系，參與各時代、各地域的人們對生命的探索與對養生的追求，進而反省自己的生活，並促進人類在疾病、醫療與文化之間共同的使命。

李建民

序言：我所認識的山田慶兒先生

廖育群

　　1983年秋，山田慶兒先生來中國訪問，時逢中國科學技術史學會正在西安召開會議。從醫科院校畢業不到一年的我，對於科學史這門學問還一無所知，只是作為一名會務人員受遣到機場去接山田先生。那時萬萬沒有想到這次結識的，竟是一位對我學術生涯具有關鍵影響、使我受益良多的恩師。

　　山田先生住在總統套房，而我住在會務組。除了聽說他十分欣賞茅臺酒外，只是在開座談會時到他那裡去過一次。記得他向我們介紹了他自己的學習經歷——1955年畢業於京都大學理學部宇宙物理學系；進入研究生院研修近代科學史；1959年碩士課程修了後，受聘於京都大學人文科學研究所任講師。山田先生還介紹了日本研究所的教授遴選制度——當教授、副教授的職務出現空缺時，就會馬上面向全國公開招聘，並成立一個臨時的委員會就應聘者進行討論、做出選擇。這一制度意在選拔優秀人才，並盡量避免本系統內的近親繁殖。因而山田先生亦是在作了近七年的講師後，離開京都大學，到同志社大學擔任副教授；又於1970年重返京都大學任副教授，並於1978年升任教授。關於研究工作，山田先生介紹說，他們正在研讀《黃帝內經太素》及馬王堆出土醫書等新發現的中國古代科技史料，並會將研究成果匯集出版。現在回想起來，我以為可以說，山田先生的醫學史研究大致就是發足於此，而其一系列的研究成果莫不與《黃帝內經》及馬王堆醫書有著密切的聯繫。他們的研究成果匯編——《新發現中國科學史資料的研究‧譯注篇》與《新發

現中國科學史資料的研究·論考篇》(1985)，相信早已為研究中國古代醫學史的學者所熟知，並從中獲得了不少啟發。

在此期間，山田先生還作過一次大會報告。我只記得他在結束時說：「學生當然要向老師學習，但不能超過老師的學生就不是好學生！」山田先生當時講此話的意思是：就他自己而言，固然從中國的前輩學者身上學到了許多東西，但同時也有決心與信心要超過「老師」！在以後的交往中，我不止一次聽到他重複這句話，尤其是當我寫出令他欣賞的文章時，哪怕是含有與他明顯不同的觀點。那種發自內心的喜悅，溢於言表，令我永遠難忘。兩天後，山田先生離開西安，去河南參觀登封觀臺──那畢竟是他的老本行。

在此後的幾年中，我嘗試著做些醫史研究，但並無成績可言，心中充滿了困惑。其原因在於醫學史研究具有悠久的歷史與龐大的隊伍，只要隨便翻一下論著目錄，就會看到沒有哪個歷史人物、重要著作、理論學說、機構事件等等，不是被人反覆研究與論說。我該在何處找到「立錐」的空白之地呢？在此種尋尋覓覓的日子中，為了外語學習，開始找些東西來翻譯。因而再次與山田慶兒先生相晤──閱讀並翻譯了他的文章。誰知這種以學習外語為目的的翻譯，卻使我看到了另外一種研究方法與思路，大有豁然開朗之感。那麼，我所看到的究竟是怎樣「一種研究方法與思路」呢？說來也很簡單，其實就是分析的方法。即不再是像通常所見，對歷史現象加以盡可能詳細的描述，或刻意於「成就」與「科學性」的闡發，而是徹底地擺脫了這一司空見慣的「套路」，致力於對歷史現象加以理性的分析，通過分析性的考證來揭示隱藏在現象背後的思想脈絡、存在於不同時代之多個現象間的聯繫與發展脈絡、貌似無關之現象間的溝通脈絡，等等。當環節缺失，有礙發現或建立脈絡時，則通過大膽假設（工作假說）構築解釋體系，再旁徵博引、小心求證，對假說進行驗證。這樣的研究大有令人耳目一新之感，而對於這樣的研究來

說，也根本不必去尋找什麼「立錐」的空白之地，可以說到處都是未開墾的處女地；對於這樣的研究來說，那些被人抄錄、轉引多次，已然毫無一點新鮮感的史料，似乎都又被賦予了新的生命力，真說不清這些司空見慣的史料中究竟還蘊藏著多大的潛能。其實，對於山田先生來說，在學問上步入「自由王國」也並非輕而易舉。用他自己的話說：

> 素受自然科學方面的教育、更為接近西洋學問的我，要想接近陌生的中國哲學與科學並非易事。運用概念的翻譯、思考方法的歸納與定式化、模式的構築與理論的再建，以及其他各種各樣的方法，努力使中國的哲學與科學成為我所能夠理解的東西。如果說其中有某些發現，那乃是由所謂東與西、傳統與近代這樣的思想性格鬥中產生出來的。❶

山田先生當年也吸煙，而且吸得很兇——日均5包（100支）。可想而知，原因不外就是那苦苦追求的學問。

1988年，山田先生爭取到財團資助，邀請我去訪問學習。12月6日抵達京都，開始了為期一年的旅日生活。

山田先生工作的京都大學人文科學研究所，有一個中國科學史研究班，每週二下午大家相聚於此，或解讀文獻，或報告自己的研究心得。據說這種研習方式已經堅持了許多年，業已成為傳統與習慣。當時我曾想，回國後亦應效法之，在我們的研究所也開展這樣的學習與研究。但實際情況證明，要想真正付諸實踐並不容易。由是常常引得我去思考：因何而能，因何而不能？其間大抵有以下一些區別，而這些區別無不涉及一個核心問題，即價值取向有所不同。首先，要說忙，大家都忙，每一位研究人員都有自己的工作要做。偶爾打斷一下、拿出半天時間去聽非本專業的報告，或讀非本專業之書，自然無所謂。但俗話說：長路無

❶ 《古代東亞哲學與科技文化——山田慶兒論文集》自序，遼寧教育出版社，1996。

輕包，故真要堅持下去決非易事，確實可以說是一種負擔。而恰恰是這種負擔，給人以相應的回報——豐富了知識、拓展了眼界、學到了別人的研究方法與思路、聽到了他人對自己工作的批評意見、發現了新的研究課題……。我想，即便是這個研究班的領導者山田先生亦同樣受益非淺，否則他怎能迅速地從天文學史過渡到醫學史，乃至技術史等等。我曾注意觀察過，不論是讀哪個專業的書，山田先生事先都有認真準備——對於疑難之點、術語名詞、人名地名等，預先查找資料，以供大家參考。同樣，參加研討的其他知名學者，如田中淡（建築史）、宮島一彥（天文史）、川原秀城（數學史）、橋本敬造（西方科學史）等先生也都興趣盎然地學習著非本專業的知識並積極參與討論。或許只有這樣，才能將古代科學技術作為一個整體加以認識，才能跨越學科的藩籬去認識歷史的本貌。

其次，正是因為存在著上述現實的「負擔」問題，所以要想成功地操辦這樣的研究班，就必須有一個具有號召力、凝聚力，或者乾脆說是個人魅力的召集人。我以為山田先生的個人魅力首先來源於他的學術成就；而當這種學術成就轉化成社會聲望時，自然又會增強其個人魅力。我初到京都，適逢山田先生因對日本古代哲學家、思想家三浦梅圓的精深研究而獲大佛次郎獎，附驥慶祝者甚眾。我曾悄悄問過一位乘車趕來的與會學者，來此何為？他說，會有某種好處。例如，只要山田先生寫個推薦，出版社就會接受他的書稿。名望、社會影響，對於一個學者來說，不管他嘴上是否承認，心裡總是想的。這並不是什麼壞事，因為名望與社會影響在某種意義上代表著一個人的成就，或者說可以給人以成就感。然而作為一個學者，大可不必以廣泛參加社會活動的方式來擴大自己的社會影響。山田先生沒有任何理事、委員一類的虛銜，而其身上的學術光環卻足以照亮周圍，令人仰慕。

3月，我在研討會上第一次作報告。雖然我的研究在極大程度上有賴

於山田先生〈黃帝內經的成立〉一文的啟發，但我對《黃帝內經》成書時代的看法卻與他不同。說實話，我一直擔心會引起山田先生不快，但事實又是如何呢？山田先生在討論結束時說：醫學史研究的重任應託付廖君，自己應盡快回到天文學史方面去。並重提學生應該超過老師的「格言」。隨後帶我去喝酒——我當然看出了他的興奮，心裡悄悄蕩漾著得意；同時我也第一次走進了山田先生的內心世界——悄悄地窺探著他的胸懷。❷

　　山田先生喜歡喝酒和吃中國料理。年之首尾，研究班總是要到位於京都市中心的「東華菜館」一聚，吃上一頓北京料理，然後再到位於附近小巷中的一個日本傳統式小酒館喝酒聊天。日本人愛喝酒是很普遍的，朋友相聚經常會一連轉上幾家酒館，喝到深夜。但山田先生飲酒有度，大約在11點左右即會告別諸位回家。

　　夏天，收到中國科學院自然科學史研究所陳美東所長的來函，聘請山田先生為該所名譽教授。我原以為他作為著名的京都大學的教授，未必會對此有多大興趣，但事實卻與我所想完全相反——山田先生十分高興，記得他自擬的中文覆信是這樣寫的：「您的信，使我多年的夢想成真……。」當時，我以為這純屬外國人用詞不當，作了修改。然而5年之後，當我收到他為中文譯本論文集所寫的〈自序〉時，似乎才再次走進了他的心靈世界——體會到他當時何以會有如是感動。〈自序〉是這樣開始的：

　　　深懷對中國思想與文化的敬意與共鳴，我致力於中國科學、技術及醫學之歷
　　　史的研究三十載。今得以如此直接地語之於中國讀者，實乃吾之榮幸，亦可

---

❷　此後，山田先生在論文中提到我的結論時說：「這是攻擊包括我在內所有研究者之疏漏的尖銳指責，是出色的問題提出。」見〈伯高派の計量解剖學と人體計測の思想〉，載於山田慶兒、田中淡編《中國古代科學史論・續編》，京都大學人文科學研究所，1991，頁482–483。

說是望外之喜。❸

山田先生對於中國、中國文化的情感，由此可窺一斑。

9月，山田先生帶我到東京，參觀了東京博物館、拜訪了北里大學東洋醫學綜合研究所的大冢恭男、小曽戶洋、真柳誠等醫史學專家。午飯時，我問山田先生如何看待科學史研究的價值，因為在中國大陸人們總是強調科學史要為社會服務、為經濟建設服務。山田先生似乎從來沒有遇到過這個問題，想了一會兒才說：學問就是學問。其價值是潛在的、深遠的。我知道，山田先生除了晚上喝點酒一樂外，沒有任何愛好，全部心思都在學問上，但他卻從未考慮過學問的功利問題。這大概就是「古之學者為己，學以美其身」的境界吧。

1989年，山田先生參與了「國際日本文化研究中心」的籌建，並被聘為該中心的教授（仍兼任京大教授）。他時常對我說，今後還要邀請我到那邊工作一年，而且是帶夫人、孩子一起來。但我卻並未當真。說實話，大概因為是第一次出國，在日本的365天，我始終處於「文化休克」的狀態之中。山田先生對我說，除了中國醫學史，還應作些日本醫史研究，但我卻說那是日本人的事。甚至在回國後的半年時間中，連一封信都沒給山田先生寫。每當回想起這些，都不禁感到慚愧與面赤。但山田先生從未計較過這些，仍舊不斷地為我創造學習的機會。1991、1993、1995年，因他的推薦，我有幸多次參加「東西方比較醫學史國際會議」，學識大進。並於1995年應邀到他工作的「國際日本文化研究中心」供職一年。

山田先生轉職到國際日本文化研究中心後，他本人的研究領域從中國醫學史進一步拓展到日本醫學史。並組織了一個以「日本古代疾病與醫學史」為中心的研究班，成為日本醫史界新老人物及眾多海外學者聚

---

❸ 《古代東亞哲學與科技文化——山田慶兒論文集》自序，遼寧教育出版社，1996。

會的中心。這時的我已然不像當年那樣任性與幼稚，不僅不再認為研究
日本醫學史是日本人的事，而且對其產生了濃厚的興趣，心中充滿著要
與日本學者一比高下的激情。每當寫好一篇論文或講演稿，山田先生都
認真地幫我修改，每每令我感到老師對學生的深切關懷。

　　專事中國醫學史研究的石田秀實先生也是研究班的成員，山田先生
還將其聘為該中心的客座教授。但有一天，我在閱讀石田先生的著作❹
時，無意中發現其中有一章是專門批判山田先生的觀點，而且是點名批
判。這真的令我震驚──為山田先生的寬廣胸懷而震驚！

　　我知道山田先生愛吃中國料理，而我的宿舍又在研究中心內，故時
常備下酒菜，邀他與其他友人到寒舍小聚。但山田先生此時已因心臟病
而戒酒，令我們都感到非常傷感──唯一的樂趣也不得不放棄。不！應
該說還有學問，這才是先生一生最大的樂趣！

　　有時，我和一些同屬學生輩的中年日本學者會在一起談論山田其人，
他們以為山田先生過於嚴厲，這真讓我感到費解，因為我從未有過這種
感受。於是他們會說：「不一樣啊，山田先生對你是特別的啊！」話語中
流露著些許嫉妒。這當然會使我感到幾分得意，但細想其因，先生的厚
愛，那種被說成是不一樣的眼神，完全是源於老師對得意門生的欣賞。
記得有人在分析何以諾貝爾獎獲得者的弟子又多有獲獎者時，認為除了
因緣關係外，老師與學生間的相互追求是重要原因之一，即老師在選擇
學生時要有目的地追求值得培養的對象。我以為山田先生屢屢為我創造
學習的機會，完全是出於這一動機。他在我晉升研究員時寫下了這樣的
推薦意見：「廖育群在中國醫學史研究領域中，是我目前最矚目的學者。
我確信，早晚中國醫學的全體像必由他手而被改寫。」如此評價，絲毫不
會使我感到驕傲。相反，只能感到無比巨大的壓力。先生的一切努力，
無疑都是為了這門學問，為了造就人才。如果在我們的現實生活中能多

---

❹　《氣流れる身體》，平河出版社，1987。

一些像山田先生這樣的老師，如果我們每一個飽受前賢恩惠之人都能像山田先生那樣竭盡全力培育後學，豈非學界幸事、社會幸事哉！就我個人而言，又如何才能不負先生厚望？在學問方面我始終沒能做到像先生所期望的那樣——超過老師，因而至今也還算不上是個好學生。此次臺灣東大圖書公司惠允出版山田先生的論文集，使我看到了另一種希望——或許會有有為之士，由於得閱山田之學而受到啟發，尋到老師、學到方法，因此而成為超過老師的好學生。苟能如此，則山田先生樂矣，吾等譯書者樂矣，東大圖書公司亦樂矣。

　　1997年4月，山田先生退休。他沒有像一般的日本教授那樣，退休後再到私立大學幹上幾年，儘管這能掙不少錢；儘管大家都說，像山田先生這樣的知名學者不愁沒人請。我曾問過他，退休後有何打算？他說：自由了，幹些自己想幹的事。我一直猜不出什麼是他想幹的事，是否會是詩情畫意的文學作品呢？過後不久收到先生的信，方知：

　　　長期背負之課題可大體完成，打算從此致力於新的主題。首先再寫一本關於中國古代醫學的書，然後是日本近世、中國明清、歐洲文藝復興之後的研究。無論如何要卸下重荷，自由地展翅於夢。

　　我知道，山田先生在夢中常能看到別人看不到的東西。原想今後不再作翻譯之事，但若山田先生果真遊了「桃花源」，寫下了夢中美景，我又怎能割捨得下，不讓大家共享其樂、俱知其美呢？看來還得繼續作下去。同時也希望能夠與東大圖書公司繼續合作，共同承擔起繁榮學術，以饗讀者的重任。

導讀：新醫史之路

李建民

閱讀活動是讀者面對作者臨在(authorial presence)的一種精神冒險。

我曾在撰寫博士論文的階段，熟讀山田慶兒先生的醫學史作品；之後因研究不同的議題，溫故知新，每一次又都有收穫。這一次接到山田先生的書稿校樣，我正在東京大學客座教書，翻閱這些熟悉而親切的作品，倍感餘味無窮。山田先生是許許多多年青醫學史學者心目中的導師，我也多次親炙其教誨，閱讀他的論著不僅是文本在說話，作者特殊的生命形態也在說話。此時，我人在日本遊歷，對山田先生從事創作的學術傳統與人文氛圍有更深切的了解。

日本的醫學史研究傳統當注意江戶時期(1615～1868)考證醫家這個背景。過去我研究古典醫學已經利用多紀家族（多紀元簡、多紀元胤、多紀元堅）的著述，但對同時代其他醫家了解還十分有限。這次來日，得地利之便較廣泛的閱讀各種醫學善本、珍本，對江戶考證醫家也有較為全面的涉獵。大阪的武田科學振興財團所支助的「杏雨書屋」收集大量江戶醫學館的史料。今年五月下旬舉辦「江戶の考証医学者たち」的特展，我躬逢其盛、大開眼界。沿著這條相關的線索，我第一次閱讀到多紀元簡的《櫟窗類鈔》(1809年)、澀江抽齋、森立之共編的《經籍訪古志》(1852年)、山田業廣的《千金方藥品解》(1872～1873)等書。這些著作或輯復古典，或進行注釋，勤求各種刊本、寫本，收羅醫書以外經史子集相關醫藥文獻，其成果不僅僅糾正了吉益東洞「古方派」所形成的學風，同時，也為江戶以下的醫經、醫史研究奠定豐富的書誌學、文

獻學的基礎。

明治醫制變革，壓抑漢方的政策波及對古典醫籍的研究。但在矢數有道、丸山昌朗等的努力之下，接續江戶考證醫學的傳統。而具有現代意味的醫學史學者，例如岡西為人、渡邊幸三、宮下三郎等的研究可以說與幕末考證學是一脈相承，展現了極其深厚的文獻學素養。

簡單的說，日本的中國醫學史一開始注重學科史的研究，也就是著力於醫學概念與學說的分析考證。大概在1970年前後，這種研究取向經歷較大的調整。如東京大學川原秀城教授所說，當學科史的研究進行的較為徹底之時，「進行思想史、社會史的條件成熟了，科學史研究的新時代於是誕生，而體現這種時代精神的科學史家，正就是山田慶兒」。

相對於當時科學史界最佔勢力的「李約瑟難題」，山田慶兒提問：「與西歐近代誕生之科學不同的另一種科學是否成立？」探索與西歐社會完全異質的風土所孕育的中國科學與醫學，便成為山田解答上述問題的內在性動機，而其思想史、社會史的研究取向，也可以說是一種新醫史罷。

根據山田慶兒的自述，其從事中國科學史與醫學史始終圍繞著三個核心主題：第一、傳統自然哲學與科學思想所展現的概念與思想框架；第二、科學與技術在國家、社會的位置以及在其中所獲得的特性；第三、科學與技術各自的特性及兩者的關係，以及科學、技術在人類活動所存在的位置。

舉例來說，山田先生一反近世以來大力反對陰陽五行之學亦即「去數術化」的學風，而堅持「去掉陰陽五行的思考，是不會有中國的傳統科學」的信念。一般成說，大多批評陰陽五行是「玄學」；他們猜想傳統科學或醫學最重要的是所謂長時間「經驗」的累積，中國醫學是經驗醫學。然而我們如何理解古典醫籍無所不在的陰陽五行論述？我們與其辯論陰陽五行是經驗抑或是理論，不如問這套數術的框架為何在傳統學術擁有如此強韌的歷史慣性？山田先生不僅嘗試探索陰陽五行圖式來自對

「空間」分割的兩種原理，並指出這種思考方式所演繹的科學傳統的過程即是值得留意的歷史現象。由山田先生對傳統自然哲學的研究來看，近年來對身體感與身體體驗的研究無疑是誤入歧途了。

山田慶兒的醫學史最主要的貢獻在探求中國醫學獨特體系形成的過程，時間集中在公元前四世紀至公元二世紀的六百年之間。他的研究工作有二方面：一是中醫學核心技術的起源，如收在本書的針灸、本草、湯液、脈診等技術的形成過程；一是《黃帝內經》編纂的過程，各篇的年代、序列，以及其中蘊含的學術內容與發展。

山田指出，中國醫學的根本思考方法建立於針灸療法。因此，探求針灸療法的起源也就是探索中國醫學的起源。針法的出現大概可以推溯到戰國末期。這種技術是在灸法的基礎上吸收了砭石療法，通過將艾的熱性刺激轉換成針的物理性刺激所建立的。山田推測：「從艾的咒術療法向灸法轉變的決定性一步在於脈的發現。在脈之上以艾灸之作法出現時，固有意義的灸法也就成立了。」而脈做為人體內血氣的管路，與體表血脈起著類比的作用；脈從一開始就是脈，並不是像過去學者所設想的由點（穴）逐漸演變成線（脈）的過程。換言之，脈並不是穴位的集合。恰恰相反，大量穴位的發現與確定是在針灸醫學發展的第二個階段。

從馬王堆醫書與傳世醫籍，山田爬梳經脈體系發展的若干線索，例如：足脈的發展較手脈為早；手足之脈漸以陰陽等數術概念置換表述；由十一脈演變為十二脈；援借道家「取有餘、損不足」的損益思維對氣的醫術理論化；各種學派如黃帝、扁鵲、白氏等的爭鳴；針具的進化、穴位的飛躍成長；建立診斷學（脈診）等。

西漢末，針灸醫學成立。大約公元五年左右，本草學也獨立了。進入東漢出現雷公、桐君等各家本草競立的時代。東漢末，張仲景將藥物療法與診斷學結合，並對藥物學進行體系化的工程，從而揭開了「湯劑」的時代。

　　與中醫學各自技術起源的探討的同時，山田先生特別留意《內經》的形成史。《黃帝內經》或今本《素問》、《靈樞》，過去辨偽學者如張心澂等都判定為「偽書」；但如此一來醫學早期歷史一筆勾銷、無從寫起了。顧實《重考古今偽書考》雖重訂《素問》、《靈樞》諸書「不偽」，但面對其中各篇成書先後、或分或合等傳本問題仍是一團謎霧。

　　山田企圖對《內經》的形成史建立一個假說：即今本《內經》絕大多數是由黃帝問答的形成寫成的，其基本問答形式有雷公—黃帝、黃帝—少師、黃帝—伯高、黃帝—少俞、黃帝—岐伯等五種。山田認為這五種對話體裁即是《內經》內部的 sub-schools。他定名為黃帝派、少師派、伯高派、少俞派、岐伯派。其中，黃帝、少師兩派是前期二派，與解剖有關的伯高派崛起於新莽時代；而岐伯派屬於後期黃帝學派，篇幅最大，大多是東漢時代的作品。由初期二派向後期三派的演變，也是從陰陽說到五行說的轉變過程，所謂岐伯派的論文即是以五行說為其理論的主調。山田甚至進一步將上述的學派分期與相關技術發展的歷史結合起來。

　　古書多採用「依託」的形式，不獨醫書如此。不同的主張、學說不妨依託共同的傳說人物，因此很難說相同的依託人物即歸屬一個「學派」。況且，今本《內經》在宋代定型以前迭經改編，例如晉代皇甫謐收集其所見的《內經》三種傳本，按事類相從重新編纂，更改問對名字等。古書分合不定，山田這種過度條理的「學派」說，與先秦兩漢古書的體例不合；從這個假說試圖說明各種醫學技術的發展恐怕更是難上加難了。

　　然而，山田先生的《內經》研究饒富啟發。為何《漢書‧藝文志》所載方技之書日後多數蕩然無存，獨獨《內經》系的作品一枝獨秀？問答體裁的古書如何研究？醫籍流傳方式的改變與書籍組成的形式有關嗎？方技書（或醫籍）的組成方式與其他類型的古書（如經、子）有何異同？等等。

　　閱讀是讀者經由文本與作者心靈的交談。但讀者的解說不能妨害作

者自我的陳述。因此我這篇導讀似乎也應該停在這裡了。而且，為了表達對作者的敬意，讀者在一定程度必須嚴守緘默、仔細聆聽、慎重提問，以保持文本與作者的完整性(integrity)。現在，我們就讓山田慶兒先生暢所欲言、聽他所說的中國醫學形成史吧。

二〇〇三年七月二十三日
東京旅次

中國古代醫學的形成

目　次

傳統醫學的歷史與理論

一、傳統醫學的戲劇性復權

　　相對於近代醫學，東方醫學屬於被稱為「傳統醫學」的範疇。儘管近代醫學不斷普及並建立起近代化的醫療保健制度，但傳統醫學在亞洲各地仍保持其生命。其代表為印度的阿輸吠陀醫學，尤其是本次研討會的主題——中國醫學，即漢方與針灸。傳統醫學在各自的社會中，曾經受到民眾的普遍支持，建立起了各自的醫療體系，但傳統醫學作為獨立的醫學體系而開始受到世界性的再評價，不過是這二、三十年以來的事情。其開端是中國發明針刺麻醉技術的報導帶給世界的震驚。然而即使是在中國，亦不過是從1954年才開始對中醫進行再評價。此前，中國與日本的過去經歷一樣，傳統醫學被視為遲早要被近代醫學完全取代的、落後於時代的醫學，隨後採取了逐漸廢止中醫的政策。

　　傳統醫學在當代的這種戲劇性復權，使我們重新認識到醫學這種學問的特殊性。如果是其他的傳統科學，恐怕絕對不會出現這樣的復權吧！例如，火箭雖然是由中國人所發明，但沒有為開發宇宙火箭而研究古代中國之火箭的科學家。傳統科學不是科學，而是歷史學的研究對象。當然，並非沒有從現代之科學研究的立場出發，對傳統科學給予關注的情況。像天文學與氣象學等，如要建立理論並加以驗證，則必須要有極長

期之自然現象的觀測記錄，即是其例。在這些領域，保存於古文獻中的現象記錄，諸如在確認由理論性計算所得超新星的爆發年代時，歸納氣候的長期性變化、氣象變動、地震發生的週期時，具有實用價值。儘管如此，但那到底是數據資料的問題，而不是傳統科學的理論及觀測方法等一如舊貌地發揮著作用。在此種意義上，傳統科學已然是過去的東西，是被近代科學所超越了的東西，是絕對不會復權的東西。

那麼為什麼唯獨在醫學領域，儘管奠基於近代科學之近代醫學具有令人矚目的發展，但仍會出現傳統醫學復權這種特異性的現象呢？在面對這一時期何以會出現復權之問時，當然應該首先考慮到1954年以來中國政府的政策，以及基礎、臨床兩方面的研究成果。其次，則是由各種立場出發，對於近代科學的批判與反省。醫學，曾是被投以最嚴厲之目光的對象之一。第三，存在著對於亞洲文化的新觀察、再發現或重新評價。對於傳統醫學的再評價，可以說是其中的突出之例。但是現在我的問題並非這些，而是為什麼能夠出現。實際上這一點與中國醫學的本質，進而與現代之醫學所面對的最重要課題，是有著深切聯繫的。

我認為，中國醫學保持生命力至今，能夠在現代醫學與醫療制度中復權的根本性要因有二。其一是醫學的對象具有其他科學之對象所無法相比的複雜性。現代之科學，對於人體的構造與機能、疾病發生與治癒的機理，以及身心關係這些極端複雜之問題的闡明，只是剛剛開始。生命科學領域中之分子遺傳學的誕生，雖然可以同物理學中牛頓力學的成立相比較，但恰如物理性世界的探索因牛頓力學而邁出了堅實的第一步，可以說生命之世界的探索好不容易才邁出了這實實在在的第一步。

因而若要以現有的理論與方法去認識複雜的對象，將會怎樣呢？結果是只能認識這些方法與理論所能把握的比較單純的現象，或是將實際中更為複雜的現象簡單化而加以認識。其認識當然是片面的、局限的。現在，有從正面和背後描繪的人頭像，如觀察方向不同，一個物體只能

被片面地認知。如果從未見到過「人」，即如果讓不知道頭的完整形象的宇宙人看這兩張人頭像，能馬上判斷是相同之物嗎？

近代醫學與中國醫學，儘管同樣以人的身體與疾病為對象，但對事物的觀察方法全然不同。雖然一般認為近代醫學的觀察方法是部分性的，中國醫學的觀察方法是整體性的等等，但我認為這是錯誤的。兩方面無差別地都是片面的、部分性的。只不過相對於近代醫學的觀察方法是要素論，可以說中國醫學是整體論性的。以要素論方式思考的人，看不到以整體論方式思考之人所看到的東西。反之亦是同樣。整體論方式是什麼，後面將詳加論述，這兩種觀察方法就像從頭的前面與後面看到的圖像，本來就是建立在相互配合的關係上。但現在卻分歧過大，將二者如何結合起來才好，我們尚不知道。使傳統醫學復權、與近代醫學共存之此種狀況成為可能的另一個根本性要因，是醫學不僅僅是科學，同時是技術，或者說在成為科學之前是技術。醫學不能僅僅是認識人體的構造、疾病的原因及其過程等，首先必須治療疾病。這看上去就像是賦予醫學的「至上命令」。如果是天文學，即便發現宇宙某處出現了異常現象，也沒有引出要將其加以糾正之意念的必要。在這點上，醫學具有與其他科學相比的根本性區別。

作為技術，要之，乃是製作東西的行為。在製作某物時，儘管不知其「所以然」，只要經驗性地知道：如此為之則中的，製作即可成功。反之，僅僅知道「所以然」是做不成東西的。因而，在不能脫離經驗這一點上，表現出技術之最重要的特點。無需贅言，製作的對象越複雜，經驗占有的比重就越大。當然，如果知道了「所以然」，則易於知道「如何做才對」，因而也就縮短了試行錯誤的過程。這是技術中擁有科學的意義。在現代醫學中，科學與技術這兩個方面，具體地表現為基礎醫學與臨床醫學。

在醫學中，存在著有別於近代醫學而稱之為傳統醫學的、具有長久

的歷史性積累、沒有被近代醫學所汲取的，而且是不可能簡單地加以吸收的經驗的實庫。現代的醫學終於開始注意到，其中含有寶貴的臨床經驗與治療方法。這是使中國醫學之復權成為可能的第二要因。

但是，中國醫學不是單純性的經驗積累。其中含有自身的理論。不僅如此，其經驗亦是不能脫離理論的。試舉具體之例，在中國醫學的脈診法中，以浮、沉、虛、實、數、代等近三十個概念記述著脈的狀態。被如此細緻地加以識別之脈，成為診斷的基礎。要想知道約三十種的脈象意味著什麼，則必須懂得中國醫學的理論。反之，若不以其理論為前提，則不可能進行脈的診斷。對於學習過西方醫學之脈診法的人來說，恐怕不存在識別約三十種脈之狀態的經驗，形成了雖然是診相同之脈卻有完全不同的兩種經驗。因此，如果認為中國醫學的臨床經驗與治療法中含有應該學習的內容，那麼關於中國醫學的理論亦必須如此。必須在此基礎上重新探索近代與傳統這兩種醫學的接點。

開場白已經太長了，中國醫學形成於戰國至東漢之期，即西元前四世紀至西元二世紀之近乎六百年間。換句話說，使中國醫學真正成為獨特之醫學的要素，此間已全部出現，構築了自己的體系。因此，我欲追溯其歷史性本貌，思考中國醫學理論的特殊性質。

二、發現馬王堆醫書帶來的衝擊

考察中醫學的形成過程，馬上就會注意到存在著三個顯著的特徵。第一是針灸，這種世界其他地域之傳統醫學中沒有類例的特異性治療方法的發達。第二是與這種針灸療法相聯繫，形成了醫學的理論。第三是產生於針灸醫學中的理論，發展成以藥物療法為代表之醫學整體的基礎理論。考慮到中國醫學體系的基礎產生於漢代這一事實，又如此歸納出三點特徵而觀之，立即就會明白以下之事。即中國醫學的根本性思考方

法，或者說建立起基本性的概念與思考框架的是針灸療法；這種特異性療法的發展是形成獨特醫學體系的原動力。因而探尋針灸療法的起源，即是探索中國醫學的起源。

必須說明，我並不是要說針灸療法出現之前就沒有醫學。殷代的甲骨文中，出現了頭、眼、耳、口、齒、舌、喉、鼻、腹、足、趾、尿之病及流行病，還有生育之事。由於甲骨文是詢問神意的占卜之文，故雖未寫治療方法，但必定在祈禱之外當然地有藥物療法等，肯定逐漸積累著有關疾病與藥物的經驗性知識。但這些尚未形成獨立的醫學。

中國醫學的起源，從來就是包含在謎之中。這是因為漢代以前的醫書，或與醫學有關的文獻蕩然無存。最古的醫學書是到西漢末才開始編纂的《黃帝內經》。這部中國醫學的古典，進入東漢以後，篇幅大增成為《素問》、《靈樞》，以及《太素》這樣兩個系統的版本流傳至今。《黃帝內經》是一部論文集，在相當長的時期內、出自眾多作者之手的大量論文被收入其中。因此，最好不過是知道論文的寫作年代，但儘管不知其年代，只要弄清了寫作的前後關係，照理說也能探索階段性的發展過程。然而並沒有客觀的證據與線索能夠說明哪些是屬於最古老層次的論文。更何況說到中國醫學的起源，除了付諸根據傳說的想像力之外，別無他求。改變這一狀況的是1973年末長沙馬王堆三號漢墓出土的一系列醫書。我們將其統稱為馬王堆醫書，這些醫書的發現真可以比喻為在漆黑房間的牆壁上突然打開了攝取光線的小窗，直接射入的不過是一小束光，但當眼睛習慣後，就能逐漸看清屋內散亂的東西，並可以進行整理。與此相同，借助馬王堆醫書之光，可以一點一點地看清中國醫學的起源。

馬王堆醫書的書寫，大抵可以推測為秦漢之交，即西元前200年前後。因這些無疑是抄本，故實際的寫作時代可以追溯至戰國時代（西元前403～前221年）。我將西元前三世紀中葉作為其年代。若將《黃帝內經》的最初編纂定在西漢末，則比此至少上溯了二百年。出土醫書有十四種（其

中之一為圖），作為漢代醫書之分類的醫經、經方、房中、神仙等四個領域之書，全部包含其中。這個分類，見於成書於西漢末的圖書分類目錄《漢書·藝文志》，醫經包括針灸醫學與醫學理論；經方是以藥物療法為主體的臨床醫學；房中與神仙屬養生術，用今日之語言之，包括衛生學與醫療體操，以及性的技術。房中、神仙，後被吸收進民族宗教的道教之中，形成了宗教性實踐的獨立領域，在醫學體系中只占極小的比重，但可以這樣認為：對於古代人來說，這四個領域的總體就是醫學。因此可以將馬王堆醫書看成是當時醫學的縮影。

首先使我感到吃驚的是，馬王堆醫書中有數篇論文乃是《黃帝內經》中數篇論文的原型。即馬王堆醫書中，有經後人之手而成為進一步完善之論文，後又被收入《黃帝內經》之事。例如，出土醫書中有被命名為〈陰陽十一脈灸經〉與〈足臂十一脈灸經〉寫有經脈之事的兩篇論文，此十一脈漸向十二經脈發展，其完成形態的經脈論被《黃帝內經》作為〈經脈篇〉收入。因而通過比較研究這三篇論文，引出了兩點展望。第一，是可以將〈經脈篇〉視為《黃帝內經》中，屬最古層的論文之一。換言之，作為分析《黃帝內經》所收論文之執筆先後關係的起點，〈經脈篇〉等數篇論文賦予了客觀性的標準。如此，現在將《黃帝內經》作為其中含有各種各樣的異說與矛盾，有批判、繼承與發展的一部歷史性產物，應該稱之為黃帝學派的一個醫學流派長期以來的論著之集成，來進行研究已成為可能。第二，在某種程度上可以推測經脈的概念是如何形成的。關於這一點，留待後述。

馬王堆醫書令我們吃驚的另一點，是有灸法但卻絲毫看不到針法。這不僅表現在屬於所謂醫經的、稱之為〈十一脈灸經〉、〈脈法〉、〈陰陽脈死候〉的論文中。屬於經方的〈五十二病方〉中，針對五十二種疾病，記載著以藥物療法為首的各種治療方法。其中亦有灸法，但卻沒有針法。也有人認為僅僅是因為偶然才沒有包含進有關針法的著作。但在覆蓋醫

學之全部領域的出土醫書中，未見言及針法，推測這意味著當時尚未發明針法乃是最為妥當的。這是具有極大衝擊性的結論。

　　拋開出土資料，在現存文獻中又是怎樣的呢？顯示灸法存在的確切證據見於戰國中期的《孟子》和戰國末期的《莊子‧盜跖篇》。且從中可以窺見灸法已相當流行。灸法的起源因而有可能追溯到戰國初期至春秋末期。另一方面，言及針法年代確切的文獻，進入西漢才始有表現。即記載文帝（西元前180～前157年在位）時醫學之一端的《史記‧倉公傳》和西元前二世紀中葉的著作《韓詩外傳》。以往一直說最早言及針法的是魯國的編年史《春秋左傳》。其成公十年、西元前581年的記事中可見「病入膏肓」的名言。醫緩診斷晉公之疾，由於「在肓之上、膏之下」，故已無計可施，其時醫緩如是說：「攻之不可，達之不及，藥不至焉。」在此「達」字下，三世紀的杜預加了此乃「針」之事的注。生活在針灸療法已然確立之時代的杜預，認為那必定是說針不能到達之意，他的解釋已然成為定說。但如規規矩矩地讀這句子，「不達」肯定是指藥物。

　　如此，明白了現存文獻亦講述著與出土資料相同的故事。灸法在戰國時代的確存在，但針法的出現相當晚，充其量可以追溯到戰國時代的最末期。由此引出了灸療法的起源以及從灸法向針法過渡發展的問題，但在此之前先指出馬王堆醫書灸法中特徵性的二三事。

三、脈之概念的總體把握

　　首先是確立了「脈」這一概念。這就是後來稱之為經脈者，且形成了這樣的看法——各脈均有所屬的症候群，某脈紊亂則出現相應的症候；或同樣地，患某種疾病則為所主之脈紊亂。作為其必然之結果，便產生了診斷因脈之紊亂而引起之疾病的看法。雖然還很幼稚，但脈診法已然出現。其次引人注目的是，沒有穴位的記載。而且以灸進行的治療，全

部施加於該病所屬的脈上。再者，以脈這樣的思考方法為核心，欲使灸法體系化、理論化的意圖雖尚處於萌芽期，但畢竟已經出現。這些在思考針灸醫學，進而是中國醫學時，可以說都是極有啟發性的特徵。

在此不可能詳述，但我認為灸法來源於用氣味強烈的香草——艾，在體表熏，以驅趕侵入體內的病原體——疫鬼，這樣一種咒術療法。相信艾中具有驅邪之力一事，可以通過中國，尤其是江南地區，五月初五之端午節時摘取艾，著於身體、裝飾艾製偶人於門以避惡氣之習俗了解到。這一習俗稍經變形，在我國亦有流傳。江南地區還有熏艾袚除災害的習俗。在皮膚上用艾，即燃燒乾艾以袚疫鬼的咒術療法，可以說已被運用於醫療。《五十二病方》中，這種咒術療法實際上已用於腹股溝疝的治療。但這還不是灸療法。我認為從艾的咒術療法向灸法轉變的決定性一步在於脈的發現。在脈之上以艾灸之的作法出現時，固有意義的灸法也就成立了。當時，發現脈或首先形成脈這種個人的概念的，大概是在體表進行燒艾咒術的那些人。在現在所提到的腹股溝疝的治療法中，艾的咒術療法與置於脈上的灸法被並存使用一事，既十分有趣，又具有啟發性。

從總體上講，脈，原本是指血脈的概念。分枝、流動著血的管道，是脈之本字「衇」的含意。所謂經脈概念的形成，無疑是與血脈的類比起著作用。在馬王堆醫書中，無論是血脈，還是後來的經脈，均稱之為脈，兩者在何處被嚴格區分亦甚可懷疑。不管是作為概念，還是作為實際的通路，血液流通的血脈與氣流通的經脈均有密切的關係，兩者或一致、或分離、或交錯。用艾施行咒術療法的人們認為，侵入體內引起疾病的疫鬼的通行路徑或區域，因而亦是疾病發展的路徑或區域，是一種通道（route）。我認為這就是脈的發現或脈概念的最初的形成。這個通道，說不定最初曾被認為是血脈。由此逐漸形成了與血脈具有不即不離之關係的、作為與其不同之氣的通路的脈，這樣一種概念。由於是氣的通路，

因而亦是引發疾病之邪氣的通路。

　　因此重要的是，脈從一開始就是脈。換句話說，是作為血和氣這樣的流體流動的管道，而不是像以往常常想像的那樣，最初是許多穴位被發現，在穴位與穴位之連線的基礎上產生了脈的概念。如此考慮之時，即能很好地理解前述馬王堆醫書之灸法中所見若干特徵是來源於何處了。

　　首先，為何有脈卻沒有穴位的名稱，就已然不必再加說明了。在馬王堆醫書中，除在脈上施灸的方法外，還使用在特定位置施灸的方法，但與脈不同且無名稱，而且其位置的數量亦極少。穴位作為脈上的有效治療點，被慢慢地逐漸發現。我認為大量的穴位被發現、被確定，與其說是灸法，不如說應該是在針灸醫學形成的第二階段，是在針法的發展過程中。第二是脈分別附屬有一組疾病，或者說不同的脈各主一組疾病的看法。如果將脈作為原本是疫鬼或疾病的通路，那麼產生上述看法，可以說是極自然的。第三是脈診法。根據血脈鼓動的狀態，診斷何脈患有何病的獨特診脈法，是產生於承認血脈與經脈有深刻的聯繫、兩者同稱為脈並無區別這種觀點之上的。需要說明的是，現在知道經脈不僅與血管系統，而且與神經系統亦有密切的關係。但由於中國的古醫書中沒有暗指神經系的概念，因而沒有關於此點的認識。只是經驗性地，作為結果而形成這樣的狀況。其原因在於這是技術的技術。

四、中國醫學之整體論的性質

　　如果最高度地概括有關脈的這種思考方法的特徵，可以說那就是整體論的（holistic）。與整體論相對應的思考方法是要素論。首先發現穴位這樣的要素，然後在某種的穴位間有了明確的聯繫，承認這些穴位按線形排列著。這時，稱穴位與穴位的連接線為脈。譬如，這是要素論性的

思考方法：由於聯繫一事，雖然最初可以是作為功能上的聯繫而加以認識，但既然有功能，就必須考慮其間有發揮該功能的實體，如此變成要求作為實體之脈的存在。但是，如眾所周知，作為解剖學性實體的脈至今仍未發現。

整體論的思考方法不是這樣。可以說首先發現了脈，或者是同樣，產生了脈在軀體上走著的思想，則產生了脈的概念。脈的存在，通過診療活動，通過診療效果，逐漸具體地明確化。在此種情況下，如果問脈的存在是怎麼回事，那就是存在著某種全身性的作用聯繫。更具體地說，就是利用這種作用聯繫，可以進行疾病的診斷與治療。或許會說，這不是同義反覆（tautology）嗎？由於存在著作用聯繫，所以疾病的診斷、治療是可能的；因為疾病的診斷、治療是可能的，所以存在著作用聯繫──在形式上的確是同義反覆。但這是因為作用聯繫到底是怎麼回事，從近代科學的立場出發，尚不能解明。總之，儘管不能直接認識作用的主體，但如果作用存在，那就是作用主體存在的確切證明，這是中國思想中特有的邏輯，一般稱之為體用的邏輯。在學習近代科學的人之間，恐怕難以接受這樣的解釋吧。因為沒有出現實體，沒有器官或組織之類的任何東西。但從中國醫學的立場出發，我所說的作用聯繫是什麼，就很明白，不僅是臨床性的明白，而且在理論性上亦可說明。

在整體論中，並不認為要想認識全體就必須認識構成整體的所有部分。但這也不是說局部不存在，不必進行局部的認識。在全身性作用聯繫之脈的基礎上，發現了存在著對於治療來說，應該說是有效之作用點的穴位；如刺激某穴位則對何種症候是有效的，逐漸積累了具體的知識。但並不認為脈是穴位的集合。在所謂的穴位之外，還有大量的，在物理性、化學性上，表現出與穴位相同性質的體表之點。並不認為必須知道所有的這些點。重要的是，該點在整體性的作用聯繫中所占的位置。

不僅是治療，診斷也是一樣。疾病無疑是發生於身體的部分。但這

個部分不是孤立的，而是指示著作為全身性之疾病所表現出的症狀。脈亦是其一。欲通過整體性的症狀而知道局部的疾病，因而產生了對脈搏之狀態的詳細區分。通過識別脈搏的微妙不同，而要了解該脈所指示的疾病。此種診斷方法，使得表現出類似症狀的疾病，全被視為一類。此種場合不能忘記的是，診斷的目的並不在於知道疾病本身，而是在於治療疾病。要之，醫學雖說既是科學又是技術，但中國醫學的整體論之性質，可以說是在醫學為技術這方面具有很深的根基。

此整體論性的思考方法、認識對象的方法，在某些方面具有優勢一事，通過譬如發現了西方醫學或近代醫學所不能發現之脈的事情亦可立證。但這個優勢不是絕對性的，反之馬上就與劣勢相關，亦是同樣明顯的。例如，雖然詳細地了解脈的路徑，但卻畢竟沒有由此產生對於與脈直接相關之脈管系及神經系的精緻認識。看經絡圖，令人想說這就是中國醫學的所謂血管＝神經系吧。

五、完成十二經脈的體系

話題再次回到歷史。脈中有手之脈與足之脈，分別有三陰三陽，即有太陽、陽明、少陽、太陰、少陰、厥陰之六脈，故合之成十二脈。此處所言之脈，當然是經脈。此十二脈以何種順序被發現，被體系化，通過分析馬王堆醫書，可以進行某種程度的推測。根據記載的詳細程度，其脈所表現出的重要性、名稱等推之，看來最先被發現的是始於足部的三條陰脈。贅言之，脈在身體上是所謂縱向走行著。因此，不論是認為從上端開始還是從下端開始，都是可以的，但在馬王堆醫書中，視其為從足的前部開始，故稱之為足脈。手脈亦是同樣。繼足之三陰脈後，發現了足的三陽脈。在此足之六脈的徑路與疾病的關係相當明確之後，將其知識應用於手而被發現的是手之二陰脈，最後是三陽脈。我是如此推

測的。在此欲請注意的是，手之三陽脈，在某醫書中被稱之為肩脈、耳脈、齒脈。這大概是在以手足之脈，以及三陰三陽之脈這樣的概念加以整理、體系化之前的舊名稱，偶然存留下來的。而且肩脈不是從手開始記述其徑路，而是始於肩終於手，很好地顯示著何以被稱之為肩脈。說不定最初其他的脈亦全部與肩脈相同。形成從手的末端開始，被逆向記述，這就使得手足之脈可以統一地把握。再者，以陰陽這種抽象性概念置換表示身體之部位（像肩那樣）的具體性名稱，為脈的體系化建立了基礎。這個過程恰是在馬王堆醫書的時代進行的。但在這個階段，尚只知有十一脈。在此基礎上加入手之厥陰脈，使十二經脈之體系得以完成的，不是見於馬王堆醫書的灸法，而是使針法得到發展的人們，我認為是在進入秦漢時期之後的事情。

手足之脈以及陰陽之脈這種區分是非常重要的事情。因為這實際上是脈診賴以成立的根據。若據馬王堆醫書，不論是從所含疾病的數量，還是從分量上講，足脈均較手脈重要得多。因此在診斷時重視足脈。在足脈中，與陽脈比較，屬於陰脈的疾病多得多。患三陰病則不可治。即便是患陰病，若與陽病併發則可救。反之，無論三陽病如何嚴重，若無陰病併發則無死候。因此稱足之陰脈為死脈，陽脈為生脈。其中有診斷學的基礎。此重視足脈之亂的診斷的傾向，在其後的《黃帝內經》中亦被全盤接受。

關於灸法治療，舉出了「取有餘益不足」的原則，這隨後發展成可以稱之為中國醫學治療法之根本原則的補瀉原理。在相當晚期的金元醫學中，產生了重瀉一派與重補一派的學派性對立，則更是重要的原則。然而說到是什麼出現了有餘、不足，乃是氣。因而繼此原則之後，敘述了有關因氣之運行異常引出的疾病之進展，以及通過灸法進行氣的補瀉。即基於氣之思想的醫術理論化，是由此開始的。

此種氣的思想，有餘則損之、不足則益之的原則，是道家之經典《老

子》與《莊子》中所宣明的思想。這個事實，清楚地講述著參與灸法之人取道家思想，開始將其醫術理論化的故事。構成中國之醫學思想主幹的，到了後世乃是道家思想。僅就此論，馬王堆醫書尚不過是處於理論化的真正入口，但有必要強調其與道家思想的關係。

現在所談的原則，載之於名為《脈法》的醫書中，其中還記述了另一個有關砭石之用法的重要原則。所謂砭石，是用於化膿性疾患之切開等的兩刃手術用具。在此引起注意的是，將化膿部之切開稱之為「啟脈」。似乎是將化膿考慮為脈的異常。而且行灸法之人，大概也做化膿部之切開、瀉血那樣的簡單手術。還有一點需要注意，這個原則，只要將砭石置換成針，則完整地見之於《黃帝內經》中。其中暗示著從灸法與砭石療法向針法這種新拓展的路徑。

在馬王堆醫書中，以藥物療法為中心的臨床醫學領域等，尚處於經驗性知識的蓄積階段，但在確立了脈之概念的領域，已然邁出了向體系化與理論化前進的一步。推進其步伐，在醫療的世界中帶來一大變革，使中國醫學這種獨到的醫學得以確立的，是針刺療法的出現。

六、從針療法的發明到穴位的發現

針療法是在灸法所達到的技術水平與理論基礎之上，吸收砭石療法的技術，通過將艾的熱性刺激置換成針的物理性刺激而建立的。發明針法者，恐怕是並用灸法與砭石療法的醫師吧。出現的時代相當晚，如前所述，戰國時代的最末期為上限。然而這項醫療世界中的技術革新一旦被發明，不久便大見擴展，出現了懸掛針療法之旗幟、展開勢力化之活動的醫師集團，形成了學派。他們全面地繼承灸法與砭石療法的經驗，同時加以改造以適合針法的技術，使其得到發展。又為確立針法的技術與理論而大行著述活動，並教授弟子。我認為屬於這個學派的主體有三，

即黃帝學派、扁鵲學派與白氏學派。

《漢書・藝文志》醫經之項中，可見《黃帝內經》、《黃帝外經》、《扁鵲內經》、《扁鵲外經》、《白氏內經》、《白氏外經》等六部著作的書名。我以為這是將出自黃帝、扁鵲、白氏三學派之手的論文，在西漢末匯集而成的著作。其中流傳下來的只有《黃帝內經》，據此可就黃帝學派言以下幾點：第一，他們是針法學派；第二，他們的治療方法以針為主體，輔助性地使用灸，有時也用藥物；第三，除針灸醫學的技術與理論外，他們還建立了包括有生理學、病理學、解剖學、診斷學的醫學基礎理論。由此推之，可以說扁鵲、白氏兩學派亦與此基本相同。但是說扁鵲學派重灸法，黃帝學派用藥物，則未必正確。事實上扁鵲學派是尤以診斷法而廣被聲名。但在這三個學派中最具活動力、最可誇其勢力的，應該是黃帝學派。另外兩個學派在東漢時期，漸被黃帝學派吸收，而歸於消亡。

發明針法並使其獲得發展之眾人面臨的問題是，如何使針這一新技術為世人所接受，並如何提高針法的安全性。他們宣稱以一根針即能治療所有的疾病，為奠定其技術與理論性基礎不斷地努力。其成果全部集中在《黃帝內經》中。此時不可忽視的是，針是較灸更具危險性的高技術。《黃帝內經》中反覆強調著針是何等危險的技術。「上工平氣，中工亂經，下工絕氣危生」，是說優秀的醫生能治療疾病，中等水平的醫生反使疾病加重，劣等醫生殺死患者。需要解決的問題有二：一是針的大小、種類、材質、消毒，以及刺法的問題。另一個是刺的部位問題。完全沒有危險，且治療效果明顯的部位在何處？如此逐漸發現了穴位。雖然灸法中亦有少量相當於穴位者，但使其數目飛躍性地增加、體系化的，是在針法當中。

經這一過程，被確立的針灸醫學之理念性構造可以概約如下：脈像網目般地布滿了全身；在馬王堆醫書中，十一脈尚僅僅是縱向零散地走行著；但到了《黃帝內經》中，十二脈之各個末端連接著其他的脈，可

以認為在總體上已然形成了所謂大循環的路徑；而且這十二經脈通過諸多的脈絡相互結合在一起，氣血沿著這些脈循環於全身。通過所謂經絡的網目，軀體被統合為有機的整體。在這種把握身體的方法中，具有中國之整體論醫學的基礎。在這種情況下，亦不可忘記其前提乃是氣的一元論，即身體是由氣構成，精神亦是氣的功能。

雖然身體的各部分具有各種特定的功能，但不是零散地運動著，而是通過脈全部相互關聯著的。或亦可以說是被統合在一起的。因而結果是通過診脈即可了解這些部分是否正常地發揮著作用。在此所說身體的部分，未必限於近代解剖學所言器官，既有超出器官的歸納，也有一個器官的部分。疾病，即如此之部分因某些原因而沒有發揮正常作用。用近代性的表達方式，亦可說是機能不全。這直接表現為沿著脈運行之氣血的異常，在脈搏的微妙的變化中得到反映。因此，診察喉（人迎）與腕（寸口）之脈並加以比較研究，判斷是屬於何脈之何種疾病，則可施以治療。

治療施加於該疾病所屬之脈，脈上分布著亦可稱之為對治療而言是有效的作用點的「穴位」。一個一個的穴位，或從其在氣血運行中所占的位置言之，或從對於何部分、症候之疾病是有效的角度言之，各具特性。因而要在適當的穴位上，給予針的物理性刺激或灸的熱性刺激。其效果是氣血的補瀉。例如，一般認為將針快刺慢拔或慢刺快拔，由此產生瀉的效果或補的效果。反之，亦可表述為氣血不足時用補的手法，有餘時用瀉的手法。通過這種方法調整脈的紊亂，暢通氣血之運行，使其運行有序，恢復陰陽之氣的總體均衡。這就是疾病的治療之事。

需要說明的是，這畢竟是針灸醫學的理念型，是針灸醫學所期望的。一言以蔽之，其目的在於恢復與維持身體的「恆常性」（homeostasis）。因此重要的事情不是從近代科學的立場能否接受如上所述之解釋，而是對於身體的如此看法、把握方法，發現了極端複雜之身體的什麼、產生

了怎樣的治療方法。然而，若想要探究其發現與治療方法的意義，則又必須理解其把握身體的方法。

七、藥物學與臨床醫學的確立

至西漢末，針灸醫學與醫學基礎理論確立之後，中國醫學仍然遺留有兩大課題。一是記述藥物並加以整理、分類，建立起藥物學；一是將以藥物療法為基礎的臨床醫學體系化、理論化。前者，西漢末年，約西元5年之際，完成了被稱之為《神農本草經》的最早的本草書。進入東漢，出現了稱為黃帝、岐伯、扁鵲、子儀、雷公、桐君等之眾多的本草書，伴隨著藥物學性的記載，植物學性的記載亦豐富起來。而且，從東漢末至三國初，通過《李當之藥錄》與《吳普本草》這樣兩本本草書，達到了大致可以說是確立的階段。此李當之與吳普二人，是相傳使用麻沸散進行麻醉手術之華佗的弟子。隨後，全面整理、研究過去之成果，加以體系化，使本草學建立在牢固基礎之上的，是梁（西元六世紀）陶弘景的《神農本草經集注》。

而第二課題的完成，則是東漢末張仲景的《傷寒雜病論》。此書最顯著的特點，以及對後世最大的貢獻是將藥物療法與診斷學結合在一起。通過與針灸療法同時發展起來的脈診法，奠定其基礎，並進行體系化的重建。治療法由此與診斷法在某種意義上形成了一對一的對應；藥物療法脫離了單純的經驗性水平，成為堪稱自成一體的醫學。其根本性的思考方法如下：根據三陰三陽之六經脈的脈診，將疾病的症候群大別為六個類型，即所謂六經病。這六大症候類型又被細分為小的類型。與診斷學之症候類型相對應的是治療法的藥劑類型。所謂藥劑類型，即在構成不同藥劑之複數的藥物成分中，其主要成分為共有，因而是共有主要之藥效的一類藥劑。對於不同類型的症候群，當然要給與不同類型的藥劑

群。對於相同類型中之症候的小小區別，以藥劑之稍加變化來相應處理。即部分置換、添加、刪去藥物成分。而且，其中具有一個已然存在於《黃帝內經》中的理論性前提：疾病從身體的表面向內部深入，以症候群言之，是始於太陽病、從三陽病向三陰病發展；在相同類型中呈連續性，在不同類型中呈階段性地症候不斷深入；換言之，疾病是在逐漸加重。因此，給與的藥劑亦階段性地或連續性地變化著其類型與成分。如此，藥物療法從基於經驗性知識的零散的對症療法，轉變為經理論性整理的臨床體系。

　　《傷寒雜病論》對於後世具有不亞於此之重大影響的另外一點是，建立起了以湯液即煎煮之藥為主體的藥物療法。自西漢初期，已然出現了以脈診法為基礎，並用藥物療法及針灸療法等各種技術進行治療，應該稱之為折衷學派的醫師們。雖然他們最終在所謂針灸療法與藥物療法的不同領域中，形成了將脈診與湯劑結合在一起的湯液學派，但我認為，他們在縱貫兩漢的長時期間停留在少數派的階段。然而由於《傷寒雜病論》（《傷寒論》與《金匱要略》）之出現，事態為之一變。從魏晉南北朝至隋唐，最流行的劑型是湯劑，即煎煮之藥。湯液學派最終取得了勝利。還應知道，宋代以後形成了多用丸藥與散藥以代替湯劑的狀況。

八、向《傷寒論》的回歸

　　這是最後一個話題了。如就實際情況而言，根據六經病進行診斷與治療這樣的思考方法真正受到重視，是在進入宋金元時期之後。在宋學的影響下，驟然興起了《傷寒論》的理論性研究。而且產生出以六經病為基礎的、所謂辨證論治的理論。將疾病的症候進行分類，欲要據此明確治療之原則的辨證論治，至今仍被作為中國之臨床醫學的基礎。在這層含意上，可以說當今的中國醫學，乃是繼承宋金元醫學之遺產，並使

之得到發展的產物。

　　然而，我們在此卻遇到了一個異說性的現象。在近世之日本，首先接受的是宋金元之醫學，形成了所謂的後世派。這種醫學，將其主要的理論性基礎之一建立在《傷寒論》上。如前所述，《傷寒論》乃是古代醫學在積累與發展的經驗與理論上的精妙統合。相對於依據宋金元醫學的後世派，不久又出現了排斥其過剩的理論，想要回歸經驗性的漢唐醫學的所謂古方派之運動。他們最重視的，同樣是《傷寒論》。但從中看到了經驗性醫學的框架。最大膽，而且是極端地推進向《傷寒論》之回歸的，是古方派的泰斗吉益東洞，他甚至要否定六經病這樣的思考方法。但這除了破壞《傷寒論》的體系之外，恐怕終究沒有什麼其他意義。若敢於不避簡單化之嫌而評論，中國之宋金元醫學是在《傷寒論》中歸納理論，而日本的古方派是從《傷寒論》中看經驗。這種異說性的現象，在兩國之傳統醫學中，至今仍有存在的身影。

　　唯願此次研討會能夠產生出有關日中兩國之傳統醫學對話的豐碩成果，我的發言到此結束。

（本文是1989年3月在讀賣新聞社所舉辦演講上的報告。收於該社所刊《東洋醫學入門——日中シンポジウムの記錄》。後又編入氏著《中國醫學の思想的風土》，潮出版社，1995。）

黃帝內經
—— 中國醫學的形成過程

　　眾所周知,《黃帝內經》是中國醫學最古老的典籍; 現今依然存活著的東亞傳統醫學, 在日本稱為漢方與針灸, 奠定其基礎的著作亦是《黃帝內經》。其內容涉及基礎理論與臨床兩方面, 包含生理學、病理學、解剖學、針灸的基礎理論與診斷; 治療方法以針療法為主體, 輔助性地採用灸療法與藥物療法。一言以蔽之, 是基礎醫學與針灸醫學之書。再者, 在被歷代之人誦讀至今的古代醫學著作中, 唯有此書的成書年代可以確定是在漢代。此外雖有名為《難經》與《傷寒論》的兩部重要著作, 但其皆以《黃帝內經》的存在為前提; 雖確切的成書年代不詳, 但一般認為即使是在東漢, 亦是後期的作品。

　　直到清朝, 中國設有稱之為「醫學」的國立醫科大學, 在那裡《黃帝內經》通常是被作為教科書使用, 這種制度在歷史上亦曾傳入日本。對於後世的醫師來說,《黃帝內經》並非僅僅是學生的教科書。欲要更加深入地研究醫學之人, 是要反覆鑽研此書的。因此可以說,《黃帝內經》不僅是具有悠久歷史之中國醫學的源流, 而且是作為使其主流形成之力, 在不斷地起作用。其間, 雖然出現了排斥《黃帝內經》、宗仰《傷寒論》的日本之古方派那樣的流派, 但這卻從另一個側面表現出《黃帝內經》作為中國醫學的原型, 所具有的強大的歷史性意義。

　　在研究此種歷史性典籍時, 主要有兩種立場。一是體系性分析。就《黃帝內經》言之, 這就是將《黃帝內經》視為一個經過歸納整理的、

被完成了的體系化的著作來分析。從這個立場出發，迄今已然有諸如「《黃帝內經》的醫學思想」、「《黃帝內經》的病理學說」、「《黃帝內經》的經絡理論」等題目的大量優秀研究。將對象作為已然形成之物、完結之物來處理，在這層含意上亦可說體系化分析是超時間性或超越性的立場。僅僅是這樣的研究，或許對今日之臨床家來說，亦可獲得啟發。另一種是歷史性分析。較之於體系性分析將對象看成業已形成之物，歷史性分析將對象作為處於被製作過程中的東西來對待。故亦可稱之為時間性或內在性的立場。或許可將體系性分析比喻為讀者的立場，而將歷史性分析比喻為作者的立場。當然，前此已有各種各樣《黃帝內經》之歷史性分析的傑出嘗試，但在最近出現了突飛猛進的拓展。而歷史性地分析《黃帝內經》，顯然便是分析戰國末期到東漢前期之中國醫學形成過程的一個主要方面；考慮到資料的不完整，則是分析其主要的過程。今日所談，即是這般最新研究成果之一端。

就歷史性分析而言，首先遇到的就是著作年代的問題。具體到《黃帝內經》，著作年代亦包含著兩種不同的含意。《黃帝內經》乃是某種形式的論文集。該書雖以《素問》與《靈樞》這樣兩部獨立著作流傳於今，但其中所收論文，據現存篇名計，達一百六十篇。這些論文寫於何時？當然，執筆年代由文章而異。此外，集這些論文成為書，則必須有一個亦可稱之為「編集年代」的時間。編集年代當然要比執筆年代晚。其中，有關編集年代留存著一個有力的線索。西漢末編撰的圖書分類目錄之拔粹，作為〈藝文志〉被收錄於西漢王朝之正史《漢書》中，其中見有「《黃帝內經》十八卷」這樣的記載。如果將此《黃帝內經》作為現存《素問》、《靈樞》之合，那麼編集年代的下限，繼而執筆年代的下限亦確定。但是要斷定《漢書・藝文志》中所說「《黃帝內經》」與《素問》、《靈樞》是完全相同之書，還有許多疑點。因此視《素問》、《靈樞》成書於西漢之人，或成書於東漢之人，以及認為《素問》在西漢、《靈樞》在東漢之

人等等見解紛呈。

　　至於每篇論文的執筆年代，完全沒有直接的線索。但能夠確定論文間之相對年代者，卻相當多。例如，某論文為其他論文的注釋；有時一篇論文存在著完全不同的注釋；某論文中引用著其他論文的一節；某論文再度闡發著其他論文的旨要；以及某論文或批判或否定著其他論文的主張。在這種情況下，可以很容易地確定兩篇論文中何先何後的相對年代。再者從各篇論文間存在著如此關係，可以知曉《黃帝內經》不是一人或少數作者在短期內所撰論文的集合，而是眾多的作者在相當長的年月中所撰著作的集成。不僅如此，還可以推測眾位作者間在見解及學說方面存在著相當的分歧與對立；而且因執相同主張的論文重複出現，說明存在著若干流派或集團。因此，如果論文中存在著知道其執筆的絕對年代者，當然再好不過；但即使不知絕對年代，如果知道屬於此類型之論文在《黃帝內經》中為最古老者，亦能追蹤醫學的理論與技術在《黃帝內經》中是如何展開的，可以重建其歷史。事實上，前此已有若干如此大膽的嘗試，但遺憾的是沒有構成假說與推論之出發點的確切證據。

　　構成對《黃帝內經》進行歷史性分析之立腳點的確切證據，得自1973年的考古學性發現。這就是出土於湖南省長沙市之馬王堆三號漢墓的一系列醫書。我將這些醫書看成是撰寫於戰國時代後期至西元前三世紀中期的著作；然特別重要的發現是，其中數篇實為《黃帝內經》所收數篇論文的祖型這一事實。即馬王堆醫書經後人進一步補充修改、使之進一步完成的論文，被收於《黃帝內經》中。以此發現為契機，提出了為此後之分析提供總體框架的一系列假說。

　　在科學研究中展開新地平的假說，往往就像哥倫布的雞蛋。說出來並沒有什麼新鮮，但未說之時誰都未加注意。這意味著將司空見慣的事實，置於新的觀察事物之方法的框架中，加以重新把握。

　　首先是如何安排《黃帝內經》在古代醫學長河中之位置的問題，《漢

書·藝文志》「方伎略·醫經」之項，記載如下：

> 《黃帝內經》十八卷，《外經》三十七卷
> 《扁鵲內經》九卷，《外經》十二卷
> 《白氏內經》三十八卷，《外經》三十六卷
> 《旁篇》二十五卷

現存的僅是《黃帝內經》。我將此黃帝、扁鵲、白氏，視為尊此三人為鼻祖之醫學流派的名稱，名之曰：黃帝學派、扁鵲學派、白氏學派。《黃帝內經》即是屬於黃帝學派之醫師們的論文集。其他的著作已亡佚，但扁鵲學派的論文在晉之王叔和的《脈經》中殘留著五篇。另外，我以為西漢之司馬遷的《史記·扁鵲列傳》中所見醫學性記載，亦是源於扁鵲學派之說。將這些文章與《黃帝內經》加以比較，可知在黃帝、扁鵲兩學派的醫學中存在著極大的差別，黃帝學派受著扁鵲學派的影響。這種學派間的影響——相互影響的問題，恐怕是展開古代醫學之研究時不可忽視的要素。白氏學派的著作雖然全部失傳，但我最近注意到某種被認為既非黃帝學派亦非扁鵲學派之物的記述。儘管沒有任何根據說明這是白氏學派之物，但不能說將來不會發現傳白氏學派之醫學鱗爪的文字。

要之，第一個假說是西漢時有黃帝、扁鵲、白氏之名的三個學派。依據其他證據，有關黃帝學派與扁鵲學派的假說可以擴展到東漢。

繼之是黃帝學派內部中的流派問題。如前所述，黃帝學派決不是一塊石頭，可以稱之為流派的組成部分形成於其中。那麼如何區別其流派呢？《黃帝內經》所收論文，見有問答形式與論述形式，大部分採取的是問答形式，其問者—答者的組合，有雷公—黃帝、黃帝—少師、黃帝—伯高、黃帝—少俞、黃帝—岐伯之五種。我以為這是黃帝學派內部中的流派，所表現的乃是sub-schools，取其各個答者之名，名之為：黃帝派、

少師派、伯高派、少俞派、岐伯派。而且依據與馬王堆醫書的關係，推
斷黃帝派最先出現，制定了如下的系譜：

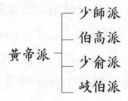

然而，馬上又修正如下：

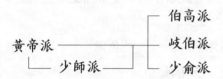

而且將黃帝、少師兩派稱之為前期二派，伯高、岐伯、少俞三派為後期
三派。這是因為在前期二派與後期三派的理論間，發現了一個明顯的區
別。即相對於前期二派求理論性之說明的基礎於陰陽說，後期三派於陰
陽說之外又引入了五行說。這並不是說前期二派否定五行說，但只是用
作分類原理，即將五臟分屬五行之分配，但尚未將五行說用作解說原理。
至後期三派始有依據相生說及相剋說的理論性解說。再有一點，在這個
系譜中，連接黃帝派與岐伯派的線，被視為黃帝學派的主流。這是基於
唐代王冰的看法。現存《素問》為王冰所編集，其構成如下：

　　　岐伯派論文 ————〈運氣〉七篇 ————黃帝派論文

　　　（卷1～18，65篇）　　（卷19～22，7篇）　　（卷22～24，7篇）

〈運氣〉七篇為王冰所增補。其實際的著作年代或被上溯至東漢，或以為是六朝之物。除此之外，剩下的就是岐伯與黃帝兩派的論文。王冰有意識地排除了其他三派的論文。這當然不是說王冰有school、sub-schools這樣的觀念，而是體現出唯將屬雷公—黃帝、黃帝—岐伯之問答形式的論文，看成是《黃帝內經》的本流。但是，如從其篇數亦可了解的那樣，由於在《黃帝內經》中，岐伯派的論文占壓倒性的多數，故無論如何岐伯派為主流這一點是沒有疑問的。要之，黃帝學派中存在著五個sub-schools；分為前期二派與後期三派；兩者的區別在於或將理論性基礎置於陰陽說，或求之於五行說，此乃第二個假說群。

　　由此漸入主題，然我最近又將此系譜進行了如下之再之修正。

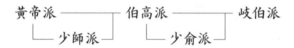

即認為伯高派雖屬短暫，但曾居主流，開始引入五行說而使得後期黃帝學派的形成受到決定性的影響，將其置於這個位置，是基於伯高派在古代解剖學的發展中發揮了重要的作用這一思考。

　　中國古代唯一的人體解剖記載，是《漢書‧王莽傳》中所見天鳳三年、西元16年的記事：

　　　　翟義黨王孫慶捕得，莽使太醫、尚方與巧屠共刳剝之，量度五臟，以竹筳導其脈，知所終始，云可以治病。

在此前九年，東郡太守翟義，針對篡奪帝位的王莽發動叛亂，為其出謀劃策的即是王孫慶。雖在叛亂平定後逃亡，但終被抓獲。太醫雖是太醫署的長官，但也是新皇帝王莽的侍醫。尚方是行藥物療法的醫師。這些

醫師與手技靈巧的屠夫一起完成了解剖。在此欲請注意的是，他們計量內臟，然後用竹筵導脈而知其終始，因而無疑是測定了身體各部分的長度。我將此解剖學性的身體測量，稱之為計量解剖學（anatometrics），但一般認為當時的測量記錄已然亡佚。然而實際上，這記錄就保存在《黃帝內經》之中。這就是《靈樞》卷四〈骨度篇〉及卷六〈腸胃〉、〈平人絕穀〉兩篇。由於此三篇的內容與《漢書·王莽傳》的記載完全一致，故我認為不會有錯。

首先，〈骨度篇〉從下述的問答開始：

> 黃帝問于伯高曰：脈度言經脈之長短，何以立之？伯高曰：先度其骨節之大小、廣狹、長短，而脈度定矣。黃帝曰：願聞眾人之度。人長七尺五寸者，其骨節之大小長短各幾何？伯高曰：頭之大骨圍二尺六寸，胸圍四尺五寸，云云。

以下雖然是以身體的正面、側面、背面為主，記載了骨的長度及幅寬的測定值，但顯然就是為了決定脈度——脈的長度而進行的測定。與此相應，內臟的計量值見之於〈腸胃篇〉與〈平人絕穀篇〉。〈腸胃篇〉之問答的起始處如下所述：

> 黃帝問于伯高曰：余願聞六腑傳穀者，腸胃之大小長短，受穀之多少奈何？伯高曰：請盡言之，穀所從出入淺深遠近長短之度：唇至齒長九分，口廣二寸半，云云。

以下記載了直至直腸之消化器官的形狀、大小、長度、容量等。在〈平人絕穀篇〉中談到：

> 黃帝曰：願聞人之不食，七日而死，何也？伯高曰：臣請言其故。
> 胃大一尺五寸，徑五寸，長二尺六寸，橫屈受水穀三斗五升，云
> 云。

因而是伯高使用〈腸胃篇〉中所述數值，對生命維持進行的生理學性解
釋。此篇揭示著解剖之意圖的一個方面。

我認為如此記述與《漢書・王莽傳》的記事完全對應，無疑是天鳳
三年之解剖的報告，或以此為基礎寫成的文章。由於這三篇論文皆是伯
高派的論文，因此可以認為進行解剖的亦是伯高派的醫師們。伯高派的
論文僅存十篇左右，這說明他們或是一個小的集團，或在短期內消亡，
或兩者兼具。如果是接近皇帝王莽的集團，大概一定擁有強大的權力、
具有可誇耀的勢力。因此，認為伯高派是榮耀並沒落於王莽時代的集團，
最為妥當。要之，伯高派是活躍於王莽時代的sub-school，這就是我的假
說。由於王莽實質性地把握權力，是從西曆紀元開始至新朝滅亡（西元
23年），因而伯高派的論文也就是在這四分之一世紀中寫成。若以我的這
個假說為前提，雖然仍有四分之一世紀這樣的時間跨度，但《黃帝內經》
所收論文的絕對著作年代，就伯高派的論文而言始被確定了。

以《素問》、《靈樞》的篇數計之，《黃帝內經》收載了一百六十篇。
其中，前期二派，即黃帝派與少師派的著作不足二十篇。因而撰著於西
漢時期的著作，約占現存《黃帝內經》的12％，其餘則是從新朝至東漢
的著作。但因後期三派的著作中，存在著完全引用前期二派之作的例子，
因而可以認為全體之二成左右是西漢的著作。

這樣一來，《漢書・藝文志》中所言「《黃帝內經》十八卷」是怎麼
回事呢？這當然是西漢時期所寫成的東西。關於這一點，中國的年輕醫
學史家廖育群給予了極好的解釋。《漢書・藝文志》中，「卷」與「篇」
兩詞完全沒有區別地被使用著。「十八卷」，實際上不過是十八篇，西漢

時期存在的《黃帝內經》不過是很薄的著作。這「十八篇」的數字，我完全是從其他的證據得出，是與現存《黃帝內經》中黃帝、少師兩派之論文篇數恰好吻合的數字。當然，現存之書的各篇，由於是經過後世再編之手，故不可能完全保存原貌，但概數相合亦是具有啟發性的。此「十八篇」以外的大部分，寫成於王莽時代至東漢，在東漢的某個時期將此進行增補、改編而成之書，無疑就是現存《素問》、《靈樞》的早期傳本。若據晉之皇甫謐的《針灸甲乙經·序》：

今有《針經》九卷、《素問》九卷，二九十八卷，即《內經》也。

則《針經》與《素問》或許是當時所編之書。

這問題說得有些過細了。還是回到解剖學上來，我想許多人都認為古代中國沒有解剖學，但確實很好地進行著。例如在少師派的論文中，可以看到有關發聲器官的極正確的解剖學性記述。而且比王莽的解剖早。另有一點應該注意的是，《漢書·藝文志》言「量度五臟」，但或許會被指責：《黃帝內經》中不是五臟，而是僅有六腑的計測值。

顯然確實如此，但實際上五臟的計測記錄保存在其他地方。這就是《難經·四十二難》。其中，在《靈樞·腸胃篇》所見六腑的計測記述之外，還記載著肝、心、脾、肺、腎之五臟及膽的形態、重量與容積。究竟為什麼《黃帝內經》中沒有，而《難經》中有呢？《黃帝內經》中原本存在但後來缺失，還是從一開始就僅傳於《難經》之中？雖然對這些均一無所知，但無論如何，如果假定《黃帝內經》增補編集於東漢中期，《難經》成書於東漢後半期，那麼這兩部著作則是相隔不太遠的時期內先後成立。因而見之於《難經》，並非十分奇怪之事。如果認為此五臟的計測，原本亦存在於伯高派的論文之中，那麼就與《漢書·王莽傳》的記事完全吻合了。附帶言之，少俞派與岐伯派比伯高派更晚出現一事，

可從他們發展了伯高派的學說這一點了解到；特別是岐伯派的論文中，見有岐伯說「伯高未闡明之事，我們來說明」，這樣的話語。

以上概略地說明了黃帝學派內的各流派之間的關係，及各流派的活躍時代。《黃帝內經》所收論文三分之二以上是岐伯派的論文。這表示著黃帝學派之醫學顯示出充分的擴展，是在進入東漢之後。不拘怎樣，一旦給出了限定於此的框架，則追蹤各個領域、各個問題是如何展開的，就變得十分容易了。在此僅舉一個領域為具體的例子，這就是診斷學的領域。

如大家所知，中國醫學使用的是稱之為「四診」，即望診、聞診、問診、切診這樣四種診斷方法。望者看也，聞乃聽與嗅，問為訪詢，切含觸診與脈診。《黃帝內經》中沒有太多關於聞診的記述，但其他三診皆受重視。其中重要的依然是脈診。在手腕的寸、關、尺三個部位識別與體會脈象——搏動的各種類型，以此診斷疾病的脈診方法，與中國醫學的本質緊密聯繫，形成了其特有性格之一端。但是這種定形化的脈診法的出現，是比較晚的。《黃帝內經》中雖有寸脈與尺脈的記載，但卻沒有關脈。關脈，始見於《難經》。那麼，《黃帝內經》的時代所使用的是怎樣的脈診之法呢？十分遺憾，這個問題尚未充分弄清，對我來說也是未解決之處甚多的問題。唯可確定的是，當時有數種不同的方法存在，這些方法或並行使用，或隨時代而變遷著。

要弄清古脈法是怎樣的狀況，有兩點是必須注意的。其一是在身體的何部位取脈。如將最終形成的脈診法稱之為寸關尺法，那麼其部位是在手腕處置放三個手指。但古脈法既不限於手腕處，亦不限於三個手指。再有一點是，究竟是依據單一的脈象進行診斷，還是比較複數的脈象綜合進行診斷呢？在使用複數脈象的情況下，則必須注意在什麼部位以及採用什麼部位的脈。

關於古脈法，《難經·十六難》中保存著極具啟發性的記述。其中的

內容有如下述：

> 脈有三部九候，有陰陽，有輕重，有六十首，一脈變為四時，離
> 聖久遠，各自是其法。

其中「一脈變為四時」，看來就是指所謂四時脈而言，這樣一來除輕重之
外的四種脈法在《黃帝內經》中有記載；六十首之外的脈法，在《難經》
中有說明。然儘管名稱相同，但由於其內容在《黃帝內經》中與在《難
經》中全然不同，故必須加以注意；然儘管全然不同，但至少對於判別
《黃帝內經》中出現的各種技術性術語中何為脈診法是有用的。

　　首先，在完全消亡了的脈診法中有「輕重」。《難經·五難》云其為
如下所述的脈診法：

> 初持脈如三菽之重，與皮毛相得者，肺部也；如六菽之重，與血
> 脈相得者，心部也；如九菽之重，與肌肉相得者，脾部也；如十
> 二菽之重，與筋平者，肝部也；按之至骨，舉指來疾者，腎也。
> 故曰輕重也。

在這段記述中，雖不知是在何處診脈，但由於沒有脈之狀態的比較及複
合的判斷，大概是以一指按於脈上。其指施加於脈搏上的壓力，是以菽，
即生薑之果實的重量來衡量的。這並不是脈象。「脈象」這種把握方法，
是不同系統的脈診方法；由於在《黃帝內經》中毫無痕跡，故可以認為
這不是黃帝學派的方法。「與皮毛相得」、「與血脈相得」等，是言說指壓
的強度。從將手指輕輕地接觸到皮膚，至重壓觸骨，分為五個階段，以
此作為五臟之脈進行診斷。

　　然後是陰陽與六十首，這在黃帝派的論文中常常出現。《素問》卷十

三岐伯派之論文〈病能論〉中言：

> 肺者，臟之蓋也，肺氣盛則脈大，脈大則不得偃臥，論在《奇恆》、
> 《陰陽》中。

《奇恆》與《陰陽》在此為書籍之名，可知其中載有據脈診斷五臟之狀態與症候的方法。至於說到《奇恆》為何，《素問》卷二十四黃帝派之論文〈方盛衰論篇〉中見有：

> 《奇恆》之勢乃六十首，診合微之事，追陰陽之變，章五中之情。
> （中略）知此，乃足以診。

王冰注云：「《奇恆》勢六十首，今世不傳。」可以斷定：《難經》中所言六十首即《黃帝內經》中所見《奇恆》，是古脈診方法之一。

如此這般，在西漢之黃帝派的時代，書名同時又作為特定技術及理論之術語使用之事，通過其他的例子亦可知曉。例如，《素問》卷二十三黃帝派之論文〈疏五過論篇〉中可見如下之語：

> 《上經》、《下經》、《揆度》、《陰陽》、《奇恆》、《五中》，決以明堂，
> 審於終始，可以橫行。

《上經》、《下經》，毫無疑義只能是書名。事實上，《黃帝內經》中載有引自《上經》、《下經》的引文。不僅如此，十分幸運，卷十三岐伯派之論文〈病能論篇〉中還有看起來是其解說的文字。首先，由於有「《上經》者，言氣之通天也；《下經》者，言病之變化也」之語，故知《上經》為

生理學、《下經》為病理學之書。其次，是〈疏五過論篇〉中未涉及之書：「《金匱》者，決死生也。」無疑是症狀或脈之狀態若如何如何則何日死，這類診斷方法的著作。然後較詳細地說明了揆度與奇恆這樣兩種技術。

> 揆度者，切度之也；奇恆者，言奇病也。所謂奇者，使奇病不得以四時死也；恆者，得以四時死也。所謂揆者，方切求之也，言切求其脈理也；度者，得其病處，以四時度之也。

雖然存在著意思不甚明白之處，但綜合其記述，則無論是奇恆還是揆度，肯定是與四時有關係、彼此密切相關的技術。事實上，論四時脈之《素問》卷六〈玉機真藏論篇〉中有言：「揆度、奇恆，道在於一。」其中據脈診求脈理，得病所，度以四時的揆度，無疑就是在《難經》中稱之為「一脈變為四時」、在晉之王叔和《脈經》中稱之為四時脈的原型。《素問》卷六岐伯派之論文〈玉機真藏論篇〉中有其成熟體的記述：

> 春脈者肝也，東方木也，萬物之所以始生也；故其氣來，耎弱輕虛而滑，端直以長，故曰弦。反此者病。云云。

如此的記述，繼之以四季之各脈。在此雖依據五行說進行了規範化整理，但在西漢時期或許採取的是更為樸素的表現形式。以此四時脈法為基礎診斷死期，即是奇恆。所謂奇恆，大概就是奇病與恆病 —— 在某某季節，如有某某脈之狀態，則死於某某季節，符合這一法則之病稱之為恆，悖離法則之病稱之為奇。

　稱之為陰陽的脈診之法，若據《難經·四難》，乃是在手腕的寸口部取脈。由於是《難經》，故大概是在寸、關、尺之三個部位布指。脈象以浮—沉這樣一對為基礎。

　　　　浮為陽，沉為陰，故曰陰陽。

此外還使用了兩對脈象，即滑—澀與長—短。而且是考慮以下之組合進
行診斷的。現以a代表陽之浮，b代表長，c代表滑，ā代表陰之沉，b̄代表
陰之短，c̄代表陰之澀，則成為下列之表。

	一陰	一陽	
一陽	āc	ac̄	一陰
二陽	ābc	a b̄ c̄	二陰
三陽	abc à_t	ā b̄ c̄ a_t	三陰

陽：浮a，長b，滑c
陰：沉ā，短b̄，澀c̄
t：表示一時性成為該脈

此陰陽脈法在《黃帝內經》中未出現。

　　話雖如此，但《黃帝內經》畢竟也載有陰陽脈法。這有如奇恆與揆
度組成一對，以「陰陽・從容」這樣的形式構成了一對脈法。在我看來，
這載於《黃帝內經》卷二十四〈陰陽類論篇〉中，卷二十三〈著至教論
篇〉中亦有相關記載。這些都是黃帝派的著作，此陰陽脈法與《難經》
之陰陽脈法不同。遺憾的是，我現在還不能徹底地理解這兩篇的內容。
今後或許會有機會談這一問題。

　　我認為《黃帝內經》卷二十三與卷二十四中所收七篇論文，在黃帝
派的論文中亦屬較早時期寫成。這是因為不但有許多其他卷中不太使用

的獨特術語，而且在內容方面亦有大量不能理解之處。撰寫了這些論文的醫師們，曾使用著稱之為揆度、奇恆、陰陽、從容的脈診方法。此外還有若干表示診斷法的術語，或許其中包含著脈診，但現在尚無法弄清楚。然而最終在黃帝派中出現了新的脈診法，這就是寸口人迎脈法。

這是取喉節旁之人迎與手腕之寸口的脈，比較搏動強度，診斷疾病之所在的方法。在此種情況下，認為「寸口主中，人迎主外」。中外亦可說是陰陽。這種脈診法首先出現在《靈樞》卷八〈禁服篇〉，卷三〈經脈篇〉及〈終始篇〉等許多篇中均有記載。我認為這大概是從現在所談陰陽脈法中派生出來的。《黃帝內經》卷二十四〈陰陽類論篇〉中有如下之語：

　　一陽者，少陽也。至手太陰，上連人迎。

這雖然是就名為少陽的特定之脈而說，但難道不是以此種形式認識到寸口與人迎的關係，並加以重視，產生出比較兩者的想法嗎？與此同時，陰陽脈法被加以明晰的整理，完成了自身的拓展，成為《難經》所記載那樣的診脈法。

另外一點提請注意的是，脈象亦被使用著。陰陽脈法中已然出現了浮、沉、弦、鼓的脈象，寸口人迎脈法中又出現了名為盛、虛、緊、代的脈象。如此，從各種脈診法的實踐當中，多樣性的脈象被逐漸把握。這在後來，向著根據寸口部之脈象進行診斷的方法發展，並被綜合。

從黃帝派到岐伯派，寸口人迎脈法被繼承下來。在岐伯派中間，寸口人迎脈法派曾一度占據統治性地位。但最終出現了批判此法，提倡新式脈診法的一派，這就是三部九候脈法。雖然同樣稱之為三部九候，但在《黃帝內經》與《難經》中卻完全不同。其情況與陰陽脈法的例子一樣。在《黃帝內經》中，將身體分為頭之上部、胴體之中部、腳之下部，

分別在天地人的三個部位取脈。而且在脈的部位上對應著診斷的身體部位（參見下表）。取脈的部位，除頭部之外皆不清楚。例如中部之天雖為手太陰，但此手之太陰恐怕不是寸口。因為他們批評寸口脈的不穩定。總之，這種方法始於《素問》卷六〈三部九候論〉，在數篇岐伯派的論文中有所表現。

三部九候		脈的部位	候的部位
上	天	兩額之動脈	頭角之氣
	地	兩頰之動脈	口齒之氣
	人	耳前之動脈	耳目之氣
中	天	手太陰	肺
	地	手陽明	胸中之氣
	人	手少陰	心
下	天	足厥陰	肝
	地	足少陰	腎
	人	足太陰	脾胃

三部九候脈法乍一看，好像是作為對陰陽脈法及寸口人迎脈法的批判而出現的新式脈診法，但最近已經明瞭實際上是具有悠久源頭的診脈法。馬王堆醫書中字跡缺失而不詳，但其後出土的、稱之為「脈書」的江陵張家山出土醫書中亦收載了相同的文句，其中言之如下：

相脈之道，左□□□□□案之，右手直踝而簞之。它脈盈，此獨虛，則主病。它脈滑，此獨㴔，則主病。它脈靜，此獨動，則主病。夫脈固有動者，骭之少陰，臂之鉅陰、少陰，是主動，疾則病。（□為不明之字）

與此對應的文句，見之於《素問・三部九候論篇》：

以左手足上，上去踝五寸按之，庶右手足當踝而彈之（下略）。

由此導出若干饒有興味的推論與結論。第一，三部九候脈法的原型大概存在於這種相脈法中；第二，在足之脛及兩腕等取脈，這些大概相當於九候的若干部位；第三，稱之為盈虛、滑衛（澀？）的脈象早已使用著，並比較兩者或更多的脈而進行診斷。由於在馬王堆、張家山醫書中，如果除去所謂「決死生」的脈法，則看不到其他的脈診法，故或許在這當中蘊含著所有脈診法的原型。不拘怎樣，這在東漢時期被加工整理，成為三部九候脈法而登場。因此，源於戰國時代之此系統之脈法，縱然是經少數之人但也是一脈相承地、不斷磨鍊而傳至東漢。

如此看來，脈診法雖然可以說是一個整體，但卻有極為複雜的發展歷史。比較身體諸多部位的脈象；從相脈法到三部九候脈法的流變；注重與四季的關係；從揆度、奇恆脈法到四時脈法的嬗變；從比較兩脈同時注重脈象組合的從容、陰陽脈法到寸口人迎脈法的演化等等，若干支流錯綜交織，從戰國時代經西漢到東漢而不斷拓展著。雖然說過黃帝學派中存在著五個sub-schools或集團，但這些集團決不是單色調的，其中有發展，有內部的批評與對立。在這層含意上，較之於稱其為集團或sub-schools，或許稱「時期」更好。即視其為黃帝期—伯高期—岐伯期的依次拓展。

總之，通過不僅僅是寸口部位，還包括身體上許多部位的脈診實踐，歸納出各種各樣的脈象，將其統合於寸口部之寸、關、尺脈的脈象之中，逐漸體系化的過程，是在《黃帝內經》的時代中進行的。而且各種脈診法與各種獨自的治療方法被組合在一起，又分別形成了一個體系。例如，寸口人迎脈法派與三部九候脈法派在針的刺法上持完全不同的見解，使用完全不同的手法。現今雖無法闡明其歷史舊貌，但無論如何，難道不能說我們正在向能夠歷史性地弄清中國醫學之形成過程和至今仍不失生

命力之寶庫的源頭這一目標靠近嗎?

謝謝諸位長時間的靜聽。

（本文為1991年6月18日，在第42屆日本東洋醫學總會上所作報告。刊於1991年《日本東洋醫學雜誌》第42卷第2號。後收入氏著《中國醫學の思想的風土》，潮出版社，1995。）

中國醫學的思想性風土

一、布爾哈維❶的《醫學研究之方法》

今天，提出「中國醫學的思想性風土」這樣一個題目，但並不是想談中國醫學本身，而是想和大家一起思考或者說包含著中國醫學、或者說使其成立的思想性背景。在往復於醫學與自然觀之間，展開探討。

最近，在與所謂西方醫學的對比中，有關中國醫學的談論多了起來，但這種情況下的西方醫學大抵意味著近代醫學。業已被指出的是，此種稱謂的使用方法不僅從歷史的視角看是錯誤的，而且引起了許多的誤解。因為近代醫學決不是單純的西方醫學，近代醫學超越了西方的界限，具有某種普遍性。

我們必須要討論的，不是中國醫學與西方醫學的對比，而是傳統醫學與近代醫學的對比。原因在於其間存在著大的飛躍與斷裂。今日依然存在著的傳統醫學主要有三。從西方開始言之，即伊斯蘭醫學、印度醫學、中國醫學（包括漢方）。在近代醫學出現以前，歐洲亦有作為傳統醫學的西方醫學。如果將這些傳統醫學進行相互比較，其間的距離遠小於傳統醫學與近代醫學之間的距離。較之於與近代醫學間的差距之大，可

❶ Boerhaave, Herman（1668–1738）荷蘭的醫學家、植物學家、化學家，創立了實地臨床醫學研究制度，最先採用體溫計、顯微鏡。──譯者注

以說傳統醫學相互間是極為相似的。

因而反過來講，若是作為歷史的研究，將傳統醫學進行相互比較是有極大意義的。此種情況下，如將西方醫學與中國醫學加以比較，則想將古希臘、羅馬的醫學與漢代的醫學，中世紀歐洲的醫學與隋唐時期的醫學，文藝復興時期的醫學與宋金元時期的醫學加以比較。若如此為之，肯定能夠獲得豐富的成果。

儘管是談醫學，但也有各種各樣的側面、諸多不同的領域，故不能一概而論。比較時，有必要考慮其水平的差異。一般地講，傳統醫學相互間的距離，可以說在理論醫學方面比較大，而在臨床醫學方面則極小。如果考慮到理論與自然觀及哲學思想等具有深刻的聯繫，相應地臨床的技術擔負的是治療眼前之疾病這樣的課題，那麼這種差距的大小之別就是十分自然的了。

即使是在歐洲，直至十八世紀末，在臨床醫學的領域中幾乎還沒有可稱得上近代科學的內容。歐洲醫學從總體上講，具備了可以稱之為是以近代科學為基礎之醫學的實體，大約是從十九世紀開始。試舉一例：十八世紀前半期之荷蘭有一名為布爾哈維的醫學家。他的外科等醫學著作曾被譯成日文，是對江戶時代的日本醫學具有較大影響的人物。據說施行著名的乳癌手術之華岡青洲的技術，亦是來源於布爾哈維。布爾哈維有名曰《醫學研究之方法》（1751）的著作，是一本令人感到包括各領域之著作、論文目錄齊備的、學問蓄積深厚的傑出著作。由於正好是1000頁的書，故以頁數的百分比觀其全體之構成甚為合適。如此一來，發現了非常有趣之事。

首先開始於一般自然學，繼之以幾何學、力學、物理學、化學、植物學，至此為240頁，占 24％。然後是解剖學，占32％。以上相合為56％。說到解剖學，我們當然認為是醫學的一個分科，但在該書中卻不是這樣。至解剖學，是始於幾何學的自然科學部分。這部分完了之後，好

容易醫學才開始，首先是醫學理論，病理學、症候學、食事療法、治療學、外科學緊隨其後。合計25％，由於病理學與外科學在其中各占10％，故其他呈若有若無之狀。這是基礎醫學。其後，出現了實用研究即臨床醫學。

臨床醫學之章雖然僅占全書的14.5％，但作為十八世紀歐洲醫學的理想狀態還是值得注意的，然更為引人注目的大概是其細目吧。從希臘醫學開始，繼之以羅馬醫學、希臘・高盧醫學（Greco・Gallia），即中世紀歐洲醫學，但僅此就有96頁，占臨床醫學中的67％。剩下的33％，安排了特異病症的記載與被觀察之疾病的記載，這就成為古代中世醫學之後所獲得的新的臨床知識。最後有醫學史的短章，列舉了醫學書的著者。

試觀此全體之構成，第一，臨床醫學幾乎不出古代中世醫學。可以了解到西方醫學這樣的傳統醫學確實存活其處，完全擔當著診療活動。第二，在基礎醫學中，病理學與外科學即構成其學問的主體。第三，占全體之一半以上的自然科學部分、非醫學部分，只有這裡才是純粹的近代科學。但重要的實際上是下述之點。布爾哈維的這部著作，表明了要將醫學改放在近代科學這一基礎之上加以重建，要通過近代科學建立醫學之基礎的果斷決心。這種思考方法從總體上被醫師們所接受、浸透他們之中時，歐洲醫學出現了從西方醫學向近代醫學的飛躍，產生了與傳統醫學的決定性分離。

杉田玄白等翻譯荷蘭的解剖書*Anatomische Tabellen*，出版《解體新書》（1774），是在《醫學研究之方法》出現23年之後。給他們以深刻震動的解剖學，在歐洲不是醫學，實際上是作為科學、人體之科學被把握的這一點，可以說是不會被忘記的吧。而且在醫學之中，唯獨突出了最早被賦予解剖學這一科學性基礎的外科學。如果走進歐洲的醫學史博物館，排放著全部是由金屬製造的、極其精巧的外科手術用器械、器具，這些是當時可以稱之為最精密的科學實驗設備的東西。一旦立於陳列臺

前觀望，心中湧起「就外科學而言，人體難道不是可以自由地分解、組裝的機械嗎?」這樣的實際感受。近代醫學雖然是從外科學開始的，但卻與後述之機械論的人體觀緊密聯繫。話雖如此，但作為治療的外科手術的實際狀況是極殘酷的，由於沒有消毒的保證，其死亡率是極高的。

　　藥物療法方面又是怎樣的呢? 正像前面所說的那樣: 基本上沒有脫出古代中世醫學的藩籬。假如十八世紀的日本醫師們接觸到其實際狀況，一定會認為: 什麼呀! 差不多嘛! 東一錘西一棒的! 現實中，正在我工作的研究所訪問的，名叫William Johnston的年輕美國醫史學家，最近撰寫了比較日本與歐洲之結核病學、疾病分類學的優秀論文❷。據該文說，在歐洲與日本之間直到十八世紀，均可見到該領域中的平行性發展。這意味著傳入日本的歐洲醫學有可能被迅速地吸收了。而我從很早就一直考慮著人類之精神方面的平行進化一事。在不同文明之間，非常相似的、可以說在本質上相同的觀念及思想等等，出現在幾乎相同的時代或極接近之時代的例子不勝枚舉。兩種文明處於從某種意義上講是平行的精神性相位。這種狀況，大體上被解釋為從一方向另一方傳播，或受影響。但我認為更應該重視精神方面之平行進化的存在一事。就算假定存在著傳播與影響，但如果問為什麼如此之快的傳播、影響成為可能，則是由於預先具備了使其成為可能的條件。我認為這就是人類之精神方面的平行進化。Johnston副教授的論文雖然是在與我的如此想法毫無關係的範圍中談論，但卻成為不期而遇的絕妙例證。要之，將近代醫學視為西方醫學是錯誤的; 從傳統性的西方醫學向近代醫學的飛躍與分離，在歐洲，發生於十九世紀。而且唯在時代性方面有所遲晚，與之同樣的過程在日本亦同樣出現。

---

❷　ウィリアム・ジョンストン〈理性の系譜學──日本における結核性疾患の比較概念史〉《思想》No.820，1992年10月號)。

二、近代科學之機械論性自然觀

前面談了從傳統醫學向近代醫學的飛躍與分離，但這到底出現了什麼變化？根本性的變化出現在何處？那就是觀察自然的眼睛變了。觀察的眼睛變了又會怎麼樣呢？自然看到的東西就變了。迄今看不見的東西，變成看得見的東西。同時也出現了相反的一面，即至今都看得見的東西變為看不見的東西。這一變化的產生，是以整個自然為對象。在醫學中，通過看得見的東西進行診斷與治療。看到的東西不同，診斷方法與治療方法當然也不同。

至於說到與傳統科學相較，出現了決定性差異之近代科學的自然觀察方法是什麼，那就是機械論的、機械論者的觀察方法。人欲了解未知對象時，必定要以已知事物為線索，這個線索在科學上叫模型（model）。以機械為模型，靠與之類比來把握自然的構造與機能，這就是機械論的觀察方法、機械論的自然觀。也可以這樣說：近代科學的歷史是機械論自然觀的歷史，或至少是機械論自然觀的勝利史。生機論、目的論等其他看法並非沒有任何作用，但最終是被機械論的看法所戰勝。

那麼，是以什麼樣的機械為模型呢？是該時代最精密的機械、具有最複雜功能的機械。因而模型亦隨時代而變化，與之相伴，機械論自然觀的內容亦隨之變化。可以說至今經歷了三個大的階段。

第一階段，是開始於十六世紀之機械鐘錶模型的時代。中世紀末發明了極為精巧的機械鐘錶，太陽系的天體運動可以巧妙地用鐘錶機械來表現。由此產生出宇宙與鐘錶具備同樣的機械原理（mechanism）、宇宙是鐘錶，這樣的看法。最先將宇宙稱之為鐘錶的是倡導地動說之哥白尼的弟子雷蒂庫斯（Rheticus），但至其後十七世紀的哲學家笛卡兒則發展到斷言：動植物也是鐘錶，只不過其鐘錶小到我們眼睛看不見的程度。

這個時代的科學，或者說用於把握自然，或者說來源於自然，最基本的概念是物質——作為具有質量形態的物質。欲通過使其物質改變位置之運動，來說明所有自然現象，乃是該時代的科學，這被稱之為力學。

因而可以將這種自然觀稱之為力學性的自然觀，也可以換言說模型普遍為力學機械模型。雖然最常使用的是鐘錶模型，但說明各種現象時亦使用其他機械模型。哈維以火炮和齒輪傳動系為模型來說明血液的大循環一事，為眾所周知。火炮是當時獲得飛速發展的機械。

就醫學而言，作為基礎科學之解剖學的產生是在這個時期，其先驅達芬奇將人體作為力學性構造物對待，以力學原理說明骨骼的構造與四肢的運動。提供了「解剖學」這樣的基礎，不久，外科技術出現了令人矚目的進展。

說到物質的運動，則出現究竟是什麼使物質運動的問題。如果是與笛卡兒之輩談話，則要問：既然所有之物皆因眼不可見之鐘錶而運動著，那麼擰其發條的是誰呢？但因現今之鐘錶已不再上發條，故這個表述方式也該入庫了，或許問：「其電池是什麼？」更為合適。笛卡兒毫無猶豫地回答：是神！但時至今日這個回答已無法令人滿意。出現了不是在超自然的神中，而是要在物質性的世界中尋求其原動力的要求。成為給此以回答的是熱力機的出現。

第二個階段，是開始於十九世紀之熱力機模型的時代。瓦特在十八世紀中葉發明的蒸汽機，至十九世紀初已完全進入了實用的階段。熱力機究竟如何運動？由其原理之探究，產生了熱力學這樣的學問，引出了「能量」的概念。作為使物質產生運動之原動力的神，被「能量」所取代。這是熱力學機械模型、熱力學性自然觀時代的出現。

實際上能量概念的建立，與梅耶 ❸ 與赫姆霍茲 ❹ 這兩位醫學家有深

---

❸　Julius Robert von Mayer（1814–1878），德國物理學家、醫學家。——譯者注。

❹　Hermann von Helmholtz（1821–1894），德國生理學家、物理學家。——譯者注。

刻的關聯。此後，演變為將人體作為一種熱力機，或者說作為能量代謝機械來把握。在此以能量代謝裝置身分登場的是細胞。細胞在十七世紀被顯微鏡發現，但力學機械模型卻無法理解。如此，產生了細胞學；在此基礎上，細菌學、免疫學絢麗地發展起來。

　　稍涉題外之事，現代醫學面對的最大問題之一，或可謂是臟器移植吧。臟器移植，建立於近代醫學之兩大支柱——外科學與免疫學的結合之上，這對於近代醫學史來說，必須承認是極具象徵性意義的。

　　需要稍加說明的是，在現在的談話中，我將以近代科學為基礎建立起來的醫學稱之為近代醫學；將包括中國醫學那樣的傳統醫學，現今所使用著的醫學全部囊括在一起，稱之為現代的醫學。因此或許會蹦出「現代的近代醫學」這種奇怪的表述，敬請原諒。

　　然而說到物質與能量究竟是以怎樣的狀態存在著，決不是雜亂無章地播撒，而是被有秩序地排列著。譬如以地球為例，被排列為岩漿、地殼、水、大氣這樣的順序；地殼中，礦物與岩石構成了「層」。仔細觀察岩石，具有結晶構造；在動植物中，各種各樣的細胞整齊地按一定的順序被安置著，從總體上看建立起統一的秩序。這個秩序的形成是怎麼回事，漸漸地清楚了。

　　現在，從我的口中發出聲音。這也不是雜亂無章的，按照各種規則與約定，將音加以時間性的排列。將輔音K、元音U、輔音R、元音O、元音I連續發出，則成KUROI這一詞彙，傳達「黑色」這樣的意思。一個一個的音雖然沒有含意，但將其按一定之順序排列，建立了一種秩序，則在其中產生出「意思」，從某種意義上講成為具有「意思」的存在。意思也可以說是信息。因而一旦使用信息這樣的概念，則具有秩序的物質與能量成為信息系而存在著。

　　有被稱之為熱力學第二定律或熵的法則存在。其義是說若將物質與能量置之不理，自然而然地要從有秩序的狀態向無秩序的狀態移行。但

宇宙決不會從總體上趨向無秩序的方向，即使部分地呈現出無秩序，好像馬上就會重新建立起秩序。肯定有違反熵之法則的某種東西發揮著作用，使物質性世界變為有秩序的存在，也就是信息系。生命活動等乃是其典型。如此，從自然之中抽出了信息這樣的概念，其重要程度被認識，源於電子計算機這種信息處理機械的發明。

這樣一來，在機械論性自然觀的第三階段，迎來了開始於二十世紀中期的電子計算機模型的時代。一般情況下，可說是信息科學機械模型、信息科學之自然觀的時代。關於人體，開始使用遺傳信息這樣的概念。可以說掌握著人體之形成與複製、修復與破壞之鍵的是遺傳信息。而且在遺傳信息之載體——基因上，施加人手之操作的基因技術，亦進入了醫學的世界。原子能的技術製造出自然中沒有的物質，基因的技術生出自然中沒有的生物。在機械鐘錶模型的時代中，借神之力撼動世界的人類，在熱力機模型的時代將神從這個世界中驅逐後，在電子計算機模型的時代終於自己成了神，在萬物的創造中嶄露頭角。

無論如何，現代的科學是使用物質、能量、信息這樣三個根本性的概念，認識著自然的。

三、量的方法與要素論

近代科學或機械論自然觀的特徵在於，認識自然時以量來把握對象，以及分解為要素來把握對象。為與中國醫學進行對比，對此稍加說明。

不僅是中國科學，一般講在傳統科學中，都是通過熱或冷、乾或濕、甜或辣、赤或黑這樣的直觀的性質來把握自然的。具體到中國醫學，診斷時的熱證、寒證；談藥之性質時的辛、酸、鹹、苦、甘之五味；溫、冷，在這些基本性概念裡，直觀的性質皆深入其中。然而近代科學卻將直觀的性質視為是主觀的性質，而不是事物本來具有的性質。腦在認知

感覺器官所接受的外來刺激時，不過是感到熱、甜、赤等。事實上，正如以正常溫度之手觸之覺冷的物體，對於觸過冰水之手則覺得溫；色盲之人看不到某種顏色，直觀的性質因個體差異與感覺主體所處條件而被大大地左右著。因此要拋棄主觀性的直觀的性質，而以客觀性的量的性質來認識事物。

說到量的性質如何客觀，那麼假定在此有個人視物之大小為正常的兩倍。此人以尺測量桌子的長度時，由於桌子的長度是兩倍，但尺的長度也是兩倍，故所得數值與普通人測量時相同。被稱之為近代科學之客觀性的基礎之一，就在於這種量之性質的認識。

在此想稍加說明的是，近代科學在最近開始注意直觀的認識。這與前言「意思」或信息相關聯。這是因為直觀的性質像文字一樣具有意思、傳達著信息一事漸被理解。

然而量是機械之屬性般的東西。功率、轉數、容量、精度，機械的性能通過量得以體現。機械的另一個屬性是由零組件組成。機械可以分解為零組件，由分解的零組件可以組裝。相當於機械之零組件的，一般稱之為要素。在近代科學中，要認識對象時，將複雜的整體盡可能地分解為要素、解體為七零八落的零組件。在此基礎上，對於現時所提出的問題、想要了解的現象，分清何要素有關係，何要素無關係，僅僅取出有關係的要素，研究其性質、動態及相互關係。如此，則構成了關係到該現象之對象的像。近代科學所提示的不是對象的整體像，終歸是關於構成現時問題之特定現象的局部像。

在存在於這個世界的現象中，有許多是以近代科學之方法所不能把握的。此乃理所當然之事。這是只要思考一下近代科學之方法究竟是怎麼回事，立刻就可明白之事。但是，作為認識自然的武器，其方法是極強有力的，僅僅是因為取得了見之於現代科學技術中的那些巨大成果；科學家中即產生了一個極大的判斷錯誤：近代科學提供的是對象的整體

像；總而言之，沒有任何東西能從科學的網眼中漏掉。儘管這種錯誤的信念廣傳，但並不是毫無道理的。現在，許多科學家已從這種錯誤的信念中解放出來，變得更加冷靜地注視科學的力量與界限、其正面與負面。同時也沒有成為說：由於近代科學不能說明這些現象，所以近代科學已經完蛋了。對此亦應銘記。

總而言之，近代科學的長處在於這種量化的、要素論的認識方法中。近代醫學無疑將這種方法用於檢查與診斷。

交給患者的診斷結果表中記錄著種種項目，就其每一項而言，可以說是單純要素，分別成為某一特定疾病或綜合症候的指標。如果檢查項目增加、要素的數量變多，那麼這就足以弄清整體的狀態。這種方法馬上就受到了非難：人類是有機體而不是機械，疾病不是一個獨立部分的故障，不應該分解成部分後再來把握有機性整體。的確，方法本身具有其認知的局限性是非常清楚的。尤其是人體這樣的複雜對象，其局限性則更加明顯。然而不可忘記在人體中存在著需要作為機械加以對待的一面，存在著如果不作為機械來處置則束手無策的疾病。

雖然是將近代醫學之要素論性立場與中國醫學之整體論性立場加以對比，而言近代醫學之觀點是部分的、中國醫學是整體的等等，但我以為這樣的說法會招致誤解。要素論與整體論皆是觀察方法之一種，皆是觀察方法的一個組成部分，在這一點上並無區別。正像只見樹木不見森林是部分性的觀察方法一樣，只見森林不見樹木終歸也是部分性的觀察方法。重要的是，中國醫學在把握整體而不是把握部分時，所把握到的整體到底是什麼。

在此需要稍加說明的是，在近代科學內部亦逐漸產生了超越以往之要素論性局限性的各種操作方法與理論。一般系統理論、模糊理論、分形理論，或是波動與複雜性的概念，各種各樣紛至杳來。要素論自身的局限性，在理論上亦被清楚地認識到。例如模糊理論闡明了：按照決定

論的法則有序運動著的事物，在到達某點時會突然開始混亂的、無序的運動一事。這種模糊的狀態，在日常性現象中亦往往有所體現。這是要素論中沒有涉及、不能預測的現象。由於通常一直認為日常性的物理現象，如果知道在某一時空座標上是如何運動著的，則可知道其後將如何運動，但模糊理論的出現或許會改變自然法則的概念。

之所以要談到模糊理論，是因為實際上這對於思考生命活動中存在之疾病現象的意味，是極具啟發性的。有序運動著的事物，突然變為無序。但其無序性運動並非持續不變，在某時又回到了有序運動。在赤道附近生成的低氣壓，何時形成颱風是不能預測的，有時以被稱之為迷走颱風那樣的不規則運動狂暴一番後，又在北方的海上回復成低氣壓。生成的低氣壓是就那樣消失，還是形成颱風；即使同樣是颱風，究竟是成為小型的還是大型的，決定的因素是初期條件之數值的微小差異。「失之毫釐，差之千里」，這就是模糊理論。

試將現實中的疾病視為是人體之功能陷於無序之狀態、一種模糊狀態；與之相應，健康是保持著秩序的狀態。一般認為疾病是健康的對立面，是健康之否定。但如果按照模糊理論所提示的，則究竟是維持有序的狀態——健康，還是轉變為無序的狀態——疾病，取決於初期條件的微小差異。健康與疾病不過是同一事物的不同表現形態。不僅如此，其無序除嚴重破壞生命機體本身至不可逆轉之程度外，無序將在某時回復到有序，疾病不久將自然地痊癒。

四、中國醫學的水系模型

至此，在將對中國醫學之本貌進行觀察時，已經完成了思想性的準備。對於中國醫學同樣要舉出模型。此處所言模型乃是比喻。為要說明未知的A而使用已知的B：「A如B」，此法在比喻中亦稱之為直喻，從

這種直喻中產生出近代科學的模型。那麼中國醫學採用了怎樣的比喻來說明人體呢？我們可以由此構成怎樣的人體模型呢？那就舉出《黃帝內經》及《千金方》這些中國醫學典籍中所見比喻，來進行研究。

首先映入眼中的是人體具有與天地之形態與作用完全對應之物，這樣的思考方法。古代中國人認為天圓地方——天為圓形、地是四方形，人亦是頭圓、足方。天有日月，人有兩目。天有冬夏，人有寒暑。地有靈氣，人有衛氣（體液）。如地有草木那樣，人有毛髮，如此廣泛地展開了類比。不言而喻這是大宇宙與小宇宙、宏觀世界與微觀世界之對應思想的最樸素的表現。其中，貫穿著認為支配小宇宙的法則與支配大宇宙的法則是相同的，這樣一種信念。這種信念並非古代中國人所特有之物。不如說是傳統科學中的普遍性信念，在歐洲，尤其是文藝復興之科學中，亦是顯著的信念。無需解釋，這個信念是來源於：天體運動所產生的時間節律為生命活動之場，一旦離開這宇宙性的節律則生命不能維繫，這樣的事實。

其最直接、最具體的表現，是月之圓缺與生理性機能之對應的思考方法。新月之時，血氣開始變得純淨，衛氣開始循行。至滿月時，血氣之功能變得活躍，皮膚亦緊閉。在晦日，皮膚衰弱，經絡之脈中變得空虛，衛氣亦消失。這是以月的盈虛為模型來說明一月間的生理性變化。這或許是因月相的週期與女性的生理週期偶然一致而產生的思考。當然，實際上月的圓缺與女性生理之間，除偶然的一致外沒有任何的關係。因為在具有月經現象的動物中，以一個月為週期的只是極少數。然而偶然的一致卻在人類的思考方法中留下了難以消除的印記。有許多民族用相同的詞彙或同源之詞來表現陰曆的一個月與女性的月經。

比月之模型更為重要的是人體地理學，或者說是以地形為模型來把握人體的思考方法。經脈上排列著穴位，其名稱、特別是初期的名稱，與地形及地理相關者，占絕大多數。這就是諸如井、泉、池、澤、渠、

海，這些與湧出之水及水塘相關的名稱；或谷、谿、陵、邱這類與土地之高低相關的名稱；以及門、庭、關這些與都市和住居相關的名稱。其中亦有稱之為「商邱」、「崑崙」的實際的地名。這不是單純地表示人體表面的凹凸與位置。在其內面、眼所不見之處，實際上隱藏著應該稱之為水系模型的東西。

　　水系模型，是在中國醫學的體系化階段時，被作為生理學的基本性模型而採用的。首先，如世界有四海，人體亦有四海。所謂「海」，用現代的語言說就是堰堤（dam）。腦為髓海，衝脈為血海，胸中為氣海，胃為水谷海。皆是供應全身、維持生命之物的貯藏所。骨之髓連接於腦，腦為髓的堰堤；沿臍之兩側上行的衝脈被稱為十二經脈之海，被看做是血的堰堤。然後有十二水，即十二條大河。縱向走行於人體、手足的太陽、陽明、少陽、太陰、少陰、厥陰之十二經脈，在外與中國的十二條大河相對應，在內與十二臟腑相聯繫。例如：

　　　　手陽明脈─長江─大腸
　　　　手太陰脈─黃河─肺
　　　　手太陽脈─淮河─小腸
　　　　足太陰脈─渭河─膽

其具體情況述之如此。淮河位於黃河與長江之旁，將中國的風土分為北面的麥作地帶與南面的稻作地帶；渭河是流經唐之長安、今之西安的河川。

　　體內分布著四個海與十二條經脈。「海」將部分取自體外、部分產生於體內的物質供給臟腑與經脈；流經各個臟腑周邊的十二經脈形成了一個聯繫著的大循環系；在並行的經脈之間，由相當於所謂中小河川或運河的絡脈連接著。這個水系模型與近代科學的機械模型完全不同。當然

如果是現在，或許可將水力發電系統用於模型中。臟腑及其他器官是堰堤與河川、發電站與變電所，經脈與絡脈是輸電線。但是這個類比中亦有限度。

十二經脈中各有統稱為井、滎、俞、經、合的五個穴位，稱之為「五腧穴」。這是從河川的源流至河口的水流模型。井為水源之泉，滎是小的水流，俞為沒有停滯的水流，經為大的水流，合為注入湖中的水流，雖然一般認為經脈中流動著氣，但這個氣的流動與功能卻是通過此模型來把握的。針刺時，根據季節與症候選擇與之相適應的穴位。例如在說到春刺滎、夏刺俞、秋刺合、冬刺井時，是使用不同的穴位。

還有隧道或地下水道的模型。在胃中被消化、變化的飲食物，通過三條大幹線隧道，供應到體內的各部分。從上面的隧道行出衛氣與呼氣。衛氣是淋巴及其他體液，汗與唾液亦包含其中。呼氣中雖然有一部分是吸入之氣，但還有一部分被認為是產生於體內之氣被排出。從中間的隧道行出營氣。營氣是在肺中變化成血的體液。一般認為營氣是指血液，也是可以的吧。下面的隧道將排泄物送入腸與膀胱。這三大幹線隧道與被稱之為「三焦」的功能有關係，後面還有機會再次談及。

水的形象在治療方法中亦起到了確立方向的作用。例如，要使停滯之水流出，則決壞裝滿最深之水的場所，如此則可不費力而使水流出。治療亦是完全相同之事。或如凍水不流，凍土不掘，優秀的治水者要待天暖冰融，掘土放水。氣在體內形成不流動的狀態稱之為「厥」，治療患厥之病的患者時，首先要以溫罨法使身體變暖、氣血流動，然後再移至其後的處置。

至此所言水系模型，是水流的水平模型，此外還有垂直的模型，同樣在生理學中發揮了重要的作用。這就是對流模型。地之氣上升成為雲，由雲生天之氣，天之氣下降成為雨，由雨生地之氣。水加熱後成為水蒸氣，被冷卻後復又還原為水，如此通過對流形成了循環的模型。這被用

於消化、呼吸、循環器系統之功能的模型。這就是三焦的作用。將前述上、中、下三大幹線隧道從功能的角度加以表現，可以看作是上焦、中焦、下焦。其功能，一般認為上焦如霧之狀，中焦如水浸之狀，下焦如河溝之狀。在胃中被消化的飲食物，被加熱後一部分變成霧狀上升，從上面的隧道被送出。這就是衛氣。衛氣的一部分成為呼氣，其餘浸透身體的各個角落，冷卻後成為體液。體液中含有作為汗液被排出體外的部分，其餘返回到中焦。因此產生了通過體液對流的循環。中焦總是充滿了作為衛氣蒸發後殘留的液狀物，與返回的體液一起，分離成精華與糟粕，將精華從中間的隧道中送出，變化為血，使其在體內循環。中焦的功能類似於淨水場，在此被淨化、被供應的液體是營氣。相對於衛氣為防衛之氣、是掌身體之保安的氣，營氣意味著營養之氣、掌養分之供給的氣。最後，在中焦分泌出的糟粕被送至下焦，在此分離成液狀之物與固體狀之物，被排出體外。雖然適用對流模型的僅僅是上焦，但三焦的功能以裝滿水的池為原點，在蒸發之水與沉澱之不純物的垂直方向的運動、由池中流出之水的水平方向運動，這樣的二次元的座標系中，結成了統一性的形象。

從觀察自然這樣的角度考慮問題時，由對流形成之水的循環模型具有怎樣的含意呢？水以氣體、液體、固體之三態存在著。雖然現在知道所有的物質都可以這三種形態存在，但在過去日常性地表現三態的，只有像水那樣的東西。三態可以換稱為氣相、液相、固相之三相。採用水的循環模型一事，因此意味著將三態間的變化、相的變化，看成是物質之運動的根本性的形式。我認為欲要理解中國醫學的思考方法時，這是非常重要之點。

總的說來，這些模型可以叫做水模型，受時間之限不可詳談。水模型之外還有官制模型，這主要是被用於表示各器官的作用及各器官之間的相互聯繫。例如，心為帝王，其官在舌；肝為郎官，其官在目；腎為

女王，其官在耳。再者，眾所周知在藥之配伍中採用的，將藥分為君、臣、佐、使四等，一種君藥與兩或三種臣藥組合在一起，形成配伍。常被引為例證的組合，有一君二臣三佐五使、一君三臣九佐使等等。

在控制與相互關係的模型中使用官制，畢竟由於這是一個官僚制的國家，但這個模型與水模型亦決非毫無關係。這是因為水利、灌溉事業乃是官僚組織的主要工作之一，而且還有人說：古代官僚制度乃是為整修、維持、管理水系而發達起來的。

五、氣相・液相・固相——三相系的運動法則

在此依照水模型描述一下被極端單純化了的人體模型——飲食物消化的生理學性模型。首先，在中心位置貫通著垂直方向的中空粗管。飲食物由上向下通過該管，其間有三個處理場，分別進行著不同的處理。在第一個處理場，經過消化食物、加熱，使液體蒸發，然後將殘留之物送至第二個處理場。上升的蒸氣被冷卻後成為液體，向全身浸透，最後又返回到第二個處理場。在第二個處理場，使得經若干處理工程而被淨化的液體，通過各種大小管道供給、循環全身，同時將殘留的糟粕送至第三個處理場。在第三個處理場，將其分離為液體與固形物，排出體外。其間雖還涉及有呼吸作用，但從略。

因而，以怎樣的物質觀為前提時，這樣的模型才建立起來了呢？或是有效地發揮作用呢？

在中國的自然哲學中，認為宇宙萬物皆生於氣。這是全部科學理論的出發點。氣究竟是什麼？若以今日之語言之，大概應該說是物質，也是能量的某種東西，但由於不論怎樣說畢竟是未分化的概念，故很難以近代的概念準確置換。通常理解為是像空氣那樣的東西、氣體狀之連續性的物質。雖可如此說，但重要之點在於，氣通過凝集與發散，成為氣

體、液體或固體。人體是氣相、液相、固相混合的所謂三相系。以氣體、液體、固體的形態從體外攝取氣；以液體的形態浸潤、循環於體內；以氣體、液體、固體的形態排出體外。其間雖然不斷地發生相變化，但在人體中的氣的中心性形象仍然是液體。在醫學中，一談到氣，首先聯想到液體，大概是最容易理解的。水模型亦證明著這一點。因而我們就在想像著水的同時研究下去吧。

說明氣的運動與變化、性質與狀態等的最根本性概念，是陰陽與五行。雖然陰陽五行說在後期被統一於一個理論性的框架之中，但最早的起源完全不同，且在理論中所起到的作用亦完全不同。

不用說，陰和陽表示兩個對立的事物。陰陽論首先是作為說明物之生成的原理而產生的。這就是基於因男女、雌雄之結合而生出動物這種日常性的觀察，而將其擴大到森羅萬象、一般化的結果。第二，陰陽曾經是說明對立之物相互取代、交叉出現這種現象的原理。如果想到晝夜、寒暑之交替這些日常性的現象，馬上就可理解吧。重要的在於此後的情況。

氣是連續性的流體，流體的運動是波動，波中有山、有谷。雖然山為陽、谷為陰，但不是山永遠為山、谷永遠為谷。山不久會成為谷，谷成山。水在同一場所只是重複著上升與下降。上升之水為陽，下降之水為陰，上升到達極點則開始下降。這就是陽極為陰、陰極為陽之理。這是循環性的交替原理。雖然陰和陽可以說是對立的，但其中某一方面卻時而為陰時而為陽。這是由於比較兩物或狀態時，不過是將一方稱為陽，另一方稱為陰，如果比較的對象發生變化則陰陽亦會逆轉。要之，陰陽的含意是比較概念。例如夏季中既有暑熱之日，亦有涼爽之日。若將其加以對比，則暑熱之日為陽，涼爽之日為陰。冬季中亦有溫暖之日與寒冷之日，構成了陰陽之別。但是若將夏季中的涼爽之日與冬季中的溫暖之日加以比較，則夏季之涼爽之日逆轉為陽，冬季之溫暖之日為陰。

　　一般將熱的、明亮的、清澄的、輕的、運動迅速的、位於上部的東西稱為陽；相反，冷的、暗的、混濁的、重的、運動緩慢的、位於下部的東西稱為陰。上半身為陽，下半身為陰；表面為陽，內部為陰；氣體為陽，液體為陰；液體為陽，固體為陰；輕病為陽，重病為陰。如果死板地把握陰陽將發生錯誤。比較概念的涵義，如以不能固定的流體為前提加以考慮，則較易理解。

　　木、火、土、金、水之五行，首先是分類的原理。日語之「分かる」（知道、理解、懂 ── 譯注）一詞來源於「分ける」（分開、分類、區分 ── 譯注），是很合適的，認識的第一步在於分類。但是僅僅分開還不夠。只有懂得在被分開的項目之間，在類與類之間具有怎樣的關係時，分類的意義才變得明確。如此，五行成為具有既是分類原理，又是建立各類相互關係之原理，這樣雙重性格的原理。其建立關係的原理即是「相生」、「相剋」。

　　相生，即木生火、火生土、土生金、金生水、水生木的關係；相剋，即水剋火、火剋金、金剋木、木剋土、土剋水的關係。這又意味著什麼呢？如果從分類的角度言之，五行是五個類型。捨棄掉木或金這類使人想像到具體之物的概念，試想有M、H、D、J、S之五種類型吧。如血液有A、B、AB、O之四種類型，眾人皆屬於其中某一類型，萬物皆屬於五行之五種類型中的某一類。然而從建立關係的角度言之，則不是單純的類型。由於雖然在血型中沒有從A變為B的現象，但在五行中卻是從一個類型向另一個類型變化著的。五行，在這個意義上恰如歐洲語譯phase ── 相，僅僅是氣在各個局面上表現出的姿態，此外別無他物。即在其局面中存在著五種類型。

　　關於五行說，要從兩種情況思考其相的變化。第一，是從某相向另一相自然地轉移。在這樣情況下，規定著M向H、H向D這樣的轉移方向。而且五個相一周後又回到開始之相。將此稱為單相系的定向轉移吧。

欲請注意的是，在自然地出現相轉移的情況下，如果仿效亞里士多德言之，在自然運動的情況下，就是如此，如果有與此相反之事例，所謂在強制運動的情況下，則必須另尋其原因。第二，是兩個相混合而發生變化的情況。在這種情況，在特定的兩個相之間，預先決定了優劣的關係，優位之相壓倒劣位之相。優劣關係，如 S 較 H 處於優位、H 較 J 處於優位那樣，五個相一周產生出五個組合。雖然可能的組合還有五種，但這種情況與優劣無關，可以認為對於相的變化是中立的。將此稱為二相系的優性轉移。即使是三相系以上的情況，但作為實際問題，可以通過優性、劣性、中立的關係加以處理。在此不必再加說明，單相系的定向轉移是相生，二相系的優性轉移是相剋。

仿效化學反應論，借用單相系、二相系、相轉移等概念，說明了相生、相剋關係，乃是由於希望理解五行說與陰陽說同樣，是對流體非常熟悉的理論、對於水模型是非常適合的理論。與此同時，還想說明非僅五行說，普遍地將隱沒於古代醫匠身邊的傳統性理論的含意，以大家都能理解、都得接受的方式歸納出來，加以公式化，是非常重要的；苟非如此，則中國醫學的理論很難在現代醫學中發揮某些積極性的作用。

六、體用・感應・理

近代科學採取的是深究要素與要素間的關係，這樣一種要素論的立場。此要素與關係，以另外的語詞言之，即實體與機能。實體（substance），原本是指位於基底部的東西，在下邊不動的東西。萬物不斷地變化著，但在變遷推移之現象的底層，存在著不動、不變的東西。這就是實體，只有把握住實體，才能說是確實的認識。此乃其思考方法。分子、DNA、基因、染色體、病毒、細胞，皆是實體。可是在當今不變、不動這樣的意義已經淡薄，但儘管如此畢竟用顯微鏡可以看到，以某種手段可以把

握，是具有確鑿效應的東西。近代科學的歷史，在某種意義上可以說是追究實體的歷史。其實體具有某種機能。機能（function）亦可譯為關係，數學中稱為函數，機能是實體之間締結的關係。最近雖然變得逐漸重視機能的層面，但那終歸還是實體的話題。而且既然是實體，那麼其中就必須有確切的效應。

如以這種觀點來觀察「氣」，將會如何呢？氣是不斷變化的東西；是通過自身變化，生出萬物之變化的東西。在中國哲學中，變化本身就是道，是宇宙的根本原理。氣不是歐洲哲學中所言實體、substance，因而相對於實體的機能這一概念亦不成立。那麼在沒有「實體—機能」，或「要素—關係」之思考方法的框架時，如何把握自然之功能呢？於此登場的乃是「體用」的思考方法。

體用可以釋為主體與作用、本體與作用等等，但若解釋為產生作用之物與其作用，大概是最容易理解的。至於說這是怎樣的思考方法，那就是我們在認識事物時，直接認識的是其「用」，即僅僅是作用。但既然有作用，則其間必定有產生作用的東西。將其名之為「體」。雖然我們不能通過感覺直接認識「體」，但通過「用」知道「體」確實存在。唯若被問到「體」是什麼時，只能反過來以「用」加以說明、定義。或許大家會認為我的說明難道不是同義反覆嗎？

還是舉具體的例子吧。最好的例子是三焦。三焦與胃、膽、大腸、小腸、膀胱並列，計為六腑之一。其餘之五雖是重要的器官，但三焦不是。因而三焦為何的議論，自古以來眾說紛紜。特別是近代解剖學的知識傳入之後，成為批評中國醫學之不可靠性、虛假性的典型事例。的確，如果站在實體—機能的立場上，由於不存在稱之為三焦等的單一的三個實體，故亦非無理。但三焦從一開始就不是實體，只不過是作為相對於「用」的「體」而被設定的。以今日之語言之，是具有消化、呼吸、循環之作用，由多個不同器官承擔著其功能。現將其作用概分為三，設定

三個承擔對象，而名之曰上焦、中焦、下焦。由於涉及多個器官，故只能確定其大概的範圍。云上焦在胸部，中焦在上腹部，下焦在下腹部。若在今日，三焦則會被表現為諸如循環機構或循環機能等。我認為可以從相反的角度來評價不將不同的作用勉強地歸結為一個器官，而是設置三焦一事。沒有實體觀，是因為認識到超越各個器官的功能，並將其概念化。這在《難經》中被稱之為「有名無形」。

　　近代科學之思考方法的另一重要之處是，相同的原因會導致相同的結果這樣的因果律。與佛教的因果報應等不同，這是指相繼發生之二個事象間的關係。由於因果律是在近代始確立起來的思考方法，故當然不存在於往昔之中國。那麼是怎樣一種關係，相當於原因－結果之關係，被設定於兩個事象之間呢？這就是感應。

　　《易經》中有「二氣感應以相與」，陰陽之氣感應而結合；或「天地感而萬物化生」，天與地感合而萬物生成變化，這樣的語言。天之陽氣與地之陰氣功能交涉、作用相合，乃引出萬物的生成變化。感應雖然原本如此是陰陽二氣之間的作用原理，但最終被擴展成氣的一般性作用原理。隨時代發展，北宋的哲學家程伊川將其定式化如下：「有感必有應。凡有動皆為感，感則必有應，應復為感，感復有應，所以不已也。」不愧是感應的無限連鎖反應系。例如投石入池，則波紋擴展，波觸舟則舟動，如此則該處又生波，擴展之際與原有之波形成為合成波。其波拍岸……如此感應的連鎖繼續著。充滿了連續性之流體──氣的大宇宙，是一個感應場。「有感必有應，凡有動皆為感」的運動，尤是適合流體之感應場的。而且流體，特別是被流體所浸泡的人體這一小宇宙，亦是又一個感應場，而且不是閉鎖系，只能是與外界亦相感應的開放系。

五行	木火土金水
五臟	肝心脾肺腎
五味	酸苦甘辛鹹

感應的原理被具體地運用如下：第一，是在屬同類事物間起作用的一種親和力。這表現為誘導、吸引、結合、共鳴、補充、相乘之各種各樣作用的形式。是醫學中頻繁使用的原理，如換言為同類原理則較易理解。例如在五行說中，五臟與五味如上表所示被分類。另一方面在生理學中，進入胃的飲食物，其中酸味先入肝，苦味先入心……如此地被解釋著。於此是考慮著誘導或吸引的作用。另外在治療法中，例如說動物的肝補人的肝，引導其他的藥到肝，故肝之病時使用動物的肝臟。醫書中所言「從其類」，即根據此同類原理的用藥之法。

同類原理是普遍性的原理。例如，所有的飲食物皆屬於五味中的某一種。因此在飲食物的普遍構成中必須有其氣先入五臟之何處的理論。腎病時動物之腎有效亦是同樣，雖說有明顯有效或不太有效，頻繁使用與不太被使用之別，但從有效或無效言之，動物的腎臟皆被視為處於有效的座標上。在這種意義上說是非常重要的原理，醫學中的感應可以說完全集中在這種同類原理中。但通常在異類間亦應用感應，《易經》所見陰陽二氣相感而生萬物，是其代表性的表現。不用多說，這是將由男女、雌雄相合而生子，人類及動物中所見現象擴展於萬物，提高至普遍性原理的結果，是以感應來說明異類中之陰與陽的結合何以會發生。

於此還想涉及的另一個問題，是相對於氣的「理」這樣的概念。「理」原本是指事物的條理、道理，意味著pattern ❺。pattern是物質與能量之某種規則性的排列，是有秩序的排列。因此亦可換言為意思或信息。如同不能將信息返還給物質與能量，也不能將理返還給氣。理對於氣來說是

---

❺　pattern：模範、榜樣、紙型、模型、圖案等。

獨立的存在，最先提出此種主張的是北宋的哲學家們。其哲學一般是作為朱子學而被廣泛了解。用今天的話講，亦可以說：從將物質與能量，以未分化狀態涵括其中的概念——氣中，抽出體現秩序的概念、表示意思與信息的概念，並使之獨立，是很早以前就捷足先登地獲得了現代之科學的事例。這與他們採用作為流體之氣這樣的概念進行思考，不無關係。實際上，朱熹是將祖先之氣與子孫之氣，像水之波那樣加以把握；儘管各種各樣的氣是不同的，但描繪出的模樣，即pattern是同樣的。或將理視為與氣並列之物，即「理與氣」；或將氣視為內在之物，即「氣之理」，見解雖然不同，但總之在宋代以後，理在自然哲學中成為了與氣相提並論的重要概念。

七、症候類型與藥劑類型的對應

以上所言，是為把握自然或人體的工具，服務於認識的裝備。以如此工具與裝備觀察人體，或加以分割時，中國醫學逐漸形成。不用說，醫學不是單純的認識。在第一義上，醫學是技術的營生。不管對疾病有怎樣的認識，如不結晶為治療技術，則作為醫學來說，尚屬未完成。由於今日的話題是「思想性風土」，故不欲深入技術的問題。但亦想稍微涉及一下諸如以水模型描繪出的人體像對應著怎樣的診斷方法?反過來說，他們認為使用什麼樣的診斷方法才能確切地判斷以這種模型把握的身體狀態?

中國醫學的診斷方法稱之為「四診」。即採用望、聞、問、切四種診斷之法。望，觀面部之色澤等；聞，嗅聽氣味與聲音；問是問診；切是切脈。其中，在實際的臨床中最受重視的，總之從理論上講是脈診。雖然只是在手腕前部動脈上放三指診之，但據說古代的中國醫生要花費三十分鐘以上取脈。使此種脈診具有特徵的是根據脈象的診斷。不僅是搏

動的次數，其強度與週期、波形等形成了虛、實、浮、沉、滑、澀等對立二項組成的，通常分成的二十八種脈象。亦可說是十四對脈象群。從對立二項中取一項，並將其組合成複數的項組，如說：脈虛、浮、滑，如此判斷脈的狀態，再根據脈象做出患有何病的診斷。

脈象是如何產生的呢？假如異常雖然發生在局部，卻被表現為脈象，那麼肯定是經過了相當複雜的全身性反應的結果。脈象是脈之波動顯示的特定pattern。如果說身體的狀態由波動 pattern被顯示，那麼大家馬上就會想到前述水模型吧。

全身是被衛氣這種液體浸泡的濕原。其中有三個湖，營氣流行於十二條大河。某大河的終點連接著另一大河的始點，整體上構成著大循環系，不僅如此，眾多的小河川連結於大河之間。因此如果某處水之運動發生異變，那麼波動將傳到身體的各個角落。這就是「凡有動皆為感」。

在中國醫學的理論中，疾病究竟被說成是怎樣的狀態呢？體內的陰氣與陽氣在正常狀態下，位於不同的特定場所，向著各自特定的方向穩定地流動著。此種狀況因某種原因而形成陰陽之氣的過剩或不足，出現流動中的閉塞、停滯或逆流，這就是疾病。以河為例言之，則好像是其流域被洪水及旱魃所困擾，出現了河道堵塞、堤壩之狀。而且各種各樣的特定疾病群分屬十二條大河，發生於某河流域的某種異常，成為特異的波動傳至腕部。醫生靜靜地看準其脈象，並參考其他症候，做出診斷。由於疾病被認為是屬於各個特定的經脈，因此診斷亦成為具有這些症候群之經脈的疾病。

雖然產生出以脈診為核心之診斷法的是針灸醫學，但到了東漢末年，出現了將其系統地運用於藥物療法的著作。這就是與《黃帝內經》並列之中國醫學的典籍《傷寒論》。《傷寒論》中，被體系化之藥物療法是怎樣的呢？在《傷寒論》中，重要的是太陽、陽明、少陽、太陰、少陰、厥陰之六經病這樣的思考方法。太陽病是初期的輕症，厥陰病為末期的

重症；作為籠統的流程，疾病是按從上向下的順序行進。通常，疾病被看成是從陽之病向陰之病、從表面之病向內部之病、從輕病向重病演進著的。

　　六經病亦可以換言為六個症候類型。以太陽病為症候類型Ａ。Ａ由p個症候組成。

　　　　Ａ（a_1，……，a_p）

但並不是說其症候類型中的症候全都要出現。最初，只出現其中的n個。

　　　　A_1（a_1，……，a_{n-1}，a_n）

然後稍有演進，a_n的症候消失，出現了a_{n+1}。

　　　　A_2（a_1，……，a_{n-1}，a_{n+1}）

如此，疾病使症候一點一點地變化，從A_1轉向A_ℓ。換句話說，症候類型Ａ由ℓ個症候群組成。

　　在太陽病Ａ中，從A_1向A_ℓ的變化，可以說是細小的階段狀的移行。但從Ａ向陽明病Ｂ的移行，卻是伴隨極大飛躍的變化。Ｂ中包含著q個症候。

　　　　Ｂ（b_1，……，b_q）

　　而且在Ｂ中，亦同樣從B_1向B_m移行著，於此產生向少陽病Ｃ的飛躍。

這個症候類型與藥劑類型相呼應。A 與藥劑類型 X 相對應，X 中包含著 s 個藥物。

$$X（x_1，\ldots\ldots，x_s）$$

首先是與 A_1 相對應的 X_1：

$$X_1（x_1，\ldots\ldots，x_{k-1}，x_k）$$

症候稍有變動，藥物亦稍變化，或加入新的藥物，或部分去掉原有藥物。

$$X_2（x_1，\ldots\ldots，x_{k-1}，x_{k+1}）$$

如果症候類型移行至 B，自然藥劑類型亦變化為 Y。《傷寒論》如此這般，通過症候類型及與其移行相應的藥劑類型——這樣的移行方式，使藥物療法體系化。而且通過選擇六經病為症候類型，使診斷法與治療法聯繫在一起。這種稱之為六經辨證的方法，後經金元醫學發展成為叫做辨證論治的方法，成為現代中醫學之診斷法與治療法的基礎。

在此欲稍加說明的是，日本的漢方醫學雖然無疑是從中國醫學派生而來的醫學，但卻發展為與現代之中醫學不同的醫學。在日本出現了批判金元醫學的古方派，確定了漢方醫學的發展方向。以《傷寒論》為旗幟的此古方派之代表人物吉益東洞，否定了六經病的思考方法，因而也就否定了六經辨證的方法。在分解了《傷寒論》的體系後，致力於研究從中所見各種各樣的藥物處方和這些處方的有效之疾。這往往被視為古方派的經驗主義而受到高度評價，但在我看來是理論方面的「白紙還原」。再有，漢方醫學不重脈診。相應地，腹診這種中國醫學不太使用的診斷

法得到了發展。脈診法，依我之見乃是中國醫學體系之本質性的內容。即使只考慮到這一點，亦可曉得漢方醫學終究是與中醫學不同，沿獨立之路發展起來的。

為避免誤解，還有一點需加說明，現在所談與漢方醫學和中醫學作為治療法、作為旨在治療疾病的技術，孰優孰劣毫無關係。我所涉及的是作為科學的、作為傳統科學的醫學。而科學是從理論與事實的格鬥中產生出來的。話雖如此，但如果換一種看法，理論性的「白紙還原」亦有應該受到高度評價之處。這是因為在還原為白紙的筆記簿上，可以容易地寫入西方的醫學理論、近代醫學的理論。不該忘記古方派構建了接受近代醫學之域的功績。

八、陰陽五行說與極構造理論

回到最初的問題吧。近代醫學、中國醫學或漢方醫學，三者何優何劣？我認為這個問題是建立在不毛之地上，對任何一種醫學來說都是不幸的。由於視角不同，所見之物亦不同，因而治療法亦不同，效果亦不同。此乃當然之事。因此不能勉強地使其靠攏在一起。生命的近代科學性探究尚屬初見頭緒。儘管如此已見極大成果，但對於稍見複雜之事及不同層次之現象間的關係等，則充滿著未知。無論是近代醫學還是傳統醫學，都應該重視迄今之長期的經驗。

中國醫學在現代醫學中能夠找到其位置嗎？我認為是可以的。不僅如此，還可以對近代醫學提出極大的問題。但是為了這一點，中國醫學的經驗，尤其是理論，必須以使受近代科學訓練之人亦能理解的方式提出。這並不是說要使用近代科學的概念及法則來說明。可以被近代科學的概念所置換，或置換後不太離譜的概念肯定是存在的，但這是極有限的。我所講的就不是這樣。不是照搬中國醫學的獨特概念與思考方法，

而是說必須拿出、將其翻譯成學習過近代科學之人亦能理解的另一種獨特的概念與思考方法。由此方能使與其他醫學體系的對話成為可能。不僅如此，通過如此不懈努力，還可使中國醫學有可能獲得新的拓展。

舉一個私事之例，敬請見諒。我曾提倡極構造理論❻，以為陰陽五行說的一種解釋。若以古人的表達方式，即使反覆言講陰陽五行說，恐怕無法被大多數人所接受。尤以五行說是如此。在江戶時代的思想家與科學家中，即使排除拒絕陰陽說與五行說之兩方面的古方派，但仍有很多採用陰陽說、否定五行說之人。自古以來，尤其是在日本，由於是如此評價惡劣的五行說，故終歸不能希望使今人認可。但在我看來，五行說中隱含著極其重要的、迄今幾乎未被注意的思考方法。若將其抽出，則可知道是與陰陽說之基本思考方法相並列、構成最基本之兩種思考模式的東西。

在戰國時代的道家經典《莊子》中，可以見到名為「混沌」之神的故事。世界由北海之神、南海之神與中央之神混沌統治著。某日，南海之神與北海之神相聚在混沌之都，受到熱情的款待。兩位神商量：混沌無目、耳、鼻、口之七竅，既不能看也不能聞，不能息又不能食，為他打開普通人的七竅，作為受到款待的答謝難道不好嗎？於是每天打開一竅，至第七日混沌死了。

混沌沒有感覺器官。一旦變得有了感覺器官、能夠識別外界，混沌也就死亡了。這個神話可以有多種解釋。既可以被解釋為：認識事物是怎樣的事情；亦可解釋為：暗示著世界建立了秩序是怎麼回事。還有人將其視為世界創造的神話。所謂混沌，即是Chaos、無秩序。由於是無秩序死亡，秩序、Cosmos確立這樣的神話，因此這些解釋都是成立的。

我關注混沌神話，是因為其中展現了世界的分割、空間分割的兩個

---

❻　山田慶兒〈空間・分類・カテゴリー──科學的思考の原初的、基底的な形態〉（《混沌の海へ──中國的思考の構造》，朝日新聞社，1982年）。

基本形式（圖 1）。在此不能詳述，但我的看法是，由空間分割的形式產生出思考方法的最初形式。因此將從無秩序到秩序、從Chaos到Cosmos形成的過程，視為空間分割的過程。

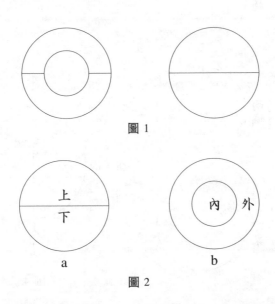

圖 1

圖 2

由於Chaos尚屬無區別的世界，故以中空之圓表示之。二分此圓的方法有兩種。一是按直徑上下二分的方法（圖2a）。因為是按直徑切分，故稱之為直徑構造。再重複二分之割，則空間被分成四、八、……。《易經》所云：「易有太極，是生兩儀（陰陽），兩儀生四象，四象生八卦」之語，成為這種空間分割的精彩表現。《易經》是應該稱之為陰陽哲學原論的著作，其思考方法的根基，就是這樣的、徹底的二分法（圖3a）。

另一種是以同心圓，內外二分之法（圖2b）。將此法稱之為同心圓構造。這個構造的特異性在於，當再行二分割時，被分割的僅僅是外部空間，而內部空間決不被分割。決不被分割，若被分割則必死無疑的內部空間，只能是Chaos。

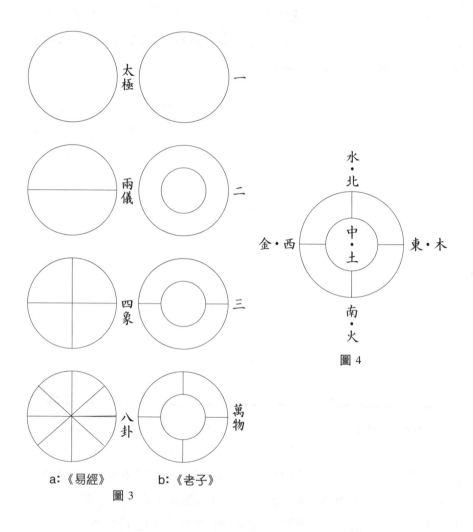

a:《易經》   b:《老子》

圖 3

圖 4

　　因而此形式的空間分割演進為三、五、……（圖3b）。「一生二，二生三，三生萬物」是道家的經典《老子》之語，然二之後不是四，何以是三？三之後何以出現萬物？通過這個空間分割的推測始能理解。由於繼三分割之後的五分割只能是五行,而五行是包含萬物的分類的範疇(圖

4)。

　　如混沌神話所示，同心圓構造型的空間分割的基本型為三分割。由於三分割是同時表現內部空間為Chaos，外部空間再被分割著的最簡單形式。我將其名之曰三極構造。由於是包含有 Chaos的構造，因而亦可稱之為Chaos內包構造，或略之為Chaos構造。

　　有人主張使用我的空間分割論來說明腦的構造、機能及其進化，即用三極構造——Chaos內包構造的思考方法。這就是東京大學醫學部精神科的松下正明教授❼。

　　松下教授就腦之形態的形成，即從腦這一空間如何被分割的觀點來看腦的發生，作為引起注意的顯著事實，有如下述：

> 這是終腦與其他腦部位的形態區別。較之於單純從量的區別觀之，更應看到質的根本區別。從前腦泡分化出的終腦，不僅僅是變大，而且改變位置、改變形態，如覆地之天般地占據了全體外部空間。而且在其內部亦形成了微細的形態上的領域化，精密地分化著。另一方面除此之外的間腦、中腦、後腦及末腦，其形狀的大小與容量增加後，其位置關係總體的形態仍如胎生期，或停留在與之相近的狀態，處於尚未分化的狀態；而從與終腦的關係言之，處於被覆蓋、近於中心的位置；以外部空間與內部空間的分割言之，占據著內部空間。這一事實，不僅是人類的個體發生，從動物的系統發生的角度觀之，亦是同樣。

並又說到：

---

❼　松下正明〈腦のところの混沌——大腦邊緣系の世界〉（東京大學公開講座53《混沌》，東京大學出版會，1991年）。

如果從觀察腦的發生過程所注意到的事實類推，保持著胎生期及胎兒期之腦的形狀的部位，是尚屬混沌世界的東西；另一方面終腦可以說是高度分化，變貌為秩序、Cosmos之世界了。腦，表現為山田所云三極構造。位於外周的Cosmos相當於終腦；內部的混沌，包含著間腦、中腦、後腦、末腦。腦這一物體，以由形狀之空間分割論產生的視點，被解釋為三極構造，這就使得迄今未觀察到的事情變得明晰了。

這是什麼意思呢？

所謂動物的進化，是Cosmos之世界的不斷增大；Cosmos與混沌世界的比例，是Cosmos占優勢，形成壓倒性之不平衡的過程。而且在人類，Cosmos的領域成為最大，占據了腦的大部分。通常多言人與其他動物的區別在終腦，但亦可以定義為：人類，是Cosmos之世界的領域擴大到最大，混沌的世界成為最小的動物。

詳情請閱松下教授之文章，然人類為人類的原因在於Chaos與Cosmos之兩個世界取得了良好的均衡，其結論是：「由Cosmos引起的過度理性化，受到混沌世界的監視；混沌世界所擔負的感情化、欲情化之泛濫，受到Cosmos的制御。」

引文已非常之長了，其中所言之事不是科學理論，而是有關科學所闡明之事實意味著什麼的解釋。松下教授所言之意在於，要理解腦之構造與機能之全貌時，如採取空間分割論的視角，「迄今未觀察到的事情變得明晰了」，換句話說一種新的解釋成為可能。如果真是如此，新的解釋對於建立新的研究方向亦有所幫助。當然，我提出的理論不過是粗雜之品，但即使是五行說這種迄今基本上被唾棄的傳統科學的理論，如果取

出其思考方法之核心，給予新的表現而加以定式化，則能為現代科學提供新的視點，這難道不是為傳統醫學的應有的理想狀態提供了一種啟示嗎？

　　中國醫學具有許多近代醫學所沒有的發現！這吸引著眾多的患者！如何才能將這些寶貴的發現，在現代醫學中作為恰當的構成要素被吸收？難道不應求之於中國醫學的創造性重建嗎？

（本文為1992年6月21日，在札幌召開的日本中醫藥研究會第 3 次全國大會上的報告，經修改而成。連載於《潮》1993年10月號～12月號。後收入氏著《中國醫學の思想的風土》，潮出版社，1995。）

針灸的起源

一

　　針灸療法的起源仍包裹在謎團中 ❶。目前人們對這個謎團提出了若干個解答。比如關於在什麼地方起源,《黃帝內經》這部針灸古典著作,就早已預備好了一個答案。這個答案是由《太素》卷十九中岐伯派的論文〈知方地篇〉(《素問》卷四〈異法方宜論〉)作出的。這篇論文從地勢

---

❶　關於針灸的歷史,請參閱宋大仁〈針灸的發展和在世界各國研究的現狀〉(《中華醫史雜誌》1954年1月)、李元吉〈中國針灸學源流紀略〉(《中華醫史雜誌》1955年4月)、上海中醫學院針灸學教研組編著《針灸學講義》第二章,〈針灸發展概況〉(上海科學技術出版社,1960)、王雪苔〈中國針灸源流考〉(《中醫雜誌》1979年8月)、傅維康〈針灸發展史〉(《中國科技史料》1981年3月)、Lu Gwei-Djen & Joseph Needham, *Celestial Lancets, A History and Rationale of Acupunctureand Moxa*, (3) Historical growth of the system, Cambridge University Press, 1980等。其中,既有像Lu & Needham那樣,從被認為是最早言及針療的《春秋左氏傳》開始討論的,也有像李元吉那樣,認為「針灸療法在中國的起源,據文獻的記載和多數學者的意見,恐怕是在新石器時代(西元前3000年)」(頁263),將其起源追溯到遠古時代。溫少峰、袁庭棟在《殷墟卜辭研究——科學技術篇》(四川省社會科學院出版社,1983)頁331-336,主張甲骨文中有針灸療法的記載。

的不同上來探求各種治療法的起源。認為地理的、風土的條件的不同，造成了生活方式與攝取食物上的差異，這又導致了體質與所生疾病的不同，與此相應，發明了不同的治療法。但是，它認為「砭石」起源於東方，「毒藥」起源於西方、「灸焫」起源於北方、「九針」起源於南方、「導引、按蹻」起源於中央，這種異地起源說，顯然是依照五行說對主要療法進行的空間分類與配置，不能認為有什麼特別的意義。在撰寫這篇文章的時代，那些治療行當裡至少就一、兩個治療法來說，仍保留著其起源的傳說乃至記憶吧。但是，它們是否被吸收進了這篇論文？即使吸收了其中的一些，也沒有材料弄清它們了。莫如說這篇論文所要宣傳的，是有關將道家與神仙家重視的導引（醫療體操）與按蹻（按摩）的起源安排在中央，這種道家與神仙家的價值觀。儘管黃帝學派像後面所論述的那樣可以說是針療法（以下稱針法）派，但是這篇論文作者卻給予導引、按蹻以最高的地位。既然編集《黃帝內經》時這篇文章被選了進來，那麼，這就一定是不能歸結為著者個人好惡的價值取向。這鮮明地體現了道家養生思想對黃帝學派的深刻影響。

不管怎樣，《黃帝內經》所說的，是空間上的、地理上的起源，而不是時間上的、歷史上的起源。西晉（西元265－316年）皇甫謐（西元216－282年）的《帝王世紀》認為，作八卦、教人漁獵（《易・繫辭傳》）的伏羲，曾「嘗百草而製九針」。這個傳說明顯是九針（九種金屬針）出現後，換句話說，是針法出現後才產生。據更古的傳說，開始「作醫」的是殷的巫彭，但是他從事的是藥物療法，而非針灸療法。看來在比《帝王世紀》更早的講述事物起源的傳說中，針灸療法的創始者的名字沒有傳下來。《周禮》講述的周代的制度在多大程度上是事實的回響，姑且不論，在〈秋官〉中所見的醫師、食醫、療疾醫、瘍醫、獸醫的職掌中，也沒有針灸療法的記載。那麼考古遺物的情況怎樣呢？即使我們對艾的出土不抱希望，如果是針的話，可能會有。事實上被認為是針的出土品

還真不少。但是其中幾乎不存在能特定為醫療用針的根據。如果不是與別的什麼遺物──這些遺物允許我們斷定其為醫療用針、或以高的概率進行推論──組合出土的話，那麼就不能與別的用途的針區別開來。在缺乏這種組合遺物的情況下，如果暫且限於僅僅推論其有用於醫療的可能性的話，事先也必須證明針法的存在。這種證明眼前只能從文獻中去尋找了。

關於針灸的最早的記載，至少傳統上認為是最早的，與灸療法（以下稱灸法）有關的可以舉出《莊子‧盜跖篇》中的故事與《孟子‧離婁上篇》中的一段話，針法則可以舉出《春秋左氏傳》成公十年中的記事。《莊子》中的故事說，孔子去會見大盜盜跖，要說之以道，結果被斥為「詐巧虛偽」，掃地出門。孔子茫然自失，色若死灰地回到魯國，感慨說：

> 丘所謂無病而自灸也。

這裡用「所謂」一詞，表明「無病而自灸」是一種鄉間諺語，灸法已經在鄉間相當普及了。要是說「艾」這個詞而不是「灸」的話，《孟子》中就能見到：

> 今王之所欲者，猶七年之病求三年之艾。

意思是說，簡直就像是用採摘之後只經過三年的艾來治療長達七年的痼疾。據趙岐注云：「以艾灸病，乾之愈久愈善。故以之為喻。」李時珍在《本草綱目》卷十五〈艾‧修治〉中云：「凡用艾葉，須用陳久者，治令細軟，謂之熟艾。若以生艾灸火，則傷人肌脈。故孟子云：七年之病求三年之艾。」艾草有各種各樣的藥用方法，艾年頭越老越好，是對灸法用乾艾的要求，所以孟軻（西元前372─前289年）的話，可以看成是灸法

存在的確證。

《左傳》成公十年記載著有名的病入膏肓的故事。來到晉公病床前的秦國醫緩，診斷後云：

> 疾不可為。在肓之上膏之下。攻之不可，達之不及，湯藥不至。
> 不可為。

成為問題的一句話是「達之不及」。西晉杜預注認為「達」意味著「針」。從後漢末荀悅（西元138—209年）的《申鑒・雜言上》裡的一句話中可以看出，這應是當時通行的解釋。「夫膏肓近心處阨。針之不遠（遠當解作達），藥之不中，攻之不可」。所謂「不達」指的是針，這種解釋時至今日仍為人所接受，認為是證明針法起源很早的資料。

就文獻資料來說，另外一部不能忘記的材料是《史記》中的〈扁鵲列傳〉。❷ 大體上說扁鵲是帶有很多傳說色彩的人物。在司馬遷（西元前145?—86?年）所講的故事中，他既是春秋時代的人，又是戰國時代的人，簡直就是一位活躍了數百年的名醫。據司馬遷講，扁鵲利用針灸從事治療。我雖然認為扁鵲的傳說是吸收了若干位名醫的傳說而形成的，但是，如果認為扁鵲可以是那若干位名醫中的一位，他從事針灸是事實的話，則至遲在戰國時代（西元前403—前222年）這一相當早的時期裡，針灸技術就已經存在了。實際上大家也是這樣解釋〈扁鵲傳〉的。

在傳統的、通行的看法裡，上述文獻已經證明了針灸療法的技術至遲戰國時代就已經確立了，而其確立期恐怕還可以追溯到春秋時代 ❸。

---

❷　關於扁鵲的研究，參閱藪內清《中國文明の形成》（岩波書店，1974）頁78—80，《科學史からみた中國文明》（NHKフツクス，1982）頁41-46。

《黃帝內經》的成書時代從另一方面加強了這種看法。有很多問題的《靈樞》暫且不管，在前近代，《素問》成書於戰國時代這種觀點是定說。北宋程伊川云:「《素問》之書必出戰國。觀其氣象知之。」(《河南程氏遺書》卷十五) ❹到了近代，又提出了各種各樣的見解，有成書於戰國到前漢說❺，有前漢說❻，有晚至後漢說❼，有《素問》前漢、《靈樞》後漢說❽。但是仍以戰國說有說服力❾。《黃帝內經》如果是戰國時代的著作，就可以導出如這樣的結論:不僅針灸的技術，連其理論也在這一時期完成了。退一步說，即使《黃帝內經》是漢代的著作，如果設想在體系性

---

❸ 請參閱前列書如《針灸學講義》頁17、Lu & Needham, op. cit, pp. 79–80。

❹ 詳細情況，請參閱劉長林《內經的哲學和中醫學的方法》(科學出版社，1982)第一章，〈「內經」形成的年代〉。

❺ 例如陳邦賢《中國醫學史》(商務印書館，1957，三版)認為「內經產生於戰國，完成於前漢」(頁59)。前列藪內清書、賈得道《中國醫學史略》(山西人民出版社，1979年)也持大致相同的觀點。

❻ Lu & Needham指出，「關於年代，大多數學者的意見是:《素問》屬於西元前二世紀，《靈樞》屬於前一世紀。」如劉伯堅、何愛華。

❼ 嚴一萍〈中國醫學之起源考〉(郭正昭等編《中國科技文明論集》，牧童出版社，1978)頁455–456。

❽ Lu & Needham指出，只有少數著者反對《素問》與《靈樞》是相繼寫成的這種意見，他們「想將《靈樞》定為在後漢 (一世紀或二世紀)」，如李濤和范行準。

❾ 比如，北京中醫學院主編《中國醫學史講義》(上海科學技術出版社，1964)、任應秋〈黃帝內經」研究十講〉(任應秋、劉長林主編《「內經」研究論叢》，湖北人民出版社，1982)、杜石然等編著的《中國科學技術史稿》上冊 (科學出版社，1982)。

但是，這裡說到《內經》的時候，是將明確是後代的著作的《素問》第六六至七一、七四這七篇文章除外的。它們是〈天元紀大論〉、〈五運行大論〉、〈六微旨大論〉、〈氣交變大論〉、〈五常政大論〉、〈六元正紀大論〉、〈至真要大論〉這所謂的運氣七篇。

的理論形成之前,有一段長的技術實踐的時期和經驗性知識積累的時期,那麼,也就不與前面文獻中所見的證言相牴觸。

1973年從馬王堆三號墓出土的數種醫書,迫使我對傳統的這些見解從根本上進行再檢討。這是因為,第一,這些醫書裡雖然已經有了灸法的記載,但完全不見言及針法;第二,醫書中的四篇,可以看成是現存《黃帝內經》(《素問》、《靈樞》或《太素》)中所收數篇論文或其中一篇的祖型 ❿。不用說,對這些事實可能進行的解釋不只一種。第一種事實,既可以解釋為出土的只不過偶然是灸法書而已,也可以考慮為當時針法尚不存在。第二個事實,也因為將它們的關係看成是直接的或看成是間接的這種不同,而帶來對《黃帝內經》成書過程看法上的不同。但是,不論怎樣說,作為一種強有力的假說,我的頭腦中浮現出如下兩個命題。第一,撰著馬王堆出土醫書(兩種〈十一脈灸經〉、〈脈法〉、〈陰陽脈死候〉、〈五十二病方〉)的時候,針法尚不存在。第二,現存《黃帝內經》中的論文的執筆時代要晚於這些醫書。而且這兩個命題可以作如下的推論:針法被發明的時代充其量在戰國末期到秦代,其技術急速發展、理論上被體系化,是在漢代完成的。馬王堆出土醫書的抄寫年代,據帛書整理小組的研究,大致是秦漢之際。如果寫本的抄寫年代如此的話,成書年代可以上溯到戰國末期。我暫且假定西元前三世紀中葉是它們的成書年代的下限。如果是那樣的話,針法的出現的年代就是在那之後了。

的確,我們可以考慮成只是從馬王堆漢墓沒有出土針法書罷了。但是,在這個時候要注意的是,對於當時的醫學領域來說,出土醫書所覆蓋的廣度。《漢書·藝文志》云:「方技者皆生生之具。」用今天的話說,相當於醫學。〈方技略〉中收入了醫經、經方、房中、神仙四家。醫經屬

---

❿　參閱〈「黃帝內經」の成立〉(英譯為"The Formation of Huang-ti Nei-ching", ACTA ASIATICA, 1979, 36, 中譯為〈「黃帝內經」的形成〉,收入前列書《「內經」研究論叢》)。

於醫學基礎理論與針灸療法領域，經方屬於以藥物療法為主的臨床醫學領域，房中與神仙屬於保健與養生技術領域。按照後漢初年的這種分類，出土醫書中的〈足臂十一脈灸經〉、〈陰陽十一脈灸經〉、〈陰陽脈死候〉、〈脈法〉為醫經，〈五十二病方〉、〈胎產書〉為經方，〈十問〉、〈合陰陽〉、〈天下至道談〉、〈養生方〉、〈雜療方〉為房中與神仙，〈卻穀食氣篇〉、〈導引圖〉為神仙。即出土醫書具有覆蓋醫學所有領域的廣度。儘管如此，裡面卻絕沒有言及針法。恐怕不能說這是偶然吧。認為針法實際上不存在，大概是妥當的解釋。

　　從這種立場出發，我們回過頭來再一次看看《莊子》、《孟子》、《左傳》、《史記》中的記述。《莊子·盜跖篇》一般認為大概是戰國末期的作品❶。如果是這樣的話，那麼，那個故事所的確講述的，是在戰國末期灸法已經相當普及，而且浸透進了社會文化中這一事實。《孟子》的記載則說明，可以將灸法的時代向前追溯到戰國中期。《左傳》成公十年雖然是西元前581年，但是就其內容的年代來說，更可靠的時間卻是《左傳》的成書年代。楊伯峻認為《左傳》成書於西元前403年以後，前386年以前❷。如果接受這種觀點，那麼贊成杜預的解釋，勢必認為至遲西元前四世紀初針法就已經確立了。但是，「達」未必是與「針」結合在一起的詞。《藝文類聚》卷八十二〈草部下·艾〉引孔璠之的〈艾賦〉云：「良藥不達，妙針不宣。」由此可知，《左傳》那則記事中所說的不論是「攻之」還是「達之」，看成是藥的話，也沒有什麼妨礙。杜預生活的時代，灸法、針法、藥物療法等古代醫學已經體系化，大體成熟了。如果用那個時代的觀念來看古代文獻，杜預的注也許是非常自然的解釋。但是，歸根結柢這無非是時代造就的解釋。最後，我認為崔適所說的大部分內容只不過是寓言的《史記·扁鵲傳》，其中的醫學知識實際上是著者司馬

---

❶　羅根澤《諸子考索》（人民出版社，1958）頁309。

❷　楊伯峻《春秋左傳注》第一冊（中華書局，1981）頁43。

遷時代的。關於這一點，在後面還要詳細檢討。

　　從針灸療法的起源非常古老這種傳統的觀念中解放出來後，一旦再去讀那些向來被作為針灸起源古老證據的文獻時就會發現，只能認為這些文獻毫無疑問講述的，如果概而言之的話，則是：灸法在戰國中期已經存在，大概還能追溯到戰國初期；針法在戰國時代，正像後面論述的那樣至少直到韓非那個時代，還尚未發明出來。有關針法的論述，到了前漢的文獻中才出現。這種情況與馬王堆漢墓出土醫書所暗示給我們的事實完全一致。

　　我想重新檢討一下針灸療法的起源與發展的問題。能接觸到的資料雖然絕不算多，但是，通過將傳統的資料與新發現的資料對照起來分析，我想盡量清晰地描繪出現在能描繪出的歷史圖像，弄清今後應該研究的問題到底在於哪裡。

二

　　很早以來人們就認為針起源於砭石。比如唐（西元618—907年）李賢等注《後漢書》卷八十下〈趙壹傳〉中的「針石」時云：「古者以砭石為針。」《南史・王僧孺傳》中可以看到這種注的先驅。立志於注釋《素問》的梁（西元502—557年）侍郎全元起，曾向王僧孺請教砭石。王僧孺回答說：古人當以石為針，必不用鐵。《說文》收錄有「砭」字，許慎（西元30—124年）解釋曰：「以石刺病也。」《山海經・東山經》有「高氏之山其上多玉，其下多箴石」一句話，郭璞（西元276—324年）注云：「可以為砥針。」《春秋》云「美疢不如惡石」，服子慎注曰：「石，砭石也」。季世不再有佳石了，所以用鐵來代替。王僧孺的這種解答，後來沒有人能超越過它。

　　我並不是要否定砭石的技術（以下稱砭法）是針法的源頭。但是，

我認為砭石僅僅是源頭之一，而且，事情也沒有單純到這樣的程度，即如果金屬針取代砭石就能形成針法。因此，暫且我們先來弄清在涉及到砭石的古代文獻中，人們將砭石理解成了一種什麼樣的東西。首先看看王僧孺提到的那些文獻。後漢許慎《說文》云：

> 砭，以石刺病也。從石乏聲。

所謂「砭」是用來刺病的東西。關於《山海經・東山經》的著作年代，很遺憾仍不清楚。此經云：

> 高氏之山，其上多玉，其下多箴石。

西晉郭璞注云：

> 可以為砥針，治癰腫者。

清郝懿行云：「『砥』當為『砭』字偽。《南史・王僧孺傳》引此注，以為可作砭針為是。」但是，「砭石」作「砥石」的例子，也見出於我們後面引用的《韓非子》。莫非「砭石」另外又曾被稱為「砥石」？無論如何，所謂「砭」是用來刺癰腫的，而且這個詞只能用來指有那種用途的石製器具。

單單稱作「石」的器具，向來也被解釋為砭石。這個詞出現在《春秋左傳》襄公二十三年臧孫所說的一段話中：

> 季孫愛我以疾疾，孟孫愛我以惡石，美疢不如惡石。夫石猶生我，疢之美，其毒茲甚。

「痵」是甘美的食物，過食這種食物所患疾病為「疾痵」。後漢末服虔《解誼》云：

> 惡石，砭石也。

另外，關於「藥石」究竟指什麼有兩種觀點，楊伯峻的注將它們都包含了進去。我們就看看楊注吧：

> 「藥」謂草木可治病者。「石」謂如鐘乳、礬、磁石之類可用治病者，或謂古針砭用石，謂之砭石。

很清楚，關於「石」的解釋，楊遵循的也是服虔的觀點。順便說一下，《列子・周穆王篇》有「非藥石所攻」一句話，東晉（西元317—419年）張湛注云「投藥石以攻其所苦」。此注是將「藥石」的意思解釋為草藥與石藥。

如果不算《黃帝內經》的話，那麼涉及到砭石的古文獻就極其少。《戰國策・秦策》中所見扁鵲的故事，算是一個。

> 扁鵲見秦武王，武王示之病。扁鵲請除之。左右皆曰，君之病在耳之前，目之下，除之未必已，將使耳不聰，目不明。君以告扁鵲，扁鵲怒投其石。

後漢高誘注云：

> 投者，棄也。石，砭，所以砭彈臃（癰）腫也。

高誘的注是妥當的，這可以從同書〈韓策〉中的一段話得到證明。〈韓策〉云：「或謂韓相國曰，人之所以善扁鵲，為其有癰腫。使善扁鵲而無癰腫也，則人莫之為之也。」高誘還注過《淮南子》。此書〈說山訓〉云：

> 病者就席，醫用針石，巫用糈藉，所救鈞。

高注云：

> 石針所抵，彈其癰痤，出其惡血。

抵壓在惡性化膿性疾患的患部以排去膿血的手術器具就是砭石。

高誘的注直接與《韓非子・外儲說右上篇》的一節有關：

> 夫痤疽之痛也，非刺骨髓，則煩心不支也。非如是，不能使人以半寸砥石彈之。

如果不是痛得坐立不安，就很難痛快地接受手術。這裡想請大家注意的是，「砭石」被寫成了「砥石」，它的大小（大概是器身的寬度）為半寸，非常小，是用來彈的器具（讓人想起高誘注所用的「砭彈」一詞），人們用「刺」這一詞來指稱砥石對體內的扎入。《說文》中也有「刺病」這樣的說法。說到「刺」的話，多少都使我聯想起後世的針法技術。但是，下面《韓非子・安危篇》中的文章卻表明，事情不是這樣的：

> 聞古扁鵲之治其（先慎云「其」為「甚」字的殘缺字）病，以刀刺骨。聖人之救國也，以忠拂耳。刺骨，故小痛在體而長利在身；拂耳，故小逆在心而久福在國。故甚病之人利在忍痛，猛毅之君

以福拂耳。忍痛，故扁鵲盡巧；拂耳，則子脊不失，壽安之術也。
病而不忍痛，則失扁鵲之巧；危而不拂耳，則失聖人之意。如此
長利不遠垂，功名不久立。

這裡出現的是刀而不是砭石，但是，從整個文脈來看，「刺骨」與前面提
到的「刺骨髓」一樣，無疑都是治療化膿性疾患的手術。後世稱頌扁鵲
是針法名手，但是，如果相信《韓非子》中的這段話，那麼當時扁鵲就
是以治療骨頭深部化膿性疾患手術而聞名的。用「手術器具」來「刺化
膿部位」這種事情，在不知不覺中悄悄轉換成了用「針」來「刺經穴」。
後漢魏伯陽的《周易參同契》卷中已經稱「扁鵲操針」了。正因為在稱
為「九針」的早期的針、即有九種不同形狀與用法的針中，有直接繼承
了手術用具砭石的形狀與用途的針存在，對這種悄然的轉換，才在心理
上毫無抵抗的吧。針法的出現實際上是醫療技術上的大革新。正如我們
後面所要論述的那樣，革新者們對此深有所知。儘管如此，針法的起源
還是湮滅了。造成這種情況的一個原因，正如〈扁鵲列傳〉說的變化所
象徵的那樣，一定是由於砭石向針的轉化在意識層面上是非常平緩地進
行的。

究竟「砭石」是什麼意思？「砭」在古代又被寫成「砒」，已是 **ㄓ**。
《說文》分析說：「**ㄓ**，嘾也」，象「草木之華未發函然」之形，《說文通
訓定聲》云「象莖耑蓓蕾之形」。如果是這樣的話，那麼砒一定是這樣形
狀的石製器具，即它的一端像枝頭開著的花蕾。「砥」字是其旁證。「氐」
為「氏」下加一而成，據郭沫若的研究，「氏」大概是匙的初文 **⑬**。而且
引《說文》段玉裁注，認為與段所說「古氐首銳而薄」完全一致（參照
圖 1 ）。如果是這樣的話，「氐」即是立於地上的匕，與從上面看匕所得
到的形狀類似的石製器具，不外乎是砥。即「砒」與「砥」無非是模擬

---
⑬ 　郭沫若《金文餘釋之餘·釋乎氏》（求文堂書店，1932）頁34–35。

同樣形狀事物的詞，一方模擬的是枝頭上的花蕾，另一方模擬的是匙。另外一個旁證是鑱石。「鑱石」是砭石的一個別名。「毚」通「巳」。不僅如此，據《廣韻》講，吳人稱「犂鐵」即鋤齒為「鑱」。一旦看了漢代畫像磚就會發現，犂、枝頭上的花蕾和匙具有同樣的形狀（圖 2）。「砭」、「砥」、「鑱」所指示的都是同一種形狀。

砭石也被稱為「箴石」、「針石」。《素問》卷八〈寶命全形論篇〉的林億新校正引用全元起的注云：

> 砭石者，是古外治之法，有三名：一針石，
> 二砭石，三鑱石，其實一也。古來未能鑄鐵，
> 故用石為針，故名為針石。

針石一般解釋為石針。在這種場合，大概人們容易想像它的形狀是細長的、頂端尖的棒。的確，由於化膿部位深淺與大小的不同，也許會有一些場合需要那樣形狀的器具，實際中人們就製造了它。但是，如果像全元起所說的那樣，針石與砭石、鑱石是完全相同的東西，那麼將針石的形狀理解為縫衣針那樣的東西，大概就不恰當了。還是應該認為針石名稱緣於深刺這種用途吧。

在發明金屬造九針的時候，其中應該說是砭石直系後代的針，至少有兩個。一個是鑱針，《太素》卷二十一〈九針所象篇〉（《靈樞》卷一〈九針十二原〉）云：「頭大末兌，主瀉陽氣。」它的用法與鑱石不同，但是形狀一定是相同的。另一個是鈹（錍）針，同篇又云：「末如劍鋒，以取大

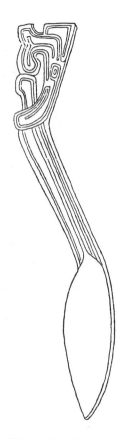

圖 1 郭沫若《金文餘醳之餘》三五葉・古銅匕 2 種，文求堂書店，1932。

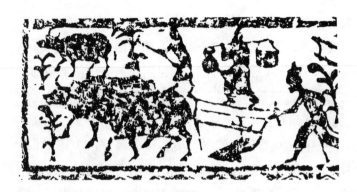

圖 2　江蘇省文物管理委員會編著《江蘇徐州漢畫像石》，圖版陸參，科學出版社，1959。

膿。」關於「鋒」，《釋名・釋兵・劍》云：「其末曰鋒。言鋒末也。」鈹針在用途上繼承了砭石，其形狀怎樣?武器中的鈹成為我們推定

其形狀的線索。《方言》第九云：「錟之謂鈹。」郭璞注云：「今江東呼大矛為鈹。」另外，《史記・秦始皇本紀》中有「錟」字，《集解》云：「駰按如淳曰：長刃矛也。」除大矛、長刃矛外，劍裡面也有被稱為「鈹」的。《說文》在給出「大針也」這種解釋後，又云：「一曰劍而刀裝者。」段玉裁注云：「劍兩刃，刀一刃，而裝不同。實劍而用刀削裹之，曰鈹。」《文選》卷五〈吳都賦〉李善注云：「鈹，兩刃小刀也。」此注在概念上有一些混亂。林巳奈夫在器「身薄而長」找到劍與矛共同具有的鈹的特徵，作為實例，他舉出了圖 3 中的矛 ❹。總之，所謂鈹針，可以考慮為

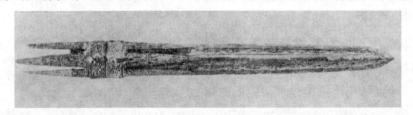

圖 3　Orvar karlbeck, "Selected Objects from Ancient Shouchou", P1. 1, 3a, *The Museum of Far Eastern Antiquities. Bulletin* No. 27, Stockholm, 1955.

---

❹　林巳奈夫《中國殷周時代の武器》(京都大學人文科學研究所，1972) 頁127-129。

前端漸漸變細、身薄而長的小劍。鑱針繼承了砭石的形狀，鈹針繼承了砭石的用途。順便說一下，《太素》卷二十二〈五節刺篇〉(《靈樞》卷十一〈刺節真邪〉)出現「鉳石」(鈹石)一詞，說是用來治療小便不利的。正如楊上善所指出的那樣，鉳石即鉳針，其用途已經擴展到了化膿性疾患之外的病症上。另外，「鉳石」一詞也許是石製的鈹曾經存在過的痕跡。

　　九針中尚有另外一種瀉血專用的鋒針。〈九針所象篇〉說，其形狀「必筒其身而鋒其末」，「刃三隅」，用於「瀉熱出血」。鋒針是所謂的三棱針，前漢出土了金製的實物。(參照圖 5、6) 它的用途雖然與砭石相通，但是，用石材來做前端尖銳的、三棱的器具大概是困難的。我想考慮成是能做金屬針的時候才發明了鋒針。

　　九針的復原圖已經有好些個了，這裡舉出 a 元代(闕名撰《針經摘英集》)、b 明代（楊繼州《針灸大成》，人民衛生出版社）、c 現代（上海中醫學院針灸學教研組編著《針灸學講義》，上海科學技術出版社，1960年）(圖 4) 的三種。就鑱針的復原來說，很明顯 b、c 較好，鈹針則還是 b 接近。

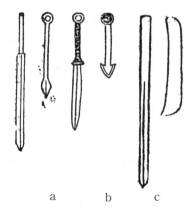

a　　　b　　　c

圖 4　a《針經摘英集》。b《針灸大成》卷四九針圖。c《針灸學講義》圖 2 九針圖。

　　如果說鑱針和鈹針繼承了砭石的傳統，那麼，這就暗示我們砭石不屬於一刃的刀的系統，而是屬於兩刃的劍的系統。在治療化膿性疾患的手術中，正如《韓非子》所云那樣，針石與刀這兩方都在使用著。《韓非子‧喻老篇》而且是扁鵲的一段話中，出現有「針石」一詞。

　　　　扁鵲曰：疾在腠理，湯熨之所及也。在肌膚，針石之所及也。在

　　腸胃，火齊之所及也。在骨髓，司命之所屬，無可奈何。

上面這段文字，正如後面所論述的那樣，在改變了若干個語詞後，原封不動地被吸收進了《史記·扁鵲列傳》中。首先，請注意它將針石限定在肌膚之病這一點上。在這一點上它明確道出了當時針石的用途。

　　在稱讚以擅長砭石和刀的扁鵲為手術高手的韓非的時代，也就是在戰國的末期，這些技術一定已經確立了。雖然成書年代尚不可靠，但仍值得注意的，是《周禮·天官》部分的記述。據這部分記述講，醫師有四科，即食醫、疾醫、瘍醫、獸醫。瘍醫為外科，它的職掌是：

　　　　掌腫瘍、潰瘍、金瘍、折瘍祝藥劀殺之齊。

後漢鄭玄（西元127—200年）注云，「劀」指「刮去膿血」，「殺」指「以藥食其惡肉」。這裡所說的劀、刮去，是否意味著使用手術用具還不清楚。這部分記述的重點明顯是在藥物療法上。但是，大概由於外科醫學的專門化，手術方法與砭石技術等迅速實現了多樣化的發展。雖然砭法的起源在時代上能追溯到哪裡尚不清楚，但是，手術方法在戰國時代取得注目的進展，則是不難想像的。這種變化的象徵則是扁鵲。

　　魏晉以後，砭法的知識迅速失傳。例如在東晉葛洪（西元283—364年）《抱朴子》中，「箴砭」與「針石」這類詞只出現在比喻性的表達中。《新論》撰人不詳，或說為是北齊（西元550—577年）劉晝所作。其書卷九〈利害篇〉云：

　　　　內熱者之飲毒藥，非不害也。疽痤之用砭石，非不痛也。然小痛來而大痛減，細害至而巨害除。

又云：「痰疾填胸不敢鈹。」正確的砭石與鈹針用法的記述，大概暗示著著者的時代吧。梁全元起在注《素問》時，已經必須要問「多識古事」的王僧孺了。唐初顏師古（西元581—645年）對《漢書・藝文志・醫經》所云：

> 醫經者，原人血脈、經絡、骨髓、表裡，以起百病之本，死生之分，而用度箴石、湯火之所施，調百藥、齊和之所宜。

注曰：

> 針所以刺病。石謂針石，即石針。古者攻病則有砭，今其術絕。

在從砭石這種手術器具發揮作用的戰國末期開始，到其技術已經失傳的魏晉南北朝時代為止，在這期間，即秦漢時代裡，醫療技術上發生了極大的變化。

前漢昭帝始元六年（西元前81年），圍繞專賣制度召集了一個會議。會上，政府代表與民間代表展開了爭論。這次會議的內容由桓寬（西元前73年）整理成了《鹽鐵論》。在此書〈輕重篇〉中，代表民間知識階層的一位文學這樣說道：

> 扁鵲撫息脈而知病所由生，陽氣盛則損之而調陰，寒氣盛則損陰而調陽，是以氣脈調而邪氣無所留矣。夫拙醫不知脈理之腠，血氣之分，妄刺而無益於疾，傷疾膚而矣。今欲損有餘而不補不足，富者愈富，貧者愈貧矣。嚴法任刑，欲以禁暴奸，而奸猶不止。意者，非扁鵲之用針石。故眾人未得其職也。

這裡所說的針石，已經不是用於化膿部位手術的器具了，而只能是補瀉氣血、調和陰陽的器具，即刺經穴的針了。在政府代表御史的回答中，也可以看到「用針石調均有無補不足」這樣的語句。不用說，當時的針裡也存在像鈹針那樣的用於去膿的針，在同書〈大論篇〉中御史大夫的言談中，就有這樣的話：「窮醫欲以短針攻疽，有似孔子以禮說跖。」但是，針法的重點明顯已經改變了，在某文學回答中，已經講到：「扁鵲攻於腠理，絕邪氣，故癰疽不得成形。」

　　上引《鹽鐵論》的內容形象地證明，決定性的變革在前漢中葉發生了，結果在後期連一般讀書人也能自由地援用針法的基本理論了。那麼作為醫學書的《黃帝內經》，它是怎樣反映這一變革的呢？

三

　　在漢代文獻中，言及砭石與針灸最多的當然是《黃帝內經》。《黃帝內經》向來被看成是中國醫學的基礎理論書，並且實際上也的確如此。但是，如果從醫療技術的觀點來看，可以說它是一部徹頭徹尾的針法書。中國醫學的基礎理論生長於針法領域，從中大概可以看到中國醫學引人注目的特色。黃帝學派的自負與野心，表現在他們自覺地把自己看成是針法派，並要完成針法的技術與理論。《太素》卷二十一〈九針要道篇〉（《靈樞》卷一〈九針十二原〉）一開始就說：

　　黃帝問於岐伯曰：餘子萬民，養百姓，而收其租稅。餘哀其不給，而屬有疾病。餘欲勿使被毒藥，無用砭石，欲以微針通其經脈，調其血氣營其逆順出入之會，令可傳於後世。

他們想完成那種不要烈性藥、不要手術刀、只要有很小的針就能治好病

的技術，使其值得傳之後世。同書卷二十三〈癰疽逆順篇〉(《靈樞》卷九〈玉版〉)亦云：

> 夫治民者，亦惟針焉。

我在這裡看到了帶著新醫療技術登場的革新者們的真面目。所謂黃帝學派，沒有別的，就是這些革新者所創立的學派，這就是我的想法。黃帝學派絕不是在經驗技術的單純累積過程中戰戰兢兢開放出來的花朵。的確，技術與理論上一些前提的積累，一定在過去就開始了。人們也很容易猜想到，砭法與灸法就是那些前提。但是，針法的核心內容完全是新東西。

那麼主張針法的黃帝學派，是如何評價、繼承砭法與灸法的？如果我的預測準確的話，而且，如果他們曾有必要強調針法的正當性與優越性的話，那麼，就這個問題從《黃帝內經》的語彙中能找到一些線索，就毫不奇怪了。

在剛才引用的〈九針要道篇〉中，毒藥與砭石被對舉提出，這是由於受到了內治與外治這種分類觀點的影響。類似情況還有，如《太素》卷十九〈知祝由篇〉(《素問》卷四〈移精變氣論〉)云：「以毒治其內，以砭石治其外。」同書〈知古今〉(《素問》卷四〈湯液醪醴論〉)云：「必齊(恐為「火齊」之誤❶)、毒藥攻其中，鑱石、針艾治其外。」這些詞語都出現在這樣的文脈中：撫今追昔，為什麼上古用簡單的方法就能治好病，當今用盡這些五花八門的技術卻仍治不好病。毒藥—砭石、火齊毒藥—砭石針艾這類被對舉提出來的內治—外治技術，在《太素》卷十五〈色脈篇〉(《素問》卷四〈移精變氣論〉)中一段相同的文脈──「欲以微針治其外，湯液治其內」──中，變成了湯液—微針。這些從內治、

---

❶ 參照本書所收〈湯液的起源〉。

外治的觀點對醫療技術進行的分類，全都是，被我認作是構成黃帝學派後期三派主流的岐伯派的文章，那時，針法已經被確立了。

根據他們的區分，藥物療法（火齊、毒藥）代表的是內治，相對於內治，砭法、針法、灸法是外治技術。他們在稱呼「砭石」、「微針」、「灸焫」的同時，也總括針法和灸法而統稱之為「鑱石」、「針艾」。通觀《黃帝內經》，最多的還是後一系列的稱呼方法，如「刺灸砭石」（《素問》卷二十三〈疏五過論〉、〈示從容論〉，《太素》卷十六〈脈論〉）、「灸刺」、「針石」（《太素》卷十九〈知形志所宜〉、《素問》卷七〈血氣形志篇〉、《靈樞》卷十二〈九針論〉）、「鑱石」、「灸刺」（《太素》卷三十〈重身病〉、《素問》卷十三〈奇病論〉）。此外，尚有「石」、「針灸」（《太素》卷十九〈知針石〉、《素問》卷十三〈病能論〉）。這裡面需要注意的是，《素問》中稱呼「刺灸」、「針石」的兩篇，是黃帝學派初期的論文❶。順便說一下，《淮南子·精神訓》云「吾安知夫欲刺灸生者非不惑也」，其中也出現了這類稱呼。稱呼「刺灸」乃至「灸刺」，都是針灸療法中最古的稱呼。

命名的同時也是分類。與希望從砭法中尋求針法起源的人們的預想相反，在以上諸篇中，砭法與針灸療法是區分開來、對舉提出的。那些篇在把握針法時，認為在砭法與灸法中，它是與灸法更具有親近性的東西，屬於灸法的同類。當然，區別針法與灸法的記述也有很多，這用不著多說。漢代醫師們進行的這種分類，值得注意。因為，歸入同類的事物，常常在某種意義上具有共同本質。如果是這樣的話，那麼，他們的分類則啟示我們，針法的另一個源頭、一個比起砭法來更具有本質性聯繫的、重要的源頭，是灸法。

那麼，在主要內容為針法的《黃帝內經》中，針法與灸法是如何被賦予意義、被評價的呢？「砭石」、「鑱石」、「針石」這些術語有三個意思，

❶ 我認為黃帝學派有五個支派，分為初期二派（黃帝派與少師派）與後期三派（伯高派、岐伯派、少俞派），黃帝派—岐伯派是其主流。

一個是代表高度發展醫療技術的事物，另一個是針的古名，再一個是原來的手術用具。首先來看第一個意思上的例子。《素問》卷二十三〈徵四失論篇〉論述了治療時應避免的種種過失。「治之四失」為：一是診斷時不知理論根據，二是未接受正規的訓練而「妄用砭石」，三是對由環境、體質、氣質等決定的患者的類型不加分別，四是不問患者的煩惱、日常生活、飲食、病歷等立即切脈診斷。《太素》卷十四〈人迎脈口診篇〉(《素問》卷三〈五臟別論〉)對舉鬼神與鑱石曰：「拘於鬼神者不可與言至德，惡於鑱石者不可與言至巧。」前者是初期黃帝派的論文，後者是後期岐伯派的論文。

第二個意思的例子均見於後期論文。《太素》卷十九〈知針石篇〉(《素問》卷八〈寶命全形論〉)說，針有能宣布於天下者五，在第三「知毒藥為真」後，第四列舉出「製砭石大小」。關於「砭石」，《太素》楊上善注認為是「用以破癰」的手術用具，但是，《素問》王冰注認為：「古者以砭石為針，故不舉九針，但言砭石爾。」因為這裡列舉的是針法的優點，並且說在技術上能製作各種砭石，所以必須考慮「砭石」所指的仍然是九針。能夠辨別藥物與針各自適用的病症，能夠製作按照症狀分開使用的大大小小的針，這都是針法的優勢。《太素》卷三十〈重身病篇〉(《素問》卷十三〈奇病論〉)在解釋「刺法曰：無損不足益有餘以成疹」時說：「所謂不足者，身羸瘦，無用鑱石也。」不用多囉嗦，在《黃帝內經》裡，經常用「刺」來代替「針」。因此，「刺法」與「針法」同義。另外《太素》卷三〈陰陽雜說篇〉(《素問》卷一〈金匱真言論〉)在指出冬病在陰、夏病在陽、春病在陰、秋病在陽之後，曰：「皆視其所在，為施針石。」《靈樞》卷八〈論痛篇〉在指出筋骨、肌肉、皮膚、腠理存在個體差異後，問「其與針石、火焫之痛如何？」不用說，這種場合的「針石」指的是針。

但是，使用「砭石」一詞最多的，仍然是在第三個手術用具的意義

上。《太素》卷十九〈知形志所宜論篇〉(《素問》卷七〈血氣形志篇〉、《靈樞》卷十二〈九針論〉)認為，病生於脈，治之以灸刺石；病生於肉，治之以針石；病生於筋，治之以熨引；病生於咽嗌，治之以百藥；病生於不仁，治之以按摩醪藥。這裡生於肉的病大概指癰疽。同書〈知方地篇〉(《素問》卷四〈異法方宜論〉)說：癰瘍這種病，適宜用砭石治療。《太素》卷三十〈順時篇〉(《素問》卷八〈通評虛實論〉)說：因為冬天閉塞，所以治病時多用藥而少用針石。接著又補充曰：「所謂少用針石者，非癰疽之謂也，癰疽不得須時。」楊上善解釋這裡的「針石」為「針與砭石」，但是，從文脈上來看，所說的「針石」，一般指的是手術用具。關於癰疽手術，記述比較具體的是《太素》卷二十六〈癰疽篇〉(《靈樞》卷十二〈癰疽〉)。

> 發於掖下赤堅，名曰米疽，治之砭石，欲細而長，數砭之，塗以豕膏，六是已，勿裹之。

所謂「欲細而長」，楊上善注曰「傷形深也」。不用說，砭石大概也要求是細長形的。

金屬針常常被叫作「微針」或「小針」，這莫如說是黃帝學派的醫師們炫耀自誇的稱呼。當他們稱「小」或「微」的時候，他們與金屬針同時聯想到的形象，大概是砭石吧。之所以可以這樣說，是因為正如已經敘述的那樣，有某些金屬針繼承了砭石的用途。《太素》卷二十三〈癰疽逆順刺篇〉(《靈樞》卷九〈玉版〉)曰：

> 以小治小者其功小，以大治大者多害，故其以成膿者，其唯砭石排鋒之所取也。

「排鋒」即「鈹鋒」，指鈹針與鋒針。鋒針是瀉血用的針。楊上善注解說，癰以小針難治，用大針則創傷大，能夠用於化膿部位的，只是砭石或鈹針。這裡楊忽略了鋒針，而有意識地將砭石與鈹針看作一個系列的東西。順便說一下，九針之一的長針，也被形容成「大針」（《太素》卷二十一〈九針所象〉）。

《太素》卷十九〈知針石篇〉（《素問》卷十五〈病能論〉）曰：

> 黃帝問岐伯曰：有病頸癰者，或石治之，或以針灸之，而皆已，其真安在？岐伯曰：此同名異等者也。夫癰氣之息者，宜以針開除去。夫氣盛血聚，宜石而瀉之。皆所謂同病異治者。

據楊上善的解釋，「異等」指不同的療法，「息」是消息的「息」，增大的意思。據王冰的解釋，「異等」指頸癰相同而皮下狀態不同，「息」即「瘜」，指死肉。王冰又曰：「石，砭石也，可以破大癰出膿，今以鈹針代之。」雖然這句話主要是在解釋砭石，而不是對本文的注解，但是，它至少就砭石的用法提出了一個明確的限定。對於上面那段話，楊上善首先在「針」注曰：

> 癰氣長息，宜以針刺開其穴，瀉去其氣。

又在「石」注曰：

> 氣盛血聚，未為膿者，可以石熨，瀉其盛氣也。氣盛膿血聚者，可以砭石之針破去也。

他認為癰的症狀分為初期、中期和末期，在癰剛剛生出的初期用針，尚

未嚴重到化膿的中期用石，已經化膿的末期用砭石之針。王冰認為「石」指針石，楊上善則認為指砭石與石。據楊上善的注解，這兩種名稱不同的東西，是兩種用途不同的器具，「石」是進行熨敷的東西，即進行罨法的用具。

認為「石」是用於罨法的這種見解，楊上善已經在《太素》卷二十六〈癰疽篇〉（《靈樞》卷十二〈癰疽〉）的注中講述過了。此篇曰：「發於膝，名曰疵疽，其狀大癰，色不變，寒熱而堅，勿石，石之死，須其柔乃石之者，生。」楊解釋說，「勿石之者」按常理作「砭之」，唯此處曰「石之」者，「或以冷石熨之」。又說，「所以堅而不石，以其寒聚結。聽柔乃石之。」又在「發於踝，名曰走緩，其狀色不變，數石其輸而止其寒熱，不死」一句話後面注曰：「在其輸者，以冷石熨其所由之輸也。」此篇在接近文章末尾有這樣一段話（《素問》卷十一〈腹論〉）：

> 黃帝問於岐伯曰：有病癰腫，（中略）治之奈何？（岐伯）曰：灸之則瘖，石之則狂，須其氣并，乃可治。曰：何以然？曰：陽氣重上，有餘於上，灸之則陽氣入陰，則瘖；石之則陽氣虛，虛則狂，須其氣并而治之可使全。

楊注曰：

> 灸之瘖者，陽氣上實，陰氣下虛，灸之火壯，陽盛溢入陰，故瘖。以冷石熨之，則陰氣獨盛，陽氣獨虛，以陽氣獨虛，發於狂。可任自和，然後療之，使之全也。

楊上善認為上文中的「石」用於冷罨法，而王冰的看法則與他不同。王冰認為：「『石』，謂以石針開破之。」王冰認為「石」指手術用具，而楊

上善認為指手術用具和罨法用具兩者。唐代學者的解釋雖然是對立的，但實際上尚留有另一種解釋的餘地。如果像我所推定的那樣，砭石呈細長形的話，那麼，用它來作罨法器具是決不會有效果的。只要砭石是細長形的，那麼，罨法用的石的形狀就一定完全與砭石不同。不論形狀還是用途都不同的兩類醫療器具，果然使用的是同一個稱呼嗎？所謂「石」，實際上既不是指稱砭石的詞語，也不指稱罨法專用的石製器具的詞語。「石」字很清楚是指稱砭石的用例，在《黃帝內經》中還尚未發現，因此，這裡第三種解釋也是有充分成立的餘地的。但是，任何一種觀點是否妥當，只能由其他的資料來驗證。下面我們就來實際驗證一下吧。

　　另外一條必須舉出的是《太素》卷十六〈脈論篇〉（《素問》卷七十六〈示從容論〉）中的下面一段文章：

　　雷公曰：於此有人，四支懈惰，喘咳、血洩。而愚診之，以為傷肺，（中略）愚不敢治。粗工下砭石，病癒。多出血，止，身輕。此何物也？

「血洩」指嘔血，黃帝的答語中有傷肺「不衂則嘔」的說法。關於雷公的話，楊上善是這樣注解的：

　　愚人雖謂以為傷肺，疑不敢療也。有粗工不量所以，直下砭石，出血，病差眾多，然於大病不當而出血即能出差，其義何也？

在這裡，砭石用於瀉血，不僅楊注如此，從本文的症候與療法的記述來看，也是無可置疑的。雖然僅此一例，但是確證了砭石是瀉血用的器具。

　　《黃帝內經》中記載的砭石的用法，第一是化膿性疾患手術，第二是瀉血。楊上善更進一步認為「石」是手術用具的同時，也是罨法器具，

王冰則不取那樣的解釋。我已經指出，「石」不是砭石，有可能是罨法專用的器具。

那麼，在以針法為主體的《黃帝內經》的療法體系中，灸法被賦予什麼樣的地位呢？在我認為是屬於《黃帝內經》中著作年代最早的黃帝派論文的《太素》卷八〈闕題篇〉（以下稱〈經脈篇〉。《靈樞》卷三〈經脈〉）中，早已講明、並原則性地確立了灸法的地位。即「盛則瀉之，虛則補之，熱則疾之，寒則留之，陷下則灸之，不盛不虛，以經取之」。脈「陷下」的時候施灸，即是其原則。這種單純明快的原則在應用於實際臨床時，不用說必須要輔以更具體的條件。同樣我認為著作時代古老的黃帝派論文《太素》卷十四〈人迎脈口診篇〉（《靈樞》卷八〈禁服〉），也敘述了那種內容。〈經脈篇〉中的那些話，不如說是將〈人迎脈口診篇〉的最基本的操作方法，作為原則抽取了出來。

〈人迎脈口診篇〉中所記述的診斷法是，取手腕部「主中」的寸口脈與頸部「主外」的人迎脈，比較脈動的大小，根據這種脈診來決定療法。「人迎大一倍於寸口，病在少陽。人迎二倍，病在太陽。人迎三倍，病在陽明。」這時的症候是，人迎脈「盛則為熱，虛則為寒，緊則為痛痺，代則乍甚乍間」。據楊上善注：「緊」為「其氣動緊似急也」，「代，止也。脈絕不來，故曰代也。代者，邪氣客於血絡之中，鍊飲而變，故病乍甚乍間也」。針對這些不同的脈證，施行下面這樣的治療：「盛則瀉之，緊痛則取之分肉，代則取血絡且飲藥，陷下則灸之，不甚不虛，以經取之。」〈人迎脈口診篇〉接下來又說：「寸口大一倍於人迎，病在厥陰。寸口二倍，病在少陰。寸口三倍，病在太陰。」這時的症候是，「盛則為脹滿，寒中、食不化，虛則熱中，出麋、少氣、溺色變，緊則為痺，代則乍痛乍止。」據楊上善的解釋，「寒中」、「熱中」指腸胃的寒與熱。前者腸胃寒引起消化不良，後者腸胃熱導致排瀉粥樣的大便、小便發黃。這時的治療法是：「盛則瀉之，虛則補之，緊則先刺後灸，代則取血絡而洩之，

陷下則灸之，（中略）不盛不虛，以經取之。」另外，〈人迎脈口診篇〉又云，人迎四倍的時候，為外格；寸口脈四倍的時候，為內關，皆是不治之病。因此，這種脈診法是「決死生」的方法。順便說一下，「取血絡」指瀉血，涉及這方面的專論，有《太素》卷二十三〈量絡刺篇〉（《靈樞》卷六〈血絡論〉）。

在依據人迎、寸口兩脈之比較的那兩種治療法裡，包含著一眼就能看出來的共通要素。如果抽出它們的話，就能制定出一個原則。事實上，此篇的著者已經這樣做了，他接著又說：「大數曰：盛則徒瀉之，虛則徒補之，緊則灸刺且飲藥，陷下則徒灸之，不盛不虛以經取之。」所謂「徒」，不是說像針之後再施灸那樣並用兩種療法，而是指單獨使用。所謂「大數」，適合譯成「原則」。不過，在這種歸納裡，「緊」的下面整合進了緊和代兩方的內容，而且，並用灸、刺、藥三種方法。所以，作為原則的話，它太過於複雜和特殊了。果然，〈經脈篇〉去掉了緊的內容，使原則簡潔地命題化了。

灸法是輔助針法的療法，應用於脈陷下的情況，這是黃帝學派的根本原則。《太素》卷十一〈腑病合輸篇〉（《靈樞》卷一〈邪氣臟腑病形〉）曰：「視其脈之陷下者灸之。」《太素》卷十九〈知官能篇〉（《靈樞》卷十一〈官能〉）曰：「針所不為，灸之所宜。」指出其輔助性的作用。接著又將前面原則中的盛虛置換成了上下陰陽之氣，提出「上氣不足，推而揚之，下氣不足，積而從之，陰陽皆虛，火自當之」。如果立足於陰陽這種觀點的話，那麼，灸法的使用是在陰陽皆虛這種場合。再講明這之後，此篇又補充說：「經陷下者，火則當之，結絡歸緊，火所治之。」

那麼，從虛實的觀點來看會如何？《太素》卷三十〈經絡虛實篇〉（《素問》卷八〈誦評虛實論〉）曰：「絡滿經虛，灸陰刺陽；經滿絡虛，刺陰灸陽。」經脈為陰，絡脈為陽。看來，「實」也說成是「滿」或「盛」。正如《太素》卷十一〈氣穴篇〉（《靈樞》卷八〈背腧〉）所說的那樣，「氣

盛則瀉之，虛則補之」是其原則。在這種場合下，灸的主要機能是補，但用灸進行瀉的技術也是存在的，這一篇又曰：「以火補者，毋吹其火，須自滅也。以火瀉者，疾吹其火，傳其艾，須其火滅也。」

　　如果灸法以這種原則與技術來從事治療的話，那麼，灸法應該應用於廣泛的症候。事實上，魏晉皇甫謐的《針灸甲乙經》，在理論上仍然依據《黃帝內經》，對所有的經穴，都指示出針的刺法與灸的施法。但是，在《黃帝內經》中，實際用灸的例子是相當少的，只不過散見於某些特定的症候，如癲疾與狂（《太素》卷三十〈癲疾〉、〈驚狂〉，《靈樞》卷五〈癲狂〉）、大風（《太素》卷十一〈骨空〉、《素問》卷十六〈骨空論〉）、婦人脅部的癰所形成的敗疵（《太素》卷二十六〈癰疽〉、《靈樞》卷十二〈癰疽〉）、瘧（《太素》卷三十〈刺瘧節度〉、《素問》卷十〈刺瘧〉）、屬於強直性痙攣的瘛（《太素》卷六〈玉機真藏論〉）。除此之外，《太素》卷五〈十二水篇〉（《靈樞》卷三〈經水〉），提到過分施灸所帶來的惡果，《太素》卷十四〈人迎脈口診篇〉（《靈樞》卷二〈終始〉）中，忠告說「陰陽俱不足」時勿灸。以上就是所有言及灸療的材料。

　　《黃帝內經》不論是「刺灸」還是「針艾」，都是針法與灸法並記，看起來好像在理論上賦予了兩者以對等的地位。但是，實際上對於灸法來說，賦予它只不過是針法的輔助療法這種機能而已。黃帝學派給予灸法的地位，在《太素》卷二十三〈雜刺篇〉（《靈樞》卷四〈四氣〉）中的問答裡形象地反映了出來。

　　　　黃帝問於岐伯曰：夫四時之氣，各不同形，百病之起，皆有所生，灸刺之道，何者為寶？岐伯對曰：四時之氣，各有所生，灸刺之道，得氣穴為寶。故春取經血脈分肉之間，甚者深刺之，間者淺刺之。（中略）冬取井滎，必深以留之。

雖說回答的是灸剌之道，但是，實際上只論述了針法的內容。可以看出，
所謂灸剌只不過是指稱針法的一個慣用語而已。但是，我所想的是，如
果反過來說的話，那麼作為慣用語也好，「灸剌」這種說法仍有生命力這
一點，暗示著針法形成的前史。

<h1 style="text-align:center">四</h1>

　　僅次於《黃帝內經》的另一部重要的漢代醫學文獻，是《史記・扁
鵲倉公列傳》。此書有明確的完成日期，為西元前100年左右。但是，問
題是司馬遷寫〈扁鵲傳〉與〈倉公傳〉，使用的是完全異質的材料。

　　正如已經敘述的那樣，〈扁鵲傳〉帶有很多傳說的色彩。正因為此，
其記述的醫學內容反而很有可能混入司馬遷時代的知識。〈倉公傳〉則不
同。其記述的大部分，是由倉公淳于意的二十五個醫案構成的。這些醫
案成於倉公淳于意這個人之手，大致是沒有疑問的。因為這不是外行人
所能寫出的診斷記錄。淳于意自己這樣說到：

> 今臣意所診者，皆有診籍。所以別之者，臣意所受師方諧成，師
> 死，以故表籍所診期決死生，觀所失所得者合脈法，以故至今知
> 之。

正如瀧川龜太郎所指出的那樣，「診籍」指醫案，「表籍」指記入醫案，
「倉公醫案二十五條」一定是「由此節錄」出來的。其間事情的經過是
這樣的。

　　文帝四年（西元前167年），淳于意獲罪被押往長安，由於女兒上書
求情而被免刑。此事件成為廢止肉刑法的一個契機。其後，淳于意回答
文帝詔問，以二十五條醫案為中心，再加上師承方面的事情，綴集成一

篇文章。司馬遷大概將這篇對文原封不動地搬進了〈倉公傳〉中。他的手筆只不過是加一個短的序文，盡可能地改動一些修辭而已。如果是這樣的話，那麼，形成醫案原型的診籍，一定是包括西元前二世紀70年代在內的長時間內的醫療活動的成果。由此，就〈倉公傳〉中醫學知識的時代標準來說，可以採用診籍的年代。總之，〈扁鵲倉公傳〉中醫學知識的時代，恰好與兩人的生卒年代相反，以〈倉公傳〉一方為早。〈倉公傳〉為前漢初期，〈扁鵲傳〉展現的則是中期的醫學。我們從〈扁鵲傳〉中有關砭石與針灸的記述開始討論吧。

扁鵲路過虢國的時候，一個些許懂點醫學的官吏與扁鵲交談。在他的話裡出現「鑱石」一詞。

> 臣聞上古之時，醫有俞跗，治病不以湯液、醴灑、鑱石、撟引、案扤、毒熨，……

「醴灑」恐為「醴酒」之誤 ❶，「撟引」即導引，「案扤」即按摩，「毒熨」即使用藥物的罨法。這段話裡不見「針灸」乃至與其相當的詞，如果這段話是由古代傳承下來的話，那就很令人感興趣。順便說一下，《黃帝內經》中有與這段話非常相似的一節，曰：「上古聖人作湯液醪醴，為而不用何也？」（《太素》卷十九〈知古今〉、《素問》卷四〈湯液醪醴論〉）。這節文字是《黃帝內經》中反覆表達的、上古不用像樣的技術就能治好病、這種思想文脈中的話。

在〈扁鵲傳〉中，唯一被記述下來的一次具體的治療行為，發生在虢太子尸蹶 的時候。順便說一下，《素問》卷十八〈繆刺論〉《太素》卷二十三〈量繆刺〉中有尸厥的說明與治療法。

扁鵲在治療虢太子的時候，首先給他扎針。

---

❶ 參照本書所收〈湯液的起源〉。

扁鵲乃使弟子子陽屬針砥石，以取外三陽五會。

雖然「三陽五會」是穴位名稱這一點上沒有疑問，但是傳統上卻有三種
解釋。第一，是多紀元簡等人的解釋。他們依據《針灸甲乙經》卷三記
載有「百會，一名三陽五會」，認為是頭頂上的穴位。第二，是唐代張守
節的解釋。他認為「三陽」指三陽脈，即太陽、少陽、陽明三條經脈；
「五會」指百會、胸會、聽會、氣會、臑會這五個穴位。第三，是孫詒
讓的解釋。他依據講述扁鵲同一段故事的《韓詩外傳》卷十與《說苑・
辨物篇》中記有的「三陽五輸」，認為指五臟之輸。上面的任何一種觀點
中都有問題。

　　就第一種解釋來說，如果認為「三陽五會」是百會的古名，則是成
立的。但是，《黃帝內經》中，尸厥的治療僅用手足六個穴位。這僅僅是
流派的不同嗎？就第二種解釋來說，三陽與五會的關係不清楚，另外，
「五會」一詞也不見於《黃帝內經》中。再有一點，對第一說的批評也
適用於這裡。就第三種解釋中所云的「五輸」來說，按照《黃帝內經》
的說法，五臟六腑的經脈各自指定了叫作「井」、「滎」、「輸」、「經」、「合」
的五個主要的穴位，這些穴位稱為「五輸」。在這裡，則成了指稱三陽脈
的五輸。問題是「五會」與「五輸」是否相同？不論是《韓詩外傳》，還
是《說苑》，都對《史記》中的文章作了大的改動，很有可能將已經不知
其義的「五會」這一概念，改換成了「五輸」。

　　不管「三陽五會」相當於《黃帝內經》中的什麼概念，〈扁鵲傳〉中
記述的尸厥內容，從大的方面來看，顯示了與《黃帝內經》在時代上的
相近性。正如馬王堆漢墓出土的兩部〈十一脈灸經〉所證明的那樣，三
陰三陽之脈的概念在這兩部書被完成的時候，正在漸漸形成，至於穴位
的想法是否存在，如果假定其存在，那麼有多少數目的穴位被發現、進
而被命名，都是非常有疑問的。包括〈五十二病方〉在內，也找不出其

確證。何況說扁鵲的時代三陰三陽脈、穴位的概念已經存在，這無論如何都是難以想像的。〈扁鵲傳〉中的醫學知識，必須要看成是司馬遷時代、或接近那個時代的東西。

〈扁鵲傳〉中另有一段涉及針石的文字：

> 扁鵲曰：疾之居腠理也，湯熨之所及也。在血脈，針石之所及也。其在腸胃，酒醪之所及也。其在骨髓，雖司命無奈何。

這裡清楚地表明了這樣一種重要的想法，這種想法作為基本原理確立在《黃帝內經》，即疾病伴隨從體表向內部的發展而加重。司馬遷在從《韓非子》中選取這段文字的時候，對三處表述進行了加工。第一，將「司命所屬」改成「雖司命」。這種改動鮮明地體現了韓非與司馬遷在生死觀或命運觀上的差異。韓非將生死看成是由司命神的意志決定的，司馬遷則在超越它的地方看到了更大的力量。第二，「肌膚」改成「血脈」。雖然用的同樣是「針石」這個詞，卻認為在「肌膚」改成「血脈」的背後，能看出從砭石走向針這一技術革新，這大概是陷於穿鑿了。第三，「火齊」改成「酒醪」。關於這一點，這裡不作論述 ❽。無論如何，從韓非（西元前295?—前233年）到司馬遷，時隔一個半世紀，其間醫學的發展，決不會不在司馬遷的用詞上留下一片陰翳。

順便介紹一下在時代上略早於《史記》的《淮南子‧泰族訓篇》中的另一種扁鵲的形象。

> 所以貴扁鵲者，非貴其隨病而調藥，貴其髇息脈血而病之所從生也。

---

❽　參照〈湯液の起源〉

顯然，這個扁鵲像與淳于意的事跡重合。

　　倉公淳于意從老師那裡接受的、最拿手的，是以脈診為中心的診斷學。一旦比較一下這種診斷學與馬王堆出土的〈足臂十一脈灸經〉、〈陰陽脈死候〉等的記述，就會發現已經有了飛躍的發展。淳于意雖說從老師那裡接受了黃帝、扁鵲之《脈書》、〈脈書上下經〉及其他的診斷學書，但是，在醫案中卻屢屢引用〈脈法〉、〈診法〉這類書。最初的書名雖然暗示了崇拜黃帝、扁鵲為創始者的學派已經開始形成，但又不僅如此。例如他所引用的「脈法曰：熱病陰陽交者死」，發展成了《太素》卷二十五〈熱病說篇〉(《素問》卷九〈評熱病論〉、《針灸甲乙經》卷七〈六經受病發傷寒熱病中〉)中的「病名陰陽交，交者死」、晉王叔和《脈經》卷七〈熱病陰陽交并少陰厥逆陰陽竭盡生死證〉中的「熱病陰陽交者死」，表明那本書成為後來脈學展開的內核。在淳于意使用的概念裡，有很多是與《黃帝內經》相同的。同時，其醫學記載與《黃帝內經》相比，從大的方面看還尚未成熟。例如，正像下面所論述的那樣，在他的醫學記載中，穴位名稱尚未出現，這即是其一。雖然在這裡不能深入地檢討淳于意的醫案與《黃帝內經》的關係，但是不妨將我的想法作為假說先敘述一下。淳于意的醫案在發展階段上處於馬王堆出醫書與《黃帝內經》之間，現存《黃帝內經》中的文章的大部分，是淳于意時代之後執筆完成的，或說取得現在的形態的。這並不意味著《黃帝內經》中不存在比淳于意的時代更早或同時代的文章。因為，《黃帝內經》中所收的、我所說的獨立的文章，不全是靠一人之手一時完成的，而是有很多文章，是在長時期內經一群人之手，最後由某個人完成的。

　　在淳于意的二十五個病例中，有十五個進行了施治。使用的療法有十八個，其中三個病例是並用兩種療法。在十八個療法中，藥物療法十四個，其他的為針法兩個，灸法兩個。黃帝學派是針法學派，如果同意我的規定的話，那麼，淳于意不屬於黃帝學派。應該說屬於以藥物療法

為主體的折衷派。他進行的針法與灸法的記載如下：

> 1 刺其足心各三所，案之無出血。
> 2 刺足陽明脈左右各三所。
> 3 臣意灸其足厥陰之脈，左右各一所。
> 4 灸其左大陽明脈。

關於 4 中的「大陽明脈」，多紀元間指出，在《證類本草》中「大」字作「手」，在《醫說》中無「明」字。因為這是有關齲齒的治療，在《太素》卷二十三〈量繆刺篇〉(《素問》卷十八〈繆刺論〉) 中有「齒齲刺手陽明」一語，故以《證類本草》為是。另外，1 是治療熱厥即手足熱、胸苦的病症的療法，2 是治療厥即頭痛、身熱、胸苦病症的療法，3 是治療疝氣即大小便不出的病症的療法。與用於化膿性疾患的砭石不同，針用於所謂的厥症、即由氣上逆所引起的病症。這直接說明，從砭法到針法，它們之間的連續性只存在於極其有限的方面。

　這裡需要注意的是，指定了作為針灸實施部位的兩條經脈和一個足心，卻不見穴位的名稱。即使是在所指出的其他醫師的誤診誤治裡，在這一點上也無變化。

> 5 眾醫 (中略) 刺之。
> 6 齊太醫 (中略) 灸其足少陽脈口，(中略) 又灸其少陰脈。
> 7 眾醫 (中略) 刺其足少陽脈。
> 8 後聞醫灸之即篤。

　　沒有穴位名這種情況，即使可以說是大致表明穴位的概念、體系尚未充分成熟，這也並不是說穴位或與其相當的東西未被認識，在治療裡

未被使用。對於像手、足這樣的身體部分指定特定的脈名，恐怕包含有指定單數或複數個可以刺灸的部位的意思。這些部位經驗證明治療上是有效的。暗示這種情況的文獻，是《素問》卷六〈三部九候論篇〉。

這篇論文論述了頭、手、足（三部）各自的三個部位（九候）上診脈的方法，屬於黃帝學派的後期著作。當時已經知道許多特定的治療點了，其中，某些已經有了穴位名，某些則根據身體上的位置具體指明其部位。與後世相比，針刺中瀉血所占的比率相當高，這也是不能忘記。在這些部位當中，既有後來給予了名稱的穴位，也有什麼都不是的。比如在「刺足內踝下然骨前的血脈(1)出血，刺足跗上動脈(2)。不已，刺三毛上各一痏(3)」（《素問》卷十八〈繆刺論篇〉、《太素》卷二十三〈量繆刺〉）。這種場合，(1)為足少陽脈的絡脈，(2)據王冰注，為位於足甲上的足陽明脈的衝陽穴，(3)據王冰注，為位於足大拇指外側足蹶陰脈的大敦穴，據楊上善注，則不是穴位，指那條脈的絡脈。順便說一下，這裡所說的「血脈」也稱「血絡」，指進行瀉血（刺絡）的絡脈，「動脈」指脈搏動的部位。這裡請注意，它們當中的任何一個脈都意味著血管。在有了什麼樣的症狀或生了什麼疾病的時候刺灸哪一個治療點、這種治療點與疾病的對應關係，不用說已經出現了。

儘管有關於穴位和動脈的這樣的知識的積累，但是，在〈三部九候論篇〉中，卻唯有刺針與診脈的不同。雖然就頭部來說，指定了兩額、兩頰、耳前動脈，但是，就手、足兩部來說，沒有指明具體的診脈部位，只是記下了各自的脈名。正如第九章所詳細論述的那樣，三部九候脈法有著非常古老的起源，那裡保留著與出土醫書、《史記・倉公傳》中所見內容相同的記載。關於這些脈名意味著什麼，兩位注家王冰與楊上善的意見是一致的，是指各自的動脈。王冰就八個部位各給出一個穴位，楊上善就其中兩個部位各給一個穴位，就其中四個部位各自給出多個穴位（《太素》卷十四〈缺題篇〉）。

　　對理解〈倉公傳〉中的記述來說，具有啟發性的是楊上善的注。即使就治療點來說也是同樣，如果提到某身體部位的脈的話，那麼則一定包含單個或複數個特定部位的意思。這是因為，可以推測在脈上依次發現了對應於各種病症的有效的治療點，然後固定下來，發展到專用於治療。但是，從淳于意時代開始，要發展到穴位的概念與體系成立的話，尚需要時間。

　　就用詞來說，饒有興味的是淳于意論述治療原則的那部分文字：

　　　9 形弊者，不當關灸鑱石及飲毒藥也。
　　　10 論曰：陽疾處內，陰形應外者，不加悍藥及鑱石。
　　　11 法不當砭灸，牽灸則氣逐。

11 是針對 8 所發的一段議論。另外，在他傳授給學生的科目中，有下面一句話：

　　　12 以宜鑱石，定砭灸處，歲餘。

因為《太素》卷二十二〈五刺〉(《靈樞》卷〈官針〉)中出現了作為五種刺法之一的「關刺」一詞，所以 8 的「關灸」恐怕是施灸法的一種。這裡出現了「鑱石」、「砭灸」這樣的語詞。但是，因為淳于意在診斷了化膿性疽病患者之後，就推手不管了，所以沒有跡象表明他曾做過甚至是很簡單的手術。看起來無寧說他對手術不拿手。如果是這樣的話，那麼就必須認為「鑱石」和「砭」在這裡指針。不是在具體的有關治療行為的記述中，而是在敘述抽象原則的部分裡出現了這樣一些古老的用語，這充分表明針法從砭法那裡繼承了些什麼。同時，這也暗示著「砭石」直接轉用成了意指針的語詞，是因為它曾經真的是用於刺的器具。進而，

也是一個不能視而不見的事實是，已經在《黃帝內經》中消失了的「砭灸」一詞，在這裡仍然有生命力。這些語詞無疑將已有砭法與灸法而無針法的那個時代的記憶傳達給了我們。

五

馬王堆漢墓出土醫書中的兩部〈十一脈灸經〉、〈脈法〉及〈五十二病方〉裡，包含有與現在討論的主題相關的記載。正如已經論述的那樣，〈十一脈灸經〉與〈脈法〉和《黃帝內經》相同，是屬於所謂醫經類的著作。它們與《黃帝內經》中的數篇文章有很深的關係，所具有的內容可稱為是那些篇的祖型。與它們不同，〈五十二病方〉則屬於經方類著作，是以藥物療法為主的臨床醫學書。在這種意義上，它與淳于意的醫案關聯了起來。可以說，淳于意的醫學的特色是診斷學，特別是在脈診法方面，而這正構成了〈十一脈灸經〉與〈脈法〉主題的一部分。首先我們從〈五十二病方〉來開始討論吧。

〈五十二病方〉中的砭石，只有一次是被用來治療癩病即疝氣的。（以下引用中的假借、異體字一律改為通用字。）

先上卵，引下其皮，以砭穿其隋旁。

我認為「卵」指睪丸，「隋」則是指稱陰囊下垂部分的一個詞。在這裡，砭是刺破皮膚、在那裡開啟小孔的器具。

那個傷口又再被塗抹上一些什麼汁與膏之類的東西，注入濃酒之後，

又灸其痏。

「痏」指傷口。在傷口上直接施灸。然後

　　　　灸其太陰、太陽□□。

在〈五十二病方〉中，指示為脈上施灸的，僅此一例。
　　在治療癩病的療法裡，記載有二例灸法，在治療瘂病療法裡，記載
有一例灸法。（□表示缺字，□表示字數不明的缺字）。

　　　　癩□灸左胻□
　　　　取枲垢，以艾裹，以灸癩者中顛，令爛而已。
　　　　灸左足中指。

「胻」指膝下部分，「枲」指麻屑，「中顛」指頭頂，如果從穴位上說的
話，相當於《針灸甲乙經》中的、別名「三陽五會」的百會。
　　在患部直接施灸這種方法，用於治療牡痔與疣。對根部小而頭大的
牡痔，

　　　　□之，疾灸熱，把其本小者而螯絕之。

「螯絕」指扭斷，恐怕施灸的時候用於艾的，但是，灸法治疣時的情形
則不同。

　　　　取敝蒲席茜藉之𥱼，繩之，即燔其末，以灸末，熱，即拔疣去之。

「席」指草薦，「藉」指蓆子，「𥱼」指嫩蒲。將舊草薦和蓆子的嫩蒲葉
揉成繩，在其一端點上火，然後在疣頭上施灸，這是唯一的不用艾的一

個例子。

在治療痔的一種——胊癢時，沒有用灸法，卻用的是艾的燻蒸法。關於胊癢病症狀的記載說，肛門旁生有小洞，從小洞中時常有小蟲爬出來，灼熱辛痛。治療的過程如下：在地面上挖一個盆大小的坑，使其乾燥，在裡面先放上艾兩把，其上再放上柳茸一把，點火燃燒。然後，將底部開有孔的盒倒扣在坑上，患者坐在盆上，燻蒸患部。作為艾的一種用法，請大家記住。

大的牡痔的切除手術用刀。先用小角將患部吸出，

> 繫以小繩，剖以刀。

在牡痔（肛門周圍的膿癰）的巢（腫物）阻塞了腸子的時候，用一個竹管插入犬的膀胱裏，送入腸內，吹漲膀胱，

> 徐以刀劙去其巢。

「劙」指戳破。在治療牡痔時，

> 先劙之。

不用說，大概用的是刀。然後，

> 燔小橢石，淬醯中，以熨。

「小橢石」指小的橢圓形的石，「醯」指醋，「淬」指淬火，與刀的淬火相同，先燒石頭，然後突然放進醋中。用淬火後的小橢圓石來熨敷，是

疁法的一種。但是，在胸瘴的療法中，也有將燔燒的石頭放入水中煮粥的例子。

〈五十二病方〉中與砭法和灸法相關的記載，就是以上這些了。這裡應該注意的是如下幾點。第一，不見針法的記述。這一點證實了我的戰國時代針法仍然尚未發明的想法。第二，用於刺孔的砭，與切除手術用的刀及疁法用的石完全不同，用別的用語記述。這與《黃帝內經》中砭石與石的用例一致，證明了我的分析的妥當性。順便說一下，《黃帝內經》中不見作為手術用具的刀。第三，穴位的名稱一個也沒有。不過，指示可施灸的脈有一例，指示特定部位的有三例。這與《史記・倉公傳》中記載的方式相同。第四，記載患部直接施灸的兩例（痔與疣），用砭開傷口的一例（癰）。這些都是在已經檢討過的文獻中所不見的用法，特別是後者，在傷口施灸後，又在兩條或三條脈上施灸，是非常獨特的。第五，艾不僅用於灸，而且也用於燻蒸。這種用法也不見於前面檢討過的文獻。第六，灸、砭、刀、石這些外治法適用的病症，限於癰、痔、疣三種，砭、刀、石反而不用於像癰疽這樣的化膿性疾患。不過，這大概可以看成是、對那些技術來說它們不是本質性的，僅僅是〈五十二病方〉的作者對化膿性疾患的手術不拿手而已。

〈脈法〉缺字近一半，幸好1983、1984年從湖北省江陵縣張家山漢墓出土的《脈書》中收錄了〈脈法〉，使缺字幾乎都得到了填補。〈脈法〉明示了灸法與砭法的原則。在提出治療疾病時「取有餘益不足」——後來在《黃帝內經》中被當作是治療的根本原則——這種命題後，曰：

> 氣上而不下，則視有過之脈，當環而灸之。病甚陽上於環二寸而益為一灸。

「環」指什麼部位不清楚，但是很難考慮成穴位。這裡論述的是氣逆上

而不下的所謂厥證的治療原則。我在前面討論《史記・倉公傳》時，曾指出淳于意應用針法也是針對厥症的。這決不是偶然的巧合。這裡一定暗含著從灸法到針法的醫療技術轉換的意思。

砭法的原則如下：

> 氣出腘與肘之脈而砭之。用砭啟脈者必如是，癰腫有膿，則稱其大小而為之砭。砭有四害：膿深而砭淺，謂之不遝，一害。膿淺而砭深，謂之過，二害。膿大而砭小，謂之斂，斂者惡不畢，三害。膿小而砭大，謂之泛，泛者傷良肉，四害。

「腘」指膝裡側的凹處。這裡能見到兩個原則。一是瀉血。首先大概是在肘與腘的搏動部位診脈。在啟脈的時候用砭石。要切開的脈大概是後來的絡脈即毛細血管。很遺憾，切開的方法沒有記載下來。在這裡，與脈診相結合的用於瀉血的砭石，也用於剔出膿癰。以四害的形式所論述的，就是它的原則。在從瀉血、手術用的砭石向刺扎用的針變化時，黃帝學派以下述方式繼承了這種原則。《太素》卷二十二〈九針所主篇〉（《靈樞》卷二〈官針〉）曰：

> 九針之要，官針最妙。九針之宜，各有所為，長短大小，各有所施也。不得其用，病弗能移。疾淺針深，內傷良肉，皮膚為癰；病深針淺，病氣不瀉，支為大膿。病小針大，氣瀉太甚，必為後害；病大針小，氣不泄瀉，亦復為敗。

通過將「膿」置換為「病」，將「砭」置換成「針」，砭石的操作原則立即轉化成了九針的操作原則。這一轉折，在這一小節中生動地得到了證明。

　　那麼，脈的概念是在哪個領域生長出來的？其答案就在兩部〈十一脈灸經〉。兩部〈灸經〉的敘述形式相似，但也小有差異。〈足臂十一脈灸經〉（以下簡稱〈足臂經〉）在記述了脈的名稱、脈的經路後，列舉「其病」，比如冒頭的足太陽脈，是以「諸病此物者，皆灸太陽脈」結句的。〈陰陽十一脈灸經〉（以下簡稱〈陰陽經〉）這一方，同樣記述脈名、脈的經路，如果舉冒頭的足巨（太）陽脈為例的話，然後則敘述「是動則病，病腫、頭痛（中略），腰似折，……此為踝厥，是巨陽脈主治」這樣的症候及主治的脈，然後又就「其所產（生）病」列舉出病名，最後用以上「為十二病」這種方式統計出疾病的數目。正如我曾指出的那樣，這些記述雖然仍很簡單，但是，它們構成了《黃帝內經‧經脈篇》的祖型 ❿。

　　首先，我們來看看脈的名稱與排列。「太陽」在〈足臂經〉作「泰陽」，在〈陰陽經〉作「巨陽」，與後世的稱呼有若干差異，但是，這裡在敘述時用後世的名稱。〈足臂經〉和〈陰陽經〉中的任何一方，都記載了足三陰（太陰、少陰、厥陰）、三陽（太陽、少陽、陽明）脈與手二陰（太陰、少陰）、三陽脈這十一條脈。手厥陰脈是到了《黃帝內經》中才出現的。引人注目的是，〈陰陽經〉中相當於後世手太陽、少陽、陽明脈的脈，被稱為肩脈、耳脈和齒脈。脈排列順序，〈足臂經〉是先足三陽脈、三陰脈，接著是手二陰脈、三陽脈。〈陰陽經〉是先足三陽脈，接著是肩、耳、齒脈，接著是足三陰脈，最後是手二陰脈。

　　兩部〈十一脈灸經〉中所表現的最重要的思想有如下幾點。第一是這樣一種想法，有複數條脈循行體內，每一條脈各自都屬有複數個不同的疾病，換句話說，那些疾病受不同的脈支配。一旦這條脈動了，即從正常狀態產生了變亂的話，則出現一群症候，發生各種疾病。從這裡又生長出了第二種想法，即治療疾病的時候，只要使這種病所屬的脈的狀

❿　〈「黃帝內經」の成立〉。

態回復到正常就可以了。唯此才是構成中國臨床醫學體系主幹的思想，這種思想在〈十一脈灸經〉中是以治療技術的面孔出現的。

後世，脈這種東西被看成是屬於臟腑的。這種思想的萌芽在〈陰陽經〉中已經出現了。在當時雖然只不過是一種例外，但足太陰脈真是被規定為了「是胃脈也」。要是疾病歸屬於脈，脈歸屬於臟腑的話，那麼，其結論就可想而知了。淳于意引用的〈脈法〉即云「病主在心」、「病主在腎」。順便說一下，在中國醫學中，不僅目前為止所舉出的脈、即後來所說的經脈被稱為「脈」，而且血脈也稱為「脈」。在這二者之間，可以推想存在某種密切的對應關係，從中生長出了通過詳細地觀察血脈的狀態來診斷經脈疾病的這種特異的脈診法。我們已經講過，淳于意長於脈診。在〈足臂經〉中，一個依據脈來判斷死候的基準出現了。

脈的發現，或說脈這種思想的出現，對中國醫學形成的歷史來說，可謂是劃時代的事件。兩部〈十一脈灸經〉就脈的發現過程給我們以啟示。有關脈的記載，是足脈方面非常詳細，而手脈則很簡單。這一點在〈足臂經〉與〈陰陽經〉中也無改變。但是，可以看出脈的經路的記述方法有若干的不同。在〈足臂經〉中，所有的足脈都是起於足部而向上體循行，手脈則都是起於手部而進入胴體內。〈陰陽經〉除足太陰脈外，五足脈、二手脈也是同樣。如果是這樣的話，那麼這一定意味著「足脈」是起於足部的脈，「手脈」是起於手部的脈。至於足太陰脈，則是被定義為先前的「胃脈」的那條脈。與此相吻合，足太陰脈經路的記述也是起於胃的。「胃脈」這種定義、或說將足太陰脈歸屬於胃這種想法，它的導入使脈的記述方向發生了逆轉，這是毫無疑問的。肩、耳、齒三脈的記述也是不能視而不見的。就肩脈來說，是從肩部開始記述的。這啟示我們，「肩脈」、「耳脈」、「齒脈」本來都是意指著起於肩、耳、齒部的脈的用語。不過，就耳、齒兩脈來說，對它們的記述是起於手指的。只有首先是起於手指的脈，才配稱為手脈。因此，恐怕這裡已經開始準備將肩、

耳、齒脈作為手陽脈，整合進以三陰三陽說為根本的體系中了吧。耳脈、齒脈、足太陰脈（胃脈），這樣順序記載，也使人感到它決不是偶然的。儘管還保留有肩、耳、齒這種古老的名稱，但是，在立志走向體系化這一點上，〈陰陽經〉已經甩掉了〈足臂經〉，整體記述的體裁也正在接近《黃帝內經》的〈經脈篇〉。

這裡唯一想交代的，是有關經脈的「循環」。在後世的理論裡，十二經脈中的某條經脈的終點是另一條經脈的始點，經脈連成了一個整體，在那裡進行著某種意義上的血氣大循環。

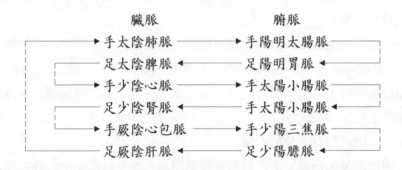

臟脈　　　　　　　　　腑脈

手太陰肺脈　————→　手陽明太腸脈
足太陰脾脈　←————　足陽明胃脈
手少陰心脈　————→　手太陽小腸脈
足少陰腎脈　←————　手太陽小腸脈
手厥陰心包脈　——→　手少陽三焦脈
足厥陰肝脈　←————　足少陽膽脈

但是，在馬王堆醫書中循環的思想尚未出現，只有片斷的脈在體內循行。要弄清循環的想法是在什麼時候、怎樣形成的，這是留待今後解決的課題。

我曾在另一篇文章中[20]，就〈足臂經〉足厥陰脈後所附的一段文字、〈陰陽經〉中與這段文字相像的足三陰脈中的一段文字及〈陰陽脈死候〉進行了比較和分析，提出如下觀點：第一，從記述的詳略程度上來看，最初發現的是足脈，在充分弄清了足脈與疾病的關係之後，從某種意義上說將其加以類推，才發現了手二陰脈與肩、耳、齒脈。第二，比起手脈來說足脈更受重視。第三，認為足陰脈是與死候有關的死脈，而陽脈

---

[20]　〈陰陽脈死生候〉。

則是生脈。這裡我將推論再向前延伸，設想十一脈的發現、概念的確立，其順序如下：

足三陰脈──→足三陽脈──→手二陰脈──→肩、耳、齒脈──→手三陽脈

進入西漢，又添加了手厥陰脈，手足三陰三陽十二經脈的體系完成。可以說，從三陰三陽說的立場出發，為求得體系的整合性而考慮出來的手厥陰脈，結果被評價為是，經脈理論發展到最後，為解決各種各樣的例外而發現的脈。

使脈回復到正常的狀態的療法可以有很多種。例如，像後來的淳于意所作的那樣，也可以用藥物來治療。〈十一脈灸經〉採用的是在亂脈上直接施灸這種手段。〈足臂經〉所說的「皆灸某某脈」，〈陰陽經〉所說的「其脈主治」，即是如此。不用多說，這種手法與〈五十二病方〉的記載也是一致的，沒有穴位的記載。

關於脈是如何發現的，以前有觀點認為這幾乎是自明的。就是說，首先在經驗中發現了穴位，通過關聯痛及其他生理現象，將同類穴位連起來，發展到將它們作為脈來把握。但是，馬王堆漢墓出土醫書，證明情況完全是顛倒過來的。是首先發現了脈，後來沿著脈，或在偏離脈的部位，確認了穴位的所在。《史記·倉公傳》醫案也旁證了這一點。

根據兩部〈十一脈灸經〉，弄清了三個決定性的重要事實。第一，脈的發現、脈的病理學與診斷學的創立，是在灸法領域發生的。第二，脈比穴位先發現。第三，利用灸法在脈上實施治療。另外，根據〈五十二病方〉和〈脈法〉，弄清了第四個事實，也曾有在脈之外施灸的部位。這就是針法從灸法那裡應當繼承的財產的目錄。

在與目前為止討論中舉出的醫經、經方書性質稍有差異的、屬於房

中家的著作中，有《天下至道談》一書。其中有一處對灸法有所言及。這一處是有關「七損八益」的論述，主張在恢復衰老的體力時：

　　飲藥約（灼）灸以致其氣，服司（食？）以輔其外。

這裡值得注意的是：第一，灸與飲藥一同都被認為是補氣法；第二，這裡也是只有灸而無針法。就補氣法來說，也曾是針法應繼承的財產之一。

　　最後，還必須進行討論的出土文物，就是砭石與針。目前為止，被推定為砭石的材料，決不下兩、三件[21]。但是，就它們來說，不只是缺乏決定性的旁證。像我所究明的那種石、砭石與刀的區別，以前就沒有注意過。在砭石的器型裡，也許除了鑱針型的之外，還有鈹針型的。有必要在考慮這些因素的同時，重新再檢討一下出土的遺物，我期待著中國研究者的這方面研究。

　　被確定為是針法用針的唯一的漢代遺物，是從河北省滿城縣中山國靖王劉勝墓中與刻有醫工銘文的銅盆及其他的醫療器具一同出土的金銀針[22]。金針有四枚，如果比照《黃帝內經》中的記載的話，那麼，認為相當於毫針的有兩枚，相當於鍉針與鋒針的各一枚（圖 5 、圖 6 、表 1 ）。

---

[21]　參閱馬繼興、周世榮〈考古發掘中所見砭石的初步探討〉《文物》1978年11月）、王雪苔〈針灸史的新證據──近年出土的針灸文物〉（中醫研究院能《針灸研究進展》，人民衛生出版社，1981）。馬、周將砭石的用法分類為：一、用於熨法的砭石，二、用於按摩的砭石，三、用於切割癰腫刺瀉瘀血的砭石，四、用於叩擊體表的砭石。但是，能稱為「砭石」的只有第三種。另外，請參閱櫻井謙介〈新出土醫藥關係文物について〉（《新發現中國科學史資料的研究・論考篇》，京都大學人文科學研究所，1985）頁347–368。

[22]　中國社會科學院考古研究所、河北省文物管理處《滿城漢墓發掘報告》（文物出版社，1980年）上，頁116–119；下，彩版一四、圖版七五、七六。鐘依研〈西漢劉勝墓出土的醫療器具〉（《考古》1972年3月）。

銀針有五枚，全為斷片，但是，有一枚被推定為可能是九針中的圓針（圖7）。劉勝生活的時代與司馬遷有很大的重合，那時，針法一定已經進入了一個非常引人注目的發展期。金銀針是其光輝的象徵。順便說一下，當時一般使用的針法用針，恐怕與後世相同，是鋼製的。在《後漢書》卷八十一〈戴就傳〉中，拷問時用的大針是否就是九針之一的大針，很遺憾尚不清楚。

表 1　針的大小

圖的編號 ＼ cm	長度	柄的長度	寬度	針身的長度
1, 2（毫針？）	6.6	4.9	0.2	1.7
3（鍉針？）	6.9	4.6	0.2	2.3
4（鋒針）	6.55	2.65	0.2	3.9

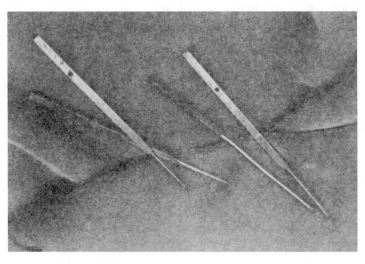

圖 5　中國社會科學院考古研究所、河北省文物管理處編，《滿城漢墓發掘報告》，下冊，彩版14，文物出版社，1980。

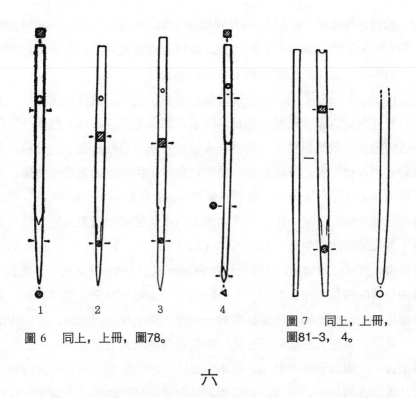

圖 6　同上，上冊，圖78。

圖 7　同上，上冊，圖81-3，4。

六

　　在《韓非子》中才出現，後又為《史記》所引用的扁鵲的故事，到了後漢初期嚴遵的《道德指歸論》卷五〈為無為篇〉中，已經發生了如下這樣的變化：

　　　　大難將生也，猶風邪之中人。未然之時，慎之不來。在皮毛，湯熨去之。入分理，微針取之。在臟腑，百藥除之。入骨髓，天地不能憂而造化不能治。

從是砭石別名的「針石」開始，到多半是意味著針的「針石」，然後再到

如字面意思那樣的「微針」，這種從戰國末期、經前漢中期、到後漢初期的這一詞語與意義的變化，確實地、無可置疑地反映了，在不到三個世紀的時間裡所發生的醫療技術上革新的過程及其成果。

但是，針法並不是完全將砭法的技術拿了進來。儘管早期針法學派打算製作九針以繼承砭法，但是，除去像簡單的瀉血這樣的技術外，用不著將砭法吸收進針法裡。外科技術最好考慮成仍然是獨立的分科。有跡象表明，後期黃帝學派在某一時期，放棄了切開癰疽這樣的技術，從外科領域收了手。比如《太素・疽癰逆順篇》(《靈樞・玉版》)說，如果癰疽化膿的話，十死一生，因此，聖人以不使癰疽形成為良法，待化膿後才進行診療的醫生是愚蠢的人。在說「以小治小，其功小。以大治大者多害。故其已成膿血，其唯砭石鈹鋒這所取也」時，其語氣毫不含混。針的技術的特長，在於其所主張的防化膿於未然這點上。這樣一來，針法就迅速將自己不斷地限定到那種——像流傳至今天這樣的、可以在那一方面期待有很大成效的——其基調帶有強烈的預防醫學色彩的針的技術上去了。因為砭法與針法，原本就是除用頭尖的器具刺以外再沒有共同點的異質的技術，所以，應當說它是自然的發展趨勢。事實上，在從前漢中期的滿城漢墓中發掘出來的金針中，雖然有瀉血用的鋒針，但是已經不包含鑱針與鈹針了。即使出土的遺物帶有偶然性，但是，如果除去有關九針的諸篇的話，那麼，《黃帝內經》就幾乎不講使用針的外科手術了。砭法與針法，由於其器具具有共同性的緣故，其連續性的一面被強調到了不適當的程度。

那麼，灸法的情況如何呢？ 的確，黃帝學派只給了灸法一個輔助性手段的評價。但是，在戰國時代普及到甚至產生了諺語的、其效果也得到確認的治療法，決不會就那樣簡單地消失。儘管那種技術被認為是輔助性的，但是黃帝學派也仍繼續利用著。不僅如此，世代磨礪其技藝的灸法派醫家們，也決不會輕易地就屈膝於針法派的腳下。屬於針法派的

黃帝學派，之所以保留了這樣多的收進《黃帝內經》中的論文，其中一個方面，一定是針法那種東西為了滿足其內在的、構建理論基礎、使技術體系化的這種要求；另一個方面，則是迫於作為技術上的革新者，要在理論的地平線上超越固有的技術。正因為是從灸法那裡原封不動地繼承了其技術的基礎，所以，針法派才留神要有意識地去蔑視灸法。

不管黃帝學派的主張是怎樣的，大概現實中灸法派的醫師們還是大量存在的，就普通的醫師來說，大概像淳于意那樣，是針、灸、藥物哪個都用的折衷派。活躍於前漢昭帝（西元前87—前74年）到元帝（西元前49—前33年）時代的焦贛，在其《焦氏易林》卷三中曰：

> 以針頭刺手，百病瘳癒。
> 抑按捫灸，復起死人。

這反映出在那個時代的焦贛的眼中，對針法與灸法的社會評價是完全相同。

1972年從甘肅省武威後漢墓中出土的《武威漢代醫簡》，從內容來看，大概是後漢初期的著作。從殘存木簡的第一九簡到第二五簡，其內容是針灸療法。在有關治療胃腸疾患的針法的記述之後，接著可看到題為「黃帝治病神魂忌」的有關灸法禁忌的內容：

> 武1　人生一歲，毋灸心，十日是死。人生二歲，毋灸腹，五日死。人生三歲，毋灸背，廿日是死。人生四歲，毋灸頭，三日死。（中略）至九十、百歲者，與九歲同。年已過百歲者，不可灸，氣脈一絕。灸刺者，隨針灸死。

與《黃帝內經》相反，這裡的「灸刺」、「針灸」主要指灸法。不僅如此，

這個禁忌還假託的是黃帝之名。就時代來說是大大不同了。收入後漢末、三國初出現的道教經典《太平經》卷五十的〈灸刺訣〉中，灸法與刺法完全被同等看待。

不用說，也存在以針法與脈診法為旗幟的、多半是繼承了黃帝學派正統的流派。《武威漢代醫簡》出現在西元一世紀，在它的後半葉，據《後漢書》卷八十二〈方術列傳〉記載，有一位「乞食人間，見有疾者，時下針石」的人物，他號為「涪翁」，著有《針經》、《診脈法》流傳後世。其醫學經由程高、和帝（西元88—105年）時的太醫丞郭玉所繼承。

又過了一百多年，在後漢末到魏這一時期，活躍著一位後來變成傳說中人物的名醫。他就是傳說利用麻醉藥麻沸散進行外科手術，剖腹摘出病巢、將腸子切斷後再縫合上的華佗。

在西晉陳壽（西元233—297年）的《三國志‧魏書》卷二十九〈方技傳〉中，載有他的十六例診療記錄。其中，有五例僅是診察後給予注意而已，有一例是用溫湯溫暖患部的療法，有八例是藥物療法，有一例是藥物療法與針法並用，有一例是針法，最後一例是進行開腹手術。根據這種情況，在傳開頭說完「精方藥」後，又說「若當灸，不過一兩處，每處不過七八壯」，「若當針，也不過一兩處」。儘管強調華佗是外科手術的名手，但是可以看出，他的本領與其說在外治還不如說在內治。劉宋裴松之（西元372—451年）在注中所引的《華佗別傳》中的故事，顯示出稍稍不同的傾向。就記述來說，有著力要描寫華佗行為的異樣與超人形象的趨勢，讓人意識到傳說正在開始形成。在記載的五個病例中，華佗一例用灸法，一例用藥物療法，一例用冷水浴和在溫暖的病床促其發汗的療法。對比傳與別傳的記載，結果發現華佗的真假姑且不論，他們是針與灸哪個都用。

保留貴重證言的，是剩下的兩例。一例並用瀉血與藥物療法，一例並用切開手術與藥物療法。前者云「佗使數人以鈹刀決脈」，後者云「以

刀斷之，刮出惡肉」。「鈹刀」這種說法，是〈吳都賦〉李善注「鈹，兩刃小刀」這句話中「鈹」與「小刀」的重疊。就說「鈹」吧，也決不是九針之一。鈹刀就是手術刀。它被用在數人來做的、毋寧說是手術的大瀉血療法中。「惡肉」大概指腫瘍。惡肉用刀來摘出。從這些故事中可以看出，手術專用的刀劍的存在，從而也可想見使用這些刀劍的技術與專門家的存在。從這裡可以得到證明，從砭法發展而來的外科技術，形成了一個與針法不同的、獨立的分科。

說到專門家的話，則有〈華佗傳〉後面記載的他的兩個弟子。一個是「依準佗治」、多使患者滿意的吳普。因為他作為《吳普本草》的著者而廣為人知，所以大概他對藥物療法很拿手，雖然傳中不見這方面記載。與繼承內治法的吳普不同，繼承外治法的，是以「針術」聞名的樊阿。饒有興味的是，從華佗這種萬能醫師手下培育出了不同領域的專家。醫學正在沿著專門化的道路切實地前進。

不用說，邁向專門化的傾向突然已經出現了。儘管傳說扁鵲適應各地的風土，將專業變成帶下醫（婦女病）、耳目痺醫（老年病）、小兒醫。在《周官》中，醫師手下又置有食醫、疾醫、瘍醫、獸醫四科專門醫。但是，特別是進入後漢時代發展出來的專門化，卻與此不同，是伴隨著受針法驚人的發展所刺激出來的、醫療的高度理論化與技術化的專門化。比如後漢末張仲景的《傷寒雜病論》（現存文本為《傷寒論》、《金匱要略方論》）所象徵的湯液學派的出現即是如此 ❷。他們作出了以脈診六經病為基礎，以湯液為主體的療法體系。就是將灸法中滋生的、又經由針法培育的經脈症候這種想法，從針灸療法中抽離出來，應用於藥物療法中，這種方向已經在前漢淳于意的診療中可以看出其萌芽了。

在針灸療法領域中形成的理論，到了後漢末成為覆蓋中國醫學所有領域的基礎理論。在這種背景下，出現了以高舉針法旗幟的黃帝學派為

---

❷　參照本書所收〈湯液的起源〉。

首的、扁鵲、白氏等前漢諸學派的解體。西晉的皇甫謐從社會要求來看灸法理應占有的地位，為謀求與針法的統一，撰著了《黃帝針灸甲乙經》。雖假託黃帝之名，但是，已不再有學派的意識在裡面了。同樣，西晉王叔和匯集了自《素問》、《針經》(《靈樞》的早期文本) 到扁鵲、張仲景、華佗著作中的〈要訣〉，著成《脈經》。其中還包括了《傷寒雜病論》現存最古的文本。從脈學這種立場出發，整合了針灸療法與藥物療法、外治法與內治法。

七

在戰國時代，灸法雖然已經存在，但是針法尚未發明出來，在這種工作假說下，我開始了分析。其結果不僅僅是，與針灸療法起源非常古老 —— 這種過去所有的研究者都認為是自明之理的通說相反，與此工作假說牴觸的資料一個也不能得到確認。蘊含在多樣資料中的錯綜複雜的事實，像穴位一樣開始有了脈絡。我想在此重新將其作為基本的假說加以命題化。不用說，我有這樣的準備 —— 當發現新資料，提出決定性的反證的時候，我會很高興地撤回關於這些事實的假說。

命題 1　灸法的發明至少可以追溯到戰國時初期，但是，針法的發明年代的上限頂多為戰國時代的末期。

在歷史研究裡提出假說的重要性，在於能激發歷史學家的想像力，描繪出具體的歷史畫卷。我在下面將目前已經檢討過並確認的事實命題化，作為補充基本假說的假說群，而且在提出必要的幾個輔助性的假說的同時，對針灸療法的形成與展開的過程簡單而具體地加以展望。通過命題化，各假說的獨立性與假說間的關係將可能明確起來。

　　在中國古醫學的治療法中，按《黃帝內經》的說法，有內治與外治兩種技術。前者以藥物療法為代表，後者的代表有先秦時代的砭法與灸法。首先來討論一下砭法的起源吧。

　　通過將膿排除體外來治療化膿性疾患的技術，一定是從很古的時代開始就已經存在了。但是，被稱作「砭石」的、具有獨特形狀的、專用的手術器具的出現，文獻所能確證的，是到了戰國時代才開始的。

　　命題2　　砭石是具有特定形狀的、兩刃的進行刺的器具，其用途限於排膿與瀉血。這裡所謂的特定形狀，指像後來九針之一的鑱針、或鈹針所見那樣的某種形狀。

　　系2-1　　砭法的原則是，所用砭石的大小與刺法的深淺，由化膿部位的大小、深淺決定。常常與砭石相混同的外治用器具裡，有刀與石。

　　系2-2　　患部的切開、切除、摘出用刀，罨法用石。

「刀」為片刃的手術用具。「石」必須是具有適合溫敷或冷敷患部的形狀的東西，恐怕是塊狀的、稍稍平整、具有光滑表面的石頭。順便說一下，戰國末期出現了鋼，大概伴隨著它的普及，砭石迅速為鋼製的手術刀所取代。到了前漢時代，幾乎不見其出現。

　　與就其起源來說比較容易思考的砭法相反，灸法的起源則甩給我們一個非常困難的問題。脈上施灸這種作法的出現即使相當晚，就灸的原初形態的起源來說，或許是非常古老的。具有啟發性的，是〈五十二病方〉中所見的灸的施法與艾的用法，從中可以看出與後世的作法不同的四個特點。第一，使用艾以外的植物。一例用草簾、蓆子的蒲施灸於疣部，另一例用艾包著麻屑在頭頂施灸。後者是僅僅用於提高灸的效果的這類單純的技法上的處理，前者則暗示著一種灸的起源。就是說存在不

用艾的灸，它與第二點的直接燒去患部療法有密切關係的可能性很大。在直接燒去療法的例子中，除疣外還有牡痔，它是用艾燒去的。它們用的都是燒灼皮膚的突起後再拔去的技法，構成了外科技術的一部分，稱其為「直接燒去型灸」。要是稱施灸於脈、足指和中顛等為「熱刺激型灸」的話，則與直接燒去型灸有原理上的差異。即使後者材料用的是艾，也與熱刺激型灸在原理上沒有關係，這是我的看法。

　　通過在身體的特定部位用艾給予熱刺激來進行治療的這種思路，是從哪兒生長出來的呢？關於灸法起源的這一個問題，我的思考尚不十分成熟，但是，作為指導今後研究的工作假說，斗膽先寫出自己的所思所想。對我來說富於啟發性的，是〈五十二病方〉中獨特灸法中的第三與第四點。第三為穿口施灸。其程序稍稍複雜而奇妙。在疝氣患者陰囊上用砭石開孔，抹上汁和膏什麼的，注進濃酒，然後在那個傷口上施灸。第四為燻蒸患部，艾與柳茸一塊燒來燻痔。

　　艾不用說是用艾草作成的。據《荊楚歲時記》記載：

　　　五月五日，（中略）採艾以為人，懸門戶上，以禳毒氣。

這個地方以前有身上佩帶艾人驅魔的習慣。《楚辭‧離騷》中所見下面這句話，說的就是這種情況：

　　　戶戶服艾盈要。

據陳章〈艾人賦〉（《文苑英華》卷一百四十九）講：

　　　盈腰雖賤於楚客，奮臂若威乎屬鬼。

就艾來說，過去曾有燻著使用的。《呂氏春秋‧仲春紀‧貴生篇》所講的下面這則故事，《莊子‧讓王篇》和《淮南子‧原道訓》也有引用。

> 越人三世殺其君，王子搜患之，逃乎丹穴。越國無君，求王子搜而不得，從之丹穴。王子搜不肯出，越人薰之，乘之以王輿。

據陳奇猷近著中的解釋❷：

> 薰之以艾，所以去不祥也。中原各國用崔葦，而楚、越用艾耳。

關於「崔葦」，《風俗通義》卷八〈祀典‧桃梗葦交畫虎〉引《呂氏春秋》曰：

> 湯始得伊尹，祓之廟，薰以崔葦。

即與王子搜的故事相同，是在就任特定地位前薰之以祓除不祥。在楚越地區，就是這樣信仰艾具有卻屬鬼、禳毒氣的力量。

在與艾同屬艾屬的香草中有蕭。《說文》曰：「艾，蒿也。」《詩經‧王風‧采葛》歌詠對採摘野草的少女的戀情：

> 彼采葛兮，一日不見，如三月兮。
> 彼采蕭兮，一日不見，如三秋兮。
> 彼采艾兮，一日不見，如三歲兮。

《毛傳》解釋說：「葛，所以為絺綌」；「蕭，所以共祭祀」；「艾，所以療

❷ 《呂氏春秋校釋》頁1、78，注18。

病」。「絺綌」是用葛織成的布，但是葛根也可以作食品。蕭在祭祀時用作招引天神的香臭。《詩經・大雅・生民之什・生民》曰「取蕭祭脂」，《毛傳》解釋說：「取蕭合黍稷，臭達墻屋。」《禮記・郊特牲》曰：

> 周人尚臭，（中略）蕭合黍稷，臭陽達于墻屋，故既奠然後焫蕭合羶薌。

「奠」指提供酒食祭祀。鄭玄注曰：「蕭，薌蒿也。染以脂，合黍稷燒之。」〈采葛〉中雖未言及季節，但過去有春、夏初採草藥的習慣。《初學記》卷四〈五月五日〉引〈夏小正〉曰：「此月蓄藥，以蠲除毒氣。」漢崔寔《四民月令》三月三日，「以是日及上除，采艾」。「上除」指上巳，每月上旬的巳日。但是，原來艾決不單純是藥草。艾屬中的姐妹蕭與艾，一方用作招引天神的香草，另一方用作禳除厲鬼的香草。雖然從中產生出兩種植物間作用上的分化，但是，它們原來的功能一定是一樣的。換句話說，大概招神直接就意味著禳鬼。

我們回到〈五十二病方〉中兩個艾的用法的討論上去吧。與艾一同用於薰蒸的柳耳，是枯柳木上生長的蘑菇，屬於五木耳，即五種木頭上生長的木耳中之一種，《神農本草經》記載云：「五木耳，名檽。益氣不飢，輕身強志。」總之，是用於神仙術。但是，陶弘景批評說「不可輕信」。斷言「軟濕者，人採之以作菹，皆復無用藥」（《政和本草》卷十三〈木部中品〉）。唐《新修本草》曰：「楮耳人常食。槐耳用療痔。榆柳桑耳，此為五耳。軟者堪並噉。」槐耳像是的確在當時用於痔的治療。《外臺祕要》卷二十六〈五痔方〉引〈文仲療腸痔方〉云：「以槐木耳搗為末，飲服方寸匕，日三次。」不過，這裡談的不是柳耳，而且是內服的。恐怕正如陶弘景所說的那樣，藥效怕是沒有得到承認。如果是這樣的話，那麼，《神農本草經》的記載反而開始有價值起來。大概古人曾信奉過茸裡有

給人以生命力的咒術性的力量。之所以要與禳除厲鬼的艾一道來燻，原因就是於此。

這種燻蒸法，應用於直腸旁有小孔，時常有小蟲爬出來的痔。對同樣症狀的痔後世仍用燻蒸，這種治療法見於《千金要方》卷二十三〈五痔〉。即治五痔方所云：「猬皮、熏黃、熟艾。右三味、穿地作孔，調和、取便熏之。以口中出熏黃煙氣為佳」。「猬」指刺猬，「熏黃」是雄黃的別名。《政和本草》卷四〈雄黃〉引《新修本草》曰：「惡者名熏黃。用熏瘡疥，故名之。別無熏黃」。雄黃是解毒、殺蟲劑，其效果明顯緣於「熏黃煙氣」。但是，在燻蒸法中所期待於艾的效果，恐怕是別的作用。

極其戲劇性地展示了那種作用的，是在疝氣患者的陰囊上施灸這種方法。如果要再敘述一遍的話，則是在陰囊上開傷口後，抹些汁和膏什麼的，注入酒，然後在傷口上施灸。這種治療行為的程序和所用材料，與《禮記‧郊特牲》中所見祭祀行為的程序與所用材料，有驚人的共通性或說類似性。後者在供奉犧牲的血與肉、置酒杯於席前之後，將浸過犧牲腸脂的蕭草與黍稷混合燃燒，使其臭氣瀰漫屋內。姑且早下結論。總起來說，我是這樣考慮的，這種治療法，就是驅逐疝氣病因的疫鬼的咒術療法。事實上，〈五十二病方〉中癲的治療法中的咒文像是就認為，被稱為狐叉或狐廆的疫鬼，就是它的病因。施灸的部位，就是腹腔中的內容物落進來的陰囊的下垂部。與其說那裡是患部，不如應該說是疾病開始暴露的進路或區域。或許曾被認為是疫鬼從那裡進入引起疾病的。

在通過燻艾禳除進入體內的疫鬼的咒術裡，有兩種作法。用艾煙直接燻患部的間接性作法，與在相當於疾病區域的身體的一部分上放上艾燃燒的直接性作法。在身體的特定區域施灸這種治療法，恐怕來源於後者。這是有關於灸法起源這第一個問題的我的思考。將其以命題的形式表現出來吧。

命題 3　在患者身體的特定區域施灸這種治療法，來源於以薰艾來攘除體內疫鬼的咒術。但是，這並不等於說這樣能解決灸法起源問題。

在目前談到疝氣的療法中，在由砭石開啟的傷口施灸後，又在太陰、太陽脈上施灸。這種情況不僅證明已經是成熟形態的灸法在這個時點上實際上被使用著，而且還說明這種灸法沒有排除咒術性的用法，而是與它共存並用著。不用說一定是為了追求效果的相乘作用。艾的咒術性用法與脈上施灸這種固有意義上的灸法之間的親近性與異質性，在這個療法中很好地體現了出來。從咒術性的用法發展到固有意義上的灸法，有了必不可少的發現——就是脈的存在。

關於灸法起源的第二個問題，就是作為與特定的症候群或疾病群密切相關的脈的存在是如何發現的。當然，究明各條脈經過怎樣的過程而被發現，終究是不可能的。與其相比更重要的問題是，脈這種想法是如何形成的？歸結為從經驗性知識的累積中就能自然而然推導出來的，這是決沒有的事。李約瑟與魯桂珍指出經絡與水路的古典性類比後，這樣說❷⑤：

> 從最初開始就在這方面用類似於水力工學用語的用語來思考，裡面出現度「川」、「支流」、「放水路」、「貯水池」、「湖」等。《靈樞》中清楚地明示了這種類比。

事實上，如果看了《黃帝內經》中的幾篇（《太素》卷五的四篇，及《靈樞》卷三〈經水〉、卷六〈海論〉、卷十〈邪客〉等）的話，那麼就會明白，至少在漢代，這種類比構成了一個極其重要的思考的前提。正如李

❷⑤　Lu & Needham, op. cit, pp. 22–23

約瑟與魯桂珍所說的那樣，穴位的名稱裡也有很多類比水路的用語。這說明對於穴位體系的展開來講，與水路的類比是思考的不可或缺的動因。但是，真的歷史從最初開始就是如此嗎？如果稍稍改變一下設問來說，則是：自然及人造的水路網的存在，通過類比，激發了對體內脈的存在構想嗎？

據《說文》云，脈的正字「衇」，為「血理分衺行體中者，從辰從血」。「理」指紋理，「衺」為「斜」字。「辰」據《說文》云，意味著斜交於幹流的河的支流。即「脈」無非是或分流或合流、巡行於體內的血的通路。至少這個字是通過與水路的類比作出來的。雖說如此，也不能太重視字形的意義。比如「覤」字，據《說文》云「從辰從見」，是「衺視」、斜著看的意思。「辰」只不過是表達著斜的意思。「衇」字原來也許只是指稱血管枝分的詞語。

「脈」這個詞語，從文獻方面來說，到了《春秋左傳》僖公十五年才出現的。

　　亂氣狡憤，陰血周作，張脈僨興，外強中乾

杜預注云：

　　「狡」，戾也。「僨」，動也。氣狡僨于外，則血脈必作周身，隨氣張動，外雖有強形，而內實乾竭。

這實際上是有關馬的敘述，「張脈」明顯指漲滿的血管。

成書時間些許稍遲，但涉及的時代幾乎相同的《國語·楚語上》，在就有關都市的支配方法的比喻中，使用了身體：

　　且夫制城邑若體性。有首領股肱，至手拇、毛脈。大能掉小，故
變而不動。

據韋昭注，「毛」指鬚髮。「毛脈」則被解釋為普通的毛的脈。恐怕是毛
生長中所見的通路的意思吧。

　　但是，出現對現在討論的主題來講非常重要的語詞的，是《國語·
周語上》裡下面一節中的文字。括號內為韋昭注。

　　　　太史順時覛（視，音脈）土，陽癉（厚）憤（積）盈（滿），土氣
　　　　震（動）發（起），農祥（房星）正晨，日月底於天廟（營室），
　　　　土乃脈（理）發。先（先立春日）時九日，太史告稷曰：自今至
　　　　於初吉（二月朔），陽氣俱蒸（升），土膏（潤）其動。弗震（動）
　　　　弗渝（變），脈其滿眚（災），穀乃不殖。

據韋昭注，孟春月即陰曆正月，日月皆在北方七宿的營室（天馬座α座
星），立春日的拂曉，東方七宿的房（蠍子座π星）南中。因為它標誌著
農事的時節到來了，所以，房星也叫「農祥」。先於那一天，天文臺長向
農務長官稷報告說：從事農耕的時候到了，失時則穀物不育。這裡立即
引起我們注意的，是表現初春土的狀態的詞語。陽氣厚積地中則土氣始
動這一事態，得到用人體比喻的反覆申述。

　　關於「土乃脈發」，韋昭曰：「『脈』，理也。」並引用《禮記·月令·
孟春之月》中鄭玄的注：「農書曰，春土長冒橛，陳根可拔。耕者急發。」
農書中的這句話，據《禮記》疏的解釋，就是立木樁測候土的狀態，土
活動旺盛，浸蝕了木樁的話，就拔去去年的老根，耕作者要「急開發其
地」。正如韋昭在「脈其滿眚」下所注的「脈滿氣結，更為災疫」那樣，
土中存在氣流通的脈，其流路要開通，因此如果不動土使其流動的話，

則氣鬱結而作物不育。這裡出現的是人體血脈的形象。順便說一下，「土膏」意指土地的肥沃，「膏」是脂肪的意思，不用說，它原來是描述人類或獸類身體形象的語詞。《國語》中這一節文字說明，通過具體聯想循行體內的血脈的形象，形成了大地中有流體的通路這一認識。

比馬王堆漢墓出土的醫書確實還要早的文獻中所見「脈」的用例，就是以上這些了。最早的一例指動物的血管。接下來，是比喻中使用的人體的血管和體表生長的毛髮的通路。總之，就是「脈」原來意指血管，也曾轉用於身體上所見的其他通路。脈這種概念，多半可以考慮為，雖然在西元前四世紀初期才被形之於文字，但是，從那時開始就已經具有兩種意思了。血液通路意義上的脈的概念的形成，也不可能再往前追溯到多麼遠古。因為相當於血脈的概念，在戰國以前的文獻中難以見到。在我設想是西元前三世紀中葉著作的馬王堆出土醫書中，「脈」一詞用於與這兩個意思完全對應的、用後來的概念說為血脈與經脈的這兩種意義上。這種用語，恐怕是沿用當時日常言語中的說法。

作為人體的一部分，而且是作為與醫學相關的概念，最早提及「血脈」的文章，為《周禮・天官・瘍醫》中的一段：

> 凡療瘍，攻之以五毒，養之以五氣，療之以五藥，節之以五味。
> 凡藥，酸以養骨，辛以養筋，鹹以養脈，苦以養氣，甘以養肉，
> 滑以養竅。凡有瘍者，受其藥。

鄭玄注曰：「『鹹』，水味。水流行地中似脈。」但是，毫無疑問，這種明確地立足於五行說的記述，頂多是戰國末期，甚或是晚至漢初的文章。

在稍稍晚於馬王堆漢墓出土醫書的文獻裡，有《呂氏春秋》。在這本書中才有「血脈」一詞的登場。卷二〈仲春紀・情欲篇〉提到由於不節制欲望而「壅塞血脈」，卷二十〈恃君覽・達鬱篇〉提到「欲通其血脈」。

卷二十一〈開春篇〉有這樣一句話:「飲食居處適則九竅百節千脈皆通利矣。」高誘雖注曰:「通利,不壅閉,無疾病矣。」但是,這種千脈指稱的多半也是血脈。

　　到了《管子·水地篇》,終於出現了將地上的水路與身體的血脈有意識地類比的話語❷⑥:

　　　　水,地之血氣,如筋脈通流者。

《太平御覽》卷五十八〈地部二十二〉引作:「水,地之血氣筋脈流者」,沒有「如」字。儘管有直喻與隱喻的不同,但是,都是將江河的水流聯想成了在體內筋脈中流注的血氣。而決不是相反。關於這一篇的時代,郭沫若認為是西楚霸王項羽定都彭城那個時期的作品,羅根澤則認為它是漢初醫家的著作❷⑦。不管怎樣,將它考慮成前漢初期的文章不會有大的過失。在《黃帝內經》中,這種類比關係發生了逆轉。正如已經指出的那樣,甚至到了脈的構造與作用要用類比河流來捕捉。

　　另一個需要想起的是日常用語中的「地脈」。此語在《史記·蒙恬列傳》中才出現:

　　　　起臨洮屬之遼東,城塹萬餘里,此其中不能絕地脈哉?此乃恬之罪也。

蒙恬作為秦將,是成就了「築長城,因地形,用險制塞。起臨洮,至遼東,延袤萬餘里」這一大事業的人物。至於「水脈」一語,晚到魏晉才出現。將江河聯想為脈是如此困難,從而,經由水路的類比才捕捉到脈

---

❷⑥　郭沫若、聞一多、許維遹撰《管子集校》下(科學出版社,1956)頁679。

❷⑦　前列羅根澤書,頁471–473。

的概念，這種可能性幾乎不存在。

以上檢討的結果作成如下命題：

命題 4　「脈」這一語詞的形成，原本是用來表現血管概念的，意味著血流注的通路，但是，後來也轉用於指稱身體其他的通路的概念。

「脈」本義指血脈即血管。「經脈受血而營之」(《靈樞》卷三〈經水〉)。「經脈者，所以行血氣而營陰陽，濡筋骨，利關節者也。」(《靈樞》卷七〈本藏〉) 所謂「營」，指輸送營養到各個角落。毫無疑問，「脈」從一開始就是作為脈、即血液流注的通路來把握的。絕不是像目前為每每所思考的那樣，是在發現了很多的穴位後，將穴位與穴位連接起來，作為點與點的連線，才形成了脈的概念。即使承認出土醫書中有穴位這種想法的萌芽，那麼，也在明確地將它們認定為穴位前，脈的概念就已經出現了。這裡將「經脈」用於其上有穴位排列著的線這種有限的意義上。

命題 5　經脈開始時是作為脈被發現。
系5-1　不是作為穴位與穴位的連線形成了經脈的概念。

經脈概念恐怕是伴隨著針刺技法從初期毋寧說是一般性的出血的方法漸漸向無出血的方法過渡，換句話說，是伴隨著刺穴與刺絡區別開而形成的。但是，嚴密點說，血脈與經脈究竟被區別到什麼地步，仍是可疑的。不論是作為概念，或是作為實際的經路，兩者都是或者一致，或者分離，或者交錯。

系5-2　血脈與經脈，都被稱為「脈」。

系5-3　所謂「脈」，是侵入體內的疫鬼的通路，從而也是疾病暴露的發病路線，或說疾病歸屬的區域。

系5-4　一旦疫鬼侵入脈，則那條脈「動」，即被考慮出現了與平常的脈不同的搏動。

由此，形成了通過血脈搏動的狀態來診斷歸屬於脈的病這種獨特的脈診法。

系5-5　仍未形成脈整個連成一體，血氣在其中循環這種思想。❷。

發現經脈存在的人，很可能是進行艾咒術療法的醫師們。因為侵入體內的疫鬼引起疾病的發病路線或區域這種想法，與脈的概念在邏輯上十分一致。至少下面這條命題的成立是毫無疑問的。

命題6　脈是經由從事在皮膚上燒艾這種治療法的人發現的。脈的發現是決定性的一步。

命題7　提出在脈上用艾施灸這種方法時，固有意義上的灸法就成立了。

系7-1　脈的種類、名稱、數目、經路、歸屬於脈的疾病的種類與症候，脈的診斷法等知識，伴隨著灸法的發達而增長、得到整理，到戰國末期則發展到了組織簡單的體系。

系7-2　最初發現的是起於足的三陰脈，接著是三陽脈這六足脈，這些脈的經路、所屬的疾病及其症狀、與脈動的關係等弄得相當清楚後，又將這種知識加以應用與推廣，究明了起

---

❷　關於循環的思想，請參閱Lu & Needham, op. cit, pp. 24-39。

於手的二陰脈，接著是起於肩、耳、齒的這條脈，最後這
三條脈修正成了手三陽脈，十一脈的體系形成了。

系7-3　三陰三陽（太陰、少陰、厥陰、太陽、少陽、陽明）的概
念，是作為體系性地把握經脈的範而生長出來的。

系7-4　診斷法的基礎在於以足陰脈為死脈，以足陽脈為生脈的
這一想法中。

灸法已經不是單純的經驗性的醫學了，而是開始向理論化與體系化的道
路邁進。

沿此方向向前推進，給醫療世界帶來大的變革的，是針法的出現。
不管針法的發明是什麼時候，它作為新的治療法，出現在人們面前，為
人們所接受，最早不過戰國末期到秦代。治療技術的這一革新成為了一
個契機，引發了醫學急速地發展。

命題8　在從戰國到秦代的某一時期裡，針法出現了。用針來刺這
種想法，一定是從砭法那兒學來的。比如〈五十二病方〉
就有用砭石在皮膚上開孔這種手法。

命題9　針法是在灸法所達到的理論及其技術的基礎上，導入砭法
的技術，通過將用艾的熱刺激置換成用針的物理性刺激而
形成的。

在高舉針法這種新技術旗幟登場的革新者們的頭腦中，針法是同時包容、
繼承、發展了灸法與砭法二者的治療方法。

系9-1　針法全面繼承了灸法在理論上與技術上的知識積累，為
了適應針的技術又作了改變，發展了灸法。

雖說如此，並不等於說灸法被吸收進了針法。

> 系9-2 灸法雖然受到針法的影響，但是，它作為獨立的治療技術
> 一直延續著，確保了在醫療世界裡與針法同等的地位。

相似的情況在針法與砭法的關係中也出現了。在初期針法使用的針當中，也出現有模仿砭石形狀、號稱具有其機能的針。

> 系9-3 針法雖然打算要全面繼承砭法，但是，外科技術作為與它
> 獨立的分科繼續發展著，針法只是僅僅吸收了砭石用法
> 的原則與簡單的瀉血技術。

針法派在外科技術上死心，恐怕是從兩者異質性中發展出來的必然的結果吧。

　　針法派在理論上與技術上不得不解決的課題大言之有兩個。第一，號稱用一根針能治所有疾病的針法派醫師們，必須發明出對所有疾病都有效的技術和奠定這種技術的基礎的理論。在這個課題上著先鞭者，實際上是灸法。比如馬王堆出土的兩部〈十一脈灸經〉記載了七十餘種疾病，指示了可以施灸的脈。針法會直接繼承灸法的這一課題。第二，針比起灸來是危險度更高的技術。《黃帝內經》就反覆強調針法是如何危險的技術。「上工平氣，中工亂經，下工絕氣危生。」（《太素》卷二十二〈刺法〉、《靈樞》卷二〈根結〉）。這是從金屬針刺入體內這種技術中產生出來的危險性。在這種場合，作為刺之前的問題，也有一些可以解決的事情[29]。第一是針的粗細（參照表1）。針顯示了越到後世變得越細的傾向。第二是針的材料的毒性。北宋初的《日華子諸家本草》說用無毒的馬銜

[29]　關於針的問題，請參閱Lu & Needham, op. cit, pp. 66–77。

製作針。李約瑟和魯桂珍解釋說，馬鐙是碳素含有率低、柔韌的鋼。第三是細菌造成的感染。明代中期的《針灸聚英》記載有用藥消毒和煮沸、用石鹼精洗滌和煮沸的煮針與用燈火燒的火針。相當於火針的針在《黃帝內經》中被稱為「燔針」(《太素》卷二十二〈九刺〉、《靈樞》卷二〈官針〉，《太素》卷十三〈經筋〉、《靈樞》卷四〈經筋〉)。燔針雖然用於追求物理性刺激與熱性刺激相乘效果的刺法（焠刺）中，但是，結果卻意想不到消了毒。但是，《黃帝內經》中決沒有出現已經注意到一般性消毒是必要的這種念頭。不管怎樣，在去解決這些問題的時候，理應要有長時期經驗的積累。像《針灸聚英》這樣的著作，就達到了那種水平。

接下來必須要解決的，是刺扎的部位問題。用直徑近二毫米的金屬針刺入身體，如果刺的部位不好，很有可能會奪去生命。這就是以致後世要指定決不可刺扎的部位，法醫學書中要舉出施灸部位錯了所造成的醫療過失罪案例的原因。確定全身上下安全的刺扎部位，是針法派面臨的第二個課題。

第一、第二兩個課題，落實到具體的治療法來說，其實僅僅是一個問題，即刺扎什麼地方是安全而有效的。在我的想法中，作為這個問題的解決而發現和確定了的東西才不外是穴位。與穴位相當的治療點的構想，即使是在灸法中產生的，那也是停留在極其萌芽的階段上。

命題 10　穴位的的概念與體系是通過針法創造出來的。

尋找穴位的目光，不用說首先是投向通過灸法弄清楚的脈的——主要的穴位是在經脈上發現的。偏離經脈的部位雖然也有少量的穴位，但是，它們後來也利用絡脈和奇經八脈等概念加以整理，統合進經絡體系中。不用說，在針法的影響下，灸法也在治療點上採用了穴位。

以血脈、經脈、穴位為根本的診斷與治療體系，不是通過單純經驗

水平上的探究就形成發展的這種性質的東西，而是在高度理論性思考的指導下才能形成的東西。同時，被那樣的理論證實後，針法才能面對過去的經驗性醫學，主張自己的決定性的優越地位。開發針法這門新技術，確信其技術有效性的醫師們，終於結成學派，發展其理論與技術，推廣其主張，教育其弟子，不斷展開其醫療活動。活動最為頻繁、取得優秀的成果、獲得了不可倫比的權威的，是開始在傳說中的聖王黃帝的名下，不久又在身為黃帝之師的醫師們的名下，宣傳其學說的團體。據《漢書・藝文志》中的線索，同樣的團體至少還有兩個，即扁鵲學派與白氏學派。

命題 11　開發並信奉針法的醫師們結成學派開展活動。

　　系 11-1　最活躍、最具權威的針法學派是黃帝學派，此外，尚有
　　　　　　扁鵲學派與白氏學派等。

　　系 11-2　這些學派在前漢時代的著述活動的成果，到了前漢末
　　　　　　年，分別結集成冠以「黃帝」、「扁鵲」、「白氏」名字的
　　　　　　《內經》及《外經》。

　　關於學派的起源，仍然存在著問題。最初結成的是哪個學派？白氏學派在《漢書・藝文志》之外不見存在的蹤跡。關於扁鵲學派，富於啟發性的，是《脈經》卷五。那裡與〈張仲景論脈〉並列，收有冠以扁鵲名字的四篇診斷法的論文：〈扁鵲陰陽脈法〉、〈扁鵲脈法〉、〈扁鵲華佗聲色要訣〉、〈扁鵲診諸反逆死脈要訣〉。這些扁鵲著作，不用說加進了漢代醫家的手筆，但是，其祖型則有可能追溯到戰國末期，即針法發明以前。比如最後這篇論文中所見的「死脈」，雖然沒有特別的定義，但是，一定與馬王堆漢墓出土的〈陰陽脈死候〉中的「死脈」相同，指的是足三陰脈。「死脈」一語的用法，在《黃帝內經》中已經消失了。不僅如此，在扁鵲「脈如屋漏、雀啄者，死」這類表達中，有著與〈足臂十一脈灸經〉

足厥陰脈的「揗脈如三人參舂者，不過三日死」這樣的有關搏動的比喻相通的古樸味。

據《史記・倉公傳》的證言，前漢初確實存在黃帝、扁鵲《脈書》。冠以扁鵲與黃帝名字的《脈書》，或許是形成扁鵲、黃帝兩學派學說的基礎，構成學派出發點的著作。馬王堆出土醫書的各篇沒有書名。書名的出現也不是與學派的形成無緣的吧。

> 系11-3　黃帝學派的活動，在從新代到後漢前半期這段時間內，
> 　　　　達到了頂點。 ❸⓿
> 系11-4　後漢的某一時期以後，黃帝學派對扁鵲、白氏兩學派進
> 　　　　行了吸收與整合，實現了三學派的融合。

不用說，歷史因此在獲得中國醫學古典、現存《黃帝內經》的同時，也付出了喪失扁鵲、白氏兩學派著作的代價。

針法對於中國醫學的最大貢獻，如果將脈的發現除外的話，那麼，則是在理論層面上。一方面，它解決了針法這種東西內部存在的難題，另一方面，為了在灸法派、藥物療法派等其他流派面前強調自己的優越地位，對抗其他的針法學派，他們所建構起來的理論，不久就作為基礎理論，應用到醫學的所有領域。

> 命題12　中國醫學的基礎理論是在針灸療法，特別是在針法這一領
> 　　　　域中生長出來的，它與這種技術一同發展，為其他領域提
> 　　　　供了理論基礎。

其最明顯的例子，可以從後漢末張仲景的工作中看到。正如已經敘述的

❸⓿　參閱山田〈計量解剖學と人體計測の思想〉。

那樣，他根據三陰三陽六經病說，使藥物療法體系化，給予後世臨床醫學和基礎醫學決定性的影響。

（譯自《新發現中國科學史資料の研究・論考篇》，京都大學人文科學研究所，1985。）

附：〈陰陽脈死候〉

〈足臂十一脈灸經〉的記述，不論就哪一條脈來說，都採用相同的體例。就是在記述完脈的名稱、脈的經路及脈的疾病的名稱後，如果舉開頭的足泰陽脈為例的話，則指出「諸病此物，皆灸泰陽脈」來結句。唯有足厥陰脈是個例外。因為它在相同形式的記述之後，後續了比足厥陰脈條文還長的一段話。我們將它記載在病名以下的部分劃分成段落全文引用吧。（假借字、異體字、誤字等一律改為通用字，□表示缺字，〔 〕內是從文脈或其他方面推測增補的文字。以下同。）

1　其病，病胜瘦，多溺，嗜飲，足跗腫，疾痹。

2　諸病此物者，〔灸〕厥陰脈。

3　皆有此五病，又煩心，死。

4　三陰之病亂，不過十日死。

5　揗脈如三人參春，不過三死。脈絕如食頃，不過三日死。

6　煩心，又腹脹，死。不得臥，又煩心，死。溏〔泄〕恆出，死。

7　三陰病雜以陽病，可治。

8　陽病背如流湯，死。

9　陽病折骨絕筋而無陰病，不死。

如果將第 3 條以下看成是附加文字的話，那麼，這些屬於例外的附加文字，就〈足臂〉與〈陰陽〉這兩部〈十一脈灸經〉及其與〈陰陽脈死候〉的相互關係來說，提供了重要的啟示。不僅如此，而且就〈陰陽脈死候〉的某些方面來說，也提供了可說是決定性的線索。

附加文字儘管是很短的一段話，但是，各段落記述的內容在性質上卻稍稍有些差異，所以決不處在同一個文脈中。我們先來一邊檢討各條的內容，一邊弄清它們相互間的關聯方式或說斷句方式及其附加文字全體的構成。

第 3 條中所說的這五病，不用說指的是第 1 條裡列舉的疾病。這些疾病，不論哪一個，只要再併發煩心的症狀，則死。第 3 條是僅僅關係到足厥陰脈的記述，與並非是有關單獨一條脈的記述的第 4 條，在這裡文脈很清楚是斷開的。

中國的研究者認為，被冠以「足臂」之名的〈灸經〉，正如其書名所示那樣，其記述的順序是先足泰陽、少陽、陽明這三陽脈，接著是足少陰、泰陰、厥陰這三陰脈，然後輪到臂脈，依次為泰陰、少陰這二陰脈和泰陽、少陽、陽明這三陽脈。附加文字被安排在足厥陰脈之後。因此，第 4 條中所見的「三陰」，一定指的不是足三陰脈。第 5 條以下可以考慮成是有關所有足脈的記述。

與從疾病的狀態上看出死候的第 4 條相反，第 5 條提出撞擊狀的脈象。它沒有說明此脈屬於陰陽中的哪一方。但是，這種與第 4 條的「不過十日死」對應的「不過三日死」的表達，卻暗示它仍然是有關三陰脈的記述。順便說一下，「揗」即「循」字，是撫摸的意思。撫脈一看，卻發現如三人睡睡地舂臼。「食頃」指喫頓飯的時間。雖然一般用於指很短的時間，但是，在這裡因為是脈中斷的時間，所以，反而可以說是時間

太長的標誌。

　　第 6 條與第 4 、第 5 條不同，莫如說接近第 3 條的記述。與其說它是有關三陰脈或其疾病的記述，還不如說更讓人感到它是有關特定的脈的記述。事實上，「腹脹」就是只見於足泰陰脈的病名。關於這一點，過會兒將返回來再作一次討論。

　　第 6 條以前都記述陰病，與此不同，陽病到第 7 條才登場。陰病也是在併發陽病的情況下可治。反過來說，據第 9 條講，陽病折骨絕筋，只要不伴有陰病，就不會死。當時一定認為與陰病是極重的、常常致死的這種病不同，陽病是即使再嚴重，也不會死的、顯示出生的徵候的病。

　　不過，陽病中也有一個例外。那就是背中像流湯一樣出熱汗的時候。第 8 條看起來像是關於陽病的一般性記述。或許如此吧。但是，有關汗的記載只有足陽明脈的「熱汗出」。這裡想將第 8 條中所說的「陽病」就解釋成它。不過，在〈陰陽十一脈灸經〉中，足陽明脈沒有有關汗的記載，倒是少陽脈中見到有「汗出」。但是，兩部灸經在病名的記載上有相當大的距離，不應該將兩者等同視之。如果要再補充點什麼的話，那就是足陽明脈疾病中包含有躁鬱病。後來出現了〈陽明脈解〉篇這部解說其症狀的獨立的文獻。即使在足的陽脈中，陽明脈也是一條特異的脈。

　　附加文字是由性質不同的兩種文獻構成的。第一，第 3 、 6 、 8 條的內容是有關特定的脈或可能是如此的記述。第二，第 4 、 5 、 7 、 9 條的內容，是有關陰陽脈的一般性記述。這兩方面文字交互配置在一起。如果再細分一點的話，從第 3 條開始到第 6 條，是有關陰病或陰脈的，它讓第 4 、第 5 這兩條一般性記述夾在第 3 、第 6 條這種有關特定脈的記述的中間。第 7 條暗示它是從陰病到陽病的過渡，陽病是帶來生機的病。在將第 8 條中的陽病的唯一的例外除外後，第 9 條給出了有關陽脈的一般性記述，使其與陰脈發生關係，然後給附加文字劃上了句號。

　　這種構成直接暗示了如下情況。即正如與足厥陰脈有關的第 3 條被

緊接著寫在這條脈的後面一樣，原先第 6 和第 8 兩條難道不是附記在各自相關的脈的後面嗎？難道不是在足脈的最後添寫一般性記述的時候，才在那裡被整合在一起了嗎？間接地證明了這一推測的，是〈陰陽十一脈灸經〉。

在〈陰陽十一脈灸經〉中，脈是按照足三陽脈、肩、耳、齒脈、足三陰脈、臂二陰脈的順序排列的。就各脈的記述來說，採用這樣的形式，在脈的名稱、脈的經路後列舉出「是動則病」的症狀，然後列舉「其所產病」，比如開頭的足巨陽脈，就舉出「頭痛，耳聾，（中略）腨痛，足小指痺」，最後，用統計以上疾病的「為十二病」結束。包含超出這一共同形式之外的部分的脈，是足三陰脈。我們依據出土的甲乙兩文本中的甲本來引用太陰、厥陰兩脈中的那部分內容吧。兩個文本沒有太大的差異。

太陰脈

I　其所〔產病〕，□□，心煩，死。

II　心痛與腹脹，死。不能食，不能臥，強欠，三者同則死。溏泄，死。

III　〔水與〕閉同則死。

厥陰脈

IV　〔其〕听產病，熱中，〔癃、癲、偏疝〕，□□有而心煩，死，勿治也。

V　有陽脈與之〔俱〕病，可治也。

從第 I 到第 V 的引用文❶與〈足臂十一脈灸經〉中足厥陰脈的附加

❶　其後，在湖北省江陵張家山漢墓出土的竹簡《脈書》所收入的〈陰陽十一脈灸經〉中，「太陰脈」作「泰陰之脈」，「□□心煩」作「獨心煩」，「腹脹」作「腹

文字比較來看的話，就能發現它們之間有若干極其相似的表達。很明顯，我剛才指出的附加文字中的、暗示其並非有關特定脈或說足泰陰脈的記述的第6條，在這裡卻有著與足太陰脈的第Ⅰ與第Ⅱ相對應的表達。兩者的關係大概是下述情況中的一方吧。第Ⅰ與第Ⅱ的記載整理、統合後形成了第6，或是第6的記載變得更嚴密和詳細後，分化成了第Ⅰ與第Ⅱ。根據在後面論述到的理由，我認為屬於前一種情況。無論如何，第6都是有關特定脈的記述，我的這種推測在這裡得到印證。

有關足厥陰脈的第3條，與Ⅳ相似。疾病的名稱顯然不同，但在有五病又心煩則死這一點上，則沒有什麼變化。就病名的不同來說，也可以看作是對同種疾病從不同的觀點賦予的名稱。

接下來的引文Ⅴ，可以看成是與附加文字中——不是有關特定脈而是有關陰脈的——一般性記述的第7條相似的一段話。即使是厥陰脈的疾病，但是，只要併發有陽脈的病則可治，這一〈陰陽十一脈灸經〉中的記載，在〈足臂十一脈灸經〉中被一般化為有關三陰脈疾病的記述。我考慮附加文字中的第6條是第Ⅰ與第Ⅱ的整理與統合的根據之一，就在於此。與這些記述被埋沒在〈陰陽十一脈灸經〉所列舉的病名中不同，在〈足臂十一脈灸經〉中被分離出來，形成獨立的段落。如果結合這一點考慮的話，那麼，至少在目前討論的主題中，可以看出後者比前者在將記述的內容推向一般化上走得更遠。

不論是〈足臂十一脈灸經〉中的附加文字，還是與其對應的〈陰陽十一脈灸經〉的段落，全都是與足脈相關的東西。不論在兩部〈灸經〉中的哪一部中，足脈的記述都要比臂脈的記述詳細得多，而且段落也長。在〈陰陽十一脈灸經〉中，相當於臂三陽脈的脈，被稱為肩脈、耳脈、

張」，「不能臥」作「者臥」，「強欠」作「強吹」，「溏□」作「唐泄」。另外，「厥陰脈」作「蹶陰之脈」，「癃」作「痒」，「癩」作「類」，「偏疝」作「扁山」，其下有「為五病」三字，「□□」作「五病」，「勿治也」作「勿治毆」。

齒脈。即令就歸屬疾病的數目來說，據〈陰陽十一脈灸經〉的記載，也是與足巨陽脈的十二病、少陽脈的十二病、陽明脈的十病、太陰脈的十病、厥陰脈的五病、少陰脈的十病這種情況不同，屬於臂脈的肩脈四病、耳脈三病、齒脈五病、巨陰脈五病、少陰脈一病，是極其少的。不僅如此，後來有關足的脈病的全體的解說，還被撰寫成了與剛才提到的〈陽明脈解篇〉有別的另外一篇文獻。它就是《素問》卷十三中的〈脈解篇〉，或說《太素》卷八中的〈經脈病解篇〉。

這些事實暗示或說明了如下情況。第一，從記述的詳細程度來看，最初產生的是起於足而走向上體的脈，即足脈的想法，在其經路及所屬疾病弄清楚，六條足脈的概念在某種程度上確立後，作為其概念的類推，才探究了起於手而進入上體的臂二陰脈與〈陰陽十一脈灸經〉中所說的肩、耳、齒三脈，它們最終正如〈足臂十一脈灸經〉所顯示的那樣，被統合進了五條臂脈中。順便說一下，在肩、耳、齒三脈中，雖然耳與齒兩脈被記載為是起於手的，但是，肩脈卻是始於肩部而終於手的。這恐怕暗示著這三條脈，開始的時候是分別作為起於肩、耳、齒的脈來認識的，並用那樣的名稱來稱呼。但是，後來發展到了被重新把握為起於手而終於肩、耳、齒的脈，與二陰脈整合，形成了與六足脈對應的五臂脈。

第二，直接與第一中的事實相關。比起臂脈來還是足脈更經常受到重視。一定是在臂脈又加上一條脈而形成十二經脈體系之後才撰寫成的專論──〈陽明脈解篇〉與〈脈解篇〉（〈經脈病解〉）──的存在，最有力地說明了這一點。第三，正如剛才所論述的那樣，當時人們認為與足陰脈病是帶來死亡的病不同，陽脈病是帶來生機的病。

弄清是否是能夠保住性命的疾病，換句話說，弄清是否是應該治療的疾病，如果借用《黃帝內經》的話說，則是「決死生」。這在治療是一種常常面臨生命危險的行為，治成功了則有莫大的回報，治失敗了則常常醫家性命難保的古代，是診斷法的要諦。死生脈這種對足的陰陽脈的

認識與相對性評價，會直接承認「決死生」方法的具體化。

　　〈足臂十一脈灸經〉的附加文字中，看不出與〈陰陽十一脈灸經〉
對應的條文為：

　　4　三陰之病亂，不過十日死。

　　5　掮脈如三人參舂，不過三日死。脈絕如食頃，不過三日死。

　　8　陽病背如流湯，死。

　　9　陽病折骨絕筋而無陰病，不死。

　　就第 5 條與第 8 條來說，還沒有能證明我的推測的線索。但是，就
第 4 條與第 8 條來說，則可以在另一篇文獻中找到對應的條文。即與兩
部〈灸經〉寫在同一張帛上的、所謂的〈陰陽脈死候〉。此篇文獻的缺字
幾乎依據其後出土的張家山漢墓《脈書》全部填補。

　　〈陰陽脈死候〉大體分為前半部分與後半部分。前半部分從與診斷
法的關係出發，對三陽脈與三陰脈進行了定義。❷

　　A　凡三陽，天氣也。其病唯折骨裂膚，一死。

　　B　凡三陰，地氣也，死脈也。〔陰〕病而亂，則〔不〕過十日死。

後半部分記述產生於三陰脈素亂的、身體五個構成部分的機能不全，即
五死的症狀。❸

───────────────

❷　在收入進《脈書》的〈陰陽脈死候〉中，「也」作「殹」，「□病而亂」作「陰
　　病而亂」。

❸　在《脈書》中，無「三陰……五死」這十三字，作「凡視死徵」，「□□□□」
　　作「齗齊齒長」，「目圜視衰」作「目圜視雕」，「氣」作「血」，「傅」作「槫」，
　　「血」作「氣」，「舌陷卵卷」作「舌捆囊拳」，「五者偏有，則不活矣」作「凡

C　三陰腐臟爛腸而主殺。□□五死。

唇反人盈，則肉〔先死〕。

〔齦齊齒長，則〕骨先死。

面黑，目睘視衺，則氣先死。

汗出如絲，傳而不流，則血先死。

舌陷卵卷，〔則筋〕先死。

D　五者偏有，則不活矣。

　　首先我們從後半部分來簡單地考察一下吧。根據 C 可知，三陰脈的
紊亂，腐爛臟腸，左右人的死亡，導致五部分機能的不全。唇反、鼻溝
鼓脹的時候，引起肉的機能不全。下面雖有缺文，但據《靈樞》卷三〈經
脈篇〉，可補為「髮無澤者」，即頭髮沒有光澤的時候，引起骨的機能不
全。顏色發黑，眼睛瞪圓而斜視的時候，引起氣的機能不全。黏汗如抽
絲般出來的時候，引起血的機能不全。舌頭捲回去，陰囊縮進來的時候，
引起筋的機能不全。根據 D 可知，這五個機能不全一同出現的時候，可
說是陷入全身機能不全，已經沒法活了。這裡所說的「死」，完全是部分
性的、機能性的壞死，而不是生命的終結。與前半部分裡所說的「死」，
明顯是一個不同的概念。

　　如果回過頭來看看前半部分的條文的話，那麼，不用多說，A、B
兩條分別與第 9 和第 4 的條文對應。就 A 條來說，替換掉第 9 的「絕筋」
而換成了「裂膚」，無「無陰病」，有「唯……一死」。在第 9 條中，就那
種場合來說是「不死」。但是，在 A 條文中，則唯有那種場合會「一死」。
就「不死」與「一死」來說，看起來好像意思發生了逆轉，果真如此嗎？
中國古人在某人人事不省的時候，也將其稱為「死」。據《史記·扁鵲傳》
講，扁鵲路過虢國的時候，虢太子死。扁鵲聞之，說太子是短時間的「蹷

徵五，一徵見，先活人」。

死」。聽說還不過半日，扁鵲提出「臣能生之」，診斷說是「尸蹶」。「故形靜如死狀。太子未死也」。隋朝元方《諸病源候論》卷二十三〈尸厥候〉作了如下的說明：「尸厥者，陰氣逆也。此由陽脈卒下墜，陰脈卒上升，陰陽離居，榮衛不通，真氣厥亂，客邪乘之，其狀如死，猶微有息而恆，脈尚動而形無也。」「知」指知覺。這樣的假死狀態給人以死的印象。「故天下盡以扁鵲為能生死人」。所謂「一死」，一定指的是人事不省。如果是那樣的話，它與附加有「無陰病」這一條件的「不死」，就是決不牴觸的表達。

〈陰陽脈死候〉的前半部分，特別是 A 的「其病」以下部分與 B 的「□病」以下的部分，恐怕曾經就是〈陰陽十一脈灸經〉的一部分，前者和後者分別附記在足陽脈與足陰脈中的某一條吧。〈足臂十一脈灸經〉的編者，將原來是混雜在若干脈的記述中的、「決死生」的段落整合在一塊，附記在足泰陰脈的後面。〈陰陽十一脈灸經〉的編者選擇了不同的道路。他們抽出了記述一般性原則的兩條，與原本就是屬於與兩部〈灸經〉獨立的文獻中的五死的記述相結合，整合成了〈陰陽脈死候〉。這就是有關應該稱作是最初的診斷書的這篇短文獻是如何成立的這一問題的我的假說。

〈陰陽脈死候〉如果放在現存《黃帝內經》中來說的話，那麼，正如已經談到的那樣，它在《靈樞·經脈篇》的部分內容裡留下了很清楚的印記。在這一部分內容裡，「五死」記述的是手太陰、少陰、足太陰、少陰、厥陰這五條脈的機能不全。雖然從足三陰脈變成了手足五陰脈，但是，「五死」是與陰脈相關的概念這一認識，的確影響到了後者。

湯液的起源

湯劑，藥物加水煎，去滓，取汁內服。湯液吸收比較有效，容易發揮作用，常用於新病和急病。(《簡明中醫辭典》，人民衛生出版社，1979)

一

　　提起湯液，不用說大家都知道，它是中國醫學從很早開始就一直使用著的一種劑型。梁陶弘景（西元456—536年）編纂有《本草經集注》。書中的〈序錄〉，是現存最古的藥物學總論。其中的白字文，是陶弘景引用的《神農本草經》中的文字。有一段講到：

　　　　藥性有宜丸者，宜散者，宜水煮者，宜酒漬者，宜膏煎者，亦有
　　　　一物而兼宜者，亦有應入湯酒者。並隨藥性不得違越。

這裡從「藥性」的觀點出發，對丸、散、湯、酒、膏這些到後世仍被頻繁使用的主要劑型，作了統一的把握。白字文是什麼時代的文獻呢？很遺憾仍不清楚。但是，毫無疑問，它是在各種劑型齊備，整理藥物學總論的條件已經成熟之後的作品。

　　劑型的不同在疾病的治療上具有怎樣的意義呢？元代王好古（西元1210—1310年）的《湯液本草》卷上提到的金代李杲（西元1180—1251

年）的觀點，就是開頭引用的《簡明中醫辭典》中那種說明的先驅。正如岡西為人所指出的那樣❶，這種觀點認為：

> 大抵湯者盪也，用之去大病。散者散也，用之去急病。圓（《本草綱目》卷一引作「丸」）者緩也，不能去之速。意治之其用藥之舒緩。

它是從「藥效遲速」上來尋求不同劑型的效用的。但是，岡西認為，「不僅僅是藥效的遲速，調製、服用、貯藏、攜帶等，也會是決定劑型的要素。」

　　不同的劑型具有不同的藥效。在臨床上，理所當然是根據症候的不同而使用各種各樣劑型的吧。但是，中國在相當早的時期，就出現了以湯液為主體的特異的、而且是極成體系的臨床醫學書。生活在後漢末即二世紀中葉到三世紀初、相傳又曾作過長沙太守的張仲景，他撰著的《傷寒雜病論》（《傷寒論》與《金匱要略方論》）就是這類書。岡西曾將從後漢到北宋的代表性臨床醫學書中所見的藥劑處方數，按劑形進行了整理（表 1 ）❷。依據表 1 製作的表 2，展示了在全部處方中湯方所占的百分比。即使認為《傷寒雜病論》是個例外；在集魏晉南北朝到唐代治療法之大成的唐代三部醫書《千金要方》、《千金翼方》、《外臺祕要》中，湯劑都占到近一半。從後漢末到唐代，存在著一個可以稱作是湯液時代的時期。《傷寒雜病論》的出現，就是宣告這一時期開始的標誌性事件。在日本，由於以吉益東洞（西元 1702—1773年）為最高代表的古方派對《傷寒論》的宣傳，它成了我們非常熟悉的劑型，甚至一提到漢方藥，

---

❶　岡西為人《本草概說》（創元社，1972）頁301。

❷　岡西為人〈中國醫學における丹方〉（藪內清編《中國中世科學技術史の研究》，角川書店，1963，頁291）。

人們立即就想到湯液即煎的藥。

表 1

書名	湯	散	丸	煎	酒	膏	丹	計
傷寒論	97	7	5	1	─	─	─	110
金匱要略	130	30	20	2	─	─	─	182
千金要方	645	224	268	50	68	58	1	1314
千金翼方	597	251	222	21	53	107	─	1251
外臺祕要	1761	747	717	83	245	156	─	3709
和劑局方	140	239	281	2	─	22	71	755
本事方	56	115	124	3	4	5	13	320
三因方	337	261	188	7	17	23	47	880

表 2

書名	%
傷寒論	88.18
金匱要略	71.42
千金要方	49.08
千金翼方	47.72
外臺祕要	49.39
和劑局方	18.54
本事方	17.50
三因方	38.29

　　人們一直認為張仲景的先驅，是《漢書・藝文志》中提到的《湯液經法》。如果再往上追溯的話，就是伊尹的《湯液》。西晉皇甫謐（西元215─282年）在《針灸甲乙經》序中說：「仲景廣論伊尹湯液為十數卷，用之多驗。」北宋高承所著的《事物紀源》卷七〈技術卜部・方書〉，斷定《湯液》出自「商伊尹」。南宋王應麟在《漢書藝文志考證》卷十「《湯液經法》二十三卷」一項下，引用了《事物紀源》與皇甫謐的話，還言及了《素問・湯液醪醴論篇》與《漢書・郊祀志》中王莽與湯液的記事。

進一步強調這種觀點的是王好古，如果將見諸於《湯液本草》序與《陰證略例‧伊尹湯液論列》中的他的觀點加以概括的話，則是：依據神農的《本草》，伊尹撰著了《湯液論》，張仲景又將其擴充為十卷書。他說：「仲景之方皆湯液」，「此醫家之正學，後世明哲雖有作，皆不越此。」就這裡所云的《湯液論》與《湯液經法》的關係來說，雖然他沒有明確交待，但是，大概是認為它們是相同的東西，或後者是敷衍前者的東西。不管怎樣，對王好古來說，湯液都是具有悠久歷史的。❸

假如將傳說除外的話，那麼，當以前漢末才成書的《湯液經法》為《傷寒雜病論》的祖型的時候，這裡則假定了兩個前提條件：第一，到了前漢末，作為一般劑型的湯液的概念已經出現了。第二，湯液治療法在某種程度上已經體系化了。不用再指出也能看到，這兩個前提又隱含著這樣的前提：湯液到了前漢末已經經歷了相當長的歷史。

要檢證這樣的假定，以前太缺乏資料了。《史記‧倉公傳》中出現的數種湯劑名稱，《黃帝內經》（《太素》或《素問》、《靈樞》）中記載的有關湯劑原料與製法的兩、三處材料，就是全部的線索。不僅如此，有關湯液的定義也存有異說。我在提到作為一般劑型的「湯液」的時候，那意味著是可以沒有疾病種類限制地加以投用的、用水煎熬的藥物的溶出液。這種意義上的湯液，在《傷寒雜病論》中占到處方的80％。不過，比如《中國醫學大辭典》（商務印書館，1921）「湯液」項下的附記就說：「一說，煎熬穀類的湯汁。早期以為補劑。」事實上，《黃帝內經》中也提到「五穀湯液」。如果這是原初形態的湯液的話❹，那麼，就與《傷寒

---

❸　現代中國醫學史家似乎認為有可能存在伊尹作湯液的事，或那個時代已經出現了湯液。比如，陳邦賢《中國醫學史》（三版）中的頁13（商務印書館，1957）及賈得道《中國醫學史略》中的頁8–10（山西人民出版社，1979）中就有這樣的觀點。

❹　前列賈得道書（頁10注8）引用《黃帝內經》中的這一段落，認為它是煎劑的

雜病論》的湯劑沒有直接的關係。對連接兩者來說，還必須有若干個環節。

迫使我就湯液的歷史重新進行檢討的，是兩本古代臨床醫學書，即所謂的〈武威漢代醫簡〉與〈五十二病方〉的發現。記載了很多種藥劑的具體製法的書，第一次大白於天下了。雖然將歷史作為一條連續的線來記述的話，它到底還是不十分充分。但是，如果是作為再構其歷史過程的線索的話，那麼，它決不是貧乏的。當想到連這些材料都談不上，反倒是在資料近乎空白的情況下作出種種假定與推論時，應該說我們已經擁有了有利於進行歷史分析的真實而又豐富的證據。

1972年從推斷為後漢前期的甘肅武威的一座墓中出土了醫簡，其中包含有一例〈湯方〉。此方為水煮十種藥物的、的確確的湯劑。但是，與預期的相反，全部處方中僅此一例湯劑。湯液這種劑形完全不具有優越的地位。就在第二年的1973年，從湖南長沙馬王堆三號前漢墓發掘出了帛書〈五十二病方〉，其中記載了水煮的處方十幾例。但是，使用的藥物均為一、二種，是構成極其單純的藥。在《傷寒雜病論》中的湯劑裡，使用的藥物不過一、二種的也有，但是，大部分都是好幾種，有時還達到十幾種。要是將具有這樣的藥物構成的水煮處方看成是成熟了的典型的湯劑的話，那麼，在〈五十二病方〉的水煮處方與《傷寒雜病論》之間，甚至在與〈武威漢代醫簡〉之間，也仍然橫亙著很大的距離。在〈五十二病方〉中，只能見到從某種意義上說是湯液的原型。〈五十二病方〉中看到的寫本的抄寫年代，被推定在秦漢交替時期的前後。如果是那樣的話，將其著作年代定在戰國後期，大概沒有問題。我暫且將其推定在西元前三世紀中葉。毫無疑問，至少〈五十二病方〉中記載的知識與技術在戰國後期已經存在了。

戰國後期的〈五十二病方〉、前漢的《史記·扁鵲倉公列傳》、後漢

開始。

初的〈武威漢代醫簡〉、後漢末的《傷寒雜病論》，這就是賦予我的用於分析湯液初期歷史的材料的全部。如果舊的材料也排比進新的材料中的話，那麼，至今隱匿著的光輝將顯露出來，帶來新的意義。討論這些主要的文獻，我將履行如下的研究手續。首先依據「湯」和「湯液」這類詞語的具體用例弄清其意義，然後，檢討在我看來是與一般性劑型湯液──不管它們是否被稱作是「湯」和「湯液」──的形成有關的處方或製藥法。

二

在〈五十二病方〉❺中現存的近三百例的治療法中，「湯」一語出現九例，被用於三種意義上。第一種意義指燒沸了水這種湯。關於引用材料中的異體字，將改成普通字。□表示缺字。為了指稱的方便所作的記號「五 1」，指引用的〈五十二病方〉中的第一條材料。首先來看有關化膿了的創傷（諸傷）的療法：

　　五 1　　消石置溫湯中，以灑癰。

接下來看火傷（□爛者）療法的兩例：

❺　引文全部依據馬王堆漢墓帛書整理小組編〈五十二病方〉，文物出版社，1979。
　　關於引文的詳細解釋，請參閱《新發現中國科學史資料の研究・譯注篇》。關
　　於藥物，請參照森村謙一〈新出土資料における自然品目の研究〉《東方學報》
　　京都第53冊，1981），Paul U. Unschuld, “ *Ma-wang-tui Materia Medica, A Compar-
　　ativeAnalysis of Early Chinese Pharmaceutical Knowledge.* ” ZINBUN, No.18,
　　1982。關於製劑，請參閱馬繼興〈馬王堆古醫書中有關藥物製劑的文獻考察〉
　　《藥學通報》，1979年9月）、尚志鈞〈「五十二病方」藥物炮製概況〉《中藥
　　通報》，1982年6月）

　　五2　　浴湯熱者，熬彘矢，漬以醯，封之。

　　五3　　以湯大熱者熬彘矢，以酒滓，封之。

「彘矢」指豬糞。「熬」一般指煎，指水分乾之前一直放在火上，但是，這裡只是過一下熱水的意思吧。「醯」指醋。此外，出現在下面這種化膿性疾患癰的療法中的用例，是指洗滌用的湯。

　　五4　　乾，復傅之，而以湯灑去藥，已矣。

同樣，一種被認為病源為蟲的慢性皮膚疾患（□蠪者）中記載的「以湯沃（以下缺文）」、為毒蟲所刺的傷（蟲蝕）中記載的「（缺文）明日又以湯灑，如傅藥前」，雖然由於缺文很多，確切的情況不清楚，但是，恐怕是用熱水給傷口消毒，或洗乾淨以前敷的藥這類操作，都可以看成是相同意義上的「湯」吧。化膿性疾患疽病中所說的「傅藥前以溫水灑」，其中的「溫水」，也接近這種意義上的「湯」。

　　　第二種意義，指所謂的湯藥，有兩例。首先來看治療瘞化膿潰爛流膿（胻傷）的療法。

　　五5　　治之，煮水二斗，鬱一參，朮一參，□一參，凡三物。鬱、朮皆冶，入湯中，即炊湯。湯溫適，可入足，即置小木湯中，即□□居□□，入足湯中，踐木滑□。湯寒則炊之，熱即止火，自適也。朝，已食而入湯中，到晡時出休，病即癒矣。

不論是藥湯放入前還是放入後，同樣都稱「湯」。「鬱」應該定為哪種植物，不詳。「一參」指三分之一，它的單位是斗。「冶」指研成粉末。「晡時」指晚飯時即申時，相當於午後四時左右。接下來看疥癬（乾瘙）的

療法：

> 五6　　煮桃葉，三汋，以為湯，之溫內，飲熱酒，已即入湯中，
> 又飲熱酒其中。雖久瘙，已。

桃是常常用於驅魔的植物，因此很容易推測到這個療法是帶有咒術性質
的。雖然不是洗浴用熱水，但與它相關的記載，有《歲時廣記》卷五所
引的《風俗通義》佚文「元日飲桃湯」，《荊楚歲時記》元日「飲桃湯」
下注曰：「桃為五行之精，能厭伏邪氣、制百鬼」。「汋」字，一般認為是
意義仍不清楚的字，在〈五十二病方〉中，另外四例（瘙二例，疽病‧
身疕各一例）中也出現了「汋」字，都作慣用語「三汋煮」。其中瘙病的
一例中「汋」字寫成了「乃」字。從這些用例中可以知道，「三汋」又是
修飾「煮」這一操作的詞語，「汋」恐怕通「仍」。《廣雅‧釋詁》云：「仍，
重也。」同書〈釋言〉云：「仍，重、再也。」「三汋煮」是操作上連煮三
次的意思吧。具體來講，它的操作法究竟怎樣呢？具有啟發性的條文，
是後面引用的五11 與五21 。這兩條在〈五十二病方〉中是相連記述著的。
首先我們在五11 中看到，將材料「三分」，用水「煮一分，熟，去滓。又
煮一分，如此以盡三分」的調劑法。隨後，五21 說，將材料「分以為三」，
用酒「三汋煮之」。如果是這樣的話，那麼，一定是唯有五11 中的調藥法
才體現著「三汋煮」的定義。即將材料分成三份，煮完其中的一份後去
滓，然後再用其汁來煮另一份，這種操作的重複，就是「三汋煮」。另外，
有將槐樹的根、枝、葉三汋煮的處方（身疕），它也是從根開始順序煮之
後淘去其滓吧。
　　第三種意義，指蒸的時候滴出的汁。這種用例出現在被認為是妖術
作祟的病，即中蠱時（□蠱者）的咒療法中。

五7　燔北向並符，而蒸羊尼，以下湯淳符灰，……

「尼」通「㹫」。《說文》云：「㹫，騬羊也。」指去勢的羊。

　　「湯」的這三種意義，表明作為劑形的湯、湯液的概念仍然尚未出現。換句話說，就是用湯、湯液的名稱所能總括的、利用某種共同的調藥法製作的藥劑，作為一種成型的東西來說，仍然是不存在的。

　　雖說如此，然而如果說是至少可看作是其萌芽的藥劑的話，那麼，則已經出現若干個了。首先來看破傷風（傷痙）的療法：

　　五8　傷而痙者，以裁煮李實，疾沸而抒，浚取其汁，寒和，以飲病者。（中略）即毋李實時。□□□□□□煮炊，飲其汁，如其實數。

「財」通「纔」、「才」，在〈五十二病方〉中出現七例（傷痙二例，諸傷、犬筮人傷者、厲・痂各一例），是「突然」或「稍微」的意思。另外，「毚」字兩例，用於「一……就」（□爛者）和「稍微」（痙）的意思。〈五十二病方〉（以下簡稱作〈病方〉）的注，將「財煮李實」解釋成煮適當量的李（李子）實，這是錯誤的。「疾沸」，指用旺的武火在短時間內使其沸騰。表明了「財煮」的火候。另外，也有「安炊之，勿令疾沸」（去人馬疣方）這樣的記述。與疾沸相反，它指的一定是用文火長時間的煮。「抒」指撈出李實。「寒和」指降到適當的溫度。此方與其說是煎的藥，還不如說是李子汁，與後世的湯劑沒有直接的關係。

　　可以稱作是湯液原型的藥方的登場，是作為尿路疾患（癃）的處方出現的：

　　五9　烹葵而飲其汁。

五10　烹葵，熱歠其汁。

葵大概是作為利尿劑來使用的吧。因為它原本是食用植物，所以發展湯劑的話，尚有距離。但是，癃的下面的處方，已經是湯劑了：

五11　取棗種粗屑二升，葵種一升，合撓，三分之，以水一斗半煮一分，熟，去滓。又煮一分，如此以盡三分。浚取其汁以蜜和，令纔甘，寒溫適，□飲之。

「合撓」指放在一起混合攪拌。將兩種藥物進行三沘煮的這一處方，在〈五十二病方〉中是非常接近後世湯劑的。藥物雖然用一種，但接近所謂的煎這種操作的方子，是痛而出血的血癃，即後來稱為「血淋」的處方。

五12　煮荊，三溫之，飲之。

〈病方〉注認為「荊」指牡荊。石癃即小便中雜有結石的癃，它的下面這個處方也與此相近。

五13　三溫煮石韋若酒而飲之。

石韋是利尿劑，日本名為ひとつぼ。原文「三溫煮石韋若酒而飲之」，這裡既可解釋成「石韋或酒」，也可解釋成「若酒而飲之」，不過都存在問題。「若酒」或許是「苦酒」（醋）之誤。「苦酒」一語，見於胏傷的治療中。如果是「石韋苦酒」的話，則就是浸泡有石韋的醋。另一用例見於女子癃的處方中。

　　五 14　　煮隱夫木，飲之。居一日，齎陽□，羹之。

「隱夫木」不詳何物。「羹」指熱的汁。還是淋症之一、在〈五十二病方〉中與「瘴」齊名的「膏溺」，它伴隨有發熱及其他症狀，排出混濁的小便。這種膏溺的處方，與女子瘴的那個處方類似。

　　五 15　　以水與溺煮陳葵種而飲之。又齎陽□而羹之。

「陳葵種」指舊的葵實。尿路疾患中使用的以上七個處方，在用水較長時間地煎煮藥物這一意義上，可以稱為是湯劑的原型。

　　〈五十二病方〉此外在中鳥喙毒的場合（毒鳥喙）使用的治療法裡提到：

　　五 16　　煮鐵，飲之。

這種處方大概可以從湯液原型中排除出去吧。雖然也不是不能將它看成是石藥，但是，在後世湯劑中，石藥一般是粉碎來用的。在上述的十六（或十八）個水煮藥物的處方中，如果將李實與鐵兩個用例除外的話，那麼，剩下的全是尿路疾患的方子。

　　在〈五十二病方〉中，湯液的概念尚未出現。雖然有了可以稱作是湯劑的萌芽或原型的處方，但是，這些處方全都是水煮一、兩種藥物的、由極簡單的調藥法作成的東西。不僅如此，它們還被看作是僅僅對尿路疾患有效的、特殊的藥劑。僅僅能應用於特定的一種病症，這不用說，意味著用水煮這種製法製作的藥劑，還沒有獲得作為劑形的普遍性，還沒有被考慮成是也可以投用到其他疾病上的藥劑。

　　尿路疾患裡出現的湯劑的萌芽或原型，現在稱其為第一種原一湯液

吧。作為僅僅對尿路疾患有效的特殊劑型的第一種原─湯液產生了，這是為什麼？這恐怕是因為正如用水摻合尿來煮藥物的五 15 的處方所暗示的那樣，人們承認在原─湯液與小便之間有類上的相似，即所謂的同類關係。與小便極其相似，從而屬於同類的湯液。因為是同類的緣故，可以促進利尿，作為利尿劑發揮作用。如果這個解釋妥當的話，那麼，作為一般劑型的湯液概念，當然只有從水煮藥劑是利尿劑或僅對尿路疾患有效的特殊劑形，這種觀念中解放出來的時候，才能形成。

湯液的概念，如果只是局限在第一種原─湯液的框架內的話，它是生長不出來的。為了水煮藥物的汁對尿路疾患以外的疾病也有效這種想法的形成，必須事先存在某種處方，它與第一種原─湯液在某些意義上有很近的關係，又能投用到尿路疾患以外的疾病中去。以這種處方為中介，第一種原─湯液從利尿劑這種固有的觀念中解放出來，開始向湯液發展。那麼，所謂的在某些意義上很近的關係是什麼呢？這裡我想舉出的是，在煮藥汁這一點上與第一種原─湯液有共同性質的處方。一是使用以酒或醋代水的處方，一是作為藥物使用的五穀的處方。這裡姑且稱前者為第二種原─湯液，稱後者為第三種原─湯液。順便說一下，用酒和醋煮五穀的這類第二種原─湯液處方也出現了一例。

關於第二種原─湯液，首先來看看用於破傷風的酒煮處方：

五 17　擇薤一把，以醇酒半斗煮沸，飲之。即溫衣夾坐四旁，汗出到足，乃□。

「薤」指火蔥。「醇酒」指味濃的酒，不是清酒。接下來看中鳥喙毒方：

五 18　取杞本長尺，大如指，削，舂木臼中，煮以酒（缺文）。

此方大概也是飲汁吧。「杞本」指枸杞的根。

　　酒、醋煮同樣也多用於尿路疾患。這裡從癃的處方中引用五例：

　　五 19　　黑菽三升，以美醯三□煮，疾炊，沸，止火；沸下，復炊。
　　參沸，止。浚取汁。牡蠣一，毒堇冶三，凡二物□□。取三指撮
　　至節一，醯寒溫適，入中□飲。

「黑菽」指黑大豆。「美醯」指上等的醋。關於「毒堇」，〈病方〉注認為
大概是罌粟科的紫堇。

　　五 20　　以酒一杯，漬襦頸及頭垢中，令沸而飲之。

「襦」指短的內衣，「頸」指衣領。

　　五 21　　取景天長尺，大圍束一，分以為三以醇酒半斗，三汋煮之，
　　熟，浚取其汁，歠之。
　　五 22　　取蠃牛二七，薤一束，並以酒煮而飲之。

「景天」指蠍子草。關於「蠃牛」，據〈病方〉注講，恐為蝸牛。「束」，
《說文》云：「小束也。」三汋煮的處方另有一個：

　　五 23　　以醯、酒三汋煮黍稷而飲其汁，皆□□。

這是後面即將要論述的煮五穀處方的特例。

　　下面看看疽的療法。由於多有缺文，具體內容不清楚，但列出的三
例恐怕是類似的處方：

五24　（缺文）半斗，煮成三升，飲之，溫衣臥。

五25　薑、桂、椒□居四（缺文）醇酒半斗，煮，令成三升（缺文）。

五26　（缺文）三束，細切，醇酒一斗，（缺文）即浚而□之，溫衣（缺文）。

將這三例綜合一下就會發現，像是均用醇酒煮若干種藥物，飲其汁，裹上溫暖的衣服來發汗的療法。與水煮不同，酒煮有促進其發汗作用的目的在裡面。在五17破傷風的場合，也使用的是發汗的療法。「薑」指生薑，「桂」指肉桂，「椒」指山椒。在它們後面記載的處方只剩下了殘片，上有字「（缺文）桂、椒（缺文）」，或許也是類似的處方：

最後看一例疥癬的處方：

五27　熬菱芰一參，令黃，以醇酒半斗煮之，三沸止，虫其汁，夕毋食，飲。

「菱芰」指菱角。「虫」字義不詳，據〈病方〉注，說是恐讀為「淨」或「清」。

就酒、醋煮來說，除用於尿路疾患的五例外，用於破傷風、烏喙中毒、疥癬各一例，用於疽病的至少有三例。作為調藥法來說，可以看出，比起水煮來，它更具有一般性。而且，如果尿路疾患之外的六處方裡，連使用醇酒的破傷風與疽的四例，都追求了發汗作用的話，那麼，當時的人一定是期待著在酒煮裡出現水煮所不具有的效果。不用說，在酒、醋煮的十一例中，尿路疾患占五例。如果再加上水煮的七例的話，那麼，占到水、酒、醋煮的十八例的三分之二的十二例，竟然都是治療這種疾病的處方，這是我們不能忘記的。藥物的煮汁這種劑型，不論怎麼說，

都似乎被看成是最適合尿路疾患的藥劑。不過，正因為酒煮裡存在發汗這種顯著的作用，所以它才容易超越束縛水煮的利尿劑這種狹隘的框架，導致了使適用病症的擴大成為可能的結果吧。我認為，有利於藥物煮汁這種劑型走向一般化的重要契機，就在於此。

　　第三種原一湯液，是五穀粥。五 23 也是其中一例。另外，水煮裡還有兩例。一例是治療被蝮蛇嚙傷（虺）的處方。

> 五 28　以青粱米為粥，水十五而米一，成粥五斗，出，揚去其氣，盛以新瓦甕，幕□以布三□，即封塗厚二寸，燔，令泥盡火而歇之，瘡已。

「瘡」指傷口。雖然封住甕口之後的操作不清楚，但是，因為水與米的比例是十五比一，所以一定是極稀的粥。另一例是治療痔的一種、肛尋癭痛（朐癢）的處方。

> 五 29　取石大如拳，二七，熟燔之；善伐米大半升，水八米，取石置中，□□熟，即歇之而已。

「大半」意味著三分之二或四分之三什麼的。在〈五十二病方〉中，沒有出現與「大半」相對的「小半」的用例。因為作為表達三分之一的詞語用的是「一參」，所以「大半」恐怕意味著三分之二吧。〈病方〉注將「伐」解釋為「舂擣」，或許具體操作就是那樣。因為穀物的種類沒有被指定，因此恐怕是極其普通的東西。據篠田統的研究，古代人認為粱和稻是非常好喫的東西。❻

---

❻　篠田統〈古代シナにおける割烹〉（《東方學報》京都第30冊，1959，頁253–274。及《中國食物史》，柴田書店，1974，頁31）。另外，參照林巳奈夫〈漢代の飮

正如後面要論述的那樣，穀物的粥或米汁就其製法來說，被認為是與水煮相通的東西。雖說是這樣，但是在適應症上既與水煮不同，也與酒、醋煮不同。這暗示著可能在作為一般性劑形的湯液概念的形成上，粥或米汁是作為另外一個契機存在的。不管怎樣，現在先不作證明，將其看作是第三種原一湯液吧。前面所引用的《中國醫學大辭典》中的「一說」與它相符合。

雖然就主題來說有些偏離，但想請大家稍稍注意的是，有關五 [29] 的煮法。篠田曾這樣寫道 [7]：

> 在火炊食物上應該注意的是，在マウリツイオ報告的從非洲、澳大利亞、南北美洲、太平洋諸島，甚至東歐都在使用的「熱水沸石」，在這個國家都難覓蹤影。

但是，五 [29] 的調藥法卻證明，這種技術已經在中國出現了。在〈五十二病方〉中，包含著不僅對醫學史、藥學史，而且對食物史來說，也是非常珍貴的資料。

三

〈武威漢代醫簡〉 [8] 不是一本像〈五十二病方〉那樣成體系的書，

食〉(《東方學報》，京都第48冊，1975)。

[7] 前列篠田論文頁262。

[8] 引用的材料全部依據甘肅省博物館、武威縣文化館合編《武威漢代醫簡》，文物出版社，1975。關於引文的詳細解釋，參閱注 [5] 的〈譯注篇〉。另外，參閱赤堀昭〈武威漢代醫簡について〉(《東方學報》，京都第50冊，1978)、森村前列論文。

部頭也很小，包含的湯液內容及相關的記載也僅有一點。但是，它提供
了兩、三條極有啟發性的材料。很遺憾，出土〈醫簡〉的墓的年代尚未
確認，但一般認為是後漢前期。事實上，〈醫簡〉的成書年代為後漢初期
這一點，從內容上看恐怕也是不可動搖的。

　　〈武威漢代醫簡〉中，「湯」一語出現兩回。首先來看慢性痢疾的療
法：

　　　武 1　黃連四分，黃芩、石脂、龍骨、人參、薑、桂各一分，凡
　　　　　　七物，皆並冶合，丸以蜜，大如彈丸。先餔食，以食大湯飲一丸。

如果不管劑形如何，而以一般要用若干種藥調配為中國製藥法特徵的話，
那麼〈武威漢代醫簡〉的處方的記載則證明，從〈五十二病方〉開始，
經過了三百年的時間，到了這時，調配藥的基本理念與手法已經確立了。
武 1 只不過是這種調配藥法中之一例而已。

　　這種問題姑且不管，所謂用來飲丸藥的「食大湯」指什麼呢？作為
相似的服用法的例子，〈醫簡〉中提到散劑「先餔飯，糜飲藥」。「糜」指
糜，即粥。「食大湯」大概是喫飯的時候喝的熱的液體吧。但是，它不是
白開水，而是什麼湯之類的。不管怎樣，不可能是湯液或原一湯液。

　　另外一個用例，習慣上稱為「湯方」，是用十種藥物煎的藥：

　　　武 2　治久欬、逆上氣湯方。紫苑七束，門冬一升，欵冬一升，
　　　　　　橐吾一升，石膏半升，白□一□，桂一尺，蜜半升，棗卅枚，半
　　　　　　夏十枚，凡十物，皆父咀。半夏毋父咀。洎水斗六升，炊令六沸，
　　　　　　浚去滓。溫飲一小杯，日三飲。即藥宿，當更沸之。不過三、四
　　　　　　日癒。

「父咀」指藥物擣碎弄成大豆大小。《政和本草》卷一〈陶隱居序〉云：
「凡湯酒膏藥，舊方皆云父咀，謂秤畢擣之如大豆，又吹去細末。」方中
列舉的藥物，有很多與後漢末張仲景《金匱要略》卷中〈肺痿肺癰咳嗽
上氣〉中所見處方中的藥物重合。我們在這裡可以清楚地確認，從那種
特定的狹隘的框架中解放出來的，既不是利尿劑也不是發汗劑，而是作
為一般劑形的湯的概念的形成了，它是與使用若干種藥物的獨特的調配
藥法聯系在一起。同時，我們也要看到，在整個藥劑中，湯劑所占比重
決不算多。

　　因為湯液的概念已經確立了，所以，如果酒煮和粥是原一湯液的話，
那麼，它們也理應發生些什麼變化。

　　武3　治伏梁、裏膿在胃腸裡之外方。大黃、黃芩、勺藥各一兩，
　　消石二兩，桂一尺，桑螵蛸十四枚，庶蟲三枚凡七物，皆父咀，
　　漬以醇酒五升，卒時煮之三。

「伏梁」是病名。〈武威漢代醫簡〉認為「卒」即「晬」，「卒時」即「晬
時」，即解釋為一晝夜的意思。先將藥物浸漬在藥酒中一晝夜，泡出溶出
液，然後煮了飲用。雖然是用酒的唯一一個例子，但是，這已經不能稱
作是酒煮了。重心明顯放在泡出溶出液上。就粥來說，在剛才引用的那
例子之外，還有一例。

　　武4　（缺文）當大下。水盡，飲大麥粥。

由於有缺文而前後關係不清，但是，大概是服通便藥，其後再使其飲大
麥粥。在〈五十二病方〉中，粥就是藥。但是在〈武威漢代醫簡〉中，
則被當作是飲藥時送服用的液體，或症狀穩定後的病號飯。三種原一湯

液皆已經消失了。

〈五十二病方〉與〈武威漢代醫簡〉的差異，不僅反映了時間上的間隔，而且，或許多少也留下了南與西空間上的距離與風土上的不同吧。但是，不存在確認它們的資料了。所以只能單純地還原為時間性的差異。作為對這三百年資料上空白的多少的一些填補，我們有《史記‧扁鵲倉公列傳》與《黃帝內經》，雖然它們不是藥物療法書。

四

《史記‧扁鵲倉公列傳》作為資料，它們所具有的意義是完全不同的。扁鵲多半是傳說式人物，〈扁鵲傳〉中出現的醫學知識，可以認為是著者司馬遷（西元前145─前86年）時代的。與此不同，倉公淳于意是前漢文帝（西元前180─前157年）時實際存在的人物，〈倉公傳〉的主要部分是由他的診籍的摘錄構成的。兩者完全不能同日而語。我們將兩個人的傳區別開來，作為獨立形成的資料來檢討吧。另外，在不標出典而言及前人的注，以及引用它們的時候，全部依據的都是瀧川龜太郎的《史記會注考證》。

首先來看〈扁鵲傳〉。下面的文字不是扁鵲的話，而是一個對醫學有些許心得的人講出來的。

> 史 1　臣聞上古之時，醫有俞跗，治病不以湯液、醴灑、鑱石、橋引、案扤、毒熨⋯⋯

多紀元簡指出，在《鶡冠子‧世賢篇》陸佃解引中「醴灑」作「體酒」，疑「體酒」為「醴酒」之誤。瀧川接受這種觀點，在按語中云，「灑」當作「酒」，後人偽作「酒」，又偽作「灑」。「鑱石」即砭石。「橋引」即體

操，即後來的導引，馬王堆三號漢墓出土了這方面的圖與簡單的圖解。「案抓」指按摩。「毒熨」的「毒」指毒藥，即藥性大的藥。「熨」是一種罨法。據司馬貞講，是「以藥物熨帖」患部。據滕維寅講，這是下面出現的所謂「五分熨之類」，「以藥熱熨病所也。《靈樞》有藥熨法」。

在這裡所列舉的治療法中，使用了的藥物或有使用可能性的，是湯液、醴酒、毒熨。關於醴酒，過會兒再詳細論述。順便說一下，在後面所引的史 3 ．韓 3 中，「湯熨」一語也出現了。

《太素》卷二十三〈三變刺篇〉（《靈樞》卷二〈壽夭剛柔〉）云：

> 黃 1　黃帝問曰：藥熨奈何？
> 伯高曰：用醇酒二十升，蜀椒一升，乾薑一斤，桂心一斤，凡四種，皆父咀，漬酒中。用綿絮一斤，細白布四丈，並內酒中。置酒馬矢熅中，蓋封塗，勿使洩。五日五夜，出布綿絮，曝乾之，乾復漬。以盡其汁。每漬必晬其日，乃出乾。乾，並用滓與綿絮，復布為復巾，長文七尺，為六七巾。則用之生桑炭炙巾，以熨寒痺所刺處，令熱入至於病所，寒復炙巾以熨之，三十遍而止。汗出以巾拭身，亦三十遍而止。

對於寒痺病，鍼刺之後要施罨法。將藥物浸漬在醇酒中，使其溶出液滲透進綿絮和布中之後曝乾，將藥物滓和綿絮包在布裡，加熱後熨敷在患部。「晬」字前面也已經講過，指經過一晝夜。〈五十二病方〉中出現有更簡單的藥熨法。這裡引用一個破傷風的療法吧：

> 五 30 治之，熬鹵令黃，取一斗，裹以布，淬醇酒中，入即出，蔽以巿，以熨頭。

「市」是韍的古體字，為鞣革的圍裙。同樣，在嬰兒身體強直的嬰兒索痙中，記載了將鹽與另外一種藥物摻合進粘土中，蒸之後熨敷患部的罨法。將《黃帝內經》中的罨法與它們相比較就會發現，藥物組成的複雜化這種被認為與劑形無關的一般性傾向，在這裡也鮮明地體現了出來。

關於史1，事先想請大家注意的，是湯液與醪酒被並列記述這一事實。非常接近《史記》這一節文字文意的段落，《黃帝內經》中也能看到。「上古聖人作湯液醪醴，為而不用，何也?」像這樣，在作為套語被並記在一起的湯液與醪酒或醴酒之間，我們考慮其存在某些密切的關係，大概不會錯吧。

就醪酒來說，具有啟發性的是下面一節文字:

> 史2　扁鵲曰: 疾之居腠理也，湯熨之所盈也。在血脈，鍼石之
> 所及也。其在腸胃，酒醪之所及也。其在骨髓，雖司命無奈之何。

「湯熨」是燙熱身體的療法，「湯」為藥湯之類。「鍼石」是用於化膿性疾患手術和瀉血的石製器具。這一節文字恐怕是司馬遷從《韓非子》中引用的，在表達上加進了他的手筆。

> 韓1　疾在腠理，湯熨之所及也。在肌膚，鍼石之所及也。在腸
> 胃，火齊之所及也。在骨髓，司命之所屬，無奈何也。

這裡想請大家注意的是，「酒醪」變成了「火齊」。盧文弨云，《新序》「火齊」作「大劑」，「劑」同「齊」，「大」當為「火」之誤。〈喻老篇〉是韓非青年時代的著作,姑且看作是西元前250年左右的作品吧。司馬遷將「火齊」改為「酒醪」時，其中一定有些什麼歷史上的根據。如果是這樣的話，那麼，與湯液和醪醴之間的情形相同，酒醪和火齊之間，也會存在

些什麼密切的聯繫。

「齊」一語在〈扁鵲傳〉中僅一見。在〈扁鵲傳〉中，有關具體治療行為的記述只有一例，在這裡就出現了「齊」或說「齊和」一語。

> 史 3　乃使弟子子陽厲鍼砥石，以取外三陽五會。有閒，太子蘇。乃使子豹為五分之熨，以八減之齊和煮之，以更熨兩脅下。太子起坐。更適陰陽，但服湯二旬而復故。

有關「五分」與「八減」，唐司馬貞提出了一種解釋，但是，正如中井積德所說那樣，「恐當時別有所指」。總之，這兩個詞的意義不明。關於「以八減之齊和煮之」，另外有兩種解釋方法，即「以八減之，齊和煮之」與「以八減齊和而煮之」。因為文意不清楚，所以讀法也不能定下來。不管怎樣，姑且看成是齊、齊和的用例吧。

《周禮‧天官‧亨人》云：

> 周 1　掌共鼎鑊，以給水火之齊。

鄭玄注云：「齊，多少之量。」《漢書‧藝文志‧方技‧經方家》云：

> 漢 1　經方者，本草石之寒溫，量疾病之淺深，假藥味之滋，因氣感之宜，辯五苦六辛，致水火之齊，以通閉解結，反之於平。

經方屬於以藥物療法為中心的臨床醫學。《周禮‧天官‧瘍醫》云：

> 周 2　掌腫瘍、潰瘍、金瘍、折瘍之祝藥劀殺之齊。

鄭玄注云：「祝當為注，（中略）注，謂附著藥。刮，刮去膿血也。殺，謂以藥食其惡肉。」賈公彥疏云：「注藥於瘡，乃後刮殺。而言齊者，亦有齊量之宜也。」另外，食醫的注云：「食有和齊藥之類。」疏云：「皆須齊和與藥。」

《禮記・少儀》云：

> 禮 1　凡齊，執之以右，居之於左。

鄭玄注云：「齊，謂食羹醬飲有齊和者也。」孔穎達疏云：「凡齊者，謂以鹽梅齊和之法。」《漢書・藝文志・方技・醫經家》云：

> 漢 2　醫經者，原人血脈、經絡、骨髓、陰陽、表裡，以起百病
> 之本，死生之分，而用度箴石湯火所施，調百藥齊和之所宜。至
> 齊之得，猶慈石取鐵，以物相使。

總之，所謂「齊」指分量或程度，又指斟酌後調合的東西。所謂「煮之以八減之齊和」，恐怕指用「八減」這種斟酌的方法調合後放在火上煮吧。

　　現在我們將目光投向〈倉公傳〉吧。淳于意是診斷學特別是脈診的大家。他臨床醫學最顯著的特色，就是利用脈法診斷，依據脈診給藥實施治療。可以說，他在這種伴隨鍼灸療法發展起來的脈診法上的造詣與自信，支撐著他的醫療活動。

　　讓我們在考慮這種情況的同時，從淳于意診籍中去挑選被稱為「湯」的處方和相關的處方吧。

> 史 4　齊王中子諸嬰兒小子病，召臣意診切其脈，告曰：氣鬲病。
> 病使人煩懣，食不下，時嘔沫。（中略）臣意即為之作下氣湯以飲

之，一日氣下，二日能食，三日即病癒。

「切」指診脈。「氣鬲」指胸堵食不下，或帶痰嘔吐食物的疾病。這裡，我們第一次邂逅了其名稱讓人聯想起後世湯劑的藥。事實上，《中國醫學大辭典》列出了稱為「倉公方」、使用十四種藥物的「下氣湯」處方。不過，我們很難認為具有如此複雜構成的湯劑會在淳于意的時代已經出現。但是，史 4 中的症狀，卻與〈武威漢代醫簡〉中「治久欬、逆上氣湯方」和《金匱要略‧肺痿肺癰咳嗽上氣》中記載的症狀非常相似。以「下氣湯」為這些文獻中所見湯劑的祖型，從而是十分可能的。

在〈倉公傳〉中，最值得注意的，恐怕是名稱中含有「火齊」的若干種藥。習慣上稱作「火齊」的這一醫學術語，實際上只見出於《韓非子‧喻老篇》與《史記‧倉公傳》。些許有點奇妙的事情是，甚至《黃帝內經》中都不見此術語。後世已經遺忘了這一術語。但是，從戰國末期到漢初一直被使用的這一術語，在研究湯液成立的過程時，給我們以重要的啟示。

史 5　齊郎中令循病，(中略)臣意診之曰：湧疝也，令人不得前後溲。循曰：不得前後溲三日矣。臣意飲以火齊湯，一飲得前後溲，再飲大溲，三飲而疾癒。

「前後溲」指大小便。不過，要是就藥齊之外來說，也有「火齊」一語的用例。比如《禮記‧月令》云：

禮 2　乃命大酋秫稻必齊，麴米必時，湛熾必絜，水泉必香，陶器必良，火齊必得。

注云：「酒孰曰酋。大酋者，酒官之長也。（中略）秫稻必齊，謂孰成也。湛，漬也。熾，炊也。火齊，腥孰之調也。」疏云，「火齊必得者，謂炊米和酒之時，用火齊生孰，必得中也。」將煮過的米與麴子適當地加以混合，用火使其發酵。另外，《荀子・強國篇》云：

　　荀 1　　刑範正，金錫美，工冶巧，火齊得，剖刑而莫邪已。

楊倞注云：「火齊得，謂生孰齊和得宜。」「刑範」指模子。不論怎樣，所謂「火齊」，指將熟的材料與生的材料調合後放在火上。就藥來說，利用它來製作發酵性藥的操作，只能是火齊。不用說，從《韓非子》中的用例可以知道，通過這種操作製作出來的藥，也稱為「火齊」。

　　稱為「火齊」的處方另外還有五例。

　　史 6　　齊中御府長信病，臣意入診其脈，告曰：熱病氣也。然暑汗，脈少衰，不死。（中略）臣意即為之液湯火齊逐熱，一飲汗盡，再飲熱去，三飲病已。

「火齊」以前是指稱調配藥劑這種操作的詞，但並不等於說甚至連材料也規定了，所以未必這種湯液就一定與史 5 的火齊湯是相同的。事實上，火齊湯是通利劑，而這種湯液是作為下熱劑來使用的。

　　「液湯」一語見於《漢書・郊祀志》。出現在新朝王莽即位後的記事中：

　　漢 3　　莽篡位二年，興神僊事，以方士蘇樂言，起八風臺於宮中。臺成萬金，作樂其上，順風作液湯。

如淳注云:「〈藝文志〉有《液湯經》,其義未聞。」今本《湯液經法》,在如淳看過的文本中,恐怕會是《液湯經》吧。這裡所說的「液湯」,一定是長生不老之藥。

　　用來治療大小便不利的火齊湯的例子還有兩個:

　　　　史 7　齊王太后病,召臣意入診脈,曰:風癉客脬,難於大小溲,
　　　　溺赤。臣意飲以火齊湯,一飲即前後溲,再飲病已,溺如故。

「脬」指胞,即膀胱。

　　　　史 8　齊北宮司空命婦出於病。(中略)臣意診其脈,曰:病氣疝,
　　　　客於膀胱,難於前後溲,而溺赤。病見寒氣則遺溺,使入腹腫。
　　　　(中略)臣意即灸其足蹶陰之脈,左右各一所,即不遺溺而溲清,
　　　　小腹痛止。即更為火齊湯擬飲之,三日而疝氣散,即癒。

「小腹」指下腹部。下文記載有利用火齊操作法製出來的米汁與粥:

　　　　史 9　齊淳于司馬病,臣意切其脈,告曰:當病迵風。迵風之狀,
　　　　飲食下嗌輒後之。病得之飽食而疾走。(中略)臣意告曰:為火齊
　　　　米汁飲之,七八日而當癒。(中略)其家復召臣意。臣意往問之,
　　　　盡如意診。臣即為之火齊米汁,使服之,七八日病已。

「嗌」指咽喉。此方中的症狀,是喫的食物立即變成大便排出。

　　　　史 10　齊王故為陽虛候時,病甚。(中略)臣意診脈,以為痺,根
　　　　在右脅下,大如覆杯,令人喘,逆氣不能食。臣意即以火齊粥且

飲，六日氣下，即令更服丸藥，出入六日，病已。

從用丸藥來補強藥效來看，很清楚人們期待於火齊粥的藥效決不是很強。

　　現在如果將「液湯火齊」也作為藥名來看待的話，那麼，稱為「火齊」的東西，換言之，被認為利用火齊這種操作方法調製的東西，就有火齊湯（三例）、液湯火齊、火齊米汁、火齊粥（各一例）這四種。就作為通利劑使用的火齊湯來說，它立即使人聯想到〈五十二病方〉中治療尿路疾患用的水煮藥與酒、醋煮的藥，即我所說的第一、第二兩種原一湯液。與此不同，改變材料的組成而使藥效針對下熱的，是液湯火齊。治痢疾下瀉的火齊米汁與下氣齊的火齊粥，與第三種原一湯液相關。但應注意它應用了與湯液相同的操作方法，特別是它增強了火齊米汁是病人用的食物這種性質。可以看出，火齊粥與史 4 的下氣湯有相同的效用。

　　〈倉公傳〉中另有一處出現了「齊」字。它是被淳于意斥為「公所論遠矣」的齊王侍醫的一段話：

　　　史 11　夫藥石有陰陽水火之齊，故中熱，即為陰石柔齊治之。中
　　　　　　寒，即為陽石剛齊治之。

這裡所說的「齊」指的不是操作，而是被調合好的藥劑。這種用例就這一個。

　　讓我們將目光投向火齊之外的湯吧。

　　　史 12　齊中大夫病齲齒，臣意灸其左大陽明脈，即為苦參湯，日
　　　　　　嗽三升，出入五六日，病已。

「苦參」即草槐。《金匱要略》卷上〈苦參方〉云，「以苦參一升、水一

斗煎，取七升，去滓。」淳于意的處方大概也是大同小異吧。

> 史 13　臣望見王后弟宋建，告曰：君有病，往四五日，君在脅痛
> 不可俛仰，又不得小溲。（中略）臣意即為柔湯使服，十八日所而
> 病癒。

宋建的病，據他說是舉重石時沒有舉起來，從傍晚開始就腰脅痛。大概
是扭閃了腰之類的病吧。柔湯是止痛的。所謂「柔」與史 11 中「柔齊」
的「柔」相同，大概是描述其效果的表現方式的詞語吧。淳于意另外又
以「論曰」的口吻引用的「悍藥」、以「論法曰」的口吻引用的「剛藥」，
與這種悍、剛對立的概念就是柔。滕惟寅論述說，「柔湯補藥也。對剛齊
而言」。但是，剛、柔在多大程度上與攻、補相對應，恐怕還是有檢討的
餘地的。

　　淳于意不僅將湯劑用於治療，還講到將湯法教授給他的弟子。

> 史 14　菑川王時遣太倉馬長馮信正方，臣意教以案法、逆順論、
> 藥法、定五味，及和齊湯法。

「和劑」與「齊和」相同，指斟酌藥材的分量而調製藥物。這裡引起重
視的是，與藥法並列舉出和劑湯法。不論是作為劑形，還是作為調製藥
劑的方法，湯液已經被賦予了獨立的地位，在淳于意的治療法中，湯劑
所占的比重很大，這只要檢討一下他的二十五例籍就會知道。但是，在
此之前，另外還必須要言及的，就是藥酒。

> 史 15　濟北王病，召臣意診其脈，曰：風蹶胸滿。即為藥酒，盡
> 三石，病已。

「風嘅」是一種發燒、出汗、胸堵的疾病❾，這種藥酒的效用接近液湯火齊和火齊粥。大概不是酒煮，而是醪酒一類吧。

　　據淳于意的醫案講，在診察的二十五人中，他診斷有十人是沒有救的，沒有進行治療。診斷法的第一要諦是「決死生」，這種在《黃帝內經》中屢屢強調的東西，在〈倉公傳〉中已經可以見到了。不僅在古代中國，在古代希臘也是同樣❿，洞見是否是可救治的患者，不插手不可救藥的患者，是成為名醫的條件。在這種場合，淳于意只是說明了診斷的結果及其理由而已。剩餘的十五人，因此當然是順利康復了。其治療法如表3所示。合用兩種療法的場合有三例。用「湯」或「火齊」的名稱來稱呼的，占全體的50％，即使僅僅稱為「湯」的，也占到40％弱一點。如果再加上藥酒的話，液體藥的比率將更高。

表 3

湯、	火齊	9
藥	酒藥	1
散	藥藥	2
丸	藥法	1
坐	法	2
灸		2
刺		2
	計	19

表 4

火齊湯	通利	3
液湯火齊	下熱	1
火齊米汁	止下痢	1
火齊粥	下氣	1
下氣湯	下氣	1
柔湯	止痛	1
苦參湯	嗽藥	1
藥酒	下熱下氣	1
	計	10

　　列舉湯、火齊及藥酒的是表4。在〈五十二病方〉中，三種原一湯液二十例中的十二例，占到60％，是用於尿路疾患。但是，在這裡，通

---

❾　《太素》卷二十五〈熱病論〉云「汗出而身熱者，風也。汗出而煩滿不解者，厥也。病名曰風厥」《素問》卷九〈評熱病論〉）。

❿　*Hippocratic Writings* , edited with an introduction by G.E.R. Loyd,p. 16, Penguin Books, 1983.

利劑只有火齊湯的三例，占到全體的30％。另外，在〈扁鵲傳〉中，《韓非子》中的「火齊」被置換成了「酒醪」，而在這裡，火齊是作為一方面與湯，另一方面與米汁、粥結合在一起的概念登場的。此外，加上了藥酒，它顯示出在藥性上接近稱為「火齊」的液湯與粥。如果將火齊與藥酒合計的話，那麼，酒精性的東西達到70％。

〈倉公傳〉中沒有調製藥劑的方法的記述。如果除去一、兩處例外的話，使用的藥材也沒有記載。因此在推論上也是有限度的。但是，從〈五十二病方〉的原一湯液來看，無疑發生了很大的變化。第一、第二種原一湯液，已經獲得了湯、火齊或藥酒的概念。而且，其中的兩個，共有了構成第三種原一湯劑的米汁、粥與火齊的概念。這樣，至少有三個可以看成是與後世的湯相同的東西。在淳于意的時代，作為一般性劑形的湯液的概念正在漸漸形成中。

五

《黃帝內經》是標榜針法的黃帝學派的書。雖說如此，他們也不可能會無視藥物療法，也並不是不利用藥物療法。書中有若干重要的、富於啟發性的證言。在收入《黃帝內經》的文章中，一定有若干篇的著作年代是早於淳于意診籍的，或與它同時代。不過，我認為更多的文章恐怕是在淳于意時代之後，從前漢中期到後漢這段時期內完成的。如果是這樣的話，它則成為填補〈倉公傳〉與〈武威漢代醫簡〉之間空白的資料。

「湯」這個詞語，不用說仍用於只是將水燒開的湯這種意義上。它也分飲用湯與洗浴湯兩種場合。比如「已食若飲湯」（《太素》卷二十七〈七邪〉、《靈樞》卷十二〈大惑論〉）、「足如履冰，時如湯入腹中」（《太素》卷二十八〈痺論〉）屬於前者，「熱氣下兩股，如湯沃之狀」（《太素》

卷二十七〈邪傳〉、《靈樞》卷十〈百病始生〉）、「夫瘧之寒也，湯火不能溫也」（《太素》卷二十五〈三瘧〉、《素問》卷十〈瘧論〉）、「少腹、膀胱按之，兩髀若沃以湯」（《太素》卷三〈陰陽雜說〉、《素問》卷十二〈痺論〉）屬於後者。「刺諸熱者，如以手探湯」（《太素》卷二十一〈諸原所生〉、《靈樞》卷一〈九針十二原〉）則對於解釋成上面任一種意義都合適。作為在這種湯裡加入藥物的用例，在得「痺不仁、腫痛」這種病的時候，「當是之時，可湯熨火灸刺而去之」（《素問》卷六〈玉機真藏論〉）。不過，接下來我們也可以看到這樣的論述，就另外的病，此文又說「當是之時，可按可藥可浴」。所謂「浴」，雖然指湯浴，但是「湯熨」的「湯」，則大概是指將患部放入盛有藥湯的容器中來燙患部的療法吧。

　　《黃帝內經》中「湯」一詞用法的顯著特徵，大概是已經被用作表現一般性劑型的概念了吧。在史 15 中也曾出現的風蹷，其療法為，

　　黃 1　表裡刺之，飲之湯。（《太素》卷二十五〈熱病說〉、《素問》卷九〈評熱病論〉）

楊上善注云：「可刺陰陽表裡之脈以攻其外，飲之湯液，以療其內。」另外，《醫心方》卷一引《太素》佚文中，有下面一段話：

　　黃 2　病有生於風寒、暑濕、飲食、男女，非心病者，可以針石、湯藥去之。喜怒、憂思、傷神為病者，須以理清明情性，去喜怒、憂思，然後以針藥裨而助之。但用針藥者，不可癒之。

黃 1　是指出將針法與藥物療法對等地組合加以應用的很少的用例中之一例。黃 2 則是論述將緣於精神性因素的疾患從其他疾患中區別出來後其疾病的治療原則的文章。

　　黃帝學派似乎從初期開始就已經使用「湯液」一語了。在我斷定的、即使在《黃帝內經》中也是初期作品的兩篇論文中，這種情況已經可以看到了。

　　黃3　黃帝坐明堂，雷公曰：臣受業，傳之以教，皆經論、從容形法、陰陽刺灸、湯液所滋。(《太素》卷二十九〈水論〉、《素問》卷二十四〈解精微論〉)

　　黃4　黃帝曰：子誠通別五臟之過，六腑所不知，鍼石之敗，毒藥之所宜，湯液之滋味。具言其狀，悉言以對。請問不知。雷公曰，肝虛、腎虛、脾虛，皆令人體重煩冤，當投毒藥、刺灸、砭石、湯液，或已或不已，請聞其解。(《太素》卷十六〈脈論〉、《素問》卷二十三〈示從容論〉)

「知」是恢復到正常狀態的意思。在這裡，湯藥與指具有強作用的藥的毒藥比起來，恐怕一般被看成是藥效緩慢的劑型吧。在後期論文中，有下面這樣的用例：

　　黃5　中古之治病，病至而治之湯液，十日以去八風五痺之病。十日不已，治以草荄，(中略)暮代之治病也則不然，(中略)病形已成，乃欲微鍼治其外，湯液治其內。(《太素》卷十五〈色脈診〉、《素問》卷四〈移精變氣論篇〉)

據楊上善講，「草荄」指「藥草之根莖」。後半段微針與湯液的對比，是黃1的一般化表達。這暗示著在黃帝學派利用湯液來代表藥劑之前，這種劑型已經獲得了一般性。他們或許是作為針法的輔助療法或並用療法而喜用湯液的。

　　雖這樣說，但是，在《黃帝內經》中有關湯液的具體製法卻只記載了兩例。

　　黃6　發於脅，名為敗疵，敗疵者女子之病也，灸之，其病大癰膿，治之，其中乃有生肉，大如赤小豆，剉陵翹草根各一升，水一斗六升煮之，竭為三升，即強飲，厚衣坐釜上，令汗出至足已。
　　《太素》卷二十六〈癰疽〉、《靈樞》卷十二〈癰疽〉）

這種療法與〈五十二病方〉中治療破傷風的五17、治療疽的五24、26非常相似。特別是五17的「淌衣夾坐四旁，汗出到足乃□」（缺字恐為「已」），甚至連講述服用後處置的語句也是酷似的。差異之處只不過是與〈五十二病方〉的酒煮不同，這裡是水煮，坐在釜上促進其發汗而已。大概可以考慮它們也在治療法上屬於同一系譜。正因為如此，我們才能在從酒到水煮的變化中看到湯液形成的蹤跡。

　　另外一例是半夏湯。倉公傳中出現的半夏丸，據多紀元堅研究，是作為瀉下劑來使用的。但是，這裡的半夏湯用於失眠症。

　　黃7　其湯方以流水千里以外者八升，揚之萬遍，取其清五升煮之。炊以葦薪，大沸。置秫米一升，冶半夏五合，徐炊，令竭為一升半。去其滓，飲汁一小杯。日三，稍益，以知為度。故其病新發者，覆杯則臥，汗出則已矣。久者，三飲而已。（《太素》卷十二〈營衛氣行〉、《靈樞》卷十〈邪客〉）

這種療法的目的，在於「補其不足，瀉其有餘，調其虛實，以通其道而去其邪。」因為「飲半夏湯一劑，陰陽以通，其臥立至」，所以，「此所謂決瀆壅塞，經絡大通，陰陽和得者也。」「流水千里以外者」，指連綿流淌

了千里以上的黃河之水吧。那當然是濁水了。「揚之萬遍」，恐怕指反覆使其沉澱後取其上面澄清的部分吧。從八升濁水中提出來了五升清水。〈五十二病方〉中有「溲汲三渾」這種操作。「葦」指水邊生長的草，可看成是共有水及其性質的東西。❶據《淮南子·天文訓》講，女媧堆集葦灰治理洪水。葦灰意味著乾燥。用葦來作燃料，能促進水的蒸發吧。具有這種咒術意義的一連串操作，在用於水煮的沸騰的水準備好之後結束了。「秫米」指粘粟，正如已經論述的那樣，是僅次於稻米的上等穀物。如果只是粘粟的話，則恐怕做的是粥或米汁。然後加進半夏粉末，濾去滓，被稱為「湯」的劑型就做成了。〈五十二病方〉中出現的第三種原—湯液，就是經由加入藥物、濾滓這種操作而成為湯劑的。

關於五穀湯液與醪醴，《黃帝內經》中存在珍貴的證言。

> 黃8　黃帝問岐伯曰：為五穀湯液及醪醴奈何？岐伯對曰：必以稻米，炊之稻薪，稻米者完稻薪者堅。（中略）黃帝問於岐伯曰：上古聖人作湯液醪醴，為不用何也？曰：上古聖人作湯液醪醴者，以為備耳。（《太素》卷十九〈知古今〉、《素問》卷四〈湯液醪醴論〉）

關於「醪」與「醴」，過會兒再論述。不過，這裡可先看作是濁酒與甘酒。這段材料清楚表明，不僅僅是酒，即使在五穀湯液裡，最被看重的也是稻。

提出更具啟發性問題的，是接下來的一節文字。現將重要的地方全文引出。

> 黃9　夫上古作湯液，故為而弗服，（中略）當今之世，必齊毒藥

---

❶　林巳奈夫教授的啟發。

攻其中，鑱石鍼艾治其外。（同上）

關於「必齊毒藥」，如果就這樣理解的話，則只能解釋成「必須準備毒藥」。但是，如果看看文句體例，就會發現「必齊毒藥」與「鑱石針艾」構成對舉，處在必齊－鑱石、毒藥－針艾這種對應關係之中，應該理解為「必齊、毒藥攻其中，鑱石、鍼艾治其外」。那麼「必齊」指什麼呢？《黃帝內經》中另有一篇論文言及了「必齊」。

> 黃 10　容色見上下左右，各在其要。其色見淺者，湯液主治，十日已。其見深者，必齊主治，二十一日已。其見大深者，醪酒主治，百日已。（《太素》卷十五〈色脈診〉、《素問》卷四〈玉版論要篇〉）

「容色」指由於患病而呈現在面部的顏色。從短期即可治療的疾病，發展到需要長期療養的疾病，按照湯液、必齊、醪酒的順序開處方。

　　這裡我即刻想到了「火齊」。作為醫學術語，「火齊」只在《韓非子・喻老篇》與《史記・倉公傳》中露了一下面就消失了。不僅如此，司馬遷還將〈喻老篇〉所云的「火齊」改成了〈扁鵲傳〉中的「酒醪」。那個時候恐怕人們已經對「火齊」一語感到陌生，而且還將其看作是酒醪之一種了吧。如果是這樣的話，那麼，則很有可能是在「火齊」的意義被遺忘的時候，抄錄時誤寫成了「必齊」吧。

　　總之，我認為黃 9、10 的「必齊」為「火齊」的傳寫之誤。這樣改過之後我們再來讀讀看吧。據黃 9 可知，「火齊」是可與古老的手術器具鑱石即砭石對舉的藥物。據黃 10 可知，「火齊」是被評價為處在湯液與醪酒之間的藥。通過研讀「必齊」與「火齊」，我們尋找回來了早已佚失的「火齊」的意義。

那麼，「醪酒」指什麼呢？這裡與其說「醪酒」，恐怕還不如將「醴」也包括進來寫成「醪醴」為好。我們已經從黃 8 中看到「醪醴」是與「湯液」並記在一起的。《醫心方》卷三十引《太素》佚方，是這樣稱讚醪醴的：

> 黃 11 醪醴賢人以適性，不可不飲。飲之令去病怡神，必此改性之毒也。

《說文》認為，「醪」是「汁滓酒」即濁酒，「醴」是「一宿孰」即用一夜的時間釀成的甘酒。徐灝箋云，「醴」是非常淡的酒，與此不同，「醪」是醇酒，味甘。在藥用的醪醴中，不用說，有的也加進了藥物。

《黃帝內經》中有一處關於醴的記載：

> 黃 12 黃帝問於岐伯曰：有病心腹滿，旦食則不能暮食，此為何病？岐伯曰，名為鼓脹。曰：治之奈何？曰：治之雞醴，一齊知，二齊而已。(《太素》卷二十九〈脹論〉、《素問》卷十一〈腹中論〉)

楊上善的注認為，雞醴的作法是：「可取雞糞作丸，熬令煙盛，以清酒一斗半沃之，承取汁，名曰雞醴。」他是依據什麼寫下此條注的呢？的確，如果從〈五十二病方〉中的用例來看，存在這樣的處方也是很有可能的。但是，這種製法不合「一宿孰」這種醴的定義。

就「醪」來說，有記載說將它用於不仁即知覺麻痺疾患的治療（《太素》卷十九〈知形志所宜〉、《素問》卷七〈血氣形志篇〉、《靈樞》卷十二〈九鍼論〉）。

> 黃 13 形數驚恐，筋脈不通，病生於不仁，治之以按摩醪藥。

關於「醪藥」，楊上善直接換言成了「醪醴」，王冰則注云：「醪藥，謂酒藥。」不管怎樣，「醪醴」是什麼樣的藥仍不清楚。不論是對「不仁」有效，還是「改性之毒」，究竟意味著什麼呢？

　　幫助我們解決此問題的，是與〈五十二病方〉一同從馬王堆三號漢墓中出土的〈養生方〉與〈雜療方〉。很遺憾，兩部書的關聯部分破損嚴重。現在不用說圖版，連釋文也公布了。我們有幸可以通過馬繼興的論文〈我國最古的藥酒釀造法〉 ❷ 來了解其大概的情況。

　　據馬繼興的研究，在〈養生方〉中，限於可以判讀的內容，包含有釀造藥酒的六個方子。讓我們來引用一下他的文章吧。

(1)用麥冬（即顛棘）配合秫米等釀製的藥酒（原題：「以顛棘為漿方」，治「老不起」）。

(2)用黍米、稻米等製成的藥酒（「為醴方」治「老不起」。按此方和《齊民要術》引《食經》的製醪法很近似）。

(3)用好酒（「美酒」）和麥□（藥名不詳）等製成的藥酒（「為醪」，為強壯劑）。

(4)用石膏、藁本、牛膝等藥釀製的藥酒（製法不詳，見「用少」）。

(5)用漆和烏喙（即烏頭）等藥物釀製的藥酒（製法不詳，見「醪醴中」，係強壯劑）。

(6)用漆（澤漆）、節（地節）、黍、稻、烏喙等釀製的藥酒（見「醪醴中」，係強壯劑）。

在〈雜療方〉中釀製的藥酒只有一方，即

　　用智（藥名，不詳何物）和薜荔根等藥放入甗（古代的一種炊事

---

❷　馬繼興〈我國最古的藥酒酡製方〉《藥學通報》，1980年7月，頁28–29）。

用蒸器）內製成醴酒（見「□□加釀」，係強壯劑）。

順便說一下，⑵中提到的所謂《食經》中的醪製造法，恐怕是《齊民要術》卷七〈笨麴並酒〉引用的「《食經》作白酒法」吧。

> 生秫米一石，方麴二斤，細剉，以泉水漬麴，密蓋。再宿，麴浮起。炊米三斗酘之，和調。蓋滿五日，乃好。酒甘如乳。

「方麴」指做成方形的乾燥的麴。〈養生方〉中的酒因為不是醪而是醴，所以釀製的時間大概非常短。從這我們可以看出，只使用穀物的醪醴也被作為藥來使用。另外，請大家注意，在〈養生方〉、〈雜療方〉的七種醪醴中，除去內容不詳的⑷，全都作強壯劑。

很幸運，就醪來說，因為⑹的有關製法內容的部分比較完整地保留了下來，所以幾乎可以了解其全貌。據馬繼興的研究，製造程序可分為十個階段。我們按照他的分段來讀讀看（括號內的內容主要是依據馬氏的注記作的說明）。

> 為醪
> ⑴細斬漆（澤漆）、節（地節，玉竹的別名）各一斗，以水五□（缺字恐為「斗」）□□□□，又浚之，
> ⑵以汁煮紫葳，□□□□□□□□又浚之。
> ⑶□麴、麥麴各一斗，□□□，卒其時（經過一晝夜），即浚。
> ⑷□□□黍、稻□□、水各一斗。
> ⑸並，沃以麴汁，漬之如恆飲。
> ⑹取鳥喙三顆，乾薑五，焦牡（藥名，不詳）□，凡三物，甫（「父」的假借字，即將）藥物粉碎成大豆大小父咀）□□投之。

⑺先置□罂中，即釀黍其上，

⑻□□汁均沃之。

⑼又以美酒十斗沃之，如此三。

⑽而□□，

⑾以餔（即晡時，申刻）時飲一杯。已飲，身體癢者，摩之。服之百日，令目明、耳聰，末皆強，□（缺字恐為「治」）□病及偏枯。

在釀造這種藥酒的時候，用的穀物是黍、稻，用的藥物是漆、節、紫藏、烏喙、乾薑、焦牡，用的麴子是□麴、麥麴，此外還用美酒。即使在〈五十二病方〉中，具有如此複雜組成的藥，也沒有一個。

　　這種醪酒據說能聰明耳目、強健四肢。偏枯病在《黃帝內經》中也是出現了若干次的半身不遂疾患。黃 10 中提到用醪酒需百日，這裡也提到服用百日。正如馬繼興所指出的那樣，它是對虛弱體質、老化、老年性疾患有效的滋養劑、強壯劑。醪酒的確只能是《太素》佚文中所云的「改性之毒」了。

　　順便說一下，據黃 10 可知，與醪酒的服用一百日不同，湯液是十日，火齊是二十日。如果我們看看《史記》淳于意的診籍，就會發現，被命名為湯的藥，除柔湯外，都服用二、三日到五、六日。與此不同，在完全治好疾病上，柔湯所需時間達到十八日，火齊米汁是七、八日，火齊粥十二日，液湯火齊達二十日。至於藥酒，因為據說要飲盡三石，所以恐怕要花費更長的時間。《史記》的這種記載，與《黃帝內經》中的論述完全一致。

六

湯液的製法與種類，到了前漢末，一定是突然間變得豐富起來的。《湯液經法》三十二卷的編纂就說明了這種情況。在《漢書·藝文志·方技略·經方》中著錄的十一部書中，冠以劑型書名的，唯有此書，這也是值得注意的。湯液作為劑型，已經具備了如此突出的特性。儘管如此，並不等於說湯劑已經非常普及了，到了一般都認為它代表了藥劑的程度。

比如，《漢書》中「醫藥」一語頻出，但「湯藥」一語只不過在〈袁盎傳〉中出現了一次。

> 漢4　陛下居代時，太后嘗病，三年，陛下不交睫解衣，湯藥非陛下口所嘗弗進。

〈武威漢代醫簡〉中只收錄了一例湯方。在後漢王充的《論衡·道虛篇》中，代表藥劑的是散劑和丸劑。

> 論1　如謂百藥之氣，人或服藥，食一合屑，吞數十丸，藥力烈盛，胸中憤毒，不能飽人。

另外，〈治期篇〉云：

> 論2　良醫，能行針藥驗方術者。

王充終究沒有使用「湯藥」一語。因為即使在前漢，其初期就已經有像

淳于意這樣多用湯劑的醫師存在，所以，恐怕使用什麼劑型的藥，是與個人和流派的喜好與拿手不拿手相關的。

　　一進入魏晉時代，面貌為之一變。在《三國志・蜀書・楊戲傳》注中，引《華陽國志》云：

　　華 1　　戲同縣後進有李密者，（中略）聞事祖母以孝。侍其疾則泣涕側相食，日夜不解帶。膳飲湯藥，必自口嘗。

《文選》卷三十七李密〈陳情表〉云：

　　文 1　　臣侍湯藥，未嘗廢離。

《晉書・王祥傳》云：

　　晉 1　　父母有疾，衣不解帶，湯藥必親嘗。

在晉代葛洪（西元283—364年）的《抱朴子・內篇》中，正如村上嘉實已經指出的那樣❸，「湯藥」屢屢是作為總括藥劑的詞語出現的。如〈至理篇〉云：

　　抱 1　　夫愚夫乃不肯信湯藥鍼艾，況深於此者乎？

　　沒有必要再引更多的材料了。在後漢末一定發生了一種可稱為決定性的變化。我認為，引起這種變化的，就是張仲景的《傷寒雜病論》所

---

❸　村上嘉實〈漢墓新發現の醫書と「抱朴子」〉（《東方學報》，京都第53冊，1981，頁402–404）。

象徵的湯液學派的出現吧。

《傷寒雜病論》是經過若干次再編纂的過程才傳至今日的。據張仲景序云，他是依據《素問》、《九卷》、《八十一難》、《陰陽大論》、《胎臚藥錄》、《平脈辯證》撰著成《傷寒雜病論》十六卷的。但是，關於初期的面貌是怎樣的，仍不清楚。現存最古的文本，是西晉王叔和的著作《脈經》的第七、八、九卷。但是，那裡沒有藥的處方的記載。不久，它就分化為傷寒與雜病兩部分。傷寒經由唐代孫思邈（西元？—682年）的《千金翼方》卷九、十的〈傷寒〉，發展成了《傷寒論》，雜病則經由《金匱玉函經》發展成了《金匱要略方論》，形成了最終的形態。具體到各種文本，其構成與重點的安排都不同。其差異一定是時代變遷與編者個性的確鑿見證。不過，現在沒有必要去涉及它。張仲景依據的書主要是針灸療法及與它結合在一起的脈診法的書。他雖說「博採眾長」，但作為藥物療法的書，只是舉出《胎臚藥錄》。注意到這一點就夠了。

《傷寒論》最突出的特色，同時也是對後世最大的貢獻，在於依據診斷學，特別是依據伴隨著針灸療法發展起來的脈診法，為藥物療法奠定了基礎，進行了體系性的再編。❶由此，治療法與診斷法可說是一對一地對應了起來，藥物療法擺脫了單純的經驗水平。其基本理念如下：依據對三陰（太陰、少陰、厥陰）三陽（太陽、少陽、陽明）這六條經脈的脈診，將疾病的症候粗略分為六種類型，即所謂的六經病。這六大症候類型再細分為下一級的類型。與診斷法確定的症候類型對應的，是治療法中的藥劑類型。所謂藥劑類，指共有構成各藥劑的數種藥物成分中的主要成分，從而共有主要藥效的一群藥劑。對不同類型的症候群投用不同類型的藥劑群。對於同一類型內小的症候的變異，通過藥劑的小的改變，即替換、追加、剔除部分藥物成分來治療。而且，它包含著這

❶ 參照山田〈學問日本化の方法序說——吉益東洞「藥徵」の歸納法について〉（UP，1984，頁1–2）。

樣的理論上的前提，即疾病是從體表向內部，從太陽病開始由三陽病向
三陰病連續性或階段性發展的。這樣一來，藥物療法從經驗性知識的累
積開始向理論上得到整理的體系變化。

《傷寒論》的另一個特色，在對後世的影響上決不亞於前者，是構
建了以湯液為主體的藥物療法 ❶。因為張仲景直接依據的《胎臚藥錄》
沒有流傳到今天，所以他的貢獻究竟在哪裡，還不能弄清楚。但是，可
以將他看作是站立在將《胎臚藥錄》與《傷寒雜病論》聯繫起來的臨床
醫學流派頂峰的人物。這種醫學流派恐怕是深受針灸學派影響，以脈診
法為基礎，以藥物療法為中心，兼用各種技術進行治療的、帶有折衷性
質的學派。他們特別好用的劑形恐怕是湯液。早在前漢初期，就已經出
了一位屬於折衷學派的淳于意，他學習黃帝、扁鵲《脈書》，依據脈法，
主要利用湯液來治療。標榜針法的黃帝學派，作為輔助療法或並用療法
而好用湯液，到了前漢末期，已經認為它是代表性劑型了。在脈診法與
使用湯劑的治療法之間，親和關係是歷史地形成的。在可說是針灸療法
與藥物療法的領域中，利用脈法進行診斷、大量使用湯劑的流派一定一
直存在著。《湯液經法》大概是前漢末期集他們成果之大成的書。

雖說如此，並不等於說這個流派占據了折衷派或藥物療法派的主流。
毋寧說也許是少數派。《武威漢代醫簡》雖然遠遠稱不上是決定性的證據，
但它可作旁證。《醫簡》裡全然不見脈診。不僅如此，不用脈診法的這部
書，只記載了一例湯劑。至於後漢文獻中「湯液」、「湯劑」這類詞語的
用例非常少這一點，早已指出了。

到了後漢末，事態為之一變。其成果最終結晶在《傷寒雜病論》中

---

❶　參照赤堀昭〈新出土資料と「傷寒論」〉(《中醫臨床》臨時增刊號，1982年5月)。
　　另外，值得注意的是，據赤堀昭研究，《傷寒論》的處方中，湯99、散8、丸5、
　　針灸14、其他2。藥物療法之外，還包含有這樣多的針灸療法。這活生生地證
　　明湯液學派與針灸學派有著極其親近的關係。

的這一派，嘗試著更為緊密地將理論與過去的經驗結合起來。在症候群與藥劑群之間建立起對應的關係，推進在脈診法上建立其基礎的、以湯液為主體的藥物療法的體系化。《傷寒雜病論》所達到的高度水準與基本理念的重要性，可以從時至今日所謂的六經辯證仍是臨床醫學的基礎這一點上看出來。隱匿在張仲景這個名字背後的湯液學派，由於他們矚目的成功，湯液的時代開始了。

（譯自《新發現中國科學史資料の研究・論考篇》，京都大學人文科學研究所，1985。）

本草的起源

一、從傳說到歷史

關於本草的起源，在某種意義上可以說已有詳盡的論說。自東漢之鄭玄（西元127─200年）以來，直至當今，言及此事或專論此事的文章不勝枚舉。過去，欲求其源流或原作者於神農、黃帝及殷之伊尹等傳說性帝王與賢人的強烈意向，為論說的主體。例如，晉之皇甫謐（西元216─282年）的《帝王世紀》中言：「炎帝神農氏（中略），嘗味草木，宣藥療疾（中略），著《本草》四卷」（《太平御覽》卷七二一）；又說：「黃帝使岐伯嘗味草木，典醫療疾。今，經方、本草書咸出焉」（《初學記》卷二十）；同樣，《針灸甲乙經》序中所述「伊尹以亞聖之才，撰用《神農本草》，以為湯液」，亦是追溯起源於神話之中的明顯例證。然不久之後即出現了關注客觀事實的人：《神農本草經》中「所出郡縣，乃後漢時制」，「疑仲景（張機）、元化（華佗）等所記」，此乃梁代陶弘景之語（《神農本草經集注》陶隱居序）。又有北宋的掌禹錫，在《嘉祐補注總序》（西元1061年）中斷言：「蓋上世未著文字，師學相傳，謂之本草。兩漢以來，名醫益眾，張機、華佗輩始因古學，附以新說，通為編述，本草由是見於經錄。」

講述本草之起源的歷史性證據極為有限。掌禹錫據此將本草書的形

成期定在東漢末。如果略去他作為編者而刻意於實際存在的名醫這一點，其論點並非無稽之談。近代的歷史研究拆除了歸屬漢末名醫這一最後障壁。本草的起源在漢代，形成於無名諸人的結論❶，恐怕在今後亦不會動搖。儘管如此，我在此處重又提起本草起源的問題，是因為考慮到在僅有的少數資料中，尚隱含著以往之研究未見釋明的內容，通過引出其中覆藏著的意思，可以就本草的形成過程描繪出更加具體的面貌。

所謂本草，乃是調查、研究藥物的名稱、性質、效能、產地等，屬分類、記述的學問。記述其成果的書籍亦被稱為本草。因此如有必要，可以將前者稱為本草學，後者稱為本草書，以為區別。越接近近代，本草書中有關藥物形態、顏色、生長環境等博物學性的記述越見增多，而且有圖，其記述也逐漸趨向準確。儘管如此，本草學到底是藥物學，直至清代始終沒有脫離博物學。最早的植物誌——《植物名實圖考》的出現，是在1848年之後。從中可以看到稱之為本草，以漢代的《神農本草經》為原型，結晶於明代敕撰《本草品匯精要》（西元1505年）與李時珍《本草綱目》（西元1590年）之上有關自然物（動、植、礦物）之知識體系的明顯特徵。這無疑是本草的歷史性繼承與展開，同時也與其起源具有深刻的聯繫。

談到本草的起源時，必須與藥物的起源在嚴格區分的基礎上加以認識。藥物的知識與醫術的出現一樣古老，藥物的起源匿跡於歷史的遠方。溯至西元前三世紀中葉，現存最古老的臨床醫學書《五十二病方》中，

---

❶ 迄今有關本草之起源的研究，有：中尾萬三《漢書藝文志より本草衍義に至る本草書目の考察》，京都藥學專門學校藥總會，1928；渡邊幸三〈陶弘景の本草に對する文獻學的考察〉，收於《本草書の研究》，杏雨書屋，1977；岡西為人《本草概說》，創元社，1977，第一部，第一～第三章；那琦《本草學》，臺灣，1982，第一章，第一～第四節，等。提出神仙術起源說等重要問題的雖然是中尾，但接受此說之岡西的工作特別優秀，本文有賴岡西之處甚大。

使用著約250種藥物 ❷。已然是相當豐富的經驗性知識的積累。雖然如此，卻不能說那時「本草」已經形成。從馬王堆漢墓同時出土的其他醫書，亦沒有提示本草存在的記述。要使藥物的知識得以稱之為本草，必須建立某種能夠適用於所有藥物的通用的原理；根據這個原理把握與整理成的知識，理所當然地必須超越經驗性的水準。

進入漢代本草始見形成。今天，我們將漢代的本草學的成果，其最大的遺產，稱之為《神農本草經》；談論著其中所見藥物及相關記述。但是我們談論的《神農本草經》究竟是什麼？形成這樣一個遺產的過程並非那麼簡單。在東漢末，確實存在著冠有神農之名的本草書。可以搜集到若干看來可能是三國、魏之時代寫下的文章中含有其佚文。將這些稱之為「神農」吧。在「神農」形成之前，已然存在著稱之為本草的學問性研究。在東漢末期，「神農」之外還有許多別的本草書。其中「神農」恐怕是最古老的著作，或許是因為其古老性，似乎在當時已然取得了凌駕於其他本草書之上的權威性。也不知「神農」經歷了多少次後人的加筆，並做了注釋。最後經梁之陶弘景的校定，收錄於其所著《神農本草經集注》（《本草集注》），而流傳後世。不難想像，當時陶弘景對其所持《神農本草經》的文字進行了整理、改訂。今日我等得以窺其全貌的，不過僅僅是鑲嵌在《集注本草》之中的《神農本草經》而已。

如此，若要究明本草之起源，可知有必要區分本草形成過程的三個階段：第一，本草這個概念出現的階段；第二，本草書之存在能夠被確認的階段；第三，《集注本草》的編纂階段。《集注本草》之所以是極為重要之書，不僅是因其中包含了《神農本草經》，而且因其為此後之所有本草書的原型與核心。這三個階段，以時代言之：第一階段相當於西漢末；第二階段從東漢末至魏晉；第三階段為梁代。首先，分析各個階段

---

❷　參照馬王堆漢墓帛書整理小組編《五十二病方》，文物出版社，1979，附錄二：〈「五十二病方」現存藥名〉。

中能夠確認的事實，從而導出可能的推論與假說。

二、作為學問之本草的形成

　　新開闢的學問性領域，相對於舊有的學問需要新的名稱，以表明其獨立性。藥物學的開拓者們將自身的學問命名為本草。據撰寫《重廣英公本草》，即所謂《蜀本草》的五代蜀之韓保昇言：「藥有玉石草木蟲獸，而直云本草者，為諸藥中草類最多也。」這是有關本草之語義的近乎唯一說明，並獲得廣泛的認同，但確實如此嗎？不接受這一解釋的，恐怕不僅是我一個人 ❸。本草的原義雖已不得而知，但不管怎樣，對於當時的人們來說，肯定是一個具有新鮮感而被接受的語詞。

　　「本草之名」作為學問領域而出現於文獻當中，誠如掌禹錫早就指出的那樣，是《漢書》〈平帝紀〉及〈樓護傳〉（卷九二）。〈平帝紀〉元始五年（西元5年）之條中說：

> 徵天下通知逸經、古記、天文、曆算、鐘律、小學、史篇、方術、本草及以五經、《論語》、《孝經》、《爾雅》教授者，在所為駕一封軺傳，遣詣京師。至者數千人。（卷十二）

準備驛傳的馬車，將眾多的學者從居住地召集到都城者，是當時的掌權人物王莽（西元前45—23年）。據《漢書・王莽傳》，取法周代、圖謀刷新政治體制的王莽，在此前之年，仿周代制度，築三雍——天子之政廳的明堂、大學的辟雍、天文氣象臺之靈臺；增博士之員；建可容學生一

---

❸　參照前揭中尾論文，（二）〈本草なる文字の起源と其の意義〉，頁16–30。中尾介紹並贊同以《漢書・藝文志・方技略》中所見「經方者，本草石之寒溫，云云」之「本草」為其起源的觀點，但到底不能接受。

萬人的宿舍，致力於學問的振興。而且：

> 徵天下通一藝教授十一人以上，及有逸禮、古書、《毛詩》、《周官》、
> 《爾雅》、天文、圖讖、鐘律、月令、兵法、史篇文字，通知其意
> 者，皆詣公車。網羅天下異能之士，至者前後千數，皆令記說廷
> 中，將令正乖繆，壹異說云。（卷九九上）

當時始獲國家公認，得置博士之官的學問中，有所謂古文經學。這是預示西漢之今文經學將向東漢之古文經學復歸的事情，可以說東漢之儒學的方向由此而被確定。本草亦是在此時，作為學問的一個領域而被認識。

〈平帝紀〉與〈王莽傳〉的記述中，所列舉的領域有若干的出入。作為前者之方術、本草的替代，後者中加入了月令、兵法。這又意味著什麼呢？〈平帝紀〉中說天文、曆算、鐘律，〈王莽傳〉中言天文、圖讖、鐘律。的確，圖讖與天文、曆算密切相關，其學說的主體要素是占星術。話雖如此，但卻不能將曆算稱為圖讖，或言包含於圖讖之中。或舉出曆算，或舉出圖讖，可以認為這是例示相近的多樣性學問領域。被召集的「異能之士」中，這些領域的專家無疑皆被包攝其中。

在此欲請注意的是，本草與方術在〈平帝紀〉中可謂是被配套地加以記述。據陳直之見，其方術乃是指「醫方」❹。他根據〈樓護傳〉，且將其作為例證。代表外戚王氏的王莽，擁平帝而握有獨裁性權力時，樓護位居廣漢太守，為齊之人，字君卿。生於醫者之家的樓護，青年時代與父親一起在長安參與醫業，出入於王氏一族的家中。

> 護誦醫經、本草、方術數十萬言，長者咸愛重之，共謂曰：「以君
> 卿之材，何不宦學乎？」（卷九二）

---

❹　陳直《漢書新證》，天津人民出版社，1979，頁56。

在欣賞其才能與好學心之長者們的勸說下，樓護終於放棄了醫術，改修經學而步入官宦之途。

如果依照《漢書・藝文志・方技》的分類，相對於以藥物療法為中心之臨床醫學的「經方」，醫學理論及針灸療法稱之為「醫經」。或許陳直的頭腦中有這個分類法，故將相當於經方的領域稱為醫方，以當方術。但如果是這樣，難道不應在繼醫經、方術之後的位置上安置本草嗎？我認為醫經在此具有較《漢志》之醫經更為廣泛的含意，看來一般是泛指醫術或醫書。那麼，樓護與醫經、本草一起背誦的方術又是什麼呢？這與〈平帝紀〉中所言「方術、本草」的方術，恐怕指的不是同一對象。

方術是與英語之 art 基本相當的概念，一般指技術、技法。因而，在廣義的方術當中，要掌握其技術及技法，需要特別的訓練與特殊的才能，可以涵括廣泛的領域。此處言及的天文、曆算、鐘律、圖讖、月令、兵法、醫經、本草等，皆包括在廣義的方術之中❺。〈樓護傳〉與〈平帝紀〉中所說方術，顯然不是廣義的方術。另一方面，狹義之方術的定義見之於《漢書・藝文志》：「方技者，皆生生之具」。方技同於方術。構成「生生之具」核心的雖然是醫術，即醫經與經方，但按照《漢志》的分類，還有房中與神仙亦屬此類。一言以蔽之，這兩方面皆是養生術；作為長生不老之技術的煉金術亦包含在這裡面。除去煉金術這一特殊的領域，能夠與醫經、本草並稱的、樓護所學的方術，不就是養生術嗎？與此相應，〈平帝紀〉所言方術，可以說是與《漢志》之方技的定義完全吻合之例。

方術與本草相配的表現形式，在思考本草的起源與形成過程時，是極具啟發性的。這是因為可以將本草看成在當時是與方術（醫術、養生術）相類似的學問，或與其具有密切關係的學問。以下將反覆回歸到這

---

❺ 見陳槃〈戰國秦漢間方士考論〉，《國立中央研究院歷史語言研究所集刊》第17冊，1948。

個問題上。

　　如果相信〈樓護傳〉的記述，那麼在他的青年時代，本草已然成為具有課本、並被教授（或學習）的學問。其課本是口傳，還是已成為書籍，僅據「誦（中略）本草」，即「背誦」這樣的表述是弄不清的。但與此相隔不遠的元始五年，被召集至都城的學者們會聚一堂，撰著己說並公開之，加以比較而正謬誤，致力於統一異說。本草家們亦理應將其知識整理成文字而公諸於世。寫成的本草課本在此之前是否存在，現在無法弄清楚。但不容懷疑，在古代中國首次召開的這次學術大會❻成為本草書形成的濫觴。說實在的，我認為此時形成之原始形態的本草書不外就是「神農」！至少是其原型，但相關論證乃是本章最終的課題。

　　在代表西漢末之學問的劉向（西元前77─前6年）、劉歆（西元前53？─23年）的工作中，有書籍解題目錄《別錄》的編纂❼。雖然大部分成於劉向之手，但在其死後，由劉歆繼承之，完成於建平年間（西元前6─前3年）。劉歆又將其加以節略而著《七略》七卷。《別錄》雖已亡佚，但班固（西元32─92年）將《七略》的概要收於《漢書・藝文志》中，並補充了若干之書。但是其中沒有本草書的名稱。假定元始五年的學術大會中始出現了本草書，那麼不見之於《七略》乃是當然，但班固何以不加著錄？或許是因他認為沒有值得著錄之書；或許是因他不具該領域的知識或不關心，究為何者呢？事實上，形法（天文、曆譜、五行、蓍龜、雜占）與方技（醫經、經方、房中、神仙）之書連一冊亦未見增補的事實，暗示著後者更有可能是其原因。

　　雖然不是作為學問的一個領域，但卻使用了「本草」一詞，作為表示一種身分的名稱，見之於《漢書・郊祀志》之成帝建始二年（西元前

❻　李約瑟形容：「第一屆中國科學、醫學全國大會」。山田慶兒等譯《東と西の學者と工匠》下，河出書房新社，1977，頁129。

❼　參照內藤湖南《支那目錄學》（《全集》，筑摩書房，1970，頁369–386）。

31年）的條文中。這是先於元始五年之學術大會三十六年之事，恐怕也是早於樓護之青年時代的時間座標：

> 候神方士使者副佐、本草待詔七十餘人，皆歸家。

情況是這樣的：自西漢高祖（西元前206─前165年在位）以來，尤其是「尤敬鬼神之祀」（《史記・封禪書》）的武帝（西元前140─前87年在位）即位以後，對於以天地、日月、山川、風雷為首之自然神以及其他各種各樣之神的祭祀極為隆盛。活躍其間者，乃是陳說神仙術的燕、齊之方士（方術之士）們 ❽。被祭的神祠之中，雖有許多像曾為秦之都的雍（陝西省鳳翔縣）之四時（鄜時、密時、上時、下時。時為祭之庭）那樣，具有追溯春秋戰國時代之悠久由來之處，但接納方士之言，由高祖、文帝（西元前179─157年在位）、武帝、宣帝（西元前74─前49年在位）新建立的神祠亦絕非少數。這當中，不僅作為祭祀是特別重要的，且如後面詳加分析所示，同樣成為本草之形成背景的，是武帝時始見的太一神的祭祀。

太一，在楚地為自古以來被祭祀的星神，楚之都的東面有太一祠。《楚辭・九歌》之〈東皇太一〉稱太一為上皇。元光二年（西元前133年），亳（河南省商邱市）人謬忌上奏〈祠太一方〉：

> 天神貴者太一，太一佐曰五帝。古者天子以春秋祭太一東南郊，

---

❽　關於以下的論述，參照前揭陳槃論文；顧頡剛《秦漢的方士與儒生》，上海群聯出版社，1955；福永光司〈封禪說の形成〉，《道教思想史研究》，岩波書店，1987，頁207-264；金子修一〈中國──郊祀と宗廟と明堂及び封禪〉，收於《東アジアにおける儀禮と國家》，學生社，1982，頁179-192。又：年代依《資治通鑑》。

　　用太牢，七日，為壇，開八通之鬼道。(〈封禪書〉)

　　武帝依上言，命建太一祠於長安之東南郊，使按謬忌之法奉祠。據唐之司馬貞《史記索隱》引《三輔黃圖》云，所謂謬忌太一壇乃是「上帝壇八觚，神道八通，廣三十步」。太牢為牛、羊、豬之供物。相當於東帝，不過是眾多天神（星神）之一的太一，此時始作為最高神登場。漢自高祖以來，重雍之四時的祭祀。而且新建北畤，成為五畤，祭祀青帝（東）、赤帝（南）、黃帝（中）、白帝（西）、黑帝（北）之五帝。雍之五畤作為天子親自郊祀天的場所，占據著國家祭祀的中心性位置。但在神仙術之方士看來，此五帝實際上亦不過是太一的輔佐而已。

　　元鼎四年（西元前113年），武帝在雍郊祀之後，由於應該與上帝相同地祭祀地神后土，故親赴汾陰（山西省榮河縣），建立了后土祠。該年秋，武帝為郊祀而行幸雍時，有人上言說：「五帝，太一之佐也，宜立太一而上親郊之。」這是要將郊祀的對象從五帝變為太一的提案。打動武帝躊躇之心的，是齊之方士公孫卿。他說：其夏，自汾陰出土寶鼎之事與黃帝得寶鼎之故事暗合；又說是年冬十一月辛巳朔旦當冬至，與黃帝登仙之日相一致，迎合了對神仙世界憧憬不已的武帝。雍之郊祀後，武帝歸甘泉宮（陝西省淳化縣），命在該地建太一祠壇，因當時是以十月為正月，故在時當元鼎五年的十一月辛巳朔旦冬至，開始郊拜太一。如此，太一與后土，成為郊祀天地的一對祠壇。此後，雍之五畤在祭祀上的地位，轉讓給了甘泉的太一祠與汾陰的后土祠。

　　西漢末期，進入元帝（西元前49一前33年在位）時代後，多少年來在方士們的主導下逐漸形成的國家祭祀，表現出欲要根據儒家思想進行再編成的動向。其急先鋒乃是成帝（西元前32一前7年在位）即位時的丞相匡衡與御史大夫張譚。因匡衡等人的建言，甘泉之太一與汾陰之后土兩祠被移築於長安的南北郊。這在今日之北京亦見殘留，設立在京師之

南北郊的天壇、地壇即源於此。匡衡等又就簡化郊祀、廢止秦之四時等
不合禮制之神祠提出了意見。他們的奏文認為：國家將祭祀的費用給付
郡國，使候神方士使者行祭的神祠有683個，其中合於禮者208個，可依
舊奉祠；所餘475個或不合於禮，或重複，應該全部廢止。這個提案獲得
了認可。約有十分之七的神祠淪落廢止的境地，更正確地說，是被排斥
於國家祭祀的體系之外。其結果為：

> 本雍舊祠二百三所，唯山川諸星十五所為應禮云。若諸布、諸嚴、
> 諸逐，皆罷。杜主有五祠，置其一。又罷高祖所立梁、晉、秦、
> 荊巫、九天、南山、萊中之屬，及孝文渭陽、孝武薄忌太一、三
> 一、黃帝、冥羊、馬行、泰一、皋山山君、武夷、夏后后啟母石、
> 萬里沙、八神、延年之屬，及孝宣參山、蓬山、之罘、成山、萊
> 山、四時、蚩尤、勞谷、五床、仙人、玉女、徑路、黃帝、天神、
> 原水之屬，皆罷。（〈郊祀志〉。孝武即武帝，孝宣即宣帝，薄忌太
> 一與謬忌太一壇同。）

再者，與此相伴的人事變化則是：「候神方士使者副佐、本草待詔七十餘
人，皆歸家。」如此說來，本草待詔至少與某個被廢止的神祠，更可能是
若干個，有著密切的聯繫。

　　唐之顏師古（西元581—645年）注云：「本草待詔，謂以方藥本草而
待詔者。」此說固然不錯，但此時期與神祠之存廢共命運的現象又究竟是
怎麼回事呢？除了求之於同時被罷歸家的候神方士使者副佐之外，沒有
研究這一問題的線索。

　　據《史記》之載，最先被任命為「候神」這一工作的，是陳說黃帝
登仙之故事而使得武帝嗟嘆「嗟乎！吾誠得如黃帝，吾視去妻子如脫躧
耳」的公孫卿。武帝立即「拜卿為郎，東使候神於太室」。太室為五嶽之

一，即河南的中嶽嵩山。據公孫卿云，黃帝曾遊五嶽，會諸神。對於候
神來說，絕好的名山乃是嵩山。元鼎六年（西元前111年）冬，公孫卿上
言說，緱氏城（河南省偃師縣）見仙人之跡，如雉之物往來於城上。於
是武帝於是年春，親赴緱氏城，視察其跡。是時公孫卿之語，將方士的
計謀表現得淋漓盡致：

> 仙者非有求人主，人主者求之。其道非少寬假，神不來。言神事，
> 事如迂誕，積以歲乃可致也。（〈封禪書〉）

便言之，《漢書‧地理志》中可見：「河南郡緱氏『有延壽城、仙人祠』」，
大概是其遺跡。

　　翌年元封元年春，武帝再次行幸緱氏，登太室山後，東行巡齊之濱
海地區，祭祀諸神。在燕、齊之渤海沿岸地區，自古曾有一個傳承之說，
即：「海中有三神山，名曰蓬萊、方丈、瀛洲。仙人居之。」（《史記‧秦
始皇本紀》）自西元前四世紀中葉，齊與燕之諸王已開始了有關三神山與
仙人的海上探索，然其中最著名的乃是秦始皇28年（西元前219年）受遣
未歸的齊之徐市（亦稱徐福）。武帝從李少君處聽到蓬萊仙人的故事，開
始向海上派遣方士之時，正是謬忌在長安築太一壇之際。其後，因方士
上言「蓬萊不遠，而不能至者，殆不見其氣」，故亦有「遣望氣佐候其氣」
之事。巡行齊之地，乃是尋找蓬萊之良機。武帝於是，

> 益發船，令言海中神山者數千人求蓬萊神人。（同上）

巡行之際，公孫卿

> 持節常先行候名山，至東萊，言夜見大人，長數丈，就之則不見，

見其跡甚大，類禽獸云。(同上)

武帝雖亦見足跡但卻並不相信，及至群臣言見一老父，始確信其為仙人。因而逗留海邊，「予方士傳車及間使求仙人以千數」。

元封二年（西元前109年）春，公孫卿上言說：「見神人東萊山，若云『欲見天子』」。武帝立即赴緱氏城，授公孫卿中大夫；然後至東萊，見大人之足跡。而且「復遣方士求神怪採芝藥以千數」。面對回到長安的武帝，

> 公孫卿曰：「仙人可見，而上往常遽，以故不見。今陛下可為觀，如緱城，置脯棗，神人宜可致也。且仙人好樓居。」於是上令長安則作蜚廉桂觀，甘泉則作益延壽觀，使卿持節設具而候神人。乃作通天莖臺，置祠具其下，將招來仙神人之屬。(同上)

此後武帝「冀遇神仙」之心仍不已。太初元年（西元前104年），「東至海上，考入海及方士求神者，莫驗」。太初三年，「東巡海上」，雖再度嘗試同樣之事，然結果卻是一樣。轉而依方士之言：「黃帝時為五城十二樓，以候神人於執期，命曰迎年。」而使造祠，而親禮祀上帝焉。再者，因公玉帶言：黃帝不僅封泰山，而且還在東泰山祭天，故武帝亦設祠具至東泰山，但不過是一極其卑小之山。僅僅是讓祠官禮拜之，「其後令帶奉祠候神物」。司馬遷總結〈封禪書〉曰：

> 方士之候祠神人，入海求蓬萊，終無有驗。而公孫卿之候神者，猶以大人之跡為解，無有效。

從〈孝武本紀〉與〈封禪書〉中見到的以上記述，可知求神、求蓬

萊神人、求仙人與候神、候神人、候神物、候祠神人是被清楚地區別開
的。「入海」——尋找相信確實存在於海中的蓬萊山之神人、仙人，是前
者。發生於東萊山之事屬稍有不同的異例，雖然看起來探索並不局限於
海，亦涉及到山，但這是由於相信仙人，神人確實出現了。儘管確實存
在卻不能到達或遭遇，例如「未至，望之如雲；及至，三神山反居水下。
臨之，風輒引去，終莫能至云」的情況，是因為存在著看來是海市蜃樓
之記述的現象。尋找按理說應該確實存在於彼方的神，這就是求神。

　　候神則不同。是在建於被視為神聖之地的祠、觀、臺等之中，供脯
棗，持續地奉祠，以「候」神人的出現。依照屬「怪迂阿諛苟合之徒」
的「燕、齊海上之方士」一員的公孫卿所言極其巧妙的理由，既然不是
仙人求人主，而是人主求仙人，那麼作為追求者一方，就應該準備神人
所喜好（即方士之所好）的環境與供物，一心一意地盼望、等待其出現
而別無所求。由於誰也不能預知是否出現在這個場所，要出現又是在何
時，因此必須不惜歲月，不能急於求成。儘管神人以何種姿態出現——
或鳥、或獸、或人，是小孩還是老人？留下何種徵兆——是足跡還是聲
音？誰也不能預測，但一旦有某種姿態、某種徵兆，則必須盡快察知。
這就是候神的職責。可以認為「候」中包含著「等」與「窺」這樣兩種
含意。

　　那麼，適合於這種職責的是什麼人呢？首先，必須是通曉神人、仙
人，如果出現立即就能認知的方士。其二，由於是為了皇帝、代替皇帝
候神，因此必須是其正式的使者。這就是如文字所示「候神方士使者」
的誕生。姑且不論武帝時是否有這個名稱，但實質上公孫卿乃是候神方
士使者的嚆矢。作為使者的公孫卿，無論是在武帝巡行山東之際，還是
在甘泉的通天臺，皆「持節」以候神。節乃是皇帝之命令的替代物，是
君主權力的一種象徵❾。《漢書·律曆志》中見有「主曆使者」這樣的職

❾　安作璋、熊鐵基《秦漢官制史稿》下冊，齊魯書社，1984，頁476。

務。昭帝之元鳳三年（西元前78年），太史令張壽王上言改曆。昭帝「詔
下主曆使者鮮于妄人詰問，壽王不服」。天文學者鮮于妄人的官位或許低
於位居專門職之最高位的天文臺長——太史令，但作為皇帝權力的代行
者卻可以查問改曆的理由。公孫卿在官職方面，初被任為郎，此後因見
神人之功而拜中大夫，又進為大中大夫。大夫為掌議論之官，據詔命而
承擔任務❿。元封七年（西元前104年），「大中大夫公孫卿、壺遂、太史
令司馬遷等言『曆紀壞廢，宜改正朔』」。（律曆志）公孫卿對天文學似亦
有幾分通曉，進言朔旦冬至黃帝登仙之故事，是他被武帝青睞的最初契
機。而且，這次太初改曆之上奏直到最後，他才從歷史的紀錄中消失身
影。武帝任用的另一位候神方士使者是濟南的公玉帶，但詳情不知。他
們因職責的性質，通常必須留在任地。被派遣到太室山的公孫卿看來好
不容易才滯留於山麓之街市——緱氏城，但兩年後又被召回甘泉，在益
延壽觀候神。武帝在東萊給方士們驛傳之車，使其搜求仙人，或許候神
方士使者亦得同樣對待。這當然是為了快速傳達神人出現的信息。

　　在《漢書・郊祀志》之宣帝與哀帝（西元前7－前1年在位）的條文
中有侍祠使者的記事。神爵元年（西元前61年）春，宣帝在甘泉祭太一、
汾陰祭后土之後，下詔給掌祭儀的太常，命使祠官如每歲禮法祭五嶽、
四瀆（五名山、四大川）。例如，中嶽太室是在嵩高（河南省許昌市）、
長江是在江都（江蘇省揚州市）行祭，但據說在那裡「皆使者持節侍祠」。
究竟侍祠是怎麼回事？是參加祭呢，還是常駐奉祠呢？確實存在著為祭
祀活動而被派遣的使者。恰當相同時期，某方士上言說益州（昆明）有
金馬、碧雞之神，若設壇祭之可致。於是「遣諫大夫王襃使持節而求之」
（〈郊祀志〉）。〈王襃傳〉中記載著「往祀」。此種場合，王襃是否亦被稱
之為侍祠使者呢？

　　成帝建始年間的初期，雖因匡衡等的奏言而廢止了眾多的神祠，但

❿　同上，上冊，頁107–111。

從一開始就存在著來自劉向等人的強烈反對意見。「末年頗好鬼神」，且
又無繼嗣的成帝於永始三年（西元前14年），始自甘泉的太一、汾陰的后
土、雍之五畤，使長安、雍及郡國的著名之祠復活近半。其後所立病弱
的哀帝於建平二年（西元前5年），

　　　博徵方術士，京師諸縣皆有侍祠使者，盡復前世所常興諸神祠官，
　　凡七百餘所，一歲三萬七千祠云。（〈郊祀志〉）

雖然司馬光說因有年中祭祠四回或五回的地方，故構成如此的回數（《資
治通鑑》卷三四），但即便如此數字仍不相合。大概是每處年平均約五十
次，月平均四回行祭的狀況。復活的神祠七百餘所這一數字，超過了建
始年間言及存廢時的六百八十三祠。成為國家祭祀之對象的祠，較成帝
之時又有增加。廣招方術之士，是作為與此大規模之復活相對應的人員
措施。他們被任用為侍祠使者、神祠官，被派遣到各地的祠。從必須進
行之祭的回數觀之，他們大概是常駐該地之官。

　　建始二年（西元前31年），眾多神祠被廢止時匡衡等的上奏文中有：

　　　長安廚官縣官給祠郡國候神方士使者所祠，凡六百八十三所 ❶。

該時代似乎全部的神祠中都有候神方士使者。神祠全面性復活後的時期，

---

❶　前揭陳直書讀為：「衡，譚復奏長安廚官縣官，給祠郡國候神方士使者，所祠
　　六百八十三所」（頁186），狩野直禎、西脇常記譯注《漢書郊祀志》（平凡社，
　　1988）讀為：「長安廚官縣官給祠，郡國候神方士使者所祠，凡六百八十三所」
　　（頁177）。但《史記・封禪書》中，因為公孫卿回答武帝說：「其道非少寬假，
　　神不來」，故可見「於是郡國各除道，繕治宮觀名山神祠所，以望幸」，表示著
　　宮觀、神祠被置於郡國的管理下。

則不僅「京師諸縣皆有侍祠使者」，並使得「前世所常興諸神祠官」全部
復活。諸神祠官之中當然包含有候神方士使者。苟若如此，侍祠使者與
候神方士使者的實體恐怕就是同一的。從候神到侍祠，其間存在著任務
之重心的移動，因此產生出兩個名稱。總之，我的看法是這樣的：作為
武帝元鼎年間的臨時性措施而產生了候神方士使者，在宣帝神爵年間祭
五嶽、四瀆之祠中得以制度化，其後擴展到京師及全國的著名之祠。他
們原本是在靈驗顯著的祠中，以待候神人之到來及其他瑞兆之出現為己
任，但不久變成以日常性奉祠及祭祀為其主要的工作。

　　回到建始二年的記事。再次引用：

　　候神方士使者副佐、本草待詔七十餘人，皆歸家。

假定候神方士使者副佐與本草待詔在制度上是受到幾乎相同待遇的存
在。由於當神祠廢止時受到相同的處置，故這個假定具備充分的根據。
那麼待詔為何？漢代的待詔不是正式官職，是委任官職的前一階段，是
通向仕官的一個階梯。給皇帝上書、被召出者，在被指定的待詔官署等
待皇帝的召命、下問。所轄官署通常是公車。

　　齊人東郭先生以方士待詔公車。(《史記·滑稽列傳》褚少孫補〈東
　　郭先生傳〉)

如建平二年之狀況，雖有「徵方術之士」的事，但他們成為待詔的捷徑
大概是上書。據說在成帝晚年，「多上書言祭祀方術者，皆得待詔」(〈郊
祀志〉)。對於待詔不支付正式的俸祿，僅給夠維持生活的一定補助 ⓬。
話雖如此，由長期待詔命於公車之東郭先生破衣爛鞋而被路人嘲笑，應

⓬　前揭《秦漢官制史稿》下冊，頁371-373。

可推知其補助之額。然而一旦交了好運，則像東郭先生拜二千石那樣，步入了榮達之道。

待詔與未被傳喚的候神方士使者副佐，亦因為上書或被徵到京師，其處境是在所轄官署等待皇帝的詔命。不是使者，而是使者副佐亦有意義。候神方士使者，首先因其任務而通常滯留在任地；其次因為既然是作為皇帝的使者而奉祠、候神，則必定要授之以官。而候神方士使者副佐，僅從其名稱推測，大概是在候神方士使者之旁，以輔助為本來的職責。作為其在都城之理由，首先考慮到的是，報告神人的出現及其他的瑞祥，等待皇帝降駕及命令之時。但還有一點，即經候神方士使者之推舉、被皇帝召入，等待著被派遣到其他的神祠去擔任候神方士使者，這也是可以推想的情況。總之，重要的是他們是以將活動的基地置於各地的神祠而存在的。其神祠被排斥於國家祭祀的體系之外時，喪失地位乃是當然的。

本草待詔亦肯定是以神祠作為活動的立足之處。神祠大多位於名山之麓或中腹，大川、湖水、大海的岸邊等。這樣的場所多產藥物。時代降下，東漢末有名叫龐公的人物，是南郡襄陽（湖北省襄樊市）人。他不應荊州刺史劉表（西元144—208年）之召，後「遂攜其妻子登鹿門山，因採藥不返」（《後漢書·逸民列傳》）。據注引《襄陽記》，鹿門山「舊名蘇嶺山。建武中（西元25—55年），襄陽侯習郁，立山神祠，刻二石鹿，夾神道口。俗因謂之鹿門廟，遂以廟名山」。因藥物而知名的山遍布各地。《後漢書·郡國志》之會稽郡烏傷（浙江省義烏縣）條文中引《越絕》云：「有常山，古聖採藥之所，高且神也。」京兆霸陵（陝西省長安縣）之人韓康，「常採藥名山，賣長安之市」三十餘年，最終「遯入霸陵山中」（〈逸民列傳〉）。韋著不應辟召，延喜二年（西元159年），被桓帝徵至霸陵，卻稱病而返，「乃入雲陽山，採藥不返」（《後漢書》卷二六）。雲陽山大概是位於陝西省淳化縣之山。亦有如魏郡鄴（河北省臨漳縣）之臺

佟那樣的人，「隱武安山，鑿穴為居，採藥自業」（〈逸民列傳〉），但神祠無疑為採藥者們提供了格外好的立足點。在如此採藥者們中間，通過神祠產生出橫向聯繫，進行著情報的交換，形成了應該稱之為「知識性共同體」的東西，而這不過是在時代的趨勢當中自然的發展結果。

如果引用谷永勸諫成帝之上奏文中的表述，謂言說確實存在「服食不終之藥」的仙人，而要「入海求神採藥」的方士上升到不可勝數的數量。或許不能說他們對藥物知識的蓄積完全沒有貢獻。但是可以認為在濱海及渤海灣這一狹小地域，追求極為有限之目的的這些方士的貢獻程度是微乎其微的。他們在任何地方所追求的都是「海中三神山之奇藥」（〈封禪書〉），而不是此外的任何東西。

方士之中，言說谷永所言「黃冶變化」，即煉金術者亦很少。元光二年（西元前133年），以「祠竈、穀道（辟穀、導引）、卻老之方」見武帝的李少君，原本是深澤侯的舍人，「主方」，按如淳注，乃是「主方藥」之工作。他的詭辯獲得了意想不到的成功，他對武帝說：「祠竈則致物，致物而丹沙可化為黃金，黃金成以為飲食器則益壽，益壽而海中蓬萊仙者乃可見，見之以封禪則不死，黃帝是也」（《史記‧孝武本紀》）。「物」指鬼神，是「魂靈」這樣含意之物。封禪是皇帝在泰山祭天，下至山麓而祭地，將功業報之天地的祭祀。大概是齊之方士們根據該地自古流傳的祭祀，阿諛皇帝權力而捏造出的，最先進行封禪的是始皇帝，其後則是武帝。在神仙術之方士們的教義體系中，封禪說與蓬萊仙人說不可分割地聯繫在一起，而且與作為不老長生術的煉金術有著關聯。被少君之語所打動，武帝「事化丹沙諸藥齊為黃金矣」。對於從事需要巨額費用之實驗的煉金術方士來說，皇帝的庇護是最強的援軍。然而不久發生了某一事件，煉金術士們不得不暫時後退。

神爵元年（西元前61年），十七歲的青年劉向（本名更生）將淮南王的《枕中鴻寶苑秘書》獻給了「復興神仙方術之事」的宣帝❸。此書載

有神仙驅使鬼物製作黃金的技術，以及鄒衍的重道延命之術（《漢書‧劉向傳》卷三六）。鄒衍是在齊之威王（西元前378一前343年在位）、宣王（西元前342一前324年在位）的時代提倡大九州之說，著《五德終始》、《陰陽主運》的思想家。齊人將其著作上奏始皇帝而被採用；鄒衍之說在秦漢時期的政治、宗教、學術思想上，留下了可以說是關鍵性的烙印❶。說起來「燕、齊海上之方士」對於鄒衍之術是「傳其術不能通」，其結果導致「怪迂阿諛苟合之徒自此興，不可勝數」的狀態（〈封禪書〉）。淮南王劉安的帳下有此類方士之身影。他「招致賓客、方術之士數千人，作為《內書》二十一篇，外書甚眾，又有《中篇》八卷，言神仙黃白之術，亦數十萬言」（〈劉安傳〉）。《內書》亦稱《內篇》，一般認為相當於傳世的《淮南子》。另一方面，據晉之葛洪（西元283一364年）言：「《中篇》八章言神仙黃白之事，名為鴻寶」（《神仙傳》）。在他的《抱朴子‧內篇‧黃白》中，作為引用東漢初之桓譚之語，其中可見某男「好黃白術」，「按《枕中鴻寶》作金」的故事。黃白即煉金術，「黃者金也，白者銀也。古人祕重其道，不欲指斥，故隱之云爾」，「以鐵器銷鉛，以散藥投中，即成銀。又銷，以他藥投之，乃作黃金」（〈內篇‧黃白〉）。《中篇》雖是世人未見之書，但淮南王被問以謀反之罪而自殺時（西元前122年），更生之父（劉德）負責事件的審理，據說書入其手。其來龍去脈的真偽姑且不論，然更生「幼讀誦，以為奇」，由於青年的意氣用事、急於成功之心，故獻其書而言「黃金可成」。宣帝馬上「令典尚方鑄作事，費甚多，方不驗」。於是更生因「鑄偽黃金」之罪而被囚，成了待處死刑之人。如果此時劉向被處刑，漢末的思想與學問肯定會見到更加不同的發展。然

---

❸　參照金谷治《老莊的世界——淮南子の思想》，平樂寺書店，頁78–83；福永光司〈劉向と神仙〉，收於前揭書，頁306–310。

❹　參照陳槃〈論早期讖緯及其與鄒衍書說之關係〉，《國立中央研究院歷史語言研究所集刊》第20冊，1948；福永〈封禪說の形成〉，頁222–228。

而，其兄陽城侯安民返還國戶之半以贖更生之罪，才獲免死（〈劉向傳〉）。據〈郊祀志〉，此時京兆尹張敞上書諫曰：「斥遠方士之虛語，遊心帝王之術」，而致尚方待詔皆被廢止。

　　既然因劉向事件而被廢止，則尚方待詔是煉金術之方士可確定無疑。他們大約是以上書黃金製作法，而成為待詔之身分的。那麼尚方原本是怎樣的官署或職務呢？顏師古注〈劉向傳〉云：「尚方，主巧作金銀之所」。即負責製作皇帝的刀劍及常用的器物（《後漢書・百官志三》尚方令本注）。看來是以金屬器的鑄造、製作為主要工作。另外，〈郊祀志〉中說，討好武帝的方士欒大是膠東王的尚方，顏師古注云，尚方「主方藥」。大概是接受了這一解釋，司馬光注尚方待詔之條，解釋說：「非作器物之尚方。尚，主也，主方藥也」（《資治通鑑》卷二六）。的確，如果想到《抱朴子・內篇》中所見那樣的後世之煉金術，司馬光的解釋並不勉強。液化黃金而成之金液，與反覆進行水銀之硫化與乾餾的過程而得之還丹，同為最上之方藥，因為葛洪時代的黃白無非就是精製、服用這種方藥的技術。但是，在西漢是否確實產生了服食金液而成不死之身，這種思想觀念與技術呢？李少君所解說的是將丹沙變成黃金，用這種黃金製作器皿，用於飲食之際。《神農本草經》之丹砂（硫化水銀）與水銀條中，涉及到由硫化、乾餾而致兩者的相互轉化，但沒有記載服用的方法。當時的「黃冶變化」恐怕不是為「煉餌服之」的技術。在管轄煉金術之方士的官署中，精煉、製造金屬而製作器物的尚方，是最為合適的。

　　本草待詔，是與入海採藥方士及尚方待詔具有明顯區別的存在。他們在其活動中具有兩個顯著的特點。第一，廣泛採取遍及動、植、礦物的藥材；第二，為了採取藥物，必須要有持續性的且安定的據點。我以為，在這種情況下，成為服務於持續採藥活動之絕好的立足點是神祠。藥物的採集者們，面對編入國家祭祠體系之神祠的盛況與蠢動之神仙術的方士，肯定受到強烈的刺激。他們在方士的思想性影響下，將其知識

進行整理、分類、體系化；帶著藥物的知識與技術，最終加入到方術之
士的世界當中。從採藥者到本草家，所獲得之本草待詔這一身分，乃是
這一過程的證明。盡知神祠所在之地貌的本草家，對於被派遣到各地的
候神方士使者來說，是寶貴的情報提供者，是跋涉山野的嚮導，是唯一
的協力者。正因為在工作上不是競爭，所以才形成對候神方士使者的支
持。反之，亦肯定存在著候神方士使者在上書及其他方面，援助本草家
之活動的現象。沒有滲入皇帝權力之候神方士使者的幫助，採藥者是否
能夠獲得本草待詔這一身分，甚可懷疑。如此在兩者之間就產生了如一
同被廢止之命運那樣的密切關係。為要將藥物的知識建設成學問的一個
領域，本草家需要時間及理性的刺激。本草待詔之制，無疑提供了這一
環境。

　　以上是我有關〈郊祀志〉建始二年之記事的推論，是由此引出的有
關本草之起源的推論。推論是否正確，必須通過分析這一階段的本草學
內容來加以檢證。然本草待詔雖在建始二年被廢止，但本草家們的學術
性活動在此之後卻更加活躍，終至在王莽所召集的元始五年的學術大會
上，見到了本草家的身姿。如後所述，雖然我認為本草之起源絕對不可
能追溯至開始進行太一之國家祭祀的武帝朝之前，但在西元前後的時期
中，本草學已然成長到在公認之學問中占有一席之地。

三、本草書的出現

　　如果依照〈樓護傳〉，西漢末期存在著學生所背誦的本草之課本；據
〈王莽傳〉，在元始五年（西元5年）的學術大會中，本草的知識應該被
撰著並公開。但要確認本草書的存在，則必須將時代降至東漢末。

　　鄭玄（西元127—200年）注《周禮‧天官‧疾醫》「以五味、五穀、
五藥養其病」這一句時說：

> 五藥，草、木、蟲、石、穀也。其治合之齊則存於神農、子儀之
> 術云。

治，大概是「冶」之誤，是將藥物弄成粉末；合為調合；齊同於劑。關
於子儀，唐之孔穎達（西元574—649年）之疏中見有：

> 中經簿云：《子義本草經》一卷。儀與義一人也。

如他所指出的那樣，扁鵲的弟子之一有子儀（《韓詩外傳》、劉向《說苑‧
辨物》）❻。扁鵲是春秋、戰國時代的名醫，當時顯然沒有本草。如將鄭
玄所云子儀視為《子儀本草經》，則可認為神農亦又指本草書。順帶說一
下，《中經簿》是晉之荀勗（？—西元289年）的著作，「魏之秘書郎鄭默，
始制《中經》；秘書監荀勗，又因《中經》，更著《新簿》，分為四部，總
括群書」（《隋書‧經籍志》）。自魏（西元220—265年）末至晉（西元265
—316年）初編纂的這個圖書目錄與鄭玄的證言，講述著至3世紀中葉還
存有《子儀本草經》；在2世紀後半期有《神農》，並視其為本草的代表性
著作；並將《子儀本草經》的著作年代溯至最遲不晚於2世紀前半期。

　　然而《子儀本草經》在魏晉時代已然不是代表性的本草書，該位置
被《神農》所獨占。魏之嵇康（西元223—262年）在〈養生論〉中引《神
農》之語：「上藥養命，中藥養性」，贊之曰：「誠知性命之理」。晉之張
華（西元232—300年）的《博物志》亦從《神農經》中引用了：「上藥養
命」、「中藥養性」、「下藥治病」。又，東晉的葛洪（西元283—364年），
在《抱朴子‧內篇‧仙藥》中引《神農四經》，可見：「上藥令人身安命
延」、「中藥養性，下藥除病」；此外還有言及《神農》之語處（《內篇‧
極言》）。《神農四經》，大概可理解為葛洪所見《神農經》是四卷本吧。

---

❻　參照山田〈扁鵲傳說〉，《東方學報》京都第60冊，1988，頁113，116。

《集注本草》陶隱居序中說《神農本草經》為四卷；掌禹錫之注引《蜀本草》作《神農本草》，上、中、下並序錄，合四卷」。當然另有三卷說，掌禹錫等取此說，但在此不欲深入這一問題❶。要之，這些文獻證明或暗示著：在3世紀後半，有稱之為《神農》、《神農經》、《神農四經》等的本草書；流傳著多種抄本；《神農四經》大概是四卷本；均採用上藥養命，中藥養性，下藥治病的三品分類。

　　在魏晉時代，於《神農》、《子儀》外還有許多本草書。《隋書・經籍志・醫方類》引用《梁七錄》見有「華佗弟子吳普《本草》六卷」，亦是其一。據陶隱居序之注中引《蜀本草》：「普廣陵（江蘇省揚州市）人也，華佗弟子，撰《本草》一卷。」華佗為被曹操所殺的魏之名醫，吳普是其醫術的繼承者。《三國志・魏書・方技傳》中，未見吳普有本草著作。因此亦有對著者持疑者❶，但我認為從內容方面看，是可以信賴的著作。如此說，是因為《初學記》、《太平御覽》、《嘉祐本草》掌注等引有許多《吳普本草》或《吳氏本草》的佚文，其中記述了許多事實上關係到東漢末、三國時期之本草學與本草書的事情。雖然現已有《吳普本草》的輯本❶，但方便於此時之研究目的者，還是清代孫星衍、孫馮翼所輯《神農本草經》。此輯本作為復原《神農本草經》的嘗試，亦存在著後世之批評❶。但對於將其與《吳普本草》及《名醫別錄》（後述）放在一起，進行比較研究來說還是合適的。由於此處不是拘泥於其文句的一字一句、藥物記述的細部，故分析時盡用孫氏輯本；需要確認內容、引用文句時，則根據《太平御覽》（西元984年）、《政和本草》（西元1116年）等。便言之，清之黃奭輯《神農本草經》不過是在孫氏輯本之末尾增加了補遺二

❶　　參照前揭中尾書，頁38–39。

❶　　同上，頁32–33。

❶　　尚志鈞等輯校《吳普本草》，人民衛生出版社，1987。

❶　　前揭中尾書，頁37。

十二條，故對於眼下之分析來說，乃是完全相同的著作。

表 1 《神農》、《吳普》所收藥物數

	上藥	中藥	下藥	計
神農	144	113	102	359
吳普	72	52	44	168

表 2 《吳普》中記有產地的藥物數

	上藥	中藥	下藥	計
石	9(13)	3	1	13(17)
草	19	9	11	39
木	1	3	1	5
蟲	0	0	2	2
計	29(33)	15	15	59(63)

　　表 1 所示為孫氏輯本所收《神農本草經》與《吳普本草》中的藥物數。雖然後者所收藥物不及前者的一半，但請注意上、中、下藥間的比例基本沒變。只不過是前者中的下藥、後者中的上藥的比例分別稍高一點而已。表 2 是《吳普本草》中明確載有產地名稱的藥物之數。理論性的人為分類，即三品分類中，上藥的比例居於高位，意味著僅只產於特定地域的藥物多屬上藥之類。試從成為後世使用的經驗性人為分類，即石、草、木、蟲之比例觀之，中藥的石：草：木的比例為3:9:3，這與《吳普本草》之藥物總數中的比例相近。而上、下藥不合這樣的比例，恐怕是記載的偶然。《神農本草經》上藥中的五色石脂被作為一種藥物對待，而在《吳普本草》中分成五種，記載著各自的產地。故實際上是將其作為五種加以分析，括號內之數字即表示此種情況的數字。以下，試對六十三種藥物的產地進行分析。再者，產地根據《太平御覽》引《吳氏本草》。

　　將產地按地區之別（特別是省）加以區分，即成表 3 。山東、河南、河北、山西、陝西、四川之六省，占有近七成。除「不明」之外的最後三個，是泛指的地名。如將其依三國之國別區分開，則成表 4 。馬上映入眼中的是，將近57％是在魏之領土內，吳與蜀所占比例幾乎相等。由此可以推論著者很可能是魏之人，並且形成了極廣泛的藥物交易圈。三

國鼎立，恐怕並未成為藥物交易的決定性障礙。

表 3	地方別產地名數				
山 東	8		安 徽	1
河 南	6		浙 江	1
河 北	5		湖 南	1
山 西	5		廣 東	1
陝 西	5		青 海	1
四 川	4		陝西・甘肅	1
甘 肅	3		青海・西藏	1
江 西	2		廣東・廣西	1
越 南	2		不 明	4
湖 北	1		計	53

表 4	國別產地名數	
	產地數	％
魏	30	56.6
吳	9	17.0
蜀	8	15.1
塞 外	2	3.8
不 明	4	7.5

更細緻地分析一下產地。兩種以上之藥物的產地如表 5 所示。除去泛指的河西（陝西、甘肅）；將少室山與嵩山（太室山）歸於嵩山；蜀郡與益州歸於成都，再將在地理性上可視為同一地區的其他產地概括為一，則是表 6。作為藥物的產地，集中在山東的泰山與冤句，河南的嵩山，河北的邯鄲（河北省永年縣），以及四川之成都等五個地區。在黃河之北，以黃土平原之東端為界的太行山脈之東南麓的平原部，相當於南北交通之要道，是戰國時代趙國之都的邯鄲。在易陽（河北省永年縣）等周邊一帶產藥物。在黃河之南，發於崑崙的北嶺之巨大山體隆起於華北平原，中嶽嵩山位於其東北端。東嶽泰山聳立於華北平原之東的孤立山體中，使得黃河在其北側流向東北。嵩山與泰山是祭祀的兩大中心地，同時至今仍以藥物之產地而知名。從這三個地點向中間匯集有冤句。黃河的位置較現在偏北，南邊流淌著濟水，大野澤（巨野澤）不斷擴大著。「一帶」是司馬遷所寫「夫鴻溝（運河）以東，芒碭以北，屬巨野」（《史記・貨殖列傳》）的濕地帶；冤句位於「陶（山東省定陶縣）、睢陽亦一都會也」

中所云定陶之西約三十五公里的濟水北岸處。沒有關於冤句的資料，因
濟水之枯涸，其地勢亦一變，是司馬遷評論「其俗（中略）好稼穡。雖
無山川之饒，能惡衣食，致其蓄藏」的地方，大概多有低地、濕地所生
之藥用植物。

表5	2種以上的藥物的產地

產　　地	藥物數
泰　　山	14
冤　　句	12
少　　室	5
邯　　鄲	4
河　　內	3
隴　　西	3
蜀　　郡	3
益　　州	3
河　　西	3
嵩　　山	2
武　　都	2
漢　　中	2

表6　藥物產出的集中地區

國	地方	產　　地	藥物數	包攝產地・藥物數
魏	山東	泰山地區	17	泰高1・般陽1・臨朐1
		冤　　句	12	
	河南	嵩山地區	7	少室5
		河　　內	3	
		汝南地區	2	上蔡1
	河北	邯鄲地區	6	易陽1・魏郡1
	甘肅	隴　　西	3	
		武　　都	2	
蜀	陝西	漢　　中	2	
	四川	蜀　　郡	8	益州3・廣漢1・臨邛1

　　魏的四個地區，如以冤句為原點，則至邯鄲為180公里，至嵩山為200
公里，至泰山為220公里，基本上是處於等距離的位置上。不如說更接近
於三角形的這個四邊形的四個頂點，是位於魏國的藥物採集的中心地，
形成了亦可稱之為「本草的四邊形」的狀態（圖1）。這是僅限於《吳普
本草》的四邊形呢，還是當時中國本草學的四邊形呢？沒有其他的比較
材料，故不能確言之。但是從《吳普本草》中其他本草書的處理方式及
後世之本草學性知識的繼承方法看，我認為是可以推而廣之的。以此四
邊形為核心，西至青海、西藏，南至越南，三國時代形成了廣大的藥物
交易圈。

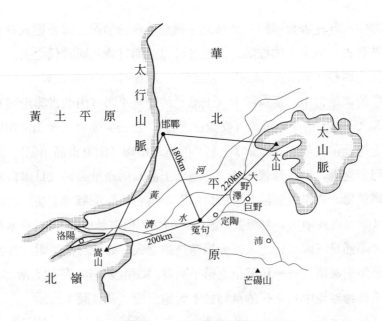

圖 1　本草的四邊形

表 7　產地名的出現頻度

山東	32	湖北		1
河南	13	安徽		1
河北	8	浙江		1
四川	8	湖南		1
陝西	6	廣東		1
甘肅	6	廣東・廣西		1
山西	4	青海		1
陝西・甘肅	3	青海・西藏		1
江西	2			
越南	2	不明		5
		計		97

　　表 7 將產地名的出現頻度按地區之別加以歸納，魏之地名的頻度占
70％，較表 4 之產地名數更高。出現頻度不同於藥物數，是因為就一種

藥物而言，存在著枚舉同一地區之多個產地名的情況。此表更為有力地
支持著著者為魏之人的推論。從地名可以證明其為三國時代之人。

　　出產礜石（下品）的魏興，是魏所置之郡（陝西省安康縣）。同為魏
所置郡的產地名中，還有淮木（上品）的產地平陽（山西省臨汾縣）與
羊躑躅（下品）的產地淮南（安徽省壽縣）。晉後來將淮南改為南梁縣，
故必定是此前的著作。沙參（上品）的產地般陽（山東省淄川縣），雖是
漢代已置之縣，但在晉代廢止。石膽（上品）的產地羌道（甘肅省西固
縣）屬於蜀，亦是置於漢而廢於晉的縣。再者，石龍芻（上品）的產地
梁州（陝西省漢中市）為蜀置，雖西晉因之，但東晉廢除。《吳普本草》
的著者顯然是三國時代之人，大概應是魏之人，如此可被證明。其著者
肯定是如記載所言——乃華佗之弟子吳普。順便說一句，華佗之故鄉沛，
位於距藥物產地中心之一的冤句並不太遠之處（參見圖1）。

　　《吳普本草》細緻地記載藥性；同時，通過這些記載，使我們可以
知道許多當時存在的本草書之名。試舉二三例：

　　　中藥・狗脊——《神農》苦，《桐君》、《黃帝》、《岐伯》、《雷公》、
　　《扁鵲》甘無毒，《李氏》溫。
　　　下藥・桔梗——《神農》、《醫和》苦無毒，《扁鵲》、《黃帝》鹹，
　　《岐伯》、《雷公》甘無毒，《李氏》大寒。

此外還有未明確記載書名的本草書。

　　　下藥・貫眾——《神農》、《岐伯》苦有毒，《桐君》、《扁鵲》苦，
　　一經甘有毒，《黃帝》鹹酸，一經苦無毒。

《吳普》的記載中，看不到《子儀本草》之名。

　　我在本文的開始曾經談到，如果沒有確立某種適用於全部藥物的通用原理，則不能稱之為本草。《吳普本草》的藥性記載，說明了奠定於漢代的通用原理，只有五味與寒溫或毒性。關於這一點，留待後面詳加分析。在此欲談的，是《神農》、《黃帝》、《岐伯》、《扁鵲》、《醫和》、《雷公》、《桐君》、《李氏》這八部本草書。

　　《神農》無疑就是與同時代之嵇康所引《神農》相同的著作。《黃帝》不明。《岐伯》雖亦不明，但《吳普本草》中引有其佚文兩條：

　　　礬石——《岐伯》，久服傷人骨。(《太平御覽》卷988。又，《政和本草》卷3・礬石中作「岐伯云」。)
　　　狗脊——《岐伯》、一經，莖無節，根黃白，如竹根，有刺根，葉端圓赤，皮白有赤脈。(《御覽》卷990)

從一二之例推及全體顯然是危險的，但至少可以由此看到，《岐伯》與一經同樣，似乎在植物學性記載方面取得了顯著的成果。《吳普》亦在相當程度上沿襲著這一記載（著重符）：

　　　莖節如竹有刺，葉圓青赤，根黃白，亦如竹根，毛有刺。(同上)

便言之，據《黃帝內經》，岐伯是黃帝之臣，在醫術方面岐伯為黃帝之師。

　　《扁鵲》、《醫和》均不明。扁鵲是名列《史記》列傳的春秋、戰國時代之名醫；醫和是見於《春秋左傳》昭公元年（西元前541年）的秦之名醫[20]。劉宋之詩人謝靈運（西元385—433年）有〈山居賦〉（及自注）之作，〔　〕內為自注：

[20]　參照前揭山田論文，頁76–78。

> 本草所載，山澤不一。雷桐是別，和緩是悉。〔(中略) 雷公、桐
> 君古之採藥，(醫和?、) 醫緩古之良工。〕

又在列舉「參核六根，五華九實」之草木藥後說:「凡此眾藥，事悉見《神
農》」(《宋書・謝靈運傳》)。若據此，則至謝靈運之時，不僅有《雷公》、
《桐君》，還有《醫和》流傳，另外似乎還有冠以醫緩之名的本草書。醫
緩是出現於《春秋左傳》成公十年 (西元前581年) 的秦之名醫❹。還有
一點應該注意，對比於和、緩兩位醫師，雷公、桐君是被作為採藥者。
同時還請記住，就謝靈運而言，本草書最終是完結於《神農》。

　　關於《雷公》，雖已由岡西為人基本解決❷，但此處重將問題加以整
理。《隋書・經籍志》醫方中著錄有「《神農本草》四卷〔雷公集注〕」。
《吳普本草》所言《雷公》，最初是《神農本草》的集注嗎? 抑或此書是
後人集以雷公為首的諸家之說，而作為《神農本草》的注呢? 稱之為「《雷
公藥對》二卷」的著作，見之於《舊唐書・經籍志・醫術》。若據《新唐
書・藝文志・醫術類》，則此書為北齊之徐之才 (傳見《北齊書》卷三三，
《北史》卷九○) 所撰。具有啟發性的是《集注本草》陶隱居序。據陶
弘景言，自神農氏以來，藥物的知識乃是口傳，但:

> 至於桐雷，乃著在於編簡。此書應與《素問》同類。但後人多更
> 修飾之。

桐為桐君，雷為雷公。在本草學中賦予他們的著作以與醫學中之《素問》
相匹敵的位置後，接著又說:

---

❹　同上，參照頁75–76。

❷　前揭岡西書，頁38–39。

有《桐君採藥錄》，說其花葉形色，《藥對》四卷，論其佐使相須。

從文句脈絡觀之，此「《藥對》四卷」必是雷公的著作。另一方面，若據《隋志》，則有「《藥性》、《藥對》各二卷」。

岡西如是加以解決。《雷公藥對》有舊本與經徐之才之手加工的兩種文本。早於徐之才的陶弘景所見之本，當然是舊本。《藥對》如陶隱居序中所述「論佐使相須」，是記畏惡之書。畏惡者，《集注本草》的本文之後、陶注之前，所見如下所示之類即是。例如：

> 細辛——曾青、棗根為之使。得當歸、芍藥、白芷、芎藭、牡丹、薰本、甘草共療婦人，得決明、鯉魚膽、青羊肝共療目痛。惡狼毒、山茱萸、黃耆，畏消石、滑石，反藜蘆。（《政和》卷六）
> 甘草——朮、乾漆、苦參為之使。惡遠志，反大戟、芫花、甘遂、海藻四物。（同上）

此畏惡之文是陶弘景之前的古注，他摘錄這些古注，又加以總括揭載於校定本之序錄的末尾，但在其前面的文字中有如下之述：

> 《神農》本經相使正各一種，兼以《藥對》參之，乃有兩三，於事亦無嫌。

記「兩三」之藥物的畏惡之文，可知即古注增補《藥對》內容而成。於是，岡西做出如下結論：

> 可以推定，本文之後的古注，是陶弘景之前的某人引用《藥對》而名之為《雷公集注》的東西❷。

對於岡西以上的解釋，我認為在總體上講是這樣的，但還想再加一二之注記。岡西將《雷公集注》視為後人從《藥對》引載的文字。在這種情況下，既然稱之為集注，則或是《藥對》本身採用了集注的形式，或亦引用《藥對》之外的著作，必須是二者之一。關於《藥對》二卷與《藥對》四卷的關係，岡西什麼也沒說。《嘉祐本草》（後述）的引用書中有《藥對》。其解題中言：

> 北齊尚書令、西陽王徐之才撰。以眾藥名品君臣、佐使、性毒、相反及所主疾病分類而記之。凡二卷。舊本草多引以為據。其言治病用藥最詳。

關於《桐君》，《隋書・經籍志》有「《桐君藥錄》三卷」，《唐志》沿襲之。《本草綱目》卷一，注《桐君採藥錄》時說：「桐君，黃帝時臣也。」這自然是後世之傳說。多紀元胤之《醫籍考》(西元1826年)中載有如下之說，但未注明出處：

> 僧圓至曰：桐君山在嚴州。有人採藥，結廬桐木之下，指樹為姓，故山得名。

嚴州為唐之州名，故僧圓至大概是唐時之人。桐君山或是杭州西南，浙江省桐廬縣的某山。姑且不論傳承之真偽，但在將桐君作為採藥者這一點上與謝靈運是一致的。《桐君藥錄》的成書年代相當晚。這是因為正如陶隱居序中所特別指出的那樣「說花葉形色」——在植物學性記載方面非常卓越。恐怕即便是在東漢，也是後期的著作。關於其內容，幸有《集注本草》陶弘景注與《太平御覽》所引用數條，故得窺其一端。

---

❷❸　同上，頁39。

天門冬——《桐君藥錄》又云，葉有刺，蔓生，五月花白，十月
實黑，根連數十枚。（《政和》卷六）

續斷——按《桐君藥錄》云，續斷生蔓延，葉細，莖如荏大，根
本黃白有汁。七月八月採根。（《政和》卷七）

水萍——《藥錄》云，五月有花，白色。（《政和》卷九）

據《隋書·經籍志》，稱《藥錄》之書，在梁代還有「《徐滔新集藥錄》
四卷，《李當之藥錄》六卷」。但是，前者在陶注中沒有說會加以引用；
後者在引用時通常採取其他的表現形式。故可以認為此《藥錄》是指《桐
君》的藥錄。

苦菜——《桐君錄》云，苦菜，三月生扶踈，六月花從葉出，莖
直黃，八月實黑，實落根復生，冬不枯。今茗極似此。西陽、武
昌及廬江、晉熙皆好。東人正作青茗。茗皆有浡飲之宜人。凡所
飲物有茗及木葉、天門冬苗並菝葜，皆益人，餘物並冷利。又巴
東間，別有真茶，火煏作卷結為飲，亦令人不眠。（《政和》卷二
七）

此條之節略，亦見於《太平御覽》：

茗——《桐君錄》曰，西陽、武昌、晉陵皆出好茗。巴東別有真
香茗，煎飲令人不眠。（《御覽》卷八六七）

又曰，茶花狀如梔子，其色稍白。（同上）

薰草——《藥錄》云，葉如麻，兩兩相對。（《政和》卷三〇）

占斯——按《桐君錄》云，生上洛。是木皮狀如厚朴，色似桂白，
其理一縱一橫。（同上）

如後所述，《神農本草經》中絕看不到如此優秀之博物學性的記述。雖然只是很少的幾個例子，但《桐君藥錄》確實刻劃著東漢時期本草學之博物學性發展的軌跡。

〈陶隱居序〉在涉及《桐君採藥錄》、《藥對》之後說：

> 魏晉已來，吳普、李當之等，更復損益。

據掌禹錫注引《蜀本草》，李當之為「華佗弟子，修《神農》舊經，而世少行用」。《隋志》中作為梁代的現存書，除「李當之《藥錄》六卷」外，還著錄有「《李當之本草經》一卷」。新舊《唐志》中唯記有「《李氏本草》三卷」。其關係不詳。岡西云，曾有各種各樣被稱為李氏之書的藥書❷。不管怎樣，《李氏》肯定是在《吳氏》之前寫成的。

《李當之藥錄》的佚文，與《桐君藥錄》相同，在《集注本草》陶注與《御覽》中可以找出十條左右。

> 戎鹽——李云，戎鹽，味苦臭，是海潮水澆山石，經久鹽凝著石，取之。北海者青，南海者紫赤。又云，鹵鹹，即是人煮鹽釜底凝強鹽滓。（《政和》卷五）
>
> 紫葳——李云，此是酸棗樹針。今人用天門冬苗代之，非是真也。（《政和》卷十三）

陶弘景對於下述之條的批評，證明陶注中所云「李」毫無疑問就是李當之。〔 〕內為陶弘景的評語。

> 溲疏——李云，溲疏，一名楊櫨，一名牡荊，一名空疏。皮白中

❷　同上，頁40。

空，時時有節，子似枸杞子，冬月熟，色赤，味甘苦。末代乃無
識者，此實真也。非人籬援之楊櫨也。〔李當之此說，於論牡荊乃
不為大乖，而濫引溲疏，恐斯誤矣。〕（《政和》卷十四）

此條在牡荊之陶注中再次被引用，可知李當之的著作不是《本草經》而
是《藥錄》。

牡荊——《李當之藥錄》乃注溲疏下云，溲疏，一名楊櫨，一名
牡荊，一名空疏。皮白中空，時有節，子似枸杞子，赤色，味甘
苦。冬月熟。俗仍無識者，當此實是真。非人籬域陽櫨也。〔按如
此說，溲疏主療與牡荊都不同，其形類乖異，恐乖實理。〕（《政和》
卷一二）

在此應該注意的，是陶弘景所云：「《李當之藥錄》乃注溲疏下云。」這暗
示著《李當之藥錄》採用的是《神農本草經》之注的形式。這與《蜀本
草》所云「修《神農》舊經」之語亦相符合。

髮髲——李云，是童男髮神化之事，未見別方。今俗中嫗母為小
兒作雞子煎，用髮雜熬，良久得汁，與兒服，去痰熱，療百病，
而用髮皆取其父梳頭亂者爾。〔不知此髮髲審是何物（中略）。童
男之理，未或全明。〕（《政和》卷十五）
馬刀——李云，生江漢中，長六七寸。漢間人名為單（音善）姥
（音母），亦食其肉，肉似蚌。（《政和》卷二二）
石蠶——李云，江左無識此者，謂為草根，其實類蟲，形如老蠶，
生附石，噲（助庚切）人得而食之，味鹹而微辛。〔李之所言有理，
但江漢非噲地爾。〕（同上）

馬陸——李云，此蟲形長五六寸，狀如大蛩，夏月登樹鳴，冬則
蟄。今人呼為飛蚿（音玄）蟲也，恐不必是馬陸爾。（同上）

莧實——李云，即莧菜也。（《政和》卷二七）

酸草——李云，是今酸箕，布地生者，今處處有。〔然恐非也。〕
（《政和》卷三十）

薰草——《藥錄》云，葉如麻，兩兩相對。（同上）

占斯——李云，是樟樹上寄生樹，大銜枝在肌肉。今人皆以胡桃
皮當之，非是真也。（同上）

檳榔——《李當之藥錄》曰，檳榔，一名賓門。（《御覽》卷九七
一）

《李當之藥錄》在唐代已經失傳。能夠見之於北宋時代所編纂的《太平
御覽》之中，是由於該書乃是以北齊之《修文殿御覽》、唐之《藝文類聚》
等為基礎，增補、改訂而成。

　　另外，在唐代編成的最早的敕撰本草書《新修本草》（《唐本草》，西
元659年）之蘇敬注中，引有《李氏本草》數條。〔　〕內為蘇注。

茯苓——《季氏本草》云，馬刀為茯苓使。〔無名馬間者，間字草
書似刀字，寫人不識，訛為間爾。陶不悟云是馬莖，謬矣。〕（《政
和》卷十二）

　　「季氏」為「李氏」之誤，《太平御覽》引《吳氏本草》的記述中有
多例（如卷987之紫石英、石鐘乳等）。蘇注是就畏惡中「馬間，為之使」，
而陶注否定說「按藥無馬間，或是馬莖，聲相近故也」所發的反論。據
此可知《李氏本草》依據《藥對》記載有畏惡，而《藥對》之成書是在
東漢時期一事亦基本可以確定。

棘刺花——李云，用棘針天門冬苗，一名顛棘，南人以代棘針。
（《政和》卷十三）

梓白皮——今見《李氏本草》、《博物志》但云，飼豬使肥。（《政和》卷十四）

伏翼——《李氏本草》云，即天鼠也。又云，西平山中別有天鼠，十一月、十二月取。主女人生子餘疾，帶下病無子。（《政和》卷十九）

天鼠屎——《李氏本草》云，即伏翼屎也。（同上）

鮑魚——《李當之本草》亦言，胸中濕者良。又云，穿貫繩者，彌更不惑。（《政和》卷二十）

女萎——《李氏本草》云，止下消食。（《政和》卷八）

　　李時珍評價「散見《吳氏》、《陶氏本草》中」之《李氏藥錄》為「頗有發明」（《本草綱目》卷1）。其發明，看起來不是桐君那樣的博物學性記述，不如說是民間之藥物的使用與誤用，有關藥之習俗等的記述。對於這些記述，陶弘景有時表現出於桐君處決看不到的激烈反應。正因為不是博物學性記述，以今日之語言之，是對於人類學性或民俗學性記述的反應，故非常有趣地反映出李當之與陶弘景之資質及興趣方面的差別。另外，明之陶宗儀的《說郛》中雖然收有晉李當之《藥錄》的輯本，但實際上除了開始處之「檳榔，一名賓門」一條外，總體不過是將《太平御覽》中所引《本草經》、《吳氏本草》、《列仙傳》、《神仙傳》、《抱朴子》的話，馬馬虎虎地集合在一起。

　　陶注中引用的本草書，基本上限於《桐君藥錄》與《李當之藥錄》兩種。其後《隋書·經籍志》中亦見其名的《芝草圖》等，僅僅是散見。《藥對》在《集注本草》中所占位置，已有論述。除此三部著作之外，在〈陶隱居序〉中受到高度評價的本草書，還有一部。不用說，這就是

吳普的著作。比較、檢討《神農》以下諸多本草書而寫成的《吳普本草》
的記述，是怎樣的呢？引用一條見之於《太平御覽》中的佚文吧。完全
是隨意選擇的，是極普通的一例：

> 《吳氏本草》曰，牡蒙，一名紫參，一名眾戎，一名音腹，一名
> 伏菟，一名重傷。神農、黃帝苦、李氏小寒。生河西山谷或宛（冤）
> 句商山。圓聚生，根黃赤有文，皮黑中紫。五月華紫赤，實黑，
> 大如豆。三月採根。（《御覽》卷九九〇）

再者，《御覽》卷九八五引《吳氏本草》，見有「丹砂，畏磁石，惡鹹水」，
卷九八九的藋藟「惡甘遂」，卷九九五的麻「畏牡蠣、白薇」等，這與《集
注本草》之畏惡完全相同。《吳普本草》亦如《李當之本草》，依照《藥
對》，記載著畏惡。

　　陶弘景在這些著作的基礎上，運用「讀書萬餘卷，一事不知深以為
恥」（《南史》卷七六）的造詣與親身的觀察，校定《神農本草經》，寫成
了《神農本草經集注》。

四、《神農本草經集注》的編纂

　　《神農本草經集注》確立了本草書的基本形式之後，從唐代的《新
修本草》到宋代的《政和本草》，即岡西為人所說主流本草，不斷地增補
著新注與新藥，但從原則上說，以前之著作的文本已不可得。因而《政
和本草》成為此前之本草書按時代先後排列、恰如考古學性遺物那樣的、
完整保存、照搬原文的著作。參考岡西之說明，來看一個實例吧❷。

---

❷　同上，頁54–56。

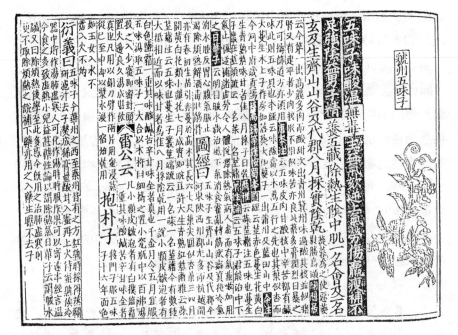

圖2　《政和本草》的記載之例

　　圖 2 是《政和本草》卷七之五味子的記載。首先，大字之中，黑底白書的所謂白字文是《神農本草經》，剩下的黑字文為《名醫別錄》。白字文亦稱本經文，黑字文亦稱別錄文。這兩種大字文構成了本文。小字之注，位於本文之後、陶隱居注之前的是畏惡之文，摘自《藥對》。而陶隱居注為《神農本草經集注》；唐本注為敕撰《新修本草》（蘇敬等，西元659年）；又今注為敕撰《開寶重定本草》（劉翰等，西元974年，略稱《開寶本草》）；「臣禹錫等謹按蜀本」至「日華子」是敕撰《嘉祐補注本草》（掌禹錫等，西元1061年，《嘉祐本草》）。另外，開始處之圖與「圖經曰」到「抱朴子」是《經史證類備急本草》（唐慎微，西元1092年，《證類本草》）所加。「圖經」是敕撰《圖經本草》（蘇頌等，西元1062年）；「雷公」為《雷公炮炙論》（劉宋雷斅）。最後的「衍義曰」，是金代張存

惠附加於敕撰《政和新修經史證類備用本草》（曹孝忠等，西元1116年，《政和本草》）的晦明軒本（西元1204年）；「衍義」指《本草衍義》（寇宗奭，西元1116年）。在此看到的是，《集注》、《新修》、《開寶》、《嘉祐》、《圖經》、《證類》、《政和》這一延續相繼的主流本草，吸收《雷公》、《衍義》等岡西所謂的旁流本草，不斷地將本草學之成果全部消化，隨時代演進而逐漸成長起來之一個巨大知識體系的身姿。本草學的這個累積性、多層次性之繼承、發展的模式，在思考至《集注本草》之初期本草的形成過程時，無疑也是具有啟發性的。在此預先說明，我說《集注本草》或集注本時，是指收錄於《證類本草》（《政和本草》）而流傳的文本。

　　陶弘景在〈陶隱居序〉中，如是敘述著他對本草之歷史的認識及《神農本草經集注》的編纂經緯。引文據敦煌本序錄。

　　　　舊說皆稱《神農本草經》。余以為信然。（中略）但軒轅以前，文字未傳。（中略）至於桐、雷，乃著在於篇簡。此書應與《素問》同類，但後人多更修飾之爾。秦皇所焚，醫方、卜術不預，故猶得全錄。而遭漢獻遷徙，晉懷奔迸，文籍焚靡，千不遺一。今之所存，有此四卷，是其本經。所出郡縣，乃後漢時制，疑仲景、元化等所記。又有《桐君採藥錄》，說其花葉形色；《藥對》四卷，論其佐使相須。魏晉以來，吳普、李當之等，更復損益，或五百九十五，或四百三十一，或三百一十九，或三品混糅，冷熱舛錯，草石不分，蟲獸無辨，且所主治互有多少。醫家不能備見，則識智有淺深。今輒苞綜諸經，研括煩省，以《神農》本經三品合三百六十五為主，又進名醫副品亦三百六十五，合七百三十種，精粗皆取，無復遺落。分別科條，區畛物類，兼注銘時用、土地所出，及仙經道術所須，並此序錄，合為三卷。

要之，據陶弘景之見，始於神農的本草，桐君、雷公始記錄於文字，後人在此之上進行加工。雖免遭秦之始皇帝的焚書之火，但遭東漢末、西晉末的動亂，文獻散佚，今僅存四卷。另有《桐君採藥錄》、《藥對》，魏晉以後，吳普、李當之等又施改訂。其結果如何呢？藥物之數、三品之分屬、藥性、動植礦物的類別、適應症等，皆極為混亂，以致無法成為醫師的常備之書。因此廣涉諸種之文獻，進行研究、整理，在《神農本草經》的藥物上加入《名醫別錄》的藥，並附注釋，合序錄而成三卷。三卷之構成，據其後所述，上卷為序錄，中卷含玉石、草木之三品 356 種，下卷收蟲獸、果、菜、米食之三品195種及有名無實、有名未用之藥物179種，合計374 種。便言之，舊本四卷為序錄、上中下藥各一卷而成，此乃定說❷。

著《神農本草經集注》三卷之後，陶弘景又將其以大字書寫而成七卷本。《隋書・經籍志》中如下所示地記載著梁、隋兩代現存的《神農本草》：

　　《神農本草》八卷(1)〔梁有《神農本草》五卷(2)、《神農本草屬物》
　　二卷(3)、《神農明堂圖》一卷(4)、（中略）《陶隱居本草》十卷(5)、
　　（中略）《陶弘景本草經集注》七卷(6)。〕
　　《神農本草》四卷〔《雷公集注》〕(7)
　　《神農本草》三卷(8)

這些著作在唐代被大幅度地淘汰。《舊唐書・經籍志》中只不過記載了：

　　《神農本草》三卷(9)
　　《本草集經》〔陶弘景撰〕(10)

---

❷　〈陶隱居序〉掌注中有：「韓保昇又云，《神農本草》，上中下並序錄合四卷」。

「集經」大概是「集注」或「集注經」之誤。又,《新唐書·藝文志》中亦僅僅見有:

> 《神農本草》三卷(11)
> 《雷公集撰神農本草》四卷(12)
> 《陶弘景集注神農本草》七卷(13)

岡西對此有如下解釋❷:

> (1)或許是將(2)、(3)、(4)合在一起而成,但均不知其詳。(6)、(7)為陶弘景之校定本,(5)大概是此二者之合。如此,則至陶弘景時代流傳著的《神農本草》為(1)、(2)、(3)、(7),特別是(7)之四卷本乃他所使用的舊本。以此為基礎而編成的是三卷之定本(8);三卷本之後加注而成之七卷本是(6);(10)、(13)與(6)相同;另外,(9)、(11)與(8)相同,(12)與(7)相同。如果按照岡西的解釋,則是陶弘景改訂「《神農本草》四卷〔雷公集注〕」,做成「《神農本草經》三卷」之定本。其時抄錄「《名醫別錄》三卷〔陶氏撰〕」加之於本文中,又「苞綜」諸種之本草書、補正其記述;又在三卷本中加注而著「《本草經集注》七卷」❷（書名均根據《隋書·經籍志》）。但是只要忠實地讀〈陶隱居序〉,則可知三卷本已然是集注本,七卷本不過是將其以大字書寫❷。另外,關於隋、唐《志》中所見「《神農本草》

---

❷　參照前揭岡西書,頁45–47。又: 前揭中尾書,頁43–44。

❷　同上,頁50–51。

❷　參照高橋真太郎〈神農本草經に就いて〉,《日本醫史學雜誌》,1320號,1943;渡邊幸三〈陶弘景の本草に對する文獻學的考察〉,《東方學報》,京都第20冊,1951;廖育群〈陶弘景本草著作中諸問題的考察〉,《中華醫史雜誌》22卷2號,

三卷」是否為集注本，亦還留有疑問。總之，不管怎樣，《神農本草》有三卷、四卷、五卷、八卷，《集注本草》有七卷、十卷之不同文本。順便說一下，雖然不清楚《神農本草經集注》(6)的構成，但岡西說：在森立之的復原本《本草經集注》(西元1848–1852年，未完)中，是卷一〈序錄〉、卷二〈玉石三品〉、卷三〈草木上品〉、卷四〈草木中品〉、卷五〈草木下品〉、卷六〈蟲獸三品〉、卷七〈果菜米食〉三品與有名未用，大概是恰當的 ❸。

　　陶弘景用於校定的文本，如岡西所言，是雷公集注之四卷本，大概不會有問題。以下稱雷公集注本為舊本，此外之陶弘景校定之前的文本皆稱之為古本。在此，我欲提出的是下述問題，陶弘景究竟是怎樣在舊本上進行修訂的?《名醫別錄》是怎樣的書? 其他的本草書是如何被集注本加以利用的?

　　可以具體地知道，首先，陶弘景在舊本上進行的加工是序錄中的增補部分。據岡西之解說，

　　　　序錄的部分，朱書前述之《神農本草》的舊文十二條；如其條中所見，以「右本說如此」這樣的起始之語墨色大字書寫自注；然後作為「合藥節度」，凡例般地敘述藥物之產地、採取時日、分兩、製劑、貯藏、調製、服法、配劑等涉及用藥各方面之總論性事項；然後揭載各病症之用藥名稱及諸毒之解毒法；最後列載一四一種藥物之畏惡 ❸。

　　1992; 真柳誠〈三卷本「本草集注」と出土資料〉，《日本醫史學雜誌》39卷1號，1993。

❸　前揭岡西書，頁49–50。

❸　同上，頁48。

舊文之序錄以外，全是陶弘景的新作，集注本中合在一起作為序錄而收載。岡西所云舊文十二條，正確地說應該是十條，但陶弘景是否在其中有所增補，後面馬上就會討論。

第二，是畏惡之文。集注本中，畏惡之文的注記緊隨別錄文之後，本經文中沒有畏惡或「佐使相須」的記載。然而據前節所引陶弘景之說明，《神農本草》中亦有記載，相對於不過「相使正各一種」，《藥對》中「乃有兩三」。因此他是將列舉二十三種藥物的後者之記述，利用於注中，而刪去了本經文的畏惡。

第三，看來屬古本或舊本之序錄的一部分的佚文大約有十條，這主要是由試圖復原《神農本草》的人們搜集的。這些條文不存在於現存集注本之序錄中，肯定是因為在某個階段被刪除了。這些佚文被發現於從《博物志》、《抱朴子》（東晉），經《水經注》（北魏）及《北堂書鈔》、《意林》（唐），至《太平御覽》（北宋），這一長時間跨度的書籍中。其來源或是古本，或是舊本。如是這樣，那麼佚文當中肯定含有在依據舊本之陶弘景手中，於校定時被刪除的內容。增補、刪除、修正，這就是校定時陶弘景所做的工作。

現在進入具體地分析現存《神農本草》及其佚文，以發現陶弘景之增補、刪除、修正之痕跡的作業吧。首先舉出集注本之序錄的白字文。這雖然僅有極少的十條，但在簡潔的敘述中歸納了藥物療法之要點，文句清晰且端正，令人感到作者之非同一般的力量。與最後將討論的、看來屬序錄之佚文的文句，有天壤之別。這暗示著陶弘景或其前人的增補。

1. 上藥一百二十種為君。主養命，以應天。無毒，多服、久服不傷人。欲輕身、益氣、不老、延年者本上經。
中藥一百二十種為臣。主養性，以應人。無毒有毒，斟酌其宜。欲遏病補虛羸者本中經。

下藥一百二十五種為佐使。主治病，以應地。多毒，不可久服。
欲除寒熱、邪氣，破積聚，愈疾者本下經。

三品合三百六十五種，法三百六十五度，一度應一日，以成一
歲。倍其數，合七百三十名。

2. 藥有君臣佐使，以相宣攝。合和者宜用一君、二臣、三佐、五
使。又可一君、三臣、九佐使也。

3. 藥有陰陽配合，子母、兄弟，根莖、花實，草石、骨肉。有單
行者，有相須者，有相使者，有相畏者，有相惡者，有相反者，
有相殺者。凡此七情，合和當視之，相須、相使者良，勿用相
惡、相反者。若有毒宜制，可用相畏、相殺。不爾，勿合用也

4. 藥有酸、鹹、甘、苦、辛五味，又有寒、熱、溫、涼四氣，及
有毒、無毒。陰乾、暴乾、採造時月、生熟、土地所出、真偽、
陳新，並各有法。

5. 藥有宜丸者，宜散者，宜水煮者，宜酒漬者，宜膏煎者，亦有
一物兼宜者，亦有不可入湯酒者。並隨藥性，不得違越。

6. 凡欲治病，先察其源，先候病機。五臟未虛，六腑未竭，血脈
未亂，精神未散，服藥必活。若病已成，可得半愈。病勢已過，
命將難全。

7. 若毒藥治病，先起如黍粟，病去即止。不去倍之，不去十之。
取去為度。

8. 治寒以熱藥，治熱以寒藥，飲食不消以吐下藥，鬼疰、蠱毒以
毒藥，癰腫、瘡瘤以瘡藥，風濕以風濕藥，各隨其所宜。

9. 病在胸膈以上者，先食後服藥；病在心腹以下者，先服藥後食。
病在四肢血脈者，宜空腹而在旦；病在骨髓者，宜飽滿而在夜。

10. 夫大病之主，有中風、傷寒、寒熱、溫瘧、中惡、霍亂、大腹
水腫、腸澼下痢、大小便不通、奔豚、上氣、咳逆、嘔吐、黃

疽、消渴、留飲、癖食、堅積、癥瘕、驚邪、癲癇、鬼痓、喉
痹、齒痛、耳聾、目盲、金瘡、踒折、癰腫、惡瘡、痔瘻、癭
瘤、男子五癆七傷、虛乏羸瘦、女子帶下、崩中、血閉、陰蝕、
蟲蛇蠱毒所傷。此者大略宗兆。其間變動枝葉，各依端緒以取
之。

岡西評價說，此序錄「講述著」中國之藥物療法的技術「在漢代業已達
到成熟境地」[32]。我亦認為在內容性上確實如此。《武威漢代醫簡》雖是
東漢初的著作，但其中可見配合多種藥物、具有複雜組成之藥。例如，
治療慢性之咳逆、上氣的某藥，是將柴胡、桔梗、蜀椒、桂、烏喙、薑
製成粉末混合在一起，再以白蜜調成櫻桃大小之丸；另一種藥中使用10
種藥物，煎湯[33]。恐怕不能認為在沒有任何理論性根據的狀況下，實施
了如此之配合；或者反過來講，如此配合沒有喚醒任何理論性的思考。

　　以《黃帝內經》為代表，流傳至今的醫學基礎理論，大概在東漢前
期已經形成。不過，由於醫學理論是與針灸療法相聯繫而形成，《黃帝內
經》之第一要義是針灸之書，所以其中涉及藥的記述極少，至於藥的理
論則根本沒有，但是卻有能夠成為藥學之理論性基礎的要素。例如，序
錄4中所言五味即是。食物的五味與身體，以及與疾病的關係，即是《黃
帝內經》的著者們所注意的問題之一。作為例證之一，讀一下《太素》
卷二〈調食〉（《靈樞》卷八〈五味〉）吧。

　　黃帝曰：「穀之五味，可得聞乎?」
　　伯高曰：「請盡言之。五穀：粳米甘、麻酸、大豆鹹、麥苦、黃黍
　　辛。五果（中略）。五畜（中略）。五菜（中略）。五色（中略）。

---

[32]　同上，頁30。

[33]　《武威漢代醫簡》，文物出版社，1975，頁12–13。

> 凡此五者，各有所宜。五宜所言，脾病者宜食粳飯、牛肉、棗、
> 葵（中略）。五禁：肝病禁辛（中略）。辛散，酸收，甘緩，苦堅，
> 鹹濡。毒藥攻邪，五穀為養，五果為助，五畜為益，五菜為埠，
> 氣味合而服之，以養精益氣。」

關於「毒藥」見之於此處的理由，唐之楊上善解釋說：「毒藥俱有五味，
故次言之。」又，《素問》卷七〈宣明五氣篇〉（《太素・調食》）中說：

> 五味所入，酸入肝、辛入肺、苦入心、甘入脾、鹹入腎，是謂五
> 入。

歸納而成表 8。所舉穀、果、畜、菜之中，有若干被《神農本草經》在
不久之後列入藥物之中。以五穀言之，麻為胡麻，上藥；大豆，在此指
大豆黃卷，中藥；黃黍，如可視為黍米，則是中藥。很明顯，由五味與
食物，進而與五臟及其疾病之關係的分類原理所建立的原則，得以為本
草學提供理論性基礎之一。東漢時期，出現了要將這一原理普遍地運用
於藥物的嘗試，絕沒有什麼可奇怪的。問題在於是否存在著驅使採藥者
走向這一嘗試的強大外因與內因。

表 8　五味、食物、五臟、疾病之關係

五味	五穀	五果	五畜	五菜	五入	五宜病	五禁
甘	粳米飯	棗	牛	葵	脾	脾病	酸
酸	麻	李	犬	韭	肝	肝病	辛
鹹	大豆	栗	豬	藿	腎	腎病	甘
苦	麥	杏	羊	薤	心	心病	鹹
辛	黃黍	桃	雞	蔥	肺	肺病	苦

　　視此序錄為舊本之原貌時，馬上令人感到奇怪的，是序錄1之末尾的文句「倍其數，合七百三十名也」。掌禹錫之注云：

> 本草例，《神農本經》以朱書，《名醫別錄》以墨書。《神農本經》藥三百六十五種，今此言倍其數，合七百三十名。是並《名醫別錄》副品而言也，則此一節《別錄》之文也。當作墨書矣。蓋傳寫浸久，朱墨錯亂之所致耳。

序錄之墨字文為《別錄》文，這是由陶弘景之注不是小字而是以大字書寫所產生的誤解❸。但是，如將「《別錄》之文」易為「陶弘景之文」來讀，那麼即便是在今日亦仍可以作為定說。岡西亦是將這一節從舊本之序錄刪去來讀的❸。然而確是由傳寫之誤所產生的朱墨錯亂嗎？恐怕並非如此。我以為不如說是顯示陶弘景增補《別錄》之痕跡的昭然證據。

　　奇怪的地方還有一處。即序錄4之「藥有酸、鹹、甘、苦、辛五味，又有寒、熱、溫、涼四氣，及有毒、無毒」之句。本經文中雖有藥物之五味與四氣的記述，但沒有毒之有無的記載。另一方面，《吳普本草》所引本草書中，《神農》、《黃帝》、《岐伯》、《扁鵲》、《醫和》、《雷公》、《桐君》及一經，記載著五味與毒之有無，原則上沒有述及四氣。反之，李氏唯記載了四氣，毫未涉及五味與有毒、無毒。唯在附子下可見「苦、大毒」；麥門冬下有「甘」，這可視為傳寫之誤。但是，《神農》以下之諸書中，存在著明顯的例外。有二十二種藥物記述著四氣。將其加以整理，則成如下之狀：

---

❸　前揭岡西書，頁50–51。

❸　同上，頁29。

$$
A \begin{cases}
\text{《神農》未見之記載(1)} \begin{cases} \text{獨立的記載 (1-1)} \cdots\cdots\cdots 1例 \\ \text{與他書並見 (1-2)} \cdots\cdots\cdots 1例 \end{cases} \\[2ex]
\text{《神農》獨見之記載(2)} \cdots\cdots\cdots\cdots\cdots\cdots\cdots 9例 \\
\text{《神農》與他書並見(3)} \cdots\cdots\cdots\cdots\cdots\cdots 9例 \\
\text{《神農》與《李氏》並見(4)} \cdots\cdots\cdots\cdots 2例
\end{cases}
$$

(1-1)為下品之馬刀,「《扁鵲》: 小寒、大毒」。(1-2)為中品之石龍芮,「《扁鵲》、《李氏》: 大寒」。在下品、中品中, 除《扁鵲》之2例外, 只有生大豆之「《神農》、《岐伯》: 生溫熟寒」的記載。與此相應, 例外均集中在上品中, 這些均與《神農》相關。例如(2)中之人參,「《神農》: 甘、小寒」。又如(3)中之細辛,「《神農》、《黃帝》、《雷公》、《桐君》: 辛、小溫」; 或是蕤核,「《神農》、《雷公》: 甘、平、無毒」。《吳普本草》中有《神農》之記載112例, 儘管其中只有20例, 18％弱述及四氣, 但也不能簡單地作為例外而捨棄。只能認為《神農》關於藥性終究是以五味與有毒無毒之記述為主體, 但也在某種程度上進入四氣的辨別。問題在於如何把握(3)。

在《吳普本草》中, 藥性通過五味(T)、毒之有無(P)、四氣(C)之三要素而被記載。為要搞清記載的原則, 通過考察各種本草書之間, 某種要素相同、其他要素不同時, 如何加以記述, 可知有四種模式。在沒有必要區別有毒(P$^+$)、無毒(P$_-$)時, 只以P表示。

$$
B \begin{cases}
(1)\text{T–T} \cdot \text{P} \cdots\cdots\cdots\cdots\cdots 9例 \quad (5例不包含《神農》) \\
(2)\text{P–T} \cdot \text{P} \cdots\cdots\cdots\cdots\cdots 3例 \quad (1例不包含《神農》) \\
(3)\text{T} \cdot \text{P}^+\text{–T} \cdot \text{P}^- \cdots\cdots 4例 \quad (2例不包含《神農》) \\
(4)\text{T} \cdot \text{C–T} \cdot \text{P} \cdots\cdots\cdots 6例 \quad (在\text{T} \cdot \text{C}方面, 3例包含《神農》, 3例僅限《神農》)
\end{cases}
$$

例如(1)，「《桐君》、《黃帝》、《醫和》：甘，《扁鵲》：甘、無毒」（石鐘乳），或「《神農》、《岐伯》、《雷公》：辛、有毒，《黃帝》：辛」（蜀漆）。例如(2)，「《神農》、《桐君》：苦、有毒，《岐伯》、《雷公》：有毒」（甘遂）；例如(3)，「《雷公》、《桐君》：苦、無毒，《黃帝》：苦、有毒」（牡丹）；例如(4)，「《神農》：甘、小寒，《岐伯》、《黃帝》：甘、無毒」（人參），又如「《神農》、《岐伯》、《雷公》：甘、平，《扁鵲》：甘、無毒」（太一禹餘糧）。據此觀之，藥性最重要的首先是通過T加以記載。而當T相同、或一方沒有T之記載時，則記載P或P^+、P_-。(1)、(2)、(3)之半數不含《神農》，有關T與P的記載看不出《神農》與其他的本草書之間有怎樣的區別。然而伴有C（四氣）之(4)）的T・C，全部是與《神農》有關係的記載。在《神農》以外之單數或複數之書中，絕看不到獨立記載C的現象。列記複數之書時，《神農》必定出現在第一位。這就是A(3)中的9例。

數及18例之A中(2)、(3)，表明C之記載成為《神農》的特徵之一。由此又馬上產生出一個疑問，即(3)之情況是否產生於《神農》之記載的延伸？更確切地說，當主要的指標T之記載無差別地存在於《神農》與其他本草書之中時，是否會在列記複數之書後，將《神農》之藥性 T・C直接記載其後？九例之中有五例皆是「甘、平」一事，更增強了這種疑問。但是，回頭再看一下「甘、平」的記載之例，其中有三例屬於T・C–T・P型，其不同在於「甘、無毒」，這恐怕只能認為是主動性的辨別意識在發揮著作用。再看與《神農》並見之本草書，出現於《雷公》中六次，《岐伯》四次，《桐君》二次，《扁鵲》、《黃帝》各一次。如果再加上未與《神農》並見之類型——例外性之(1)的情況，則《扁鵲》中達到三次。至少，《雷公》與《岐伯》是不容忽視的頻度。如此觀之，到底應該認為《雷公》、《岐伯》等亦有四氣之記載的萌芽，而在《神農》中這種記載達到了具一定比重的程度。然而並不能從有關四氣的記載，來判斷《神農》與其他本草書之成立的時間先後問題。

　　總之，這些尚不過是表明四氣記載之萌芽性或先驅性的運動。成就決定性之轉變的是李當之。他揚棄了前此之五味與有毒、無毒的記載，全面地切換到四氣的藥性方面。如序錄8中所言「療寒以熱藥，療熱以寒藥」那樣，這是與病理學之理論相結合而產生的藥性認識。東漢末至魏晉這一時期，是歷經漢代所形成的、展現出多方面之拓展的醫學，被體系化與重新整理的時代。被認為是成書於東漢末的《難經》與《傷寒雜病論》，以及晉之皇甫謐的《針灸甲乙經》與同時代之王叔和的《脈經》，乃是留存當代的這一成果。在這一時代的初期，李當之在藥性的記載方面進行了小規模的革命。不難想像，李當之以後的本草書不管是保持了毒性的記載，還是放棄之，但都仿效他寫入了四氣。《吳普本草》中雖然只有極少的2例，但也留下了獨立的記載。即：茵芋「微溫、有毒」，蓍實「苦酸、平、無毒」。如果敢於由此進行推論，那麼在傳統性的記載方式上加以李當之的方式，確立藥性記載之新方向者，或許正是吳普。

　　至少吳普所見《神農》的藥性記載，是以五味與毒之有無為主體，四氣只是涉及有限之藥物的輔助性記載。可以設想傳入陶弘景之手的舊本中有關藥性的記載，亦基本上是沿襲《神農》的內容。陶弘景對於這個文本，進行了根本性的改訂。從本經文中去掉有毒、無毒的記載，轉置於《別錄》文中；並代之以四氣。以圖二為例，「五味子。味酸，溫」是本經文，「無毒」是《別錄》文。其時，他主要是依據什麼而寫入四氣的呢？並不是《李當之本草》。因為《吳普本草》中所見李氏之四氣記述的56例中，與集注本《神農本草》相一致者僅有七例，不過為12.5％。恐怕是整理《吳普本草》及其以後之本草書的記載，選擇性地加以採用。再者，言及《神農》與集注本的關係，相對於記載一致的10例，不一致的亦有11例，說明並非如果舊本中有記載則照搬引用。

　　序錄4採取將「酸、鹹、甘、苦、辛五味」與「寒、熱、溫、涼四氣」相提並論，然後再加上「有毒、無毒」的格式。我認為這一敘述將五味

與四氣置於本經文、毒之有無置於《別錄》文的位置之上，所以特別適
合於集注本。如果是舊本的序錄，有毒、無毒與四氣的位置排列大概要
調換一下。可以認為，包括序錄8，現存序錄之白字文中確實存在著陶弘
景的修改之筆。

從序錄轉至藥物的記載。首先想要解決的問題是，《名醫別錄》是什
麼？參與《新修本草》之編纂的于志寧，在回答高宗「《本草》、《別錄》，
何為而二」的質詢時說：「《別錄》者，魏晉以來，吳普、李當之所記，
其言花葉形色、佐使相須、附經為說，故弘景合而錄之」（《新唐書》卷
一○四）。這是「《神農本草》三卷、《雷公集撰神農本草》四卷、《吳氏
本草因》六卷〔吳普〕、《李氏本草》三卷」及「《桐君藥錄》三卷、《徐
之才雷公藥對》二卷」等與「《名醫別錄》三卷」（《新唐志》）共同存在
著之時代的，而且是與本草之修定相關之人的證言。肯定含有應該注意
的東西。

《名醫別錄》的作者，一說為陶弘景❸。但《隋書・經籍志》中只
說「陶氏撰」，兩《唐志》中未記撰者姓名，不能從目錄類著作確定其作
者。不如說認為其非陶弘景之著作一方的意見更為有力。據岡西為人的
介紹，持此觀點之一的多紀元簡的看法，是以《新修本草》注中所引用
的《別錄》之文為根據。例如：

> 《別錄》云：首生男乳，療目赤痛、多淚，解獨肝牛肉毒。合豉
> 濃汁服之神效。又取雀屎去目赤努肉。（《政和》卷十五〈人乳汁〉）
> 《別錄》云：子主射工及疰氣發無常處。丸服之。或搗為末，醋
> 和塗之。隨手有驗。（《政和》卷二七〈芥〉）

由於這些引文是「唐本注」中重加引用，故理所當然與集注本的黑字文

❸　例如，見明李時珍《本草綱目》卷一〈歷代諸家本草〉。

不相一致。因而所謂別錄文，即便是從《別錄》摘採之物，亦非《別錄》
之全文。多紀元簡認為，這一點表明《隋書‧經籍志》中所云陶氏不是
陶弘景。不用等岡西加以指責，僅僅由於這一點，是不能說《別錄》非
陶弘景之著作的。但是，岡西指出：提示這一點的證據在陶注中比比皆
是。僅從他所舉之例中摘出兩則，

> 按本經有女萎無萎蕤，別錄無女萎有萎蕤，而為用正同。疑女萎
> 即萎蕤也。（《政和》卷六〈女萎萎蕤〉）
> 本經云利丈夫，別錄云久服陰痿，於事相反。（《政和》卷十四〈雷
> 丸〉）

岡西的結論如下：或在弘景之前已有稱《名醫別錄》之書，他從中擇要，
仿本經文，成黑字文。陶弘景在365種之「名醫副品」之外，於本經品（本
經文所記載的藥物）亦加黑字文，將別錄品中179種作為「有名未用」而
退於卷末之事，亦表現著其間的情形 ❸。
　　岡西所舉出的證據未必是具有決定性的東西。因為當《別錄》是純
粹的編輯物，編者於內容基本未加染指的場合，包含有與「本經」相矛
盾之文則是十分可能的。話雖如此，然我亦傾向與岡西相同的推論。而
且可以認為《名醫別錄》亦可說是一種將成於魏晉以後之著名醫師之手
的多種本草書與處方集合而為一的藥物藥方便覽。若據于志寧之言，其
內容乃「吳普、李當之所記」。通過《太平御覽》所引《吳氏本草》，來
檢證一下他所說之言的可信性吧。繼《吳普本草》之後，引用《集注本
草》的對應之文。〔　〕內為《別錄》文。

　　《吳氏本草》曰：防風，一名迴雲，一名回草，一名百枝，一名

---

❸　前揭岡西書，頁34–37。

蕳根，一名百韭，一名百種。（中略）或生邯鄲、上葵。（中略）
二月、十月採根，日乾。琅邪者良。（《御覽》卷九九二）
防風。（中略）一名銅藝，〔一名茴草，一名百枝，一名屏風，一
名蕳根，一名百蜚。生沙苑川澤及邯鄲、琅邪、上葵。二月、十
月採根，曝乾。〕（《政和》卷七）

然後是沙參：

《吳氏本草》曰：白沙滲，一名苦心，一名識美，一名虎鬚，一
名白參，一名志取，一名文虎。（中略）生河內川谷，或般陽瀆山。
（中略）三月採。（《御覽》卷九九一）
沙參。（中略）一名知母，〔一名苦心，一名志取，一名虎鬚，一
名白參，一名識美，一名文希。生河內川谷及冤句、般陽瀆山。
二月、八月採根，曝乾。〕（《政和》卷七）

再引一個王孫：

《吳氏本草》曰：黃孫，一名王孫，一名蔓延，一名公草，一名
海孫。（中略）生西海川谷及汝南城郭垣下。（《御覽》卷九九三）
王孫。（中略）〔一名黃孫，一名黃昏，一名海孫，一名蔓延。生
海西川谷及汝南城郭垣下。〕（《政和》卷九）

前面亦曾言及，礬石的記述中含有可以說是決定性的證據：

《吳氏本草》曰：礬石，一名羽涅，一名羽澤。（中略）生河西或
隴西或武都、石門。採無時。《岐伯》：久服傷人骨。（《御覽》卷

九八八）

礜石。（中略）〔《岐伯》云：久服破人骨。（中略）〕一名羽碾，〔一
名羽澤。生河西山谷及隴西、武都、石門。採無時。〕（《政和》卷
三）

至於說有關《岐伯》的引用也可能是來源於其他著作一事，暫不考慮。
雖然只不過舉出了4個例子，但充分證明《吳普本草》顯然被包含在《名
醫別錄》之中；陶弘景從中選擇素材構成了黑字文❸。不用說，黑字文
與《吳普本草》之文完全或幾乎不同的情況亦同時存在。例如：

《吳氏本草》曰：狼牙，一名支蘭，一名狼齒，一名犬牙，一名
抱牙。（中略）或生宛句。（中略）消疥癬。（《御覽》卷九九三）
牙子。（中略）主（中略）疥瘙。（中略）一名狼牙，〔一名狼齒，
一名狼子，一名大牙。生淮南川谷及冤句。〕（《政和》卷十）

再舉一例：

《吳氏本草》曰：芫華，一名去水，一名敗華，一名兒草根，一
名黃大戟。（中略）三月、五月採華。（《御覽》卷九九二）
芫花。（中略）一名去水，〔一名毒魚，一名杜芫。（中略）三月三
日採花，陰乾。〕（《政和》卷十四）

如此記述是否來源於李當之的著作，雖無確切之資料，但關於《李當之
藥錄》與《吳普本草》一樣，被收於《別錄》之中這一點，是沒有理由
懷疑于志寧之說的。

❸　參照前揭《吳普本草》附錄〈關於「吳普本草」若干問題的研究〉，頁94–97。

　　那麼《新修本草》注中所引《別錄》之文亦是《吳氏本草》或《李
當之藥錄》的一部分嗎？或者《名醫別錄》中還收有吳普、李當之著作
以外的書呢？這個問題關係到如何理解當時之本草書的性格。就《集注
本草》之本經文、《別錄》文及《太平御覽》所引《吳氏本草》觀之，是
不存在如《新修本草》注引《別錄》❸那樣的、涉及藥之調合法與給藥
方法的具體記述。這大概是被看成有別於本草書之處方集的領域。如果
是這樣，那麼考慮《別錄》在吳、李之外還採錄了其他著作，則是很自
然的。《新修本草》在記載中區別了「李云」與「《別錄》云」，看起來正
暗示著這一點。話雖如此，但這到底只是推測。確切的是，集注本《神
農本草經》通過將「本經」與「《別錄》」融合在一起，使得從東漢至魏
晉之本草學成果的精髓結晶化。這大概也正是陶弘景的目標。即使假定
《名醫別錄》的內容僅限於《吳普本草》與《李當之藥錄》，那麼這兩部
著作也是充分利用了《神農》以來之本草書的成就的。

　　將研究移至本經文吧。森立之在復原《神農本草經》之際，建立了
「每條的體例，一依《太平御覽》」的原則❹。他是認為《御覽》所引「本
草經」中具有「舊本之面目」。又說：「藥名之下直列一名，次舉氣味，
次記出處，次錄主治」（〈重輯神農本草經序〉，西元1853年）。集注本中，

---

❸　《唐本注》引《別錄》的情況如下。

　　[　]內為卷數。[5]石灰，[7]絡石、天名精、旋花、地膚子、石龍芻，[8]石龍芮，
　　[9]艾葉、惡實，[11]苧根、女青，[12]槐實，[14]梓白皮，[15]人乳汁，[17]白馬莖、
　　黃犍牛、牡狗陰莖、虎骨，[18]豬卵、獺肝，[19]白鴨、雀卵、鷰屎，[20]蠡、鱧魚，
　　[21]露蜂房、蚱蟬、白殭蠶、蜚蠊，[22]蝦蟆、蜘蛛、白頭蚯蚓、田中螺汁、蟯蜋，
　　[23]藕實莖、大棗、梅實、柿，[25]赤小豆，[27]白瓜子、芥、荏子，[29]芸薹。
　　前揭岡西書中云：「惜蘇敬之引用不過僅四十餘條，且因其多蟲獸之部分，故
　　思唐代亦無《名醫別錄》之，引用者）完本」（頁36），蟲獸占44條中之21條，
　　引用之卷在30卷中達20卷。

❹　森立之〈重輯神農本草經序〉。

記載始於藥名，繼之以氣味、主治、一名、出處，最後是採取的時期、部位（葉、子、根等）、處理法（陰乾、曝乾等）。即改變了其順序。聽聽他的根據吧。

⑴一名　《證類本草》黑字文（《別錄》品）的鸕鷀屎，記載如下：

> 鸕鷀屎。一名蜀水花。去面黑䵟、黶誌。（《政和》卷十九）

《新修本草》亦相同，這與《御覽》的記載順序相一致。若據此，現存文本將一名置於本經文之條末，是編纂《新修本草》之蘇敬所改。他說由於這條偶然免遭修改，故得見舊本之形式。

的確，《太平御覽》中引「本草經」，如有一名之記載，必定緊接藥名之後書寫。雖有必要檢討這是否為舊本之順序，但假設是如此吧。在這種情況下，改順序者並非蘇敬，而是陶弘景。《太平御覽》卷九五〇「水蛭」中有下述引文：

> 《本草經》曰：水蛭，一名至掌，味鹹，治惡血、瘀結、水閉，破凝積，利水道。
>
> 《陶洪景集注本草經》曰：水蛭，味鹹苦、平、微寒、有毒，一名蚑，生雷澤池澤。

集注本的記載是這樣的（〔　〕內為《別錄》文）：

> 水蛭。味鹹〔苦〕、平〔、微寒、有毒〕。逐惡血、瘀血、月閉，破血瘕、積聚、無子，主利水道〔又墮胎〕。〔一名蚑，一名至掌。生雷澤池澤。五月、六月採曝乾。〕（《政和》卷二二）

比較兩段記述，除若干詞字的異同與省略外，可知《御覽》是將《本草經》與《陶弘景集注本草經》作為不同之書來對比、並列記載的，而且除去「味鹹」，記述時以不重複為目標地選擇著文句。在這種情況下，較之於《本草經》中一名出現於藥名之後，《集注本草經》卻記載於出處之前、被省略的主治之後，顯然必是陶弘景的修改。雖然只是一例，但也可以說基本上是決定性的證據吧。另外還有一個問題，出現於《本草經》之藥名後的「一名至掌」，在集注本中卻被作為《別錄》文。如果將《本草經》視為陶弘景以前的舊本，那麼則是他將此移至《別錄》文中。或者更原則地講，可以認為當一名在本經文與《別錄》文中重複時，陶弘景將其某一方加以刪除了。但是在這種情況下，同樣可以反過來認為：《本草經》中，儘管是部分地，包含著《名醫別錄》的文句。從吳、李之著作這樣的《名醫別錄》之內容觀之，舊本據此補充本經文，陶弘景再加辨別的事情是充分可能的。從後面將述及的例子看，我認為這個推測是妥當的。

　　(2)氣味　集注本中有毒、無毒的記載僅存在於黑字文中，而不見於白字文。但是在乾漆與白頭翁條下，氣味之下有白字文的無毒二字。《御覽》引《本草經》之白頭翁亦是同樣。

> 乾漆。味辛、溫、無毒〔、有毒〕。(《政和》卷十二)
> 白頭翁。味苦、苦、溫、無毒〔、有毒〕。(《政和》卷十一)
> 《本草經》曰：白頭翁，(中略)味苦、溫、無毒。(《御覽》卷九九〇)

為便於參考，亦將《吳氏本草》引出，《吳氏本草》曰：

> 白頭翁，(中略)神農、扁鵲：苦、無毒。(同上)

由此觀之，《本經》、《別錄》均有有毒、無毒的記載，陶弘景以朱、墨分寫之時，如其記載相同，則將依從黑字作為常例。唯此2條，因《本經》無毒，《別錄》有毒，故不得不朱、墨皆書。

　　森立之的這個解釋的前半，即《本經》與《別錄》兩方皆有毒之有無的記載，確實如其所言；但後半所言若記載相同則依從黑字，是不正確的。根據《吳普本草》，諸本草書之間在有毒、無毒之記載方面分歧的現象並不多。93例的有關記述中，不過只找出極少的9例。因而莫如說《本經》與《別錄》的記載一致，乃是當然的。在這種情況下，陶弘景取《別錄》而捨《本經》，原因之一恐怕是因為《本經》之記載不是遍及諸藥的。《吳普本草》的93例中，《神農》言及有毒、無毒的只有49例。問題在於本經中沒有有毒、無毒之記載時，以及記載與別錄不同時。如果再舉《吳普本草》之例，則吳氏自身的記載僅有3例。茵芋一有毒，蓍實一無毒，牛黃一無毒，皆為《神農》及其他本草書中沒有的記載。如果將《名醫別錄》看成是由《李當之藥錄》與《吳普本草》構成，那麼由於前者中沒有毒性的記載，所以可以考慮《吳普本草》的記載原封不動地被《別錄》文所吸收。事實上，茵芋與蓍實正是如此。但牛黃在《別錄》文中為有小毒。說明有依據吳氏之外資料的地方。再者，相對於《吳氏本草》之虎掌曰：「《神農》、《雷公》：無毒，《歧伯》、《桐君》：有毒」，《別錄》文云：「有大毒」；相對於大黃曰：「《神農》、《雷公》：有毒，《扁鵲》：無毒」，《別錄》文作無毒。皆未依據《神農》的記載。

　　從這些例子中明白的是，認為《名醫別錄》是以吳、李之著作為主要內容並兼採其他之書，這是容易理解之事。

　　(3)出處　《御覽》中所引《本草經》，氣味之下常有「生山谷」這樣的話，主治之後又有「生泰山」的文字。前者為朱書，後者為墨書的原文，《新修本草》編纂之際，蘇敬改變這一體裁，是在主治之下記入「生泰山山谷」之語。試舉一例：

> 《本草經》曰：太一禹餘糧，一名石腦，味甘、平。生山谷。治
> 咳逆、上氣、癥瘕、血閉、漏下，除邪。久服，能忍寒暑，不飢，
> 輕身，飛行千里，神仙。生泰山。（《御覽》卷九八八）

如森立之所言❹，可以認為這是《太平御覽》引《本草經》的標準性敘
述方式。當然也存在著不符合這一形式的記載，但並不能說很多。與此
相對應的集注本之文：

> 太一餘糧。味甘、平〔、無毒〕。主咳逆、上氣、癥瘕、血閉、漏
> 下，除邪氣〔（中略）〕。久服，耐寒暑，不飢，輕身，飛行千里，
> 神仙。一名石腦。〔生泰山山谷〕。（《政和》卷三）

按照森立之的看法，一名與出處兩者皆是在編纂《新修本草》時被
修改。但是，我已論證改變「一名」之順序的是陶弘景。如果是這樣，
那麼難道不可推論修改出處的亦是陶弘景嗎？當然，就陶弘景而言，在
⑴之一名的最後所指出的情況，亦完全適用於此處。

概言之，陶弘景在撰寫集注本時，在本文中進行了以下的修改。⑴
將一名移至本文末；⑵統合出處的記載；⑶修改若干字句，改變主治的
記述順序，改「治」為「主」亦是其一；⑷刪除非標準性的記述，即藥
名、氣味、主治、出處之外的記述。唯若干的玉石藥屬例外。這可以稱
之為改訂的原則吧。

示之以實例：

> 《本草經》曰：玄參，一名重臺，味苦、微寒。生川谷。治腹中

---

❹　同上，出處「《御覽》，氣味下，每有生山谷等語，必是朱書原文，主治末，亦
　　有生泰山等字，必墨書原文。」

寒熱、女子乳，補腎氣，令人目明。生河間。（《御覽》卷九九一）

玄參。味苦、〔鹹〕微寒〔、無毒〕。主腹中寒熱、積聚、女子產乳餘疾，補腎氣，令人目明。〔（中略）〕一名重臺〔（中略）。生河間川谷（下略）。〕（《政和》卷八）

移一名，合出處，補積聚，改「治」為「主」。其他字句的省略、異同，不妨看成是抄入《御覽》時所產生。此乃標準的例子，但也往往存在著藥物沒有一名的情況。試觀主治之記述的變更：

《本草經》曰：石斛，一名林蘭，一名禁生，味甘、平。生山谷。治傷中、下氣、虛勞，補五臟、羸瘦。久服，除痺，（?）腸胃，強陰。出陸安。（《御覽》卷九九二）

石斛。味甘、平〔、無毒〕。主傷中、除痺、下氣，補五臟、虛勞、羸瘦，強陰，〔（中略）〕。久服，厚腸胃，輕身，延年，〔（中略）〕。一名林蘭，〔一名禁生，（中略）。生六安山谷水旁石上。（下略）。〕（《政和》卷六）

《集注本草》中，繼「久服」之後的，一定是神仙術性的內容記述。

《本草經》曰：玉泉，一名玉澧，味甘、平。生山谷。治臟百病，柔筋強骨，安魂，長肌肉。久服，能忍寒暑，不飢渴，不老，神仙。人臨死服五斤，死三年，色不變。生藍田。（《御覽》卷九八八）

玉泉。味甘、平〔、無毒〕。主五臟百病，柔筋強骨，安魂魄，長肌肉，益氣，〔（中略）〕。久服，耐寒暑，不飢渴，不老，神仙，〔輕身，長年。〕人臨死服五斤，死三年，色不變。一名玉札。〔生

　　藍田山谷。(下略)〕(《政和》卷三。又：玉札或為玉澧的傳寫之
誤)

在石斛中，將除痺與強陰排斥於久服之外而移至一般的主治中，肯定是
因為陶弘景斷定這些內容不是神仙術性，至少不是純屬神仙術的東西。
苟若如此，則作為集注本中的改造之點，可以舉出：(5)將「久服」的內
容，統一於神仙術的標準。這一點表明著陶弘景有意要在藥學與神仙術
之間劃一界限的修改之事。

　　以上的引用例中，《御覽》所引《本草經》的主治，並未完全地引用
《別錄》文。事實上，在本經品中這可以說是普遍性的。但是，《御覽》
引《本草經》亦有專引《別錄》文的情況。例如：

　　《本草經》曰：升麻，一名周升麻。味甘、辛。生山谷。治辟百
　　毒，殺百老殃鬼，辟溫疾、郭稚、毒蠱。久服，不夭。生益州。
　　(《御覽》卷九九〇)
　　〔升麻。味甘、苦(中略)。主解百毒，殺百精老物殃鬼，辟溫疫、
　　瘴氣、蠱毒，(中略)。久服，不夭，(中略)。一名周麻。生益州
　　山谷。(下略)〕(《政和》卷六)

因而，可以認為看不到《別錄》文的主治，並非舊本中沒有，而是取決
於《御覽》的採錄方針。木香之例可以證明這一點：

　　《本草經》曰：木香，一名木蜜香。味辛、溫、無毒。治邪氣，
　　辟毒疫、溫鬼，強志，主氣不足。久服，不夢寤、魘寐，輕身，
　　致神仙。生永昌山谷。(《御覽》卷九九一)
　　木香。味辛、〔溫、無毒〕。主邪氣，辟毒疫、溫鬼，強志，(中略)

〔(中略) 主氣不足，(中略)。〕久服，不夢寤、魘寐，〔輕身，致
神仙。一名蜜香。生永昌山谷。〕(《政和》卷六)

「主氣不足」為《別錄》文。此外，再舉兩三個集注本的改訂例：首先，
有刪除一名的情況。「熊脂。一名熊白」(《御覽》卷九〇八)，「鹵鹹。一
名寒石。(中略) 大鹽。一名胡鹽」(《御覽》卷八六五、卷九八八) 等即
是其例。再者，作為刪除非標準之記述的例子，將朴消中「山谷之陰有
鹹苦之水，狀如芒消而麤」(《御覽》卷九八八) 改為「有鹹水之陽」(《政
和》卷三)，接在產地名之後；在生大豆中，省略了藥名之後的「張騫使
外國，得胡麻、大豆。或曰戎菽」(《御覽》卷八四一)。

　　儘管稱「《本草經》曰」，但也有若干不能直接說是舊本的例外性情
況。舉其一例：

　　《本草經》曰：菊有筋菊、白菊、黃菊。花一名節花、一名傅公、
　　一名延年、一名白花、一名日精、一名更生、一名陰威、一名朱
　　贏、一名女菊。(《御覽》卷九九六)
　　《吳氏本草經》曰：菊華，一名女華，一名女室。(同上)

將此二者相合，成為集注本之如下記述。

　　菊花。(中略) 一名節花，〔一名日精、一名女節、一名女華、一
　　名女莖、一名更生、一名周盈、一名傅延年、一名陰成。(下略)〕
　　(《政和》卷六)

然《本草經》中，緊接一名之後可見：

> 菊有兩種。一種紫莖，氣香而味甘美，葉可作羹，為真菊。一種
> 青莖而大，作蒿艾氣，味苦不堪食，名薏，非真菊也。

這實際上，是未言菊有二種之《集注本草》本經文的陶注。

就連似乎沒有混淆的舊本文句，也存在著如前舉木香那樣，引用了陶注的例子。《御覽》引《本草經》，於「生永昌山谷」後，附有「陶隱居云，此即青木香也。永昌不復貢，今皆從外國舶上來云。等等」，這是作為出處的說明。再者，這段《本草經》之文，在一名出現於藥名之後這點上，令人覺得是舊本；而在主治之前沒有「生山谷」這一點又令人覺得是集注本。暫作疑問存之。

然後是《別錄》品之例：

> 《本草經》曰：曾青生蜀郡名山。其山有銅者，曾青出其陽。青
> 者銅之精，能化金銅。(《御覽》卷九八八)

與《別錄》文(《政和》卷三)相同者，唯「能化金銅」一句。此亦《名醫別錄》中之文句否？再引一個《別錄》品，

> 《本草經》曰：元青，春食芫華，故云元青。秋為地膽。地膽黑
> 頭赤。味辛、有毒。主蟲毒風注。秋食葛華，故名之為葛上亭長。
> (《御覽》卷九五一)

主治與集注本之文相同(《政和》卷二二。唯蟲作蠱，注作疰)。所餘是《別錄》呢，還是後人之文呢？《圖經本草》中說：「三、四月，芫花發時，乃生多。就花上採之。(中略)此蟲，四月、五月、六月為葛上亭長，七月為班猫，九月、十月為地膽。隨時變耳。」雖屬極端之例，但《御覽》

卷九四三〈玳瑁〉中作為「《本草經》云」而加以引用的，乃是見之於唐之劉恂《嶺表錄異》卷上之中的話❷。

　　還請注意僅有「《本草》曰」的情況。例如，《御覽》卷一〇〇〇《海藻》中所引，看來多半屬《嘉祐本草》注。大概是宋代的增補吧。卷九一一〈鼹鼠〉是陶注。將陶注合在一起加以引用時，通常是將《陶弘景集注本草經》或《陶弘景本草經》作書名加以表記，表明著出典為集注本。

　　《陶弘景集注本草經》曰：白頸蚯蚓，一名土龍。生蚳谷平土。白頸者是其老大耳。（《御覽》卷九四七）

「白頸者」以下是陶注。便言之，集注本（《政和》卷二二）中只言「生平土」，或是「蚳谷」之脫字。同樣之例還見於卷九四七〈螻（蛞）蝓〉，卷九四八〈螻蛄〉，卷九五一〈地膽〉等。卷九九九〈芙蕖〉中作為「《陶隱居本草注》曰」，唯引用了陶注。

　　含有若干之例外的《太平御覽》所引《本草經》，如森立之所估計的那樣，不妨將其看成是抄自陶弘景校定之前的舊本。那麼，就不存在陶弘景未收於集注本中之文句的佚文了嗎？事實上，雖然很少，但存在著可以估計為此的文字。這就是在《太平御覽》等書中，作為《神農本草》、《神農本草經》、《神農經》而引用的文句。《御覽》卷九五五〈桑〉，卷九六〇〈辛夷〉，卷九六七〈桃〉，卷一〇〇〇〈地榆〉中，與《本草經》並列記載，被作為另一種書來對待。儘管看起來像本文的不過數條，但可以由此推測陶弘景捨棄了什麼，如何加以處理之情景的一端。贅言之，這些引用限於《御覽》之地、珍寶、羽族、木、果、百卉之各部，藥部中一個也沒見到。這顯示著《御覽》編纂之時，某種評價標準在發揮著

---

❷　《政和本草》卷二〇〈瑇瑁〉引圖經本草亦引用此語，文句之後半被節略。

作用。

逐條舉出原文，附加必要之注：

> 1.《神農本草》曰：常山有草，名神護。置之門上，每夜叱人。
> 　（《初學記》卷五〈恆山〉）

常山即恆山，是與嵩山及泰山等相提並論的五嶽之一，位於河北省曲陽縣西北。《御覽》卷三九〈恆山〉中引用草名作「神農」。集注本之「有名未用」的《別錄》品中有神護草。

> 〔神護草，可使獨守叱咄人。寇盜不敢入門。生常山北。八月採。〕
> 　（《政和》卷三〇）

「有名未用」的藥物中，十五種有陶注，神護草亦是其一，然這些最早難道不是本經品嗎？

> 2.《神農本草經》曰：取雞卵殼黃白渾雜者熟煮，及尚軟，隨意刻作物，以苦酒漬數宿，既堅，內著杓中。佳者亂真矣。此世所常用，作無不成。（《御覽》卷八〇八）

假琥珀的製法。殻（音段）與𤏺同。《說文》謂「卵不孚也」。在孵化不成而腐、黃白相雜的雞蛋上進行加工。苦酒即醋，數宿即數晚，「內著杓中」是怎樣做，不太清楚。另外又被作為《博物志》的引用文而加以採錄：

> 2′.《博物志》、《神農本草經》曰，雞卵可以作虎魄。法取茯苓、

> 雞毃卵黃白渾雜者熟煮之，及尚軟，隨意刻作物形，以苦酒數
> 宿，既堅，內著粉中。假者及亂真。此世所恆用，作無不成也。
> （《御覽》卷九一九）

杓變為粉，又使用茯苓，此乃與卷八〇八所引不同。《博物志》雖僅有宋
代輯本傳世，亦一併引之。

> 2″《神農本草經》云，雞卵可作琥珀。其法取伏卵段黃白渾雜者
> 　　煮，及尚軟，隨意刻作物，以苦酒漬數宿，既堅，內著粉中。
> 　　佳者乃亂真矣。此世所恆用，作無不成者。（葉本卷四）

偽琥珀的記述，可以溯至更古：

> 《吳氏本草》曰：丹雞卵可作虎珀。（《御覽》卷九二八）

這大概是源自《神農》之記述的說法。中尾萬三抓住這一點，提示說，
《吳普本草》難道不是《神農本草》之注嗎？[43] 確實，像《李當之藥錄》
正是如此一樣，吳普之著作看來是取《神農》之注或增補的形式。即于
志寧所說明的：「附經為說」。陶弘景刪舊本之文句，效吳普而於本經文
中留下了下述的簡單一句話：

> 雞子。（中略）可作虎魄。（《政和》卷十九〈丹雄雞〉）

然而，並非僅是如此。陶注中對偽琥珀，以現代之語言之：不產生靜電
現象這一點作了注釋，寫下了其要點：

---

[43]　前揭中尾書，頁49。

雞子作虎魄，用欲瀲卵黃白混雜，煮作之。亦極相似。惟不拾芥爾。（同上）

又在別錄品之琥珀的注中亦寫到：

亦有煮瀲雞子及青魚枕作者。並非真。惟以拾芥為驗。（《政和》卷十二）

又，《別錄》文云青魚枕：「頭中枕蒸取乾，代琥珀用之」（《政和》卷二一）。

　　由此產生出兩個重要的推論。第一，陶弘景在校定本經文時，除偽琥珀之作法外大概還有刪除舊本之文句的例子。第二，撰寫集注之時，恐怕同樣還有其他的將從舊本中刪除的內容，裝入注釋之中的例子。關於第一個推論，以下所舉有關《御覽》引《神農本草》的內容中，有其實例。第二個推論，已由岡西為人證實，除雞卵、琥珀外還舉出了另外一個實例。即舉出鉤吻之陶注，以證明：「此等諸條，雖採錄於舊經之中，然陶弘景所為與治病無關之語而從本文中削除，僅只作為注加以記錄」④。即：

又有一物，名陰命。赤色，著木，懸其子。生山海中。最有大毒，入口能立殺人。（《政和》卷十）

如後面將詳述的那樣，《博物志》卷四引《神農經》中作為「藥物有大毒，不可入口、鼻、耳、目者，即殺人」，列舉了以鉤吻為首的五種。鉤吻以外的四種雖不見於集注本，但其三為：「三曰陰命。赤色。著木，懸其子。

---

④　前揭岡西書，頁25-26。

（生）山海中。」陶弘景在注中只記下陰命。

　　這些例子暗示著有可能通過文句的挑選，發掘出埋沒於陶注中之舊本的記述內容。例如，下引文句是怎麼回事？這是牛黃的陶注：

> 舊云：神牛出入、鳴吼者，有之。伺其出角上，以盆水承，而吐之，即墮落水中。今人多皆就膽中得之。（《政和》卷十六）

文字中存在著脫漏、混亂，意思很不明白，但如據《圖經本草》，乃是牛有黃者毛皮光澤，眼如血色，時復鳴吼，又好照水。「人以盆水承之，伺其吐出乃喝迫，即墮落水中」。陶注所述內容，另一方面又與《御覽》所引《吳氏本草經》，或《政和》所引《吳氏》相關：

> 《吳氏本草經》曰：牛黃，牛出入、鳴吼者，有之。夜視有光走牛角中，死，其膽中，如雞子黃。（《御覽》卷九八八）
> 《吳氏》云：牛黃無毒，牛出入呻者，有之。夜光走角中，牛死，入膽中，如雞子黃。（《政和》卷十六）

牛黃是牛的膽囊結石。我曾推測《吳普本草》具有《神農》之注或增補這樣的性質，如果是這樣，那麼這也可以認為是源自《神農》的記載。

　　3. 《神農本草》曰：薔薇，一名牛膝，一名薔麻。（《御覽》卷九九八）

《吳氏本草》有云：「薔薇，一名牛勒，一名牛膝，一名薔薇，一名出棗」（同上）；集注本中作：「營實。（中略）一名牆薇，一名牆麻，一名牛棘，〔一名牛勒，一名薔蘼，一名山棘。〕」（《政和》卷七）

4.《神農經》曰：玉桃。服之長生不死。若不得早服之，臨死日
　服之，其屍畢天地不朽。（《齊民要術》卷十，《御覽》卷九六七）

《齊民要術》為北魏賈思勰撰。當然集注本中沒有相關記載。《抱朴子·
內篇·袪惑》中說：崑崙山之「玉李、玉瓜、玉桃，其實形如世間桃李，
但為光明洞徹而堅。須以玉井水洗之，便軟而可食」。這段文句作為神仙
術性記載屬例外，或為魏晉之人的增補亦未可知。總之，玉桃大概與神
護等一起在舊本中構成一類，同時被集注本刪除。

5.《神農本草》曰：桑根白皮是今桑樹根上白皮。常以四月採，
　或採無時。出見地上，名馬頭，勿取，毒殺人。（《御覽》卷九
　五五）

同時所引《本草經》中見有：

桑根旁行出土上者名伏蛇。治心痛。（同上）

兩書關於出地上之根的藥效，正好相反。集注本的裁決如下：

桑根白皮。（中略）〔採無時。出土上者，殺人。〕（《政和》卷一三）

將《神農本草》與《本草經》加以折衷，這就是《別錄》文。

6.《神農本草注》曰：血藕實莖，一名水芝。所在池澤皆有，生
　豫章、汝南郡者良。苗高五六尺，葉團青，大如扇。其花赤，
　名蓮荷，子黑，狀如羊矢。（《御覽》卷九九九）

與此相同之集注本的記載：

> 藕實莖。(中略) 一名水芝丹,〔一名蓮。生汝南池澤。〕(《政和》
> 卷二三)

《神農本草注》不是陶弘景注一事,因《御覽》同時有「《陶隱居本草注》
曰」,引用了陶注中所見劉宋時代的故事,故可得到說明。《神農本草注》
是否會是《雷公集注》呢?

　　7.《神農本草》曰:辛夷,生漢中、魏興、涼州川谷中。其樹似
　　杜仲樹,高一丈餘,子似冬桃而小。(《御覽》卷九六〇)

《御覽》同時所引《本草經》,唯有一名。集注本只有下述一點相同:

> 辛夷。(中略)〔生漢中川谷。〕(《政和》卷一二)

此處所見魏興 (陝西省安康縣),是三國魏所置之郡,梁廢。故必是在此
期間寫下的文字。

　　8.《神農本草》曰:合歡,生豫州、河內川谷。其樹似狗骨樹。
　　(《御覽》卷九六〇)

《御覽》中沒有《本草經》、《吳氏本草》的引文,與集注本的記載全然
不同。

　　9.《神農本草經》曰:地榆。苦、寒。主消酒。生冤句。(《御覽》

卷一〇〇〇）

《本草經》中見有「地榆止汗氣，消酒，明目」，集注本中有云：

> 地榆。味苦，〔甘、酸，〕微寒〔、無毒〕。（中略）止汗，（中略）〔消酒，（中略）。生桐栢及冤句山谷。〕（《政和》卷八）

此種情況，《神農本草經》之文在本經文中，與《別錄》文相合，成為完整地存在。

儘管是稱《神農本草》，但也可以看成是所謂《本草經》之例，還有一個。

> 10.《神農本草》曰：鴆，生南郡。大毒，入五臟爛殺人。（《御覽》卷九二七）

《御覽》中沒有《本草經》的引文；集注本的記述為：

> 〔鴆。鳥毛有大毒，入五臟爛殺人。（中略）一名鴆日。生南海。〕（《政和》卷三十）

別名見於《吳氏本草》，曰：「鴆日，一名羽鴆。」

《太平御覽》中作為《神農經》、《神農本草》、《神農本草經》而被引用的藥物記載，只有這些。其中，說不定含有在舊本中已被刪除的、更為古老之文本的內容。

編纂集注本時，陶弘景具體地進行了哪些有益的工作，我是在可能的範圍內努力將其弄清楚；此間，《神農本草經》與《李當之藥錄》、《吳

普本草》及其他本草書的關係，亦某種程度地浮現出來。因而再次回到
《吳普本草》，通過分析氣味的記載，來推測當時存在著的本草書間的關
係。

五、初期本草的分析

欲要比較研究以《神農》為首之初期本草，探討其間的相互關係時，
所能利用的資料僅僅是《吳普本草》的藥性記載。而其毒之有無，在諸
書間並無明顯區別，線索幾乎僅限於五味與四氣。以下之分析使用孫輯
本，表中之本經指集注本的本經文。

本經品352種之上、中、下品數及其百分比，如表 9 所示。《吳普本
草》之佚文中含有藥物170 種，其中53種沒有藥性（五味、四氣、毒之
有無）的記載。能夠成為比較之對象的有117種。表 10 示各書的藥性記載
之數。上、中、下品之分類依本經品的分類。但藥物數，例如在本經中
作一種的五色石脂被《吳普本草》分成5種來記載等，故本經與其他之書
未必是一對一的對應。在統計中除去無意味之《醫和》、《一經》、《吳普》，
其餘各書之上、中、下品間的比例見表 11 。可知雖然記載之數大有區別，
但比例卻並無明顯的變化。在《李氏》中，除去看來屬竄入的2例，沒有
五味、毒之有無的記載；反之，從《神農》至《桐君》的各書中，四氣
的記載極為罕見。因而，關於五味，主要是在本經與《神農》、《黃帝》、
《岐伯》、《扁鵲》、《雷公》、《桐君》之間；關於四氣，主要是在本經與
李氏間，構成比較。

表 9　本經品數

	上 品	中 品	下 品	總 計
藥物數	142	114	96	352
%	40.3	32.4	27.3	100.0

表10　初期本草書之藥物記載數

		上品	中品	下品	總計	相對於本經的%
本	經	55	33	29	117	100.0
神	農	53	31	26	110	94.0
黃	帝	20	18	12	50	42.7
岐	伯	25	16	18	59	50.4
扁	鵲	25	11	11	47	40.2
雷	公	43	21	16	80	68.4
桐	君	17	11	12	40	34.2
李	氏	25	17	13	55	47.0
醫	和	1	2	1	4	3.4
一	經	3	1	5	9	7.7
吳	普	2	0	3	5	4.3

表11　上・中・下品的百分率

		上品	中品	下品
本	經	47.0	29.4	24.4
神	農	48.2	28.2	23.6
黃	帝	40.0	36.0	24.0
岐	伯	42.4	27.1	30.5
扁	鵲	53.2	23.4	23.4
雷	公	53.6	26.3	20.0
桐	君	42.5	27.5	30.0
李	氏	45.5	30.9	21.8

　　先看五味。表12-1～4示五味之記載數與在各書中所占比例。記載數
與表10不一致，是因為：第一，略去了唯有毒之有無記載的情況；第二，
如下藥・貫眾「《黃帝》：鹹、酸」那樣記載著兩種味時，將計作兩種味。
甘、苦、辛、鹹、酸之順序，在圖示中只是希望取特徵性的形狀來排列，
沒有其他特別意思。以圖表示其百分率則是圖3。

表 12-1　五味記載——全體

	甘	%	苦	%	辛	%	鹹	%	酸	%	記載總計
本　經	34	28.1	46	38.0	32	26.4	3	2.5	6	5.0	121
神　農	29	27.9	34	32.7	29	27.9	5	4.8	7	6.7	104
黃　帝	14	29.8	13	27.6	10	21.3	6	12.8	4	8.5	47
岐　伯	14	26.9	11	21.2	11	21.2	10	19.2	6	11.5	52
扁　鵲	13	32.5	13	32.5	4	10.0	4	10.0	6	15.0	40
雷　公	22	29.3	28	37.3	11	14.7	3	4.0	11	14.7	75
桐　君	14	33.3	12	28.6	12	28.6	3	7.1	1	2.4	42

表 12-2　五味記載——上品

	甘	%	苦	%	辛	%	鹹	%	酸	%	計
本　經	27	47.4	17	29.8	9	15.8	1	1.8	3	5.3	57
神　農	21	44.7	12	25.6	10	21.3	2	4.3	2	4.3	47
黃　帝	5	29.4	6	35.3	4	23.5	2	11.8	0	0	17
岐　伯	9	45.0	5	25.0	2	10.0	2	10.0	2	10.0	20
扁　鵲	9	47.4	3	15.8	3	15.8	2	10.5	2	10.5	19
雷　公	16	41.0	3	33.4	4	10.2	0	0	6	15.4	39
桐　君	9	42.9	4	19.0	8	34.1	0	0	0	0	21

表 12-3 五味記載——中品

	甘		苦		辛		鹹		酸		計
本 經	7	% 20.0	16	% 45.7	7	% 20.0	2	% 5.7	3	% 9.6	35
神 農	6	19.4	11	35.5	7	22.6	2	6.5	5	16.1	31
黃 帝	5	27.8	6	33.3	2	11.1	2	11.1	3	16.7	18
岐 伯	2	13.3	2	13.3	4	26.7	4	26.7	3	20.0	15
扁 鵲	2	18.2	4	36.4	0	0	1	9.1	4	36.4	11
雷 公	3	13.6	9	40.9	2	9.1	3	13.6	5	22.7	22
桐 君	3	30.0	5	50.0	0	0	1	10.0	1	10.0	10

表 12-4 五味記載——下品

	甘		苦		辛		鹹		酸		計
本 經	0	% 0	13	% 44.8	16	% 55.2	0	% 0	0	% 0	29
神 農	2	7.7	11	42.3	12	46.6	1	3.8	0	0	26
黃 帝	4	33.3	1	8.3	4	33.3	2	16.7	1	8.3	12
岐 伯	3	17.6	4	23.5	5	29.4	4	23.5	1	5.9	17
扁 鵲	2	20.0	6	60.0	1	10.0	1	10.0	0	0	10
雷 公	3	21.4	6	42.9	5	35.7	0	0	0	0	14
桐 君	2	18.2	3	27.3	4	36.4	2	18.2	0	0	11

　　注意圖 3 之曲線的形狀，比較其圖案。本經與《神農》具有極為相似的圖形。這在表明集注本之本經文毫無疑義是以《神農》為基礎而成的同時，亦暗示著現在所進行之比較，在方法上是有效的。雖然由於黃

帝之下品中甘與苦的比例與《神農》相反，看起來兩者像是相距較遠的
圖形，但從上、中品觀之，應該認為是屬於接近的圖形。描繪出與《神
農》不同之圖形的是《岐伯》與《扁鵲》。《岐伯》明顯地孤立著。但《扁
鵲》具有與《雷公》及《桐君》相近的關係。而且《雷公》與本經相接
近。其中，不斷地經後人之手加以改訂，且從南北朝傳至隋唐時代的，
是《神農》、《雷公》、《桐君》。在此就本草書之成立，要提出一個假說。
即最初出現的本草書是神農，其他之書乃是在其影響或刺激下所產生。
如以此假說為前提，則七種本草書之關係，可從五味之圖形的分析得出
以下之推論。

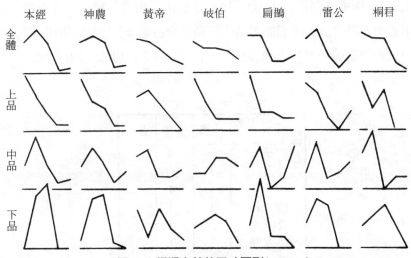

圖 3　初期本草的五味圖形(pattern)

實線表示產生於《神農》的影響之下，在內容上亦有深刻聯繫；段線表
示雖受其影響而產生，但在內容上沒有那麼深刻的聯繫；點線表示其關
係是間接的。

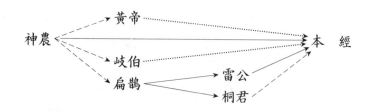

　　留下冠以黃帝之名著作的，並非僅是醫師的群體。《漢書·藝文志》中所見方術家的許多領域中，實際上都有黃帝之書（表 13）。但唯有在醫經以下之醫學領域中，占到了4成以上，這終究是其特點所在。與載有神農之名的書，限於農術（雜占家中有農事占的書）、兵術（陰陽家為兵法家之一）、醫術（包括養生術），形成了對照。再者，稱太一（泰壹）之書則更窄，限定於兵術與廣義的占星術（含占氣等）。需要說明的是，經方的《神農黃帝食禁》七卷在表 13 中，被計入神農與黃帝兩方面。

表 13　名術家的書名

諸家＼書名	神農	黃帝	太一
道		4	
農	1		
小　說		1	
陰陽	1	1	1
天文		1	1
曆譜		1	
五行		2	2
雜占	1	1	1
醫經		2	
經方	1	2	
房中		1	
神仙	1	3	1
計	5	19	6

　　本草家與本草學及其著作的出現，不能不刺激醫學的諸學派。《扁鵲》、《岐伯》、《雷公》之書名，令人想起與扁鵲學派及黃帝學派等醫師集團的關連。事實上，在東漢末，於華佗的弟子中出現了李當之、吳普兩位本草家。但是沒有必要將這些本草書與醫學諸學派直接地聯繫在一起，如果那樣做將不可能導出任何有用的結論。莫如說在此想引起注意的是，本經與《神農》表現出極為近似的圖形；由此間接地證明了《吳普本草》在資料性上，具有很高的可信賴度；《扁鵲》、《岐伯》具有與本經、《神農》不同的圖形，《桐君》位於兩方面之間；因而可以推測本草中亦有多個流派。

　　移至四氣的分析。前此均依陶弘景，稱之為四氣（寒、熱、溫、涼），以下仍欲如此稱之，然正確地亦應於此稱其為二氣。在初期本草中沒有熱、涼，寒、溫又分別被三分之。具體地講，即大寒、寒、小寒、平、小溫、溫、大溫之七階段區分。唯本經不言小而稱微，又本經中有1例「大熱」當是大溫之誤記。表 14 為四氣的記載數。兩種之氣並記的場合，分

表 14　　四氣的記載數

	大寒	寒	微寒	平	微溫	溫	大溫	計
本經		27	13	50	6	27	1	124
神農	1	1	7	10	4			23
黃帝					1			1
岐伯				2	1			3
扁鵲	1		1	1				3
雷公		1	2	2	2		1	8
桐君					2			2
李氏	21	3	18	2	8	4		56
吳普	1			1	1		1	4

別記入其兩方面。將七階段歸納成寒、平、溫之三階段，成為表 15 。可知在李氏中天平極大地傾向於寒的一方；而在本經中，重心位於平的位

置，寒與溫基本上保持著平衡。

表 15　三階段的歸納

	寒	平	溫
本經	40	50	34
神農	9	10	4
黃帝			1
岐伯		2	1
扁鵲	2	1	
雷公	3	2	3
桐君			2
李氏	42	2	12
吳普	1	1	2

　　為使偏離的變化變得醒目，製成了如表 16。取本經之記載為基準，與其一致者為0；由此向大溫方向偏離1個階段者作+1，向大寒方向偏離一個階段者作−1；以下同樣地作+2……，−2……。結果如表 16 所示。由此馬上可以明白的是：第一，少有與本經相一致者；第二，連神農也向一的方向傾斜著；第三，在偏離的階段中，以±1為最多；第四，不僅《李

表 16　從本經之記載的偏離

	−6	−5	−4	−3	−2	−1	0	+1	+2	+3
本經							124			
神農				2	3	4	11	2	1	
黃帝						1				
岐伯							2		1	
扁鵲				1	1		1			
雷公					2	2	2	1	1	
桐君						1			1	
李氏	1	5	2	7	7	17	7	9		1
吳普						2	1	1		

氏》，初期本草全體均具有向一的傾斜。歸納成－‧0‧＋之三階段觀之，則這種傾向變得更加清晰（表 17）。

表 17　三階段的歸納

	－	0	＋
本經		124	
神農	9	11	3
黃帝	1		
岐伯		2	1
扁鵲	2	1	
雷公	4	2	2
桐君	1		1
李氏	39	7	10
吳普	2	1	1

　　應該注意的是，初期本草書中沒有一個表現出與本經相同的傾向。其中，即便是捨棄五味與毒之有無，全面地改為四氣之記載的李氏，亦與本經大大地分歧著。這有力地說明，本經之四氣的記載不是源於包括李氏在內的初期本草書，而是依據晉代以後寫成的本草書。

　　有關毒之有無的記載，亦試進行簡單的分析。如表 18 中所見，有毒、大毒集中於下藥，上藥、中藥基本屬無毒。與五味及四氣的情況不同，由於沒有成為基準的書，故不能比較本草書間的記載而導出特點，但儘管如此，還是可以指出二三要點。第一，記載的差異極少。在各書之間，記載有分歧的，不過是下藥七例，中、上藥各2例，合計11例。第二，《神農》與《雷公》的記載完全一致。這再次暗示著處於《神農本草》之歷史中的《雷公》的重要性。《雷公》，有可能從一開始就是《神農本草》注。以《神農》、《雷公》兩書作基準，而尋與其記載不同之例觀之，則為《扁鵲》3，《黃帝》2，《岐伯》、《桐君》、《醫和》各1。第三，《扁鵲》

表現著稍見特異的傾向。唯《扁鵲》有6例表現出與其他之某一或數種著作的記載分歧，占總數的一半以上。這或許暗示著《扁鵲》吸收了新的要素。儘管如此，無法從毒性的記載導出更多的推論。

表 18   毒性的記載

	無		毒		有		毒		大毒	
	上藥	中藥	下藥	計	上藥	中藥	下藥	計	下藥	總計
神農	16	15	4	35		2	12	14	1	50
黃帝	13	14		27	1	2	8	11		39
岐伯	14	8	2	24	1		10	11	1	36
扁鵲	16	10	3	29	1		2	3	2	34
雷公	27	14	4	45		2	11	13		58
桐君	11	10		21	1		10	10		31
醫和		2	1	3						3
一經			1	1			2	2		3
吳普	2			2			1	1		3

最後剩下的問題是，分析看來是《神農》序錄之佚文的文字，從內部逼近本草之起源這一核心性問題。說看上去像是序錄時，頭腦中當然有本經文序錄10條。

六、《神農》序錄佚文意味著什麼

在為數不多的佚文中，存在著三則文句的片斷，是取太一小子或太一子與神農之間的師授形式。其中隱藏著若干有助於解明本草之起源的線索。首先，引用其文。（　）內為原文，改字記入〔　〕內。

1.《神農本草》曰：神農稽首再拜問於太一小子，為眾子之長，矜其飢寒勞苦。（其晝）〔畫〕即弦（矣）〔矢〕逐狩，求食飲水，

夜則岩穴飲處，居無處所。小子矜之，道時風雨，殖種五穀，去溫燥隧，隨逐寒暑，不憂飢寒風雨疾苦。(《北堂書鈔》卷一五八。〔　〕內據顧尚之輯《神農本草經》卷一)

　　《北堂書鈔》是隋之虞世南在秘書省之北堂，從群書鈔錄的類書。「神農」是最先將農業教授給人民的傳說性聖王。《易‧繫辭傳》云：「包羲氏沒，神農氏作。斫木為耜，揉木為耒，耒耨之利，以教天下」；《呂氏春秋‧開春論‧愛類》中言：「神農之教曰：士有當年而不耕者，則天下或受其飢矣。女有當年而不績者，則天下或受其寒矣。」文中說，此神農要向「太一小子」討教。「稽首」是跪坐時將頭觸地之極謙恭的禮節，在此是弟子向老師乞求傳授奧義的禮儀。

　　太一小子之名，全然不見於其他書中。小子即孩子，或年輕人。大概意指太一神的小兒子。「眾子」在此是指天神眼中所見眾多之子，即遍指民眾。文中說太一小子調氣候、植五穀，將人民從生活的苦難中救了出來。由於產生了這樣的觀念，且具有說服力、能夠被接受，所以在成為此書讀者的知識分子中，必須先接受了太一神的信仰，並植根其中。這無疑就是太一被置於國家祭祀體系的最高神位，其祭祀走向穩定化過程中所產生出的狀況。初，謬忌的太一壇築於元光二年（西元前133年）；而武帝在甘泉築壇，親祭太一，已是此後20年的元鼎五年（西元前112年）。因此可以認為，引用文的寫成時代絕不能溯至西元前112年之先。向武帝進言太一之祭祀、促成武帝之決心的，乃是最早的候神方士使者公孫卿，將此事與上述時間聯繫起來考慮亦是有益的。下面的文字更將此年代大幅下延。

　　2.神農稽首再拜，問於太一小子曰：鑿井出泉，五味煎煮，口別生熟，後乃食咀，男女異利，子識其父。曾聞，上古之時，人

壽過百，無殂落之咎。獨何氣之使〔然〕邪？太一小子曰：天
有九門，中道最良，日月行之。名曰國皇，字曰老人。出見西
方，長生不死，眾曜同光。神農從其嚐藥，以救人命。（《路史
•後紀》卷三注引唐馬總《意林》。〔　〕內據 2' 改）

根據《御覽》的引用，可知此為《神農本草》之文。

2'.《神農本草》曰：神農稽首再拜，問於太一小子曰：曾聞，〔上〕
古之時，壽過百歲，而〔無〕殂落之咎。獨何氣使然耶。太一
小子曰：天有九門，中道最良。神農乃從其嚐藥，以救人命。
（《太平御覽》卷七八。〔　〕內據 2 補）。

據《四庫提要》講，梁之庾仲容摘錄周秦以來的諸家雜記，凡一百
七家，編纂《子鈔》三十卷。唐之馬總的《意林》五卷，乃是增損此書
而成。

神農問話中的五味，在此為一般食物；生熟是生的東西與煮過的東
西。「子識其父」是怎樣的隱喻呢？父是路標嗎？重要的是太一小子的回
答。「天有九門，中道最良，日月行之」。天上有九個門，雖然是聽不慣
的說法，但這無疑是指月行九道論。《漢書•天文志》中說：「日有中道，
月有九行。」「中道，黃道」也。與此相應，

月有九行者：黑道二，出黃道北；赤道二，出黃道南；白道二，
出黃道西；青道二，出黃道東。立春、春分，月東從青道；立秋、
秋分，西從白道；立冬、冬至，北從黑道；立夏、夏至，南從赤
道。然用之，一決房中道。青、赤出陽道，白、黑出陰道。若月
失節度而妄行，出陽道則旱風，出陰道則陰雨。

有關漢代的九道論，流傳著的記述僅此而已，這意味著什麼呢？不得其詳。唯可肯定是說明，因月之軌道傾斜於黃道所引起的現象。據能田忠亮說，「雖然按照年有多少的差別，但與時代無關，滿月在中天最亮，是冬至之時；夏至時滿月不如其他時節亮；滿月在比較接近赤道的南北發光時，是春秋二分之時。」據說，是將如此依季節而變化的月道，與黃道相合而稱九道。「用之，一決房中道」者，是星占的方法。房為二十八宿之一，在《史記・天官書》中是屬東宮蒼龍的房宿。司馬貞《索隱》引緯書《春秋說題辭》中：「房、心為明堂，天下布政宮」；《尚書運期授》中云：「房，四表之道」，東漢之宋均解釋說：「四星間有三道，日、月、五星所從出入也。」其意詳於《晉書・天文志》中：

> 房四星為明堂，天子布政之宮也，亦四輔也。下第一星，上將也；次，次將也；次，次相也；上星，上相也。南二星君位，北二星夫人位。又為四表，中間為天衢，為天關，黃道之所經也。南間曰陽環，其南曰太陽；北間曰陰間，其北曰太陰。七曜由乎天衢，則天下平和；由陽道則旱喪；由陰道則水兵。

房之四星中，中之二星是天之大道的關口，黃道行於其中。位於黃道之南側的二星之間，稱陽環；北側的相同位置稱陰間，陽環之外為太陽、陰間之外為太陰的領域。此即四表。根據日、月、五星通過其某一處，來占國家的變故。

　　與《漢書・天文志》所云大體相同的文字，《宋書・律曆志》引作「劉向論『九道』云」；《新唐書・曆志》作為「〈洪範傳〉云」而引用著。將九道論與劉向，特別是與〈洪範傳〉相聯繫的這種後世之說，值得懷疑。這是因為《續漢書・律曆志》中所載漢安二年（西元143年）之邊韶的上言，證明：「其後劉歆研機極深，驗之《春秋》，參以《易》道，以《河

圖帝覽嬉》、《雒書乾曜度》推廣九道。」劉歆之《三統曆》使用了九道論，同樣還可通過見之於賈逵論曆（永元四年，西元92年中的話──如171年復歸「十一月合朔旦冬至」之說，合於「春秋、三統九道終數」，而被確認。即劉歆是取緯書之「《河圖帝覽嬉》、《雒書乾曜度》」的九道論，來進行三統曆之計算的。

《河圖帝覽嬉》中說：

> 黃道一。青道二，出黃道東；赤道二，出黃道南；白道二，出黃
> 道西；黑道二，出黃道北。月，春東從青道，夏南從赤道，秋西
> 從白道，冬北從黑道。（《禮記・月令》疏）

再者，《河圖括地象》中可見「天有九道」（《御覽》卷三六），《河圖龍魚》在與《漢書・天文志》相同的文字後加寫了：

> 天有四表，月有三道。聖人知之，可以延年益壽。（《御覽》卷四）

顯示著將依據九道之占與延年益壽相結合的思想，存活於緯書之中。姑且不論《河圖龍魚》，然《河圖帝覽嬉》乃是早於三統曆之書。那麼，劉歆增補太初曆而作成三統曆，又是何時呢。

據《漢書・律曆志》，太初曆（西元前104年）制定之後，最先總括性地論述曆法的，似乎是劉向。成帝時，他「總六曆，論是非，作〈五紀論〉」。六曆者，乃傳至漢代之六種古曆，即「黃帝、顓頊、夏、殷、周及魯曆」，皆以365 1/4日為一年，所謂四分曆也。附帶說一下，在中國曆法中零數以分數表示，太初曆雖然以385/1539為一年之日數的零數，但東漢在緯書的影響下復歸四分曆。繼劉向之後，劉歆「作《三統曆》及《譜》，以說《春秋》」。他任羲和、京兆尹，「治明堂、辟雍」，「典儒

林、史卜之官，考定律曆，著《三統曆譜》」(《漢書》卷三六)。王莽仿周代制度，建明堂、辟雍、靈臺，是元始四年（西元4年）之事。秉承王莽之命的劉歆等人，在那裡集眾專家，謀求「律」與度量衡的統一。

> 至元始中，王莽秉政，欲燿名譽，徵天下通知鐘律者百餘人，使羲和劉歆等典領條奏，言之最詳。(《漢書・律曆志》)

不用說，這是本草作為學問的一個領域始獲公認的、元始五年（西元5年）之學術大會時的事情。從在那裡所進行的嘗試與事業觀之，大會肯定持續了很長時間。可以認為「曆」即三統曆的制訂亦在其時。三年之後，王莽即位建立了新王朝，任劉歆為國師（西元9年）。

讖緯思想起於戰國末，從西漢末到東漢極為隆盛，產生了許多著作。其先導是被稱之為讖記、圖讖等的、預言未來變故及王朝命運之書的出現[45]。若舉一二與當前主題有關之例，則齊人公孫卿所持札書記有：

> 黃帝得寶鼎宛朐，問於鬼臾區。鬼臾區對曰：「黃帝得寶鼎神策，是歲己酉朔旦冬至。得天之紀，終而復始。」於是黃帝迎日推策，後率二十歲復朔旦冬至。凡二十推，三百八十年，黃帝仙登於天。
> (《史記・封禪書》)

又：

---

[45]　參照杉本忠〈讖緯說の起源及び發達〉，《史學》第13卷，1934，第2、4號；陳槃〈秦漢間之所謂「符應」論略〉，《國立中央研究院歷史語言研究所集刊》第16冊，1947，及前揭2論文。又：關於讖緯說與天文學之關係，見前揭藪內書，頁26–35。

> 初，成帝時，齊人甘忠可詐造天官曆《包元太平經》十二卷，以
> 言漢家逢天地太終，當更受天命。天帝使真人赤精子，下教我此
> 道。(《漢書》卷七五〈李尋傳〉)

甘忠可死後，其弟子夏賀良等的建議打動了哀帝。哀帝依他們之說，改
建元二年（西元前5年）為太初元將元年，自號陳聖劉太平皇帝。然兩個
月後，因「反道惑眾」賀良等伏誅（《漢書》卷十一〈哀帝紀〉），事件了
結。如從這樣的例子中所看到的那樣，圖讖的預言思想與預知國家大事
的占星術相結合，以至於在不久之後，相對於經書而稱其為緯書。

　　在〈請禁絕圖讖疏〉中，東漢的天文學家張衡（西元78—139年）述
之如下：

> 劉向父子，領校秘書，閱定九流，亦無讖錄。成、哀之後，乃始
> 聞之。(中略)則知圖讖成於哀、平之際也。(《後漢書》卷五九〈張
> 衡傳〉)

張衡指出讖緯之書出現於哀帝（西元前7—前1年在位）、平帝（西元前1
—5年在位）時代，這是非常重要的[46]。《漢書・王莽傳》中載將「甘忠
可、夏賀良讖書」收於宮廷圖書館的蘭臺之中，亦是建平二年之事。王
莽露頭角於哀帝之世，握實權於平帝之朝。不斷加深向讖緯思想傾斜之
王莽的登場，無疑加速了「哀、平之際」的發展。

　　劉向、劉歆父子的立場稍為微妙。他們支持《太初曆》，劉歆作《三
統曆》，但與讖緯說相關的卻是《四分曆》。藪內清談到：「信奉沒有成為
官曆之《四分曆》的一些人，結合漢末興起之讖緯說而圖重振頹勢」[47]。

---

[46]　前揭顧頡剛書，參照第19章〈讖緯的造作〉。

[47]　前揭藪內書，頁26。

劉向「總六曆，論是非」亦與四分曆派的這一活動不無關係。他指斥甘忠可的讖書為「假鬼神罔上惑眾」(《漢書》卷七五)之說；劉歆亦斷定夏賀良等的書為「不合五經，不可施行」(同上)。然而，他們的思想絕不是與讖緯說不相容的。豈止如此，依福永光司之見，在他們心中流淌著「對神仙道教性世界的強烈嚮往與全身心的憧憬」 **❹**，其「神仙讖緯性的思想與信仰」 **❹** 不能不對王莽亦產生極大的影響。

劉歆從中取月行九道論的《河圖帝覽嬉》、《雒書乾曜度》這兩部偽書，大概亦成於距三統曆之編纂不太遠的前一時期，即「哀、平之際」。提倡九道論者，無疑是四分曆派的天文學者。大概是先於哀、平的成帝之時。出現於緯書中的九道論，得到劉歆的支持，由於被編入三統曆的月行計算，因而快速地提高了其權威性。而且，被推測為產生九道論的成帝之世，亦是劉向之活動的盛期。產生將九道論與劉向之「洪範」連繫在一起的傳承之說，亦非沒有理由之事。

那麼究竟為什麼，《神農》在所謂序錄中揭載了與本草無關的九道論呢？我在前面如此寫道：雖然在元始五年的學術大會之前亦有本草之文本，但不知是口傳還是著作；可以確定的，是在那次大會中，本草學的知識被寫成文字並公諸於世。現在仍不能將推論向前延伸一步。還說，那時撰寫與公開的本草書只能是《神農》，至少是其原型。稱之為原型，是因為可以想像在到東漢末的期間中，後人對其進行著修訂。但是在此，假定文本中並沒有發生很大程度的變化，故只稱其為《神農》。

主持與領導這次學術大會的是劉歆。許多天文、圖讖的專家亦參加了大會。本草家們從他們那裡聽到了占星術及九道論的內容，知道了劉歆支持九道論。感覺到有必要就本草之起源與效用賦予某些超越性之權威的本草家們，在此發現了合適的根據。引入九道論，顯然是對劉歆的

---

❹ 前揭福永書，頁307。

❹ 同上，頁312。

迎合。他們的天文知識不過是一知半解、道聽途說的「耳學問」，有力地旁證著上述推斷。

太一小子繼「天有九門，中道最良，日月行之」後接著說：「名曰國皇，字曰老人」。從文脈觀之，是說中道，即黃道之名為國皇，字老人。國皇為何？《漢書・天文志》中說：「國皇星，大而赤，狀類南極。所出，其下起兵。兵彊，其衝不利」，《太平御覽》卷八七五引《春秋考異郵》中見有「國皇大而赤，類南極。見則兵起，天下急也」。《晉書・天文志》云：「類南極老人星」，計為妖星之一。妖星在此指彗星。國皇亦被認為是成於歲星（木星）之精。《晉書・天文志》引《河圖》中云：「歲星之精，流為天棓、天槍、天猾、天衝、國皇、反登、蒼彗」。皆是根據出現時的形、色、位置、運動而被區別的彗星。相對於國皇是預告兵亂之妖星的彗星，老人是恆星——龍骨座之 α 星（α Car）。依《史記・天官書》，「狼比地有大星，曰南極老人。老人見，治安；不見，兵起。常以秋分時候之於南郊」。狼亦稱天狼，是大犬座的 α 星（α CMa）。裴駰之《集解》中說：「晉灼曰：比地，近地也。」《晉書・天文志》中說：「老人一星，在弧南，一名南極，常以秋分之旦見於丙，春分之夕而沒於丁。見則治平，主壽昌，常以秋分候之南郊。」弧是相當大犬座的尾巴及後足等部位的星座。古代希臘人的大犬，在古代中國人的想像中是取弓箭瞄準狼的姿態。老人是吉利之星，在陰曆八月被祭祀著。據《後漢書・禮儀志》，「是月（仲秋之月）也，祀老人星於國都南郊老人廟」。將中道、國皇、老人弄到一起，從天文學的角度只能說風馬牛不相及，但對於《神農經》的作者來說，需要的是語言之形象的關聯。通過使人想到皇帝的國皇，「治平則見，見則主壽」這樣的老人星（《御覽》卷八七二引《春秋元命苞》）被聯繫於九門、中道。已然說過，緯書中含有：如認識九道，則能夠「延年益壽」這樣的思考。如果能夠將藥物引導到壽昌上，對於本草家來說，其事足矣。云「出見西方，長生不死」，這大概是從南極老

人是屬於《史記》所云西宮、後來的西方七宿之星所產生的誤解。或者說不定是與彗星的國皇搞混了。最後說「眾曜同光」。在武帝祀太一時的祝辭中可見「壽星仍出，淵耀光明」（《漢書·郊祀志》）。大概是模仿此類祝辭的表現吧。

《神農本草》的這段文章，突然以下述之語終結：「神農從其嚐藥，以救人命」。讀這段文字時，眼前彷彿出現了將貧乏的知識搜羅到一起，在仰王莽及劉歆之鼻息的同時，跕起腳尖、步履蹣跚地撰寫著文字的本草家之身姿。撰寫《神農》之各位，在此之前肯定是與學問不甚有緣的採藥者。

3. 《本草經》曰：太一子曰，凡藥上者養命，中藥養性，下藥養病。神農乃作赭鞭鈎鋤，從六陰陽，與太一升五嶽四瀆，土地所生草石骨肉心皮毛羽萬千類，皆鞭問之，得其所能主治，當其五味，（百）〔一日〕七十餘毒。（《御覽》卷九八四。〔 〕內據《淮南子·修務訓》改。後述）

3′. 《本草經》曰：太一子曰，凡藥上者養命，中者養性，下者養病。（《藝文類聚》卷八一〈藥〉）

3″. 《神農》曰：上藥養命，中藥養性。（《嵇康集》卷三〈養生論〉）

此段文字中包含著幾個不同性質的問題。其一，《太平御覽》所引《本草經》的問題。儘管有若干的例外，但如果是稱《本草經》則是陶弘景校定之前的舊本，這是前面得出的結論。《藝文類聚》是唐代的類書之一，因其所引《本草經》之文亦與《御覽》相同，故可認為還是舊本。雖然有些字存在著出入，但大致相同之內容的文句包含於《神農》之中，這一點被嵇康的〈養生論〉所暗示。

其二，仍是太一的問題。稱「太一子」，大概就是太一小子。如前面

所推定的那樣，如果認為《神農》之初稿成於元始5年的學術大會之際，則太一具有新的意思。成帝即位後，由於試圖按儒家思想重整國家祭祀之匡衡等的建議，而移於長安之南北郊的太一、后土壇，在此後經歷了幾度廢止與復活。王莽登上權力的寶座後，復甘泉、汾陰之祭祀。雖然在政治上追求周代的理念，但即位後卻「興神仙之事」、熱衷煉金術、信奉讖緯說、毫不掩飾對黃帝登仙之憧憬的王莽，在元始5年 —— 學術大會召開之年，曾兩次上奏太一、后土之祭祀的改革案（《漢書‧郊祀志》）。如此復活的南北郊的祭祀，以及按照他提案的壇之構成與祭禮的法式，幾乎完整地被東漢所繼承下去。賦予天壇、地壇之祭以決定性之形態的是王莽❺。《神農》推戴太一小子，儘管不是唯一但也是強有力的理由，可以認為是對王莽的「阿諛苟合」。

　　其三，是將神農尊崇為開山祖的緒端何在的問題。《淮南子‧修務訓》中說：

> 古者，民茹草飲水，採樹木之時，食蠃蟺之肉，時多疾病、毒傷之害。於是神農乃始教民播種五穀，相土地宜、燥濕、肥墝、高下，嚐百草之滋味、水泉之甘苦，令民知所避就。當此之時，一日而遇七十毒。

《本草經》之「當其五味，一日七十餘毒」，顯然出自《淮南子》的這段文字。本草家們肯定是在「時多疾病、毒傷之害」，「嘗百草之滋味、水泉之甘苦」，「一日而遇七十毒」這樣的記述中，發現了適合作他們之學問鼻祖的人物形像。順便說一下，除引用本草家的傳承及其系譜的東西外，沒有將神農作為醫藥之祖的傳說故事。為使其著作具有權威性，本草家們以《淮南子》為線索，創造神農傳說。繼續讀其傳說。

---

❺　參照前揭金子論文。

「赭鞭」之赭為赤土色的紅色，鞭即鞭子。鞭打，或是為了罰，或是為了激勵。「鈎鋤」為鐮，當然是為了割藥物的工具。「陰陽」大概是《易》的六爻。就是說按照《易》的原理。「五嶽、四瀆」，是指東嶽泰山、南嶽衡山、西嶽華山、北嶽恆山、中嶽嵩山之五大山與東方的江、北的濟、西的河、南的淮四大川。宣帝時，為祭五嶽、四瀆而有使者「持節侍祠」之事，業已說過。作為藥物，除「草、石」外，舉出「骨、肉、心、皮、毛、羽」，毋寧說其特點是強調動物藥。因為實際上《神農本草經》的動物藥不足四分之一，所以必須如此以使自身的特徵變得明顯，據說存在著譬如尚方及入海採藥方士那樣的、不易分辨的其他人。神農鞭打植、礦、動物之萬千類，使自陳「所能主治」，確定其五味與毒性。以鞭強制，是咒術性的思想表達。再者，神農盤問主治、五味、毒之事，與《吳普本草》之神農的記述相一致。寒、溫的記載屬於後世附加，於此亦被證實。

藥的神農起源故事，西晉之皇甫謐（西元215—282年）的〈針灸甲乙經序〉中說：

上古神農始嘗草木而知百藥。

《帝王世紀》中見有：

炎帝神農氏長於姜水，始教天下耕種五穀而食之，以省殺生。嘗味草木，宣藥療疾，救夭傷之命，百姓日用而不知。著《本草》四卷。（《御覽》卷七二一。又：「百姓日用而不知」，乃《易·繫辭傳》之語）

表明在這個時代，對於神農的承認已經超出了本草的世界。出現鞭之語

的，是東晉之干寶（？—西元371年）的《搜神記》。

> 神農以赭鞭鞭百草，盡知其平毒、寒溫之性、臭味所主，以播百
> 穀，故天下號神農。（卷一）

這段文字關係到赭鞭故事之出現時間的問題。皇甫謐未談到此事，干寶
之書始可見一事，暗示著其出現是在西晉末至東晉初之間的可能性。但
從平毒、寒溫、臭味這些說法觀之，不如說干寶所據為《神農》。

　　不管怎樣，這個故事在唐代，通過唐之司馬貞補在《史記》開始處
的〈三皇本紀〉，而落戶歷史當中。

> 炎帝神農氏，（中略）斲木為耜，揉木為耒，耒耨之用，以教萬人，
> 始耕。故號神農氏。於是作蜡祭，以赭鞭鞭草木，始嚐百藥，始
> 有醫藥。

蜡祭為陰曆12月所行之祭，合祭百神。其梗概是說一年的農務全部結束，
祭諸神後，在農閒期整理、準備醫藥。順便說一下，《太平御覽》卷九八
四引任昉《述異記》中見有：

> 成陽山中有神農鞭藥處，一名神農原，一名藥草山。山中有紫陽
> 觀，世傳神農於此辨百藥也。
> 4.《抱朴子》曰：《神農〔四〕經》曰，上藥令人身安命延，昇〔為〕
> 　　天神（仙），遨遊上下，使役萬靈，體生毛羽，行廚立至。
> 又曰，五芝及餌丹砂、玉札、曾青、雄黃、〔雌黃·〕雲母、太〔乙〕
> （一）禹餘糧，各可單服之，皆令人飛行長生。
> 又曰，中藥養性，下藥除病，能令毒蟲不加，猛獸不〔犯〕（死），

惡氣不行，眾〔妖併辟〕（祆辟屏）。(《抱朴子・內篇・仙藥》,《御覽》卷九八四。〔　〕內為《抱朴子》,（　）內為《御覽》)

4. 《神農經》曰：上藥令人身安命延。

又云，餌五芝、丹沙、曾青、雲母、太一禹餘糧，各以單服，令人長生。

中藥養性，下藥除病。(《御覽》卷六六九)

此條確切無疑地證明，葛洪之《抱朴子》中所言「《神農四經》」，乃是由神仙道教之徒加筆增補而成的文本。

5. 《神農經》曰：上藥養命，謂五石之練形，六芝之延年也。中藥養性，〔謂〕合歡蠲忿，萱草忘憂。下藥治病，謂大黃除實，當歸止痛。夫命之所以延，性之所以利，痛之所以止，當其藥應以痛也。違其藥，失其應，即怨天尤人，設鬼神矣。(葉本《博物志》卷四〈藥論〉)

此段文字通常是全部被作為《神農經》之語而加以引用，然《神農經》之文僅僅是「上藥養命、中藥養性、下藥治病」，其餘不管是否出自張華之筆，總之是後人的解說。五石作為藥物使用，可溯至西漢前期。據《抱朴子・內篇・金丹》(《御覽》卷九八八)，「五石者，丹沙、雄黃、白凡（礬）、曾青、磁石也」。但「練形」這一說法是新的。《莊子》等言養形。西晉之左思（? 一西元306年前後）的〈吳都賦〉(《文選》卷五)中有：仙人之桂父「煉形易色」，與此例均屬早期用例，不久成為道徒之徒所慣用之語。例如《抱朴子》中說：「願聞真人守身、煉形之術」(〈微旨〉)。「五石之煉形」，可以視為降至晉代的說法。六芝或即本經上品之赤、黑、青、白、黃、紫芝。皆有「延年」的記載。「合歡蠲忿，萱草忘

憂」，如陶弘景《集注本草》注中所指出（《政和》卷一三〈合歡〉），是見於嵇康〈養生論〉中的語言。「當歸止痛」亦同樣，見於〈答難養生論〉。合歡是本經中品，大黃是本經下品，與此段文字吻合；但當歸在本經中是中品；萱草不見於本經、別錄，唐代始收入本草書（《本草拾遺》等）。因而毫無疑問，此乃後人據嵇康之〈養生論〉而寫成的文章。唐之徐堅的《初學記》卷二七〈萱〉，亦引有「張華《博物志》曰：《神農經》曰，中藥養性，謂合懽蠲忿，萱草亡憂也」。這在《文選》卷五三〈養生論〉之李善注中，變為「《神農本草》曰，合歡蠲忿，萱草亡憂」。

> 6.《神農經》曰：藥物有大毒不可入口鼻耳目者，入即殺人。一曰鈎吻（盧氏曰，陰（也）〔地〕黃精不相連，根苗獨生者是也），二曰鴟（狀如雌雞，生山中），三曰陰命（赤色著木，懸其子山海中），四曰內童（狀如鵝，亦生海中。），五曰鴆（羽如雀，黑頭赤喙，亦曰螭蛉，生海中，雄曰（蜩）〔鴆〕，雌曰螭蛉也。）。
> （同上。唯本文與（　）內注之不同是據指海本。又：注中字的異同，（　）內為葉本，〔　〕內為指海本）

在此成為問題的是盧氏注。《隋書‧經籍志》中未見載有盧氏之名的本草書或處方書。但如業已述及的那樣，陶弘景《集注本草》中注有：

> 又有一物，名陰命。赤色著木，懸其子山海中。最有大毒，入口能立殺人。（《政和》卷十〈鈎吻〉）

不容懷疑此乃舊本中存在的內容。苟若如此，則考慮《盧氏注》包含於《雷公集注》之中，乃是理所當然。換言之，《雷公集注》肯定是由《藥對》、《盧》及其他構成。既然稱集注，則《藥對》之外的書亦引入其中，

在此發現了其證據之一。從附有盧氏注這一點觀之，又從陰命、内童這樣失傳的藥名推之，可以認為這段文字是《神農》的文字。再者，據陶弘景為：鉤吻「初生，既極類黃精」，但《盧氏注》作「陰地黃精不相連」之物，對此二物未加區別，可謂其記載的原始性。

　　7.《神農經》曰：藥種有五物，一曰狼毒，占斯解之；二曰巴豆，
　　　藿汁解之；三曰黎盧，湯解之；四曰天雄、烏頭，大豆解之；
　　　五曰班茅，戎鹽解之，毒採害小兒，汁解，先食飲二升。（同上）

從陶弘景在敦煌本序錄的解毒之項中，有如下之記述觀之，可以說這段文字確實包含在舊本之中：

　　斑苗、芫青毒：用（中略）戎鹽，並解之。
　　狼毒毒：用（中略）占斯，並解之。
　　巴豆毒：用（中略）生藿汁，並解之。
　　藜蘆毒：用（中略）溫湯，並解之。
　　烏頭、天雄、附子毒：用（中略）大豆汁，並解之。

陶弘景在此五種之外，還舉出以野葛為始之多種毒藥，解毒藥之數亦大幅增加，使得舊本序錄的文章面目一新。

　　問題在於這段文字是否從一開始就被收錄於《神農》之中。首先，占斯為《別錄》品，暗示著此文乃成於後人之手。狼毒、巴豆、黎盧皆是本經下品。藿，《新修本草》注引《別錄》，可見赤小豆之「葉名藿」（《政和》卷二五）。大豆，本經中品。天雄、烏頭、附子皆是一物的不同名稱，看來是根據形狀與採取時節而區別的。班茅即斑貓，本經下品。戎鹽亦同樣是本經下品。乳汁當然是人乳汁，屬《別錄》品。如此，包

含以《別錄》為前提的文字，必須是魏之吳普、李當之以後的東西。末尾的「先食」，自古就有「先食」即食後與「先於食」即食前兩種讀法。此處按《抱朴子‧內篇‧仙藥》中所見如下之述來讀：

> 按《中黃子服食節度》云，服治病之藥以食前服之；服養性之藥以食後服之。

> 8.《養生略要》曰：《神農經》曰，五味養精神，強魂魄，五石養髓，肌肉肥澤。諸藥，其味酸者，補肝養心，除腎病。其味苦者，補心養（痺）〔脾〕，除肝病。其味甘者，補脾養肺，除心病。其味辛者，補肺養腎，除脾病。其味鹹者，補腎養（肺）〔肝〕，除（肝）〔肺〕病。故五味應五行，四體應四時。夫人性生於四時，然後命於五行。以一補身，不死命神，以母養子，長生延年，以子守母，除病究年。（《御覽》卷九八四。〔 〕內據意而改。）

《養生略要》，不詳。稱養生（性）之書，以東漢之王充（西元27—100年前後）暮年所著「《養性書》十六篇」（《後漢書》卷七九）為嚆矢。在眾所周知的書中，有「張湛《養生要集》十卷」（《隋書‧經籍志》）、《醫心方》等存其佚文。總之，《養生略要》肯定是魏晉以降之書。

在此對比於五石的五味，是指草藥。《素問‧六節藏象論篇》中說：「草生五味。（中略）天食人以五氣，地食人以五味」。「養精神」，是醫術從道家那裡學到的養生思想。《莊子‧刻意篇》中說：「純粹而不雜，靜一而不變，淡而無為，動而以天行，此養神之道也」。養神，在醫術中向肉體性的內涵變化。「陽氣者，精則養神，柔則養筋」（《素問‧生氣通天論篇》），「養神者，必知形之肥瘦，榮衛血氣之盛衰。血氣者，人之神，不可不謹養」（《素問‧八正神明論篇》）。在醫學理論中，神與魂魄一起

寓居於臟。「五臟，合神氣、魂魄而藏之」(《靈樞・經水》)，「五臟所藏，心藏神，肺藏魄，肝藏魂，脾藏意，腎藏志」(《素問・宣明五氣篇》)。神、魂、魄，皆被看成是氣；被作為可以通過食物來養與增強的根據，即在於此，這些都沒有必要贅述。另一方面，「髓者骨之充」(《素問・解精微論篇》)，被認為是填滿骨之內部的東西，與腦相連接。髓易成空虛。「腎者水也，而生於骨。腎不生，則髓不能滿」(《素問・逆調論篇》)。生出髓的是腎。「腎生骨髓」(《素問・陰陽應象大論》)。如果是這樣，則養腎關係到養髓。這被看成是石藥的效能。這段文字顯然是以漢代的醫學理論為前提，並要將其向藥物學方面展開。

　　「養精神，強魂魄」的說法，與丹砂之本經文中「養精神，安魂魄」，人參中「安精神，定魂魄」等相通。上品中類似的表述很多，特別是屢見「養精神」。龍眼雖是中品，但說：「強魂」。關於髓，本經文中往往可見「補髓」(青石)，「補腦、髓」(青蘘)，「填髓、腦」(乾漆)，「填骨、髓」(乾地黃)等等。無疑，「養髓」亦是相同含意。與「肌肉肥澤」相類似的說法有「長肌肉」(玉泉)，「肥健」(赤箭)，「悅澤」(柏實)等。

　　意思為藥之「五石」的最早用例，是《史記・倉公傳》。據淳于意講，齊王的侍醫「自練五石服之」，後「疽發乳上」而死。說明在西漢之文帝（西元前180—前157年在位）時，一部分醫師等人之中，已經服用著石藥。雖然不知此處所云五石與《抱朴子》的五石是否相同，但發癰疽而死這一點，是與後世服用五石散、寒食散之類的石藥所共有的症狀。淳于意說「石之為藥精悍」，亦稱石藥為「悍藥」。《素問・腹中論篇》亦見「石藥之氣悍」，在其使用方面是慎重的。這可以看做是漢代醫學的一般性石藥觀。

表 19　　五味的作用

五行	味	補	養	除
木	酸	肝	心	腎病
火	苦	心	脾	肝病
土	甘	脾	肺	心病
金	辛	肺	腎	脾病
水	鹹	腎	肝	肺病

　　歸納五味的作用，成為表 19。如與表 8 相比較，可知是出於《黃帝內經》之說，將其發展而成。五味「入」臟這一流通的路徑，被「補」臟這一作用置換，不單是補其臟，而且依照五行相生的順序，「養」我生之物，「除」生我之物的「病」，如此是使五味具有了三重作用。例如，以箭頭表示相生關係：肝（木）→心（火）→脾（土），苦（火）補心，養脾，除肝之病。這裡表現出了將藥理學結合到生理學與病理學上的基本性思考方法。

　　「五味應五行，四體應四時」，是所謂天人相感論。這種思想在西漢之董仲舒（西元前179？—前104？）的《春秋繁露》中獲得了明確的形象。「身猶如天，數與之相參，故命與之相連也」（〈人副天數〉）。天與人之間存在著數字性的對應關係，因此產生出兩者之作用的互通性。兩者的作用往往平行發生，其間相互作用，即感應在發揮著作用。董仲舒接著說，「內有五臟，副五行之數也；外有四肢，副四時之數也」。這種思考方法亦被醫學理論吸收。「天有四時，人有四肢。天有五音，人有五臟」（《靈樞‧邪客》）。雖然朝著五味之五行的分類，可以追溯到《管子》及《呂氏春秋》，但使人之四體、五味直接地對應於「天有四時、五行」（《素問‧陰陽應象大論篇》）的，大概是始於本草家吧。

　　「以一補身」，是基於《老子》第34章所見「天得一以清，地得一以寧，神得一以靈，谷得一以盈，萬物得一以生，侯王得一以為天下貞」；又第19章之「抱一為天下式」；《莊子‧庚桑楚》中所見「老子曰：衛生

之經能抱一乎，能勿失乎」等。只有體會了一，即道，才能全生，這雖然是道家之本來的思考方法，但不明此處所言之一指什麼。看起來與其說是指形而上的道，不如說意味著諸如氣那樣的形而下的物。「不死命神」，命與神之某個字或有傳寫之誤。母、子，是說相生關係的兩個「行」。如果說金生水，則金為母，水為子。

　　從五行相生說的立場論述五味的這段文章，從一個方面顯示著魏晉的本草家們要將《神農》向哪個方向擴展。

　　由於是隻言片語，故不知其前後文關係的文句，還有三條。

9. 《神農本草》曰：春夏為陽，秋冬為陰。（《文選》卷一六〈閑居賦〉李善注）

10. 《神農本草》曰：春為陽，陽溫生萬物。（《文選》卷二〇〈關中詩〉李善注）

大概是有一文將萬物之生長老死與四季對應而論。

11. 《神農本草》曰：地有固活、女疎、銅藝、紫菀之族。（《水經注》卷六〈涷水注〉）

固活、女疎、銅藝，不詳。紫菀，本經中品。此外沒有思考的線索。

　　在西漢時期，說服用不死之藥而登仙的方士有兩派。一是「冀遇海中三神山之奇藥」（《史記‧封禪書》）的入海求神採藥之方士一派；一是「化丹砂諸藥齊為黃金」（同上）的尚方之方士一派。初期的本草家雖與此兩派之方士沒有直接的關係，但卻與神仙術之又一派——候神方士有密不可分的關係。在本草作為學問之一個領域獲得承認之前，大概是受制於候神方士一派。本草家當然受到了其思想的影響。不，正確地講，

強調與神仙世界的聯繫，意味著首先要使本草學的存在理由合理化。特別是在上藥「養命」中，其強調十分顯著。

在此試做一簡單的統計。如已指出的那樣，陶弘景在編撰《神農本草經集注》時，採取了將他認為與神仙術有關的記載，全部概括於「久服」這一表示條件之語後面的方針。因此，可以將本經文中有「久服」的藥物看做是神仙藥。又，「久食」（六芝等）、「煉餌服之」（涅石等）、「煉服之」（雄黃），可以斷定在使用上與「久服」基本上是相同的意思，因而雖然只有數例，但還是要入神仙藥中。在這種情況下，由於桑寄生之「輕身通神」，丹雄雞之「通神」等沒有「久服」這一條件，故不入神仙藥中；乾薑之「久服去臭氣通神明」，而入其中，雖然產生了稍失平衡的結果，但這僅是極少數的例外。本經上、中、下品中的神仙藥之數與百分比，如表 20 所示。其數值清楚地表示著，三品分類在神仙思想上找到了其根據。

表 20　神　仙　藥

	藥物總數	神仙藥數	%
上品	144	116	80.6
中品	113	20	17.7
下品	102	3	2.9
全體	359	139	38.7

那麼，本草家們實際上是將神仙藥視為求長生不死的手段，將藥效的重點置於該處嗎？一旦檢討繼「久服」之後的記述，則知道實際上不過是將陳規舊套的說法，像題目似地重複著。最常見的是輕身延年、輕身不老、輕身耐老、輕身不飢、輕身益氣之類的說法。此外還有長年、增年、不夭，或養精神、安魂魄、強志、不亡，或補腦髓、強骨髓、益精、強陰，或肥健、長肌肉、好顏色，或益智、耳目聰明、利九竅，偶

爾也有不老神仙、飛行千里的記述。而且，這些說法的大部分在沒有「久服」這一條件時亦被使用。「久服」中固有的表現，是延年、不老等極少數。我只能認為，本草家們為了表示這是作用緩慢、堪長久服用之保健、強壯劑而使用「久服」，又為暗示其效果而使用這些常套式的說法。雖然穿著神仙思想的外衣，但他們另外有本草學之真正的存在理由與自負之處。大概是在《神農》的序錄中，他們將此表明如下：

　　12.《神農》曰：百病不癒，安得長生。（《抱朴子‧內篇‧極言》）

這段文字至少也包含在《神農四經》中，這一點由《抱朴子》下述之語而間接地被證明：

　　抱朴子曰：神農不九疾，則四經之道不垂。（〈外篇‧廣譬〉）

「草木延年而已，非長生之藥可知也」（〈內篇‧仙藥〉），「呼吸、道引，及服草木之藥，可得延年，不免於死也」（〈內篇‧金丹〉），葛洪將本草學置於煉金術之下的位置。此葛洪亦確實看透了《神農四經》的本來價值在治病領域；看透了這也是本草家們的自我定位。「百病不癒，安得長生」，此乃本草家投向神仙術之方士的、辛辣的自立宣言。

七、撰寫《神農》的諸位

　　論述形成後來被稱之為《神農本草經》的本草書，原本乃成於神仙術方士們之手的長生不老的技術之書，是經過整理、分類、體系化之神仙藥的著作的歷史家們的普遍性看法，已有概括 ❺。確實，一方面存在

⓿　見前揭中尾書，頁14–20；前揭岡西書，頁15–18；前揭那琦書，頁14–22。

著將藥物按上、中、下之神仙術性價值序列分類；定義上藥為養命、中
藥為養性；約80％的上藥，約18％的中藥，總藥數的約39％，久服則輕
身延年、不老神仙——以此類表現形式總結的，《神農本草經》的顯著
特徵，另一方面有伴隨著神祠之廢止，本草待詔與候神方士使者副佐一
起回家——這樣的《漢書・郊祀志》之記載。毫無疑問，在本草家與神
仙術之方士之間存在著密切的關係，將《神農本草經》視為神仙術之著
作的看法的產生亦非沒有理由。然而儘管如此，通過分析與本草之起源
有關的外部與內部之資料，導出我的推論結果卻不同。撰寫《神農本草
經》者，不是神仙術的方士，而是採藥者。開始自稱其知識與技術為本
草的這些人，在借神仙術之外衣使存在正當化、具有權威的過程中，將
治病的本草與長生的神仙術對置，謀求理性領域中的自立化。這些人，
在元始五年（西元5年）王莽招集、劉歆主持領導的學術大會時，執筆、
公開的著作就是《神農本草經》的初稿或原型。

　　《神農》，大概是該初稿或原型的原本的名稱。分析時我所建立的根
本性假說之一，就是最早的本草書為《神農》。關於這個假說的意思，有
必要略加說明。如《漢書・樓護傳》中所說「誦本草」那樣，元始五年
之前亦存在著本草的文本。只是不知所取為口傳，還是著作的形式。即
便假定其已成為著作，那也只是藥物的記載，沒有相當於序錄的部分，
三品分類恐怕亦未被採用。被召集到學術大會的本草家們，從會聚一堂
之各個領域的方術專家們那裡受到啟發，撰寫《神農》。他們從神仙術出
發著想分類的原理，從醫學出發展開五味的藥物學性原理，謀求其知識
的體系化。如樓護所誦那樣的既存文本，極有可能被納入其中。但如果
說堪當學問之名的本草書在此時才形成，亦不為過。不久，成為古典的
《神農》，高高地凌駕於其他文本之上，無疑是具備了優秀的特點。

　　我的分析涉及許多分枝，時代範圍亦是從西漢中葉到梁代。在此簡
單地將結論概括一下。

　　求採藥之場所於神祠的採藥者們，在武帝時代以後，接近被派遣來的候神方士使者，大概是通過他們的影響與幫助，不久得躋身方士之間，以至獲得本草待詔那樣的身分。一舉確立與宣傳他們的存在與學問的機會，在西漢末、元始五年終於來到。對於他們來說，有必要將本草盡可能作為普遍化的知識的體系，公諸於世。同時，對於採藥所必須的具體知識，則要盡可能獨占的意識，或亦在其中發揮著作用。通過產地的自然環境、五味、毒之有無與主治，一般性地記述藥物，不進行藥物所固有的博物學性記載、產地名亦非特定的本草書——《神農》，誕生於此。

　　本草家們不限於具體的藥物，在相當於其序錄的部分中，論述了本草之存在的根據、起源及原理。若據此，則本草之存在的根據，在於運行於中道之日月與此時產生之自然之氣的狀態。是天之最高神太一兒子的太一小子認識了這種理想性狀態，垂教他人，脫離病患，使保長壽。增加這一根據，顯然是向恰當同時而提倡太一祭祠之改革與採用月行九道論的劉歆獻詔。表現方式的深層，透現著奉承國家的最高權力者與學問的最高權威者，要在國家承認之學問的一角確保席位的卑賤內心世界。儘管如此，若與神仙術之方士們向皇帝的令人生厭之阿諛苟合相比，不能不說還算是好的。受太一小子之教，神農向所有的動、植、礦物詢問主治、五味、毒之有無。這就是本草的起源。本草家們從《淮南子》中得到啟發，創作出這個起源故事或始祖故事。繼而有相當於校定本序錄之本經文的文章，儘管其中包含著五味論與毒物及其解毒法的記載，但詳情不知。唯從稚拙的文字中，無疑可以讀出要將本草作為一門學問來確立的意圖。

　　《神農》的出現，不僅是採藥者，而且在醫師中間亦有反響。與此同時，記述的範圍亦見擴展，形成了各種藥物之博物學性特徵與特定的產地名亦被記載。東漢時期，由採藥者與醫師所寫成的本草書屈指可數。其中重要的著作是，「說花葉形色」而使博物學性記載得以充實的《桐君

採藥錄》，與「論君臣相須」而奠定藥物配合原理的《雷公藥對》。東漢之本草書的不容忽視的特徵，大概在於其全部都強烈地意識到《神農》的存在，有許多是以此為前提而書成。其中亦有採用《神農》注之形式的著作。至三國魏而出現的兩部本草書——《李當之藥錄》與《吳普本草》，亦不例外。亦是東漢時期之成果總結的這兩部著作，不久被收入《名醫別錄》，後構成陶弘景校定本之本文的一部分。

　　此後，各種各樣之人染指《神農》，內容膨脹的同時，記述的混亂亦變大。再者，書名亦有被稱為《神農四經》等的現象，但最終歸著於《神農本草》或《神農本草經》，編成了集諸家之說、取注釋形式之四卷的雷公集注本，以至廣泛流傳。梁之陶弘景恐怕是在此四卷本的底本上，改寫文句，增後代之識見以正亂誤，於本文中補別錄文，注保留了《雷公藥對》的畏惡之文，另外撰寫詳細之注，編纂了附有長篇序錄的三卷本《神農本草經集注》，後以大字書寫，完成了《神農本草經》七卷。

　　本草的歷史，是以西漢末出現之《神農》為核心，後代之成果不斷地形成年輪般的層，最終長成一棵大樹的長久過程。因而才最終沒有脫離初始所具備的藥物學這一性格。漢代所奠定的範型持續存活到最後，這是在中國之傳統性學問的歷史中，常常可以發現的顯著特徵 ❷。

（本文初刊於京都大學人文科學研究所研究報告《中國古代科學史論》，1989年京都大學人文科學研究所發行。）

---

❷　參照藪內清《中國文明の形成》，岩波書店，1947，第9章〈漢代における科學技術〉。

本草的分類思想
—— 從世界圖象到技術

一、世界圖象的分類方法

人們把物品分類，是為了在需要的時候能馬上找出來。分類沒有固定的方式。在書架上擺書，既可以按專業也可以按作者分類，按問題或出版社分類也可以。也有這樣的分類：喜歡的書和不太喜歡的書，價錢高的書和價錢低的書，初版書和再版書。幾種分類方法結合使用的也有。有多少人就有多少種分類方法，有多少種必要性就有多少種分類方法。

事實上，從這個意義來說，人們在不停地分類。比如，收拾、整理就是分類。需要的東西和不需要的東西，經常使用的東西和很少使用的東西，珍貴的東西和可有可無的東西，把這些東西各自放在它所應在的地方。如果是喜歡整理的人，也許只有這樣心裡才能舒服。房間裡的東西也是同樣，丟得亂七八糟心裡就不踏實，收拾整理以後才可以心裡踏實。為什麼會這樣？分類這種行為的意義，在這種淺顯的例子裡也可以充分體現。

分類是為了在需在的時候把東西馬上找出來，我們是這樣考慮的。但是，分類被看作是基於其目的合理性的行為，這種觀點是比較新的。對於古代人來說，分類只不過是可稱為存在論的行為。再回到整理房間

的例子，整理過的房間是有序的，零亂的房間是無序的。如果是整理過的房間，什麼東西在什麼地方，馬上就可以知道。因為是為了清楚知道而分類擺放的。所謂分類的第一個意義就是創造了認識的架構，如果對象是可知的時候，我們在其中可發現秩序。

說到房間，整理的方針或者分類的原理已經在個人的頭腦中存在。所以，房間的整理只不過是認識論的行為。但是，對象超出個人領域，是個人的意志和能力難以自由駕馭的社會或自然的話，分類無視實際存在，無視實際存在所具備的構造和作用是困難的。當然，觀察的立場（角度）不同，對立場（角度）有所影響的因素也不同，由此呈現出多種多樣的模樣。所以基於目的合理性的分類經常是可能的。製作物品的人們實際上就是這樣過來的。對於製藥的人來說，只要藥效相同，種類不同不成問題。但是，如果是自然或社會，對象是一個世界的整體的話，問題就不同了。

世界的秩序是與生俱來的，這種秩序沒有必要固定，即使從變化中發現秩序也可以。分類必須盡量正確地表現這種秩序。換句話說，分類的原理必須是存在的原理。這種存在論的優越正是古代人的思考特徵。

需要首先說明一點，自然科學者的思想深處頑強存在著存在論即形而上學的觀點。今天的生物學的分類原理是進化，進化論是明確形成的進化系統，只有根據這一系統的分類才可稱之為自然分類。儘管如此，這種分類只限於生物。對於古代中國人來說，分類只限於生物的理由是任何地方都找不到的。自然、人類、社會是相通的，相同的秩序在起作用，所以，人類和社會也應與自然在同一空間給予確定位置。不用說，這個空間就是世界。這樣就產生了世界圖象的分類方法，在這裡稱其為世界分類。

二、類書的分類與字書、正史

有一種稱為類書的編纂物 ❶。從古典著作中引用與每一個具體項目有關聯的文章，依照一定的序列排列，這些項目以部加以區分，是一種百科全書。起源可以追溯到三國時代，唐朝以後，為適應不同目的，製作了各種各樣的類書。在這裡以初期的綜合性類書《藝文類聚》(西元624年)為例。

《藝文類聚》分為四十七部。為了看清楚它的整體構成，大致可分為以下七組，部的排列順序依照原作。

1　天、歲時、地、州、郡、山、水（9卷7部）

2　符命、帝王、后妃、儲宮(7卷4部)

3　人、禮、樂(28卷3部)

4　職官、封爵、治政、刑法、雜文、武、軍器（16卷7部）

5　居處、產業、衣冠、儀飾、服飾、舟車、食物、雜器物、巧藝（14卷9部）

6　方術、內典、靈異、火(6卷4部)

7　藥香草、寶玉、百穀、布帛、果、木、鳥獸、鱗介、蟲豸、祥瑞、災異（20卷11部）

類目包括自然、人類和社會的全部。不用說，這是世界分類的一個具體表現吧。

對這些組別簡單地加以特點區分，１是天道與天文、氣象、地理，還有時空的人為區分。２是最高統治者帝王及其家族。３是人的身體、

---

❶　關於類書詳細內容可參看胡道靜《中國古代的類書》，中華書局，1982。

言行、特性、感情、行為和作為道德基礎的禮儀、音樂。 4 是作為統治
制度的官僚性和政治、軍事，以及傳統知識分子（知識分子＝官僚）的
教養。 5 是生產、技術和包括生活必需品在內的產品。 6 是醫學、宗教
等與生死、祭祀有關的事物。 7 是動物、植物、礦物和在其中表現出的
異常現象。雖然也有 6 中火那樣的難以歸類的東西，但是，從整體上來
說還是可以這樣歸納吧。

這七組的構成形成一個緊密的構造，圖 1 表示出這一構造。

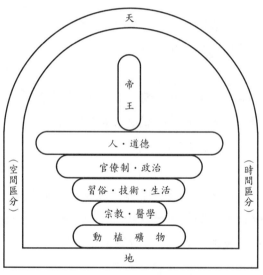

圖 1　《藝文類聚》的構造

綜合性類書的構成，有部數的增減，部的排列，由於組別的不同，
也多少有些變動，基本上總是大致相同的。比如，唐代的《初學記》(西
元713—729年之間)減為二十五部，北宋的《太平御覽》(西元984年)增為
五十四部。這些全都是部的綜合或分化，偶爾有根據新部的導入和舊部
的削除而產生的增減。《太平御覽》的構成按照圖 2 的方式圖示如下：

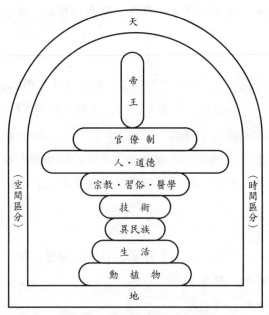

圖 2　《太平御覽》的構造

　　這裡全新的要素，只有與異民族有關的奉使、四夷兩部。其他，與人的生死、祭祀有關的宗教、醫學中加進了習俗。成為一個組別的技術占據較高位置雖然與《藝文類聚》有所不同，這是由這一領域的活動的價值所決定的定位方法。其他只不過是歸納方法的不同而已。圖 1 與圖 2 的構造本質上沒有區別。

　　綜合性類書的分類與構成並不是從類書開始的。現存的保持完整的最古的辭書《爾雅》(著作年代不詳，大約是漢代) 它的分類與構成如下：

1　釋詁、釋言、釋訓

2　釋親

3　釋官、釋器、釋樂

4　釋天、釋地、釋丘、釋山、釋水

　　5　釋草、釋木、釋蟲、釋魚、釋鳥、釋獸、釋畜

　1 不用說是字書的特有區分，2 以下的組成古已有之 ❷。2 是家族名稱，《藝文類聚》中沒有，《太平御覽》中設宗親部置於人事部之後。3 是《藝文類聚》的3和5的一部分。4 與 1 相同，5 與 7 相同。《爾雅》中與天地和動植物有關的詞匯占全書的一半以上，即使是相同的辭書後漢的《釋名》，對動物、植物、礦物的興趣在消失，重心轉移到人類和技術的產品上。書契、典藝、樂器、兵、采帛也與《藝文類聚》不同，是從技術的觀點來把握的。

　　1　釋天、釋地、釋山、釋水、釋丘、釋道、釋州國

　　2　釋形體、釋容姿

　　3　釋長幼、釋親屬

　　4　釋言語

　　5　釋飲食、釋采帛、釋首飾、釋衣服、釋宮室、釋床帳、釋書　　　契、釋典藝、釋用器、釋樂器、釋兵、釋車、釋船

　　6　釋疾病

　　7　釋喪制

假如現在把它同《爾雅》的類目一起與《藝文類聚》相對比的話，字書中是有帝王，人類的特性、感情、言行、習俗，官僚制和政治等等，雖然作為詞彙可以分別舉出，但是作為類目並沒有把它們當作應該抽取的對象，然而其他的類目，在字書與類書之間可以看到足夠的對應關係。

　　歷史書從正面舉出字書中所欠缺的帝王、官僚制、政治、人生觀等等，有代表性的正史之一《漢書》的構成就是如此 ❸，把 2、3 的順序

---

❷　青木正兒《支那文學概說》全集第一卷，春秋社，1969，頁263。

變化，類別如下：

1　帝紀

2　律曆志、天文志、地理志、溝洫志

3　禮樂志、輿服志

4　百官公卿表（以後的職官志）、刑法志、食貨志、郊祀志、藝文志

5　列傳（包括匈奴以後的外國傳與外戚即皇后傳）

溝洫是河川，輿服是車和衣服，食貨是經濟，天文志記載天文現象，五行志記述除此之外的異常自然現象，也包括家畜、鳥獸、昆蟲、草木等現象。《藝文類聚》中的祥瑞、災異與此相當。

　　稱為字書和歷史書，屬於完全不同的類型。以完全不同的目的所構成的兩種分類，有相當程度的重疊。不僅如此，如果把兩者綜合，幾乎可以湊齊相當於類書的部的名稱吧。類書的分類清楚地表示有一種東西在幾個不同的領域是共通的，而且這些領域都囊括其中。這個東西是什麼？就是漢代初具原型，直到後世仍被繼承的傳統知識分子的世界圖象❹。是在圖 1 和圖 2 中顯露出構造的世界圖象。

　　圖 1 和圖 2 的世界圖象與歐洲中世以神為頂點的「偉大存在的連鎖」不同，儘管如此，仍然形成一種階層構造。根據氣的哲學，天地是包容萬物的包容物的同時，其自身也是這個世界的構成物之一。因為萬物被天地包容，所以天地要在自己創造的時間和空間區分中給自己定位，因為萬物同天地一樣是由氣產生，所以必須根據天地的規則所規定的秩序

❸　內藤湖南《支那史學史》全集第十一卷，筑摩書房，1969，頁136–143。

❹　山田慶兒〈中國の文化と思考樣式〉，《混沌の海へ》，朝日選書，1982，頁27
　　—33。

給自己制定秩序，其定位與定序創造出一種階層構造。

　　這裡所存在的是在官僚制統治下所構成的生活和生產，是維持秩序的中國社會的構造，是傳統知識分子的自我認識。在底層支撐這一人類活動諸領域的多層構造，並使之成立的只有以本草為對象的動植礦物的世界。

三、動植物的分類與三品分類

　　動植礦物，我是這樣寫的。但是，中國古代沒有動、植、礦的三分法。相當於礦物的古代漢語大概是礦或者是鑛璞。意思都是埋藏在地下的礦石，但是並不是可以和動物、植物相提並論的概念。動物、植物，這些詞彙的普通用法與今天的日常用法沒有區別。《周禮·春官·宗伯·大司樂》中可見「動物」一詞，鄭玄注為「羽臝之屬」，再根據《玉篇》，「根生之屬曰植」。

　　以動植物分類表示其範圍的是《周禮·地官·大司徒》。在這裡作為「動物」列舉了毛物、鱗物、羽物、介物、臝物，作為「植物」列舉了皁物、膏物、覈（核）物、莢物、叢物。鄭玄的注如下所示：

　　　毛物　貂、狐、貒、貉之屬。縟毛者也。
　　　鱗物　魚龍之屬。
　　　羽物　翟雉之屬。
　　　介物　龜鱉之屬，水居陸生者。
　　　臝物　虎豹貔貅之屬，淺毛者。
　　　皁物　柞栗之屬。
　　　膏物　楊柳之屬。
　　　核物　李梅之屬。

英物　薺莢王棘之屬。

叢物　萑葦之屬。

動物中欠缺蟲，植物、草中只有蘆類，作為分類來看，不是全部網羅的。
這本來就是生長發育在稱為山林、川澤、丘陵、墳衍（水岸與低地）、原
隰（高原與濕地）這五種土地上的有代表性的動植物群，自然是以一種
生態系統來分類的。

　這樣，動物、植物的概念在漢代已基本成立，但是相當於今天的礦
物的概念還沒有。大概礦物在類書分類中的定位是一個難以把握的問題。
比如在《藝文類聚》中寶玉與布帛一同被插入植物之中，在《太平御覽》
中珍寶、布帛、資產、百穀、飲食這五部構成生活一組。大概，他們認
為礦物屬廣義的植物是最為妥當的吧。

表 1

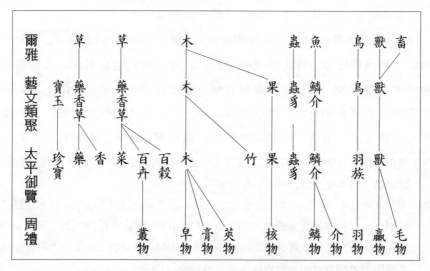

　總之，這篇文章的主題是本草的分類。從到現在為止所列舉的字書、
類書、經書中挑選出成為本草對象的動植礦物的類目（表 1 ），《藝文類

聚》中有《爾雅》的細目,《太平御覽》中有《藝文類聚》的細目,各自細分化馬上可以明白,分類的原理是沒有變化的。這可以證明這個分類體系到漢代已經基本形成。《周禮》性質稍有不同是由於加進了地勢＝生態系的觀點。

這種分類對於中國的傳統知識分子來說,最終的結果是形成了一種通時性的系統,是成為世界分類一部分的動植礦物的分類。言外之意就是它的共有世界分類,就把它定名為共世界分類吧。共世界分類從梁陶弘景開始適用於本草,不用說,共世界分類是一種自然分類。

本草是前漢末期(西元前1世紀後半)建立的藥物學❺。流傳至今的最古的本草書是《神農本草經》。陶弘景校訂、增補本文,加以注釋,寫出《神農本草經集注》略稱《集注本草》三卷(西元500年左右)❻。在這本集注中把藥物分類為「玉石草木蟲獸果菜米食」。《集注本草》除序錄以外原書沒有流傳下來,但是從一些證據可以推斷《集注本草》是以玉石、草木、蟲獸、果、菜、米食六部分類的 ❼。

但是,《神農本草經》不按照共世界分類,採用了稱為養命、養性、治病,這種根據藥的作用的三品分類。也就是藥分別有無害,大量長期服用也不危害人,用於「欲輕身益氣、延年益壽者」的養命的上藥;有使用時分為無毒和有毒,用於「遏病補虛羸者」的養性的中藥;有有毒不可長期服用,用於「欲除寒熱邪氣、破積聚癥病者」的治病的下藥。

❺ 關於本草的歷史,可參看渡邊幸三《本草書の研究》,武田科學振興財團,1978,岡西為人《本草概說》,創元社,1977。

❻ 關於《集注本草》三卷本、七卷本的問題,可參看高橋真太郎〈神農本草經に就いて〉,《日本醫史學雜誌》1320號,1943,岡西為人〈「神農本草經に就いて」を讀む〉,《日本醫史學雜誌》1323號,1944,廖育群「陶弘景本草著作中諸問題的考察」,《中華醫史雜誌》二卷二號,1992。

❼ 岡西,《本草概說》,頁48,尚志鈞、林乾良、鄭金生《歷代中藥文獻精華》,科學技術文獻出版社,1989,頁164—165。

不論是動物、植物、礦物，所有的藥物都分類為上、中、下三品。按今天的說法，三品相當於強壯劑、滋養劑、治療劑。是根據藥效的人為分類。

　　三品分類馬上可以發現的缺點就是三個類目太少了。根據序，上、中藥各有120種，下藥有125種。這樣，想要知道的藥大概難以找到。所以，一個品之中在排列上下些功夫的可能性也是有的。經陶弘景之手的《神農本草經》，收錄藥物數依版本不同有595種、441種、391種，增減是顯著的，再加上「三品混糅、冷熱舛錯、草石不分、蟲獸無辨」這種混亂的現象也有。雖然從這些許的文學表述難以得出準確的判斷，但是，排列有三種可能性是可以想見的。第一，各品之中以草、石、蟲、獸區分加以排列的可能性。第二，只以草石和蟲獸，也可以說只以「植物」和「動物」來區分，本來草和石，蟲和獸就是不分的，也有這種可能性。如果這樣，映入陶弘景眼中的就是混亂。第三，從開始草木蟲獸就根本不分的可能性。後世的三品分類中實際上就有這樣的例子。

　　根據藥物作用的三品分類，對於每一種藥物來說，屬於三品中的哪一品，配伍是否妥當暫且不論，作為藥的分類法必須具備充分的根據和一定的有效性。三品分類的長時間的歷史間接證明了這一點。如果意圖是把藥物做一般性、包括性的記述，如果把適用某種分類法的本草書稱為標準本草書的話，到宋、元、金代為止的標準本草書都把《神農本草經》以來成為傳統的三品分類與陶弘景引入的共世界分類一起採用。更正確的說法是，屬於共世界分類的每個類目（也可稱種），採用的是分上、中、下三品的《集注本草》的複合分類法。

　　三品分類得到歷史性的支持的要因中，除了藥物學的有效性之外，應該說還有社會的有效性。支撐這一有效性的是成為產生三品分類母體的道家養生思想，或者是企求不老長生的神仙道教思想❽。神仙道教探

❽　關於本草與神仙道教的關係，可參看中尾萬三《漢書藝文志より本草衍義に至

究的是作為必然死亡的人類轉生成不死存在的神仙的這樣一種技術。雖然實踐了各種各樣的技術，但是其中最重要、不可缺的技術就是藥物的服用。在這裡藥沿著必然死亡到不死的價值方向軸規定出三個階段。這三個階段就是治病、養性（生）、養命。道教是中國的民族宗教，不僅是民眾也深入到知識分子之中。但是，不僅如此，與藥物學有密切關係的是醫學，中國醫學的基礎理論是在道教思想的本質性的影響下形成的。醫學思想的深處一直有養生思想。

　　進入明代，王綸的《本草集要》10卷(西元1496年)第一次放棄三品分類，只依據「以類相從」的共世界分類，進行藥物的一貫分類。汪機的《本草會編》20卷（西元16世紀20年代）、陳嘉謨的《本草蒙鑒》12卷(西元1565年)繼承了這種分類法，到李時珍的《本草綱目》52卷(西元1593年)已經成為本草分類的決定性形式。儘管如此，其後像明末的盧之頤的《本草乘雅半偈》10卷(西元1647年)、清初張志聰、高世栻的《本草崇原》3卷(西元1767年)那樣的，無視共世界分類，只根據三品分類排列藥物的本草書也有出現。《本草乘雅》甚至根本就不考慮動物、植物、礦物的區別。

　　本草中的共世界分類和三品分類的共生和複合與中國傳統社會中的儒教和道教的共生和複合完美對應。創造世界分類的是中國知識分子，與儒教思想相符的是世界階層構造。儒教社會倫理的核心裡有大家族制之中的階層秩序原理。這不僅局限於人類社會，也是宇宙秩序原理的原型。這種原理被擴大適用到國家規模，被一般化，在官僚制度中具體體現。只有官僚制度才是中國世界中所有組織的模式。先秦道家否定現世的秩序和儒教的理念。漢末以後的道教教團在地上的組織和天上的眾神

　　る本草書目の考察》，京都藥學專門學校藥總會，1928，頁41—47。山田〈本草の起源〉，同編《中國古代科學史論》，京都大學人文科學研究所，1989，頁454—473。

之中採用這種模式，眾神也要服從官僚制度的統治。另一方面，即使對儒教知識分子來說，在個人生活之中對養生的思想和實踐沒有任何不協調的感覺，因為在理論上支持養生思想的是氣的哲學，氣的哲學早就與儒教是共有的。公眾生活中被儒教所包圍，私人生活中道教生生不息。每每在知識分子身上可見的精神生活模式 ❾，與共世界分類包括三品分類的本草分類方式的模式在構造上是相同的，在這裡可以看到清晰的對應關係。

四、自然分類與實用分類

我論述過，共世界分類是一種自然分類，本草分類適用這種分類。在這裡，所謂自然分類的意思是根據自然存在所構成的秩序而形成的分類。雖然大體上可以這樣說，但是，事物終歸與人類的認識有關，並不那麼簡單。比如，即使是第一個適用共世界分類的陶弘景的六部分類，也可暫且只把果、菜、米食這些常食的東西從草木中抽出來。如果這種看法成立，作為其分類的基本構成：

　　　　不常食的東西／常食的東西

採取兩項對立，在各自的項目之中進行根據自然分類的三分割。即：

　　　　　　　　　礦物（玉石）　　　　　　　　　　果物（果）
不常食的東西 ＜　植物（草木）　　常食的東西 ＜　蔬菜（菜）
　　　　　　　　　動物（蟲獸）　　　　　　　　　　穀物（米食）

不常食的東西與常食的東西，分類的組別是不同的。這一點是清楚的。

---

❾　就連宋學的大成者，視道教為異端加以非難的南宋朱熹，也從內丹的立場出發寫了鍊金術書《周易參同契》的注釋書。《周易參同契考異》一卷就是此書。

這是根據設定好的人為的兩項對立而產生的，這兩項對立就是常食的東西和不常食的東西。

世界分類最有體系地表明在類書之中。從圖 1 或圖 2 可以得知，類書中與人有關的事物是在動植礦物之上受到重視的。正因為如此，可以預料到與動植礦物的部的自然分類相比其差異比本草也要大得多。把《太平御覽》的部與其相對應加以比較（表 2），數字是表中所列舉的部的卷數在總卷數中的百分比，括弧內是其卷數。

表 2

本草綱目		太平御覽						
水	2.1(1)	地	8.7(40)					
土	2.1(1)							
火	2.1(1)	火	4(0.9)					
金石	8.3(4)	珍寶	2.6(12)	・藥	2.2(10)		計4.8(22)	
草	21.0(10)	百卉	1.5(7)	・藥	2.2(10)		計3.7(17)	
穀	8.3(4)	百穀	1.3(6)	・飲食5.4(25)			計6.7(31)	
菜	6.3(3)	菜茹	1.1(5)					
果	10.4(5)	果	2.6(12)					
木	8.3(4)	木	2.2(10)	・竹	0.4(2)	・香 0.7(3)	計3.3(15)	
服器	2.1(1)	文	4.8(22)	・服章3.3(15)		・服用4.6(21) ・		
		雜物	3.9(18)	・布帛1.5(7)			計18.0(83)	
蟲	8.3(4)	蟲豸	1.7(8)	・飲食5.4(25)			計7.1(33)	
鱗	4.2(2)	鱗介	3.3(15)	・藥	2.2(10)		計5.4(25)	
介	4.2(2)							
禽	6.3(3)	羽族	3.3(15)					
獸	4.2(2)	獸	5.4(25)	・香	0.7(3)	・藥 2.2(10)	計8.2(38)	
人	2.1(1)	人事	30.6(141)					

　　有關與本草學對比時類書的特性，從這裡可以得知什麼呢？第一，《御覽》中限於生態系列和生活系列的山河地理學的記載占有大量篇幅。《綱目》所列舉的只有土、水這些東西。第二，《御覽》從人體的各部分開始，從肉體的美醜、動作到行為、特性、人際關係、行動樣式等等，記述作為個體的人的多種形象。《綱目》只不過是記載了身體的外在部分，或者說是表現在外部的部分。第三，《御覽》中動植礦物與以其為原料的製作物的比重大體上是相同的。而《綱目》中製作物為服器部只給予一個獨立的小的位置。第四，舉動植礦物為例，《御覽》中像藥、香、飲食那樣，是從與人類生存直接有關的側面給予關照的，不過，收入飲食部的大體上都是加工物。特別引人注意的是《綱目》中所記的金石與草的多數是作為藥而收入的。第五，礦物與植物在《綱目》中所占百分比，比《御覽》要大得多，但是動物所占比例幾乎沒有差別。在與人類日常生活有關這方面，動物有與植物和礦物完全不同的側面，其意義就在於此。《御覽》占據大量篇幅列舉麒麟、虎、牛、馬、羊、豕（豬）、鳳、雞、雀、龍、龜、蛇等動物名，其理由是很清楚的吧。傳說中的動物，有靈性的動物，再加上家畜。深入到想像力和日常生活這兩個領域當中，由此，動物所占比例也就高了。

　　即使是放棄三品分類這種人為分類的本草，事情仍然不是那麼簡單。《本草綱目》中確實沒有不常食的東西／常食的東西這樣的兩項對立，意思是說，李時珍所說的綱（部）大體可以看作是自然分類吧。但是，到了細分綱的目，就混雜著多種多樣的分類標準。

綱	目
水	天水、地水
火	
土	

金石　金、玉、石、鹵石

草　　山草、芳草、隰草、毒草、蔓草、水草、石草、苔、雜草、
　　　有名未用

穀　　麻麥稻、稷粟、菽豆、造釀

菜　　葷菜、柔滑、蔬菜、水菜、芝栭

果　　五果、山果、夷果、味、蓏、水果

木　　香木、喬木、灌木、寓木、苞木、雜木

服器　服帛、器物

蟲　　卵生、化生、濕生

鱗　　龍、蛇、魚、無鱗魚

介　　龜鱉、蚌蛤

禽　　水禽、原禽、林禽、山禽

獸　　畜、獸、鼠、寓、怪

人

由孳生而成蟲（化生是自然孳生，濕生是孳生於濕地），由自然群而成介，由生態而成禽，除這三部以外，複數的標準混雜在一起，這是一看便可知的。下面加以簡單探討。

　　水是以場所或空間分類，金石是以金屬和非金屬（包括水銀）二分基礎之上，再從非金屬中以有用性選出寶石和鹽（化合物）。草的類目中，生態、形態、芳香、藥性、自然群混雜在一起。穀是以自然群分類並加進了技術。菜從食用的觀點出發，從氣味或是味道，以柔軟和爽滑加以類別，除此之外，還加進形態、生態、自然群（芝栭是菌類）。果是定為食用果實的植物。首先舉出有代表性的五果（李、杏、桃、栗、棗），其後以生態、產地（夷果為南方產）、香辛、形態分類。木以芳香、形態、生態（寓木寄生於樹的根、幹）、自然群（苞木是竹類）分類。鱗有爬蟲

類與魚類兩個自然群，以形態各分為兩類（龍是與鱷魚、蜥蜴、壁虎一類，也包括蠑螈）。獸作為自然群的哺乳類從形態分為獸、鼠（食蟲類、齧齒類）、寓（猴類）三類。從獸中以有用性分類出家畜，其中加上想像的動物。

《本草綱目》的綱（部）依照的是共世界分類的自然分類，一到目，就馬上轉變為使用非常繁雜多樣的分類標準。一方面有自然群、孳生、生態、產地，另一方面又有可用性、感覺性質、可食性、藥性、技術，可以說是物的觀點與人的觀點並存。不僅如此，依照屬於各綱的物的性質，還有根據這些物與人的關聯方法，恣意使用多種標準。如果說恣意這個說法太過分的話，那麼就換一種最容易類別的說法吧。完全是非體系的、自然分類與人為分類的混雜使用，把這種分類稱為實用分類是最合適的。用不著說明，實用分類是技術性思考的產物。

《本草綱目》一書的書名可以這樣解釋：大綱是以共世界分類，細目是以實用分類而編成的本草。作為一個體系的共世界分類給本草存在論的根據，其中所包括的非體系的實用分類是為了檢索容易，按照技術書的要求而作的。「雖命醫書，實該物理」是兒子建元在〈進本草綱目疏〉中的說法。雖然只不過是一本技術書，但是兼有存在論，這也是父親時珍的自負吧。儘管包括的東西很多，但是日常經驗性的東西的區別，很容易讓人熟識。要打破並超越李時珍的綱目分類，僅限於在傳統學問的範圍之內，大概是困難的。那以後，這種綱目分類與使《集注本草》以來的傳統得以完成的《證類本草》（北宋的《大觀本草》31卷，西元1108年。《政和本草》30卷，西元1116年。南宋的《紹興本草》32卷，西元1151年）一道，成為中國本草分類的規範。就連清末吳其濬的《植物名實圖考》(西元1848年)也依照《綱目》的分類，就是一個象徵。因為本草從藥物學轉變為博物學的第一本書就是這本著作。

明代是學問脫離知識分子＝官僚階級的獨占，滲透到城市的普通民

眾之中，有時甚至滲透到農民之中的時代。確實，明代沒有產生達到宋代那樣高水平的科學和技術。其特點在於有民眾性和實用性。知識水平的隆起沒有到達頂點，在底層發生變化。以數學為例，雖然與宋元時代不同，在方程式或級數研究方面沒有什麼成果可言，但是卻普及了算盤。這意味著商業算術的勃興 **❿**。知識分子開始關注民眾和他們所掌握的技術。早在明初，周定王朱橚打算救濟飢餓之中的民眾，著有《救荒本草》2卷(西元1406年)，本草的記載向博物學靠近了 **⓫**。從那開始到兩百年後，多種多樣的技術書不斷湧現。從《本草綱目》(西元1593年)開始到趙士楨的火炮書《神器譜》5卷(西元1593年)、茅元儀的軍事技術書《武備志》240卷(西元1621年)、計成的建築、造園書《園治》3卷(西元1631年)、徐光啟的農書《農政全書》60卷(西元1631年。發行西元1639年)、宋應星的工業技術書《天工開物》3卷(西元1637年)、一系列的著作。《武備志》中記載了鄭和率大商船隊的航線(西元1405～33年)，收入了紅海到非洲東海岸的海圖。軍事技術書方面，雖然不能說是民間的技術，但是，在野技術者的貢獻也在這裡集成。比如，即便是火藥，本來是煉金術者發明的。

　　知識世界構圖的變化，雖然是在常被稱為中國的文藝復興時期宋代就開始了，但是到了明代已經如火如荼。商品作物的栽培與手工業的發達，商業與貿易的興隆昌盛，尤其使江南地方發展成商業工業城市，出現了以富裕商人階層為基礎的都市文化。商業出版盛況空前，與考試參考書一道，小說、占卜書、醫書、技術書等大量刊行。對科舉考試死心或者放棄的人從事學問、藝術，從事出版或者其他商業活動的知識分子層出不窮。另一方面，勞動者出身的思想家講學、論天下國家，不僅是普通百姓，傳統知識分子也匯集其門下，甚至事態發展到這一步，傳統

---

❿　藪內清《中國の數學》，岩波新書，1974，頁130—143。

⓫　山田慶兒〈效分け、食分け、見分け —— 本草から博物學へ〉，本書頁44—49。

知識分子和宋代以後出現的新型知識分子、風水師、占卜師、醫師、畫師、書法家等等，他們互相的界限是不明顯的，在不斷地接觸和融匯。傳統知識分子與民眾諸階層之間的身分距離確實在縮小。而且，包括傳統知識分子、職業知識分子、富裕商人階層，形成了廣泛的知識分子階層 ❷。

被經濟發展支撐的過剩知識能量與大肆批判名教的不羈奔放充滿在學問和思想的世界。李時珍自我感覺是朱子學的信徒，但是畢竟是在野的、呼吸同時代空氣的新型知識分子中的一員。雖然官僚統治制度沒有變化，但是，知識世界的現實受到強烈震撼，世界圖象內涵也必須要有所變化。具有從死向不死轉變的靜態矢量的三品分類，並不符合時代的理念。從共世界分類與三品分類移行到共世界分類與實用分類這樣的複合分類，換句話說，從靜止有秩序到活躍無秩序，世界圖象的內涵發生了變化，與知識世界的整體變化驚人相對應。

《本草綱目》的分類當然也很快擺在本草界的面前，長時間作為權威君臨天下，這一次相反卻束縛了本草家的思考。

五、技術性思考與分類

《本草綱目》分類成為權威不只是在中國。其初版本完成後的四十一年(西元1637年)，很快第一本複刻本就在日本出現了，即使在日本，共世界分類與實用分類的組合是眾多本草家的依據。比如，野必大的《本

---

❷　島田虔次《朱子學と陽明學》，岩波新書，1967，頁153—157，小野和子「儒教の異端者たち」，思想の歷史11，松本三之介編《胎動するアジア》，平凡社，1966，頁1—46，金文京〈「湯賓尹と明末の商業出版」，荒井健編《中華文人の生活》，平凡社，1994，頁339—383，井上進〈書肆、書賈、文人〉，同上頁304—338。

草食鑑》12卷(西元1697年)「自序」中引用《論語》的一段話「一部修纂，概賴蓬溪（李時珍）之綱目，即述而不作，信是好古之一理焉」。

世界分類本來是中國傳統知識分子把階層構造的世界圖象表現在分類形式之中的一種分類，而且，不具備超越中國式世界並能夠被大家接受的普遍性。儘管如此，共世界分類的本草分類，在日本被接受的也只不過是世界分類的一部分，因為它只是一種自然分類。反過來說，中國的世界分類根本沒有全部、原封不動地被日本接受，中國的世界分類通過日本傳統知識分子的過濾（價值取向所決定的思考重組）被接受、被再編成時，動植礦物的定位和分類的方法與中國肯定是不同的。事實上，源順的《倭名類聚鈔》20卷 **⑬**(西元931—938年之間)可證明這一點。

本草的日本移植首先做的是在同時把漢名的藥物與和名對照。深根輔仁的《本草和名》2卷(西元918年左右)是第一本歸納其成果的書。因為是奉敕命在《新修本草》的漢名上加注和名，所以，分類當然也是依照《新修本草》，使用共世界分類與三品分類的複合。把漢名與和名對照，或者需要進行翻譯工作，不只是在本草的領域，好像還有《辨色立成》、《楊氏漢語鈔》（均為佚書）等著作 **⑭**。在這些成果之上，更進一步，就有了總括性字書或者說是小型類書，也就是《倭名類聚鈔》。

《倭名類聚鈔》採取部、類構成。現存的20卷本是32部149類。部的構成學習中國的類書，但是更進一步細分類，可以說比其後的《本草綱目》要早得多。依照《藝文類聚》的七大組別方式（前述），部名列記如下，雖然可以說是以中國的類書為模型，但是兩者的不同是明顯的。

1　　天、地、水、歲時（1卷4部15類）
　　　〔2ʹ 鬼神（1部2類）〕

---

⑬　　《倭名類聚鈔》另有十卷本，岡西認為是二十卷本的省略。《本草概說》，頁345。

⑭　　〈倭名類聚鈔序〉（日本古典全集本）。

3　人倫、親戚、形體、藝術、音樂（3卷6部34類）

4　職官、國郡（5卷2部84類）

5　居處、舟、車、牛馬、寶貨、香藥、燈火、布帛、裝束、調
　　度、器皿、飲食（7卷12部79類）

7　稻穀、菓蓏、菜蔬、羽族、毛群、鱗介、蟲豸、草木（4卷8
　　部35類）

一看便可知的是：相當於《藝文類聚》2和6組的東西根本沒有包括。而
且，出現了《藝文類聚》中沒有的部，還可以看到組內的部的組合特點
上的不同。這裡有的無疑是表示與世界圖象差距的標誌。

　　首先，第一組《藝文類聚》（略記《藝文》）中的州、郡在《倭名類
聚鈔》（略記《倭名》）中相當於國郡，移到第四組。州郡是作為自然被
把握的，而國郡是作為制度而定位的。這大概表示都市和村落的建設方
法和治理方法有所不同，或者說是與自然的關聯方法有所不同。

　　《藝文》第二組，相當於帝王及其一族的內容在《倭名》中根本看
不到。比如，《藝文》的帝王部，從總載帝王、天皇氏、地皇氏、人皇氏
開始，經過皇帝、堯、舜、禹，從殷、周、漢到魏晉南北朝，收代表性
的皇帝之傳。《倭名》中沒有天皇及其一族的記載，到底是為什麼？如果
把《倭名》看作一個世界的話，這個世界裡沒有天皇的地方，這個世界
裡天皇是不存在的，也可以說天皇是世界外的存在。如果轉變視點，也
可以說是超越性的存在，與政治最高權力處在階層構造頂點的中國類書
的世界形成鮮明對照。

　　在《倭名》中，中國類書帝王應占據的位置代之出現的是鬼神部。
包括天神、地祇與所有自然神在內的神靈類和羅列魑魅魍魎的鬼魅類屬
鬼神部。只要把中國的類書與《倭名》的構成對比，與中國的皇帝相對
應的東西在日本似乎不是天皇而是鬼神。但是，如果反過來考慮的話，

天神、地祇只不過是天地生成、人類誕生的力量和過程的神格化，與自然物、現象神格化的雷公和河伯，或者魑魅等一道，不如應該都看作屬於自然的東西。事實上，即使是中國的類書《藝文》原本欠缺相當於《倭名》中鬼神的部，雖然《御覽》中的神鬼、妖異兩部相當於此，但是，所處的位置與《倭名》完全不同，位置在與神鬼、妖異不同的自然現象休徵、咎徵和從獸、羽族開始的動植物之間，這一定位有中國思想的特點。再回到圖1、圖2。

帝王受天命（符命），作為天子被賦予最高統治者的地位，帝王的權威是上天給與的。即使說是天命，只不過是根據特定的自然現象所顯示出一種象徵，與其說是命令不如說依託更貼切。天與天子之間相連接的據說是陰氣感應陰氣，陽氣感應陽氣，是根據氣的感應關係的自然現象。比如，天子如施善政，嘉獎此舉，自然現象中就表現出祥瑞（休徵），相反，如行惡政就降災警告（咎徵）。宣告新王朝出現，祥瑞當然也是其中之一。《藝文》中，祥瑞、災異兩部置於動植物之後，結束全卷。不用說，天的意志是以天地的現象為中介顯示出來的。在類書中常占據最後部的動植物與位於最前部的天地一道，也可作為表明天的意志的媒體確定其位置，《藝文》的構造直截了當說明了這一點。

《御覽》不是在動植物之後，而是在動植物之前放置休徵、咎徵，確定動植物位置的機能不應有變化。另外，神鬼、妖異兩部挾在表示天的意志的特異自然現象與呈正常現象的自然物之間。其含意已經很明確了吧。神鬼、妖異對於人類世界沒有休徵、咎徵那樣擔負著重大的意義。儘管如此，與普通的動植物不同，是作為異形的東西出現的，多與人類有關，顯示出其存在的舉足輕重的意義。雖然這樣說，終歸只不過是這樣一個東西，照圖2所說，它只不過是處於底部的動植物的一部分。《倭名》把鬼神放在天地之後，人之前，如果依照《藝文》的圖，位置確定在人之上、天之下。這一定位的決定性差別之中不僅有日本和中國的傳

統知識分子所持的鬼神觀不同，更進一步，兩國世界圖象的不同，也鮮明地有所體現。

第三組，《藝文》中根本沒有。以人倫作為獨立一部出現。表示性、年齡、職業、身分的詞語分為男女、老幼、工商、漁獵、微賤、乞盜六類加以記載。特別是把注意力轉向生活在社會最底層的人們，如微賤、乞盜，中國傳統知識分子決不期望有這些出現。親戚部匯集親族名稱。《藝文》中雖然沒有，但是與此相當的東西在《爾雅》中可見，《御覽》中也有。很有意思的是形體部。《藝文》人部中關於身體，只停留在列舉頭、目、耳、口、舌、髮、髑髏、膽八個項目，但是《倭名》形體部把身體和疾病大分為十二項，即：

1　頭面、耳目、鼻口、毛髮、身體、筋骨、肌肉、臟腑、手足、莖垂
2　病、瘡

把不同部分和各自疾病的名稱認真整理，幾乎可以稱它為醫學小字典。這裡可以看出著者永不滿足的分類與枚舉的精神。如病和瘡的二分法，中國醫書中沒有的分類方式也出現了。這裡稍有顯現的特點，在以後的技術和動植物領域被一舉發現。

《藝文》或者一般的類書，記述人的部分總是通過行為來描述內心。把內心以多種多樣的表現形式來把握。作為理念被提示的儒教人類圖象中，道德基準的禮儀和音樂是其必要條件。這樣，人部的後面一定跟著的是禮、樂兩部。但是，《倭名》不在意內心等等，興趣集中在職業、身分、親戚關係、身體，這些所謂人的外在事物上，在《倭名》之中，人的記述之後為什麼接著就必須是藝術、音樂，這一點一直不清楚。不僅如此，儒教倫理的核心──禮也被去掉了。當然，禮只不過是規範化的

習俗，由於習俗不同，中國的禮不被接受從另一種意義來說也是理所當然的事。雖然這樣說，其他的規範也沒有引入其中。代替在這一位置上的是藝術，由射藝、雜藝兩類構成。射藝是弓，雜藝與《藝文》的巧藝部相同，包括從投壺到圍棋、升官圖等遊戲的記述。體育、遊戲、歌舞音曲，總之，包括術藝、音樂，所見的均是貴族官僚階級的娛樂。至少，與中國型的官僚＝知識分子，或者說與熱衷於政治的人們所追求的道德規範修養等是無緣的行為。

　　不存在政治，在第四組中是清楚的。《藝文》列舉了與官僚制和政治有關的各種各樣的事物。但是，《倭名》中只有列舉官職名和國郡名兩部、中央政府機構和職位，以及全國行政區劃。形式上的行政範圍是有的，但是，沒有官僚制統治或者政治，這與不存在最高權力是相對應的。

　　《倭名》中最有趣的大概是第五組吧。其中列記的十二部都屬於技術領域。記載的是製作物品的材料、工具，或者是製作物。牛馬部包括其中，可能讓人覺得有些奇怪，但是，貫穿技術的立場，作為某些技術中不可欠缺的材料或工具，即使是自然中存在的東西也要從自然群分離，把它作為技術的構成要素加以分類。包括金、玉兩類的寶貨部也是如此。第七組的毛群部中看不到牛馬，金石的記載在第七組中沒有。

　　其中有特點是多達三卷的調度部。本來，調度這一詞彙是指日常使用的身邊的工具類，是日語獨特的用法。與漢語的原義毫無共同之處。一看，屬於調度部的類目，都是些融通無礙的詞語。從大的佛塔到小的針，同樣都稱為調度。調度部的構成如下：

　　　　調度上　佛塔具、伽藍具、僧房具、祭祀具、文書具、圖繪具、
　　　　　　　　征戰具、弓劍具、刑罰具
　　　　調度中　服玩具、稱量具、容飾具、澡浴具、廚膳具、裁縫具、
　　　　　　　　染色具、織機具、蠶絲具、屏障具、坐臥具、行旅具、

　　　　　葬送具

　調度下　鞍馬具、鷹犬具、畋獵具、漁釣具、農耕具、造作具、

　　　　　工匠具、刻鏤具、膠漆具、鍛冶具

這個一覽表讓人驚奇的不僅是因為它包含多方面的活動。這些活動甚至
涉及到佛教、神道，無所不包。從調度這一點上加以把握，或者說是還
於調度之中。對精神、內心等沒有表示出任何一點兒的關心，應該說是
技術唯物論的極致。

　　這些姑且不論，丹砂、空青、白青等，長生不老仙藥中不可欠缺的
所謂本經（《本草神農經》）上品的礦物，在這裡是圖繪具。蘇枋、梔子
與茜、紫草一道被收入染色具，蠶、桑被收入蠶絲具。雖然草木部木類
中有重複出現蘇枋這樣的例子，但是數量是極少的。另外，香藥部香名
類中的香木、飲食部薑蒜類中的香辛料、葷菜等都是自然類原封不動作
為技術領域中的一類的例子。剩下的動植物形成自然領域，構成第七組。

　　《藝文》第六組中可見的方術是養生、卜筮、相、疾、醫，內典是
佛教，靈異是道教和神、夢、魂魄。但是與這些相當的東西《倭名》中
沒有。一看，項目好像是相同的，但是內容完全不同。

　　《倭名》第七組的部構成，除了移位到技術領域的東西之外，與《藝
文》沒有太大差別。《倭名》的突出特點是下位類的分法和記述的細分化。

　　　稻穀部　稻類、米類、麥類、粟類、豆類、麻類

　　　菓蓏部　菓類、菓具、蓏類、芋類

　　　菜蔬部　葷菜類、海菜類、水菜類、園菜類、野菜類

　　　羽族部　羽族類、羽族名、羽族體

　　　毛群部　毛群類、毛群名、毛群體

　　　鱗介部　龍魚類、龍魚體、龜具類、龜具體

蟲豸部　蟲豸類、蟲豸體
草木部　草類、苔類、蓮類、葛類、竹類、竹具、木類、木具

植物和動物清楚地用不同的方式記載。

　　這時的植物類目作為10世紀東亞的自然分類可以說是出色的成果。《倭名類聚鈔》的著作年代相當於中國的五代。《新修本草》以後，到五代的本草書，只以他書引用的形式存在，超過《新修本草》的分類法大概沒有。宋代以後，這種分類幾乎原封不動地被沿襲。可與《倭名類聚鈔》相提並論的植物分類，在中國，明末的《本草綱目》終於出現了。

　　《倭名類聚鈔》的植物分類與《本草綱目》不同，是根據自然類和形態、生態這些被限定的視點來選擇的。讓技術領域獨立是使視點得以成立的重大要因吧。話雖如此，源順肯定是一位非常有分析能力而且頭腦清晰的人。動物的記載方法也非常獨特。在這裡使用類、名、體和類、體兩種記載方式，羽族、毛群兩部根據前者，鱗介、蟲豸兩部根據後者。

　　類、體二分法，類是種名，體是身體各部分的名稱。比如說龍魚，類裡除了龍、魚二語之外，都是以鱷、鮪、鮫、鯛這些種名排列的。體是鱗、鰓、孵、鰭之類。類、體的這種用法與植物相同，植物不稱體稱具。菓蓏部的菓具、草木部的竹具、木具就是這個。木具從根株開始到葉、枝條。另一方式，類、名、體的三分法，引入稱為名的新範疇，由此，類的概念與二分法就具有完全不同的意思了。說到毛群部，類是稱為獸、畜、牝、牡的種的上位概念，名是稱為象、犀、虎、熊的種名，體是稱為牙、角、蹄、齷的體的部分和表示動作的名稱。如同龍魚所涉及到的，類的範疇裡在種名前面多是記載表示類的名稱的上位概念，其部分膨脹成為類，種名作為名可以看作是獨立的。

　　動物與植物不同，鱗介部除了龍魚、龜具分為兩類，類沒有細分。不同的是羽族、毛群兩部適用類、名、體三分法。從另一種意義來說，

這也早就預告出《本草綱目》。《綱目》把獸禽兩部各自的種細分解為體的諸部分加以記述，推出新的方式。根據《倭名》發明的類、名、體三分法所作的鳥獸一般性記述，由《綱目》進一步有所發明，因為每一個種的記述之中都能夠具體化。

　　這裡有一點需要注意，就是有關體的範疇。動物的體在植物中稱具。這一用語明顯產生於技術。列舉類、具（體）構成，如下所示：

　　　居處部　居宅類、居宅具、牆壁類、牆壁具、門戶類、門戶具、
　　　　　　　道路類、道路具
　　　船部　　船類、船具
　　　車部　　車類、車具
　　　牛馬部　牛馬類、牛馬毛、牛馬體、牛馬病
　　　燈火部　燈火類、燈火具、燈火器

不僅如此，調度部所有的東西都包括在具的範疇之中。技術的製作物都是由部分構成的。把動植物部分分解，使之抽出體、具的範疇，無非是技術的視點。

　　世界分類與作為其一部分的共世界分類當然是世界圖象的函數。世界圖象的不同如果增大，分類的分歧也會擴大。我不惜筆墨拿《倭名類聚鈔》與中國的類書相比較，是為了確認其關係，是為了考慮與中國本草不同的分類是否有可能進一步擴大。

　　《倭名類聚鈔》的構成像《藝文類聚》那樣圖示（圖 1 ）是困難的。勉強圖示出來也沒有什麼意思。《倭名類聚鈔》本來就不具備《藝文類聚》那樣的緊密構造，也不具備應該稱作人類生活與政治統治的階層秩序。最高權力是個空白，雖然有行政需要的形式上的結構，但是其中沒有政治。還原成物的技術是有的，但是沒有人的生活。即便有人，所記載的

都是外在事物。其構成一看與中國的類書很像，但是，構成要素的五個（加上鬼神是六個）組別之間沒有有機的聯繫。缺少連接這些東西的紐帶，或者說是缺少政治與人。所以整體沒有形成階層構造。換句話說，《倭名類聚鈔》的分類不是傳統知識分子世界圖象的函數，由此就不能稱其為是世界分類。這個結果對《倭名》來說，僅從天皇是世界外存在一事就很明瞭了吧。

　　那麼，這個擬似性構造是如何產生的呢？正如前面已經暗示的，著者是日本傳統知識分子中的一員，是他所具備的過濾作用在這一過程中起作用而產生的。我曾寫過這樣一段話：

> 不是每個價值體系的內容，是價值取向思考的構成，我稱之為過濾。（中略）在這種情況下，要注意與異質文化接觸時過濾所具有的兩個作用。一個是選擇及編入，即所謂偏光作用。把異質文化諸要素有選擇的透過，把透過後的諸要素納入原有文化的與此不同的範疇之中。更進一步，由此不斷使固有文化變質，創造新的文化。變質以及創造，可以說是光合作用。❶

著者的過濾作用有多少與日本同時代傳統知識分子是共同的，有多少是著者自己的東西，難以確定。在這裡暫且這樣看：導入部構成的是共同作用，構想出下位分類的旺盛分類精神是著者的東西。

　　中國的類書通過著者的過濾時，篩落不少構成要素。篩落的東西之中當然包含日本沒有的東西。禮、官僚制統治、道觀等等就是這些東西。《倭名類聚鈔》正如書名一樣，目的是在漢名上注上和名。去掉日本沒有的東西，從這個意義來說也是理所當然的。但是，能代替的東西還是代入其中，比如，職官、國郡兩部就是如此。這裡所記載的只是日本的

❶　山田慶兒〈中國の文化と思考樣式〉，《混沌の海へ》，頁4–5。

職官名和地名。如果判斷出沒有可代替的東西時，就是一個空白留在那裡。中國的帝王與日本的天皇是無法代替的，這種空白肯定是最好的說明。通過過濾後的要素重新組合構成新的結構，在其中可見自身內容的展開，這就是《倭名類聚鈔》的構成與分類。

那麼，這種過濾的特性是什麼？用一句話概括就是技術性思考。這種思考是把所有的東西還原為物，把物部分解體，根據物與物肉眼可見的關係相連結。從這個思考構造去掉世界構成要素的多數。同時，從世界圖象與作為其函數的世界分類得以自由。另外，在物與技術的領域之中，帶來令人驚奇的發現和發明。《倭名類聚鈔》的分類，從另一種意義來說能夠比《本草綱目》領先，是由於它貫徹了技術性的思考。

《倭名類聚鈔》與中國傳統本草的分類不同，或者說超越本草的分類在日本有產生的可能性，這一點確實給予了證明。但是，順源的工作沒有被最後繼承和發展，其主要原因之一大概是沒有與中國的世界分類對抗，把部分共世界分類以自然分類加以接受了吧。在這種接受形態之中，自然分類的存在論的基礎還是沒有得以明確。

三、作為可能性的分類

在日本，本草家的最優秀的發明就是把藥物以伊呂波歌的順序排列而形成的本草書吧。這一開端是惟宗具俊的《本草色葉抄》(西元1284年)。本來本草書（以《大觀本草》為例）的意圖是作成藥名索引兼藥名辭典。但是，由於充分利用假名表示的優勢，伊呂波歌的排列順序作為一個形式確定下來，以後，出現了很多這樣的著作。惟宗具俊在伊呂波歌的順序上又加進草、穀、果、獸、鳥、魚、蟲這樣的下位分類，以使檢索更加方便。這種複合分類也被承襲，按五十音順序排列的書也出現了。這種分類的發明直到最後也沒有在音韻構造和表示法完全不同的中

國得以產生。但是，在這種分類之中，併用自然分類暫且不談，對體系沒有任何顧及。總之，就是說，對醫生有用就行，實用主義的立場貫穿其中。這是醫學應有的態度，中國醫學的接受方法肯定也與此有深刻聯繫。

　　唐代的《新修本草》、宋代的《證類本草》、明代的《本草綱目》，日本的本草家依據其中的任何一個進行分類。或照原樣承襲或部分變更這暫且不談，在這中間，從《本草綱目》出發到達獨自分類的有貝原益軒的《大和本草》十六卷(西元1709年)。益軒七十九歲，即見原點《本草綱目》(西元1672年)刊行三十七年後的工作。把其類目按近緣組別分類如下：

　　　水類、火類、金玉土石
　　　穀類、造釀類
　草　菜蔬類、藥類、民用草類
　　　花草類、園草類、蓏類、蔓草類、芳草類、水草類、海草類、雜
　　　　草類

　　　菌類
　　　竹類
　木　四木類、果木類、藥木類、園木類、花木類、雜木類
　魚　河魚、海魚
　蟲　水蟲、陸蟲
　　　介類
　　　水鳥、山鳥、小鳥、家禽、雜禽、異邦禽
　　　獸類
　　　人類

　　益軒在卷一〈論本草書〉中這樣敘述（原文是混雜漢文的漢字、片假名文）：

《本草綱目》分品類可疑事多。雖菊、艾、茵陳〔蒿〕、青蒿、黃花蒿皆有香氣，載於隰草而不載於芳草類。然此草宜高燥之地。菊及地黃忌隰土殊甚。不可稱隰草。惡實、款冬〔花〕、地膚、蓼、蘘荷，今世之俗皆為佳蔬。良賤所賞也。然菜類不載之。蕺菜、落葵、苦瓜不可為菜，然為菜類。蘆，水草也，載濕草之類。連翹，蔓草也，不生隰地，然載於隰草。胡椒，蔓草也，然同諸種之木實，載味果類，故人誤認為木實。常山與莽草，木也，非草品，載之於毒草。石龍芮、牛扁，《本草》曰：無毒，然載之毒草類。羊蹄非水草。虎耳草、酸醬（酢漿）草，植之令伴石則可也，然非石草。水芹（靳）有芳香，水草也，非辛辣之物，然作蓳辛菜。馬勃，芝栭之類也，然載於苔類。水草類載海藻、海蘊、海帶（帶）、昆布、石帆、水松等海物。與生淡水之草雜記。無河海、淡鹹之別。苔類、陟釐、乾苔之海物與卷柏、玉柏、屋遊等山陸之產物雜記。水菜類所載皆海菜也。與水草類之內，海藻以下數品同類也。然則應作海草門一類而不然——無海草門。是亦如魚品不分河、海。《山海經》、《爾雅》等書，皆以竹為草；又有以竹非木非草，別為一類之說。然《綱目》載竹於苞木類。《綱目》所載，魚類少且略，無河魚與海魚之別，混雜難辨別。無鱗魚中，海蛇、蝦、海馬非魚類，皆可為水蟲。秧雞與鶖，水禽也，然為原禽。鵲可為水禽，非山禽，然載於山禽類。伏翼、鼺鼠、寒號蟲非禽類。伏翼、寒號蟲，羽蟲也。鼺鼠，鼠類也。皆載於禽類。以上，《本草綱目》所載分類如此。鄙意所未解也。然比之於唐宋本草，《綱目》之分類詳也。李東壁（李時珍）是博洽之士，其所分品目或有以。吾儕孤陋寡聞，輕議古人所為，可謂狂妄不韙也。然此亦講學之一端，所避不得，姑記所疑，以俟識者之指南耳。

這是日本的本草家關於分類所論述的稀有文章之一。益軒在這裡不可能把其分類的根據都講出來，但是，比如排除隰草、毒草，設水草、海草、河魚、海魚、水蟲、陸蟲的理由，是否給予說明，至少可以推測出來。即是生態學的視點。

益軒首先捨棄《本草綱目》分類中的共世界分類即自然分類，只採用了實用分類。雖然殘留草木、魚、蟲這樣的大分類，但是沒有多大意思。拒絕共世界分類，意味著從中國知識分子的傳統世界圖象中解放出來獲得自由，這無疑是容許實用分類更加大膽的使用。

《大和本草》分類的特徵，首先第一點是技術的視點。接在礦物之後的是穀、釀造、菜蔬、藥、民用草五類。民用草是木綿、大麻等等這一類今天所說的商品作物。宮崎安貞的《農業全書》十一卷(西元1696年)中，把它們分類為三草。以上的五類每一個都和生活技術密不可分。設藥木、家禽類也是相同的視點。在《本草綱目》中只不過是穀部的一類的釀造，在這裡與穀並肩。園草、園木、花木、四木的分類也是根據相同的把握方法。所謂四木，根據《農業全書》是指茶、楮、漆、桑，但是在《大和本草》中《農業全書》中所說的菓木也包括在其中。附帶說一下，《農業全書》把植物分為五穀、菜、山野菜、三草、四木、菓木、諸木、藥種這八種。第二個特徵是生態學的視點。這是作為《本草綱目》批判自覺選擇的視點，這一點在前面已經論述過。關於草、魚、蟲、鳥，區分水、山、河、海、陸就是這個視點。生態學的視點也可以說是改變觀點的技術性視點。如果考慮根據採取、狩獵、漁撈加以利用的話，生態地理的區分肯定是最便利的。《倭名類聚鈔》從技術的視點上來看也是突出的，在其中可見海菜、水菜、園菜這些分類。《大和本草》的園草、水草、海草或許是由此而來。《大和本草》的類目幾乎全部是按照這兩個視點分類。如果從實用分類這一點來看，《大和本草》比《本草綱目》要齊整得多。從藥物學解放出來，博物學得以成立。從共世界分類解放出

來獲得自由，徹底實行實用分類。這種分類就是從以上選擇產生的分類。這種分類正是由於日本的本草家沒有長時間本草的歷史和傳統的重壓，才得以產生出來。

　　這種分類與自然分類是有距離的，作為人為分類又不具備明確的原理。但是，貝原益軒並不是對原理沒有強烈的志向。他相信「物理」的存在。《大和本草》卷一〈論物理〉中，益軒這樣論述（原漢文）：

> 竹非草非木，而別為一種。如戴凱之所謂。猶動物中有魚非禽非獸。蓋植物有草、木、竹，猶動物有鳥、獸、魚。而動植物各自僅有這三等。植物類復有苔、有菌，其物最為細微，非草、木、竹可相比並。動物類復有蟲、有介，其物亦最為細微，非禽、獸、魚可相比並。動物中有蟲、介，猶植物中有苔、菌。

戴凱之是晉人。在《竹譜》中寫道：「植物中有物曰竹。不剛不柔，非草非木」。益軒在這裡主張：植物類與動物類是完全對應的，植物界與動物界之間形成構造性的對稱關係。這篇文章之前，益軒引用北宋思想家邵康節的《皇極經世書》，其中有以下一段話：

> 獸為天之陰，草為地之柔。陰柔一類也。故獸毛如草莖。鳥為天之陽，木為地之剛。陽剛一類也。故鳥羽如林葉。

益軒的動物─植物對稱思想根據的是康節的影響或者暗示，這是不容置疑的。追根溯源，這種思想來自《易經》的陰陽哲學。

　　邵康節不僅強調動物─植物，也強調陸生─水生的對稱關係。同樣，《皇極經世書》中所說「陸中之物，水中必具者，猶影像也」。也就是說，陸生生物和水生生物正好形成鏡映關係。繼承、發展這種思考方法，涵

蓋全部動植礦物界，試圖建立具有嚴密對稱構造的分類體系的人是哲學者三浦梅園 ❶ (《玄語》，西元1775年)。梅園提倡在全生物 (礦物屬植物) 中運用二分法原理分類。首先把生物分成動物和植物，把它們各自區別為本形和變形。這種區別與益軒所認為的比起鳥、獸、魚、蟲、介「最細微」，不可「相比並」，正好相對應。然後把這些進一步區分為陸生與水生、硬體與軟體，在其中配置鳥、獸、草、木這樣的動植礦物的類目。如果照原樣使用梅園的用語加以圖示的話，就是圖3。在這個圖中，所

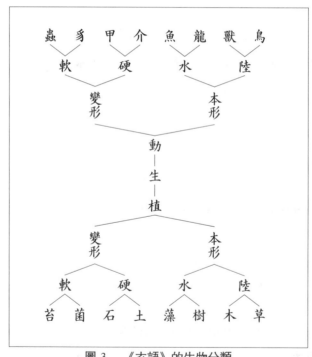

圖 3　《玄語》的生物分類

❶　山田慶兒《黑い言葉の空間——三浦梅園の自然哲學》，中央公論社，1988，頁316–331。

有的動物與植物、本形與變形、陸與水、硬與軟，形成對稱的構造。比如，動物本形是陸生的鳥獸，植物為草木，變形為蟲豸、水生為魚龍，按照各自的水準，形成對稱。再從這一階段出發，把十六個類目進一步反覆運用二分法，分類全部生物。當然，所有生物都必須以各自的水準形成對稱，這是梅園的哲學理論的要求。

梅園的這個大膽嘗試當然是失敗了。但是，由一位也是醫師的哲學學者所做的人為分類的透徹嘗試這一事實，是值得記憶的。脫離本草，構築自立學問的方向中，一方面有技術的、實用的分類實踐，另一方面，雖然說僅僅是一個摸索就結束了，但是也有對其體系化的哲學上和理論上的嘗試。似乎難以連結的、分裂的兩個方向實際上是可以共存的，益軒的說法有所暗示。對於只有使用實用分類才能把握的紛亂的事實，由理論所挑起的執著的格鬥第一次有可能出現的成果，並沒有從共存中產生出來。比如，益軒這樣指出：「草木及竹有雄有雌。雄者無實，雌者有實。雖枝葉相同，然不實者多。此植物亦有陰陽」（卷二〈論物理〉，原漢文）。在陰陽、雌雄的作用之中可見萬物生成之理，這是氣的哲學立場。假如，益軒站在植物有雌雄的視點上嘗試研究和分類的話，從這裡到底能產生出什麼？新的存在論的立場大概是有可能的吧。

七、本草的終焉

《大和本草》出現以後，寫出了很多本草與博物學的著作，或者是出版了很多這樣的著作❶。其中，既有神田玄紀的《日東本草圖纂》十二卷(西元1780年)那樣的採用《大和本草》分類的書,也有後藤光寧的《隨觀寫真》二十卷(西元1757年)那樣的在草部中設百合、小菊、蘭、菊這些

---

❶　關於日本的本草書，可參看岡西為人《本草概說》，以及上野益三《日本博物學史・補訂》，平凡社，1986。

以往本草中根本沒有的類，特別是魚部分為十五類等等，實行非常獨特分類的書也有。但是幾乎都是既有簡單的分類，依照《證類本草》的分類，也有詳細分類，依照《本草綱目》的分類，或者是使用其變型。這一狀況是由於接受林奈的體系第一次有所突破。

（譯自《本草と夢と錬金術と ── 物質的想像力の現象學》，朝日新聞社，1997。）

扁鵲傳說

一、四位醫聖

古代之人以水洗傷口後，念誦的咒文中有這樣一段：

> 醫王扁鵲，藥術有神，還喪車，起死人。不膿不痛，知道為真，
> 知水為神。急急如律令。(《千金翼方》卷三〇〈禁水洗瘡法〉)

被後世民眾譽為能使死者復生之醫王的扁鵲，是名載《史記》列傳的春秋、戰國時代之名醫。司馬遷如此評價他：「扁鵲言醫，為方者宗。守數精明，後世循序，弗能易也。」漢代文帝（西元前180—前157年在位）時在世的「倉公可謂近之矣」。於是司馬遷就以〈扁鵲倉公列傳〉構成了名醫之列傳❶。

醫王這一語詞亦可改稱醫聖。「吾聞古之聖人，不居朝廷，必在卜醫之中」。西漢初的賈誼（西元前201？—前169年？）如此說，並到街上去尋找聖人（《史記·日者列傳》）。人們在占師之預知未來、判斷吉凶的能力與醫師之預知生死、治療疾病的能力中，看到了與聖人之能力——理想化的為政者，即帝王所具備的賦予社會與道德以各種規範之能力相通

---

❶　《史記·太史公自序》。

的東西。他們都具有支配未來的力量。不僅如此，對於古人來說，占卜與醫術往往不過是同一營生的兩種表現而已。傳說講醫術之起源在於巫。《世本》云：「古者，巫彭初作醫」（《說文》引）。又《山海經‧海內西經》云：「開明東有巫彭、巫抵、巫陽、巫履、巫凡、巫相，夾窫窳之尸，皆操不死之藥以距之。」窫窳是赤色、牛身、人面、馬足的怪獸（《山海經‧北山經》）。同〈大荒西經〉中說：「大荒之中（中略）有靈山，巫咸、巫即、巫肦、巫彭、巫真、巫禮、巫抵、巫謝、巫羅十巫，從此升降，百藥爰在。」巫與醫術及占卜具有深刻聯繫這一點，詳於狩野直喜的「續說巫補遺」（收入《支那學文藪》）。

　　姑且不論醫術之起源，反正古代之人看到的醫師之理想像，不是扁鵲一人。如果按照東晉之道教徒、煉金術師葛洪（西元283—364年）之見：

　　　跗、扁、和、緩，治疾之聖也。（《抱朴子‧內篇‧辨問》）

俞跗、扁鵲、醫和、醫緩之四人才配醫聖之名。在此四人之中，最富於傳說、被談之事最多、最豐富地為我們提供具體化之醫師像的是扁鵲。可以容易地想像，司馬遷在這樣的扁鵲像的形成中，大有貢獻。事實上，今日之醫學史家所言之扁鵲的基本輪廓，正是由司馬遷所描繪的。

　　然而，就是司馬遷的扁鵲，也不是唯一的扁鵲。有多少個談不同扁鵲之人，就存在著多少個扁鵲像。當然並不是說他們任意地編造著扁鵲之像。如同疾病觀隨時代與社會而變化一樣，醫師觀亦是時代與社會的函數。在醫聖，即理想化的醫師之像裡，肯定包含著刻劃其像之人對於醫學的願望與期待。然而，似乎還不僅此。願望與期待到底處於現實狀況的對面，應該可以跨越它到達對面。在一定範圍的理想像當中，自然不可避免映射出該時代、該社會的醫學。我認為可以嘗試從扁鵲像當中，

從其時代性的變遷當中，探索醫學的古代史。這意味著通過所謂人們內心的虛像，來逐步解讀歷史。

　　就像葛洪舉出了四個人的名字作為醫聖那樣，理想化的醫師像也絕不是單一的。同時，多種醫聖像不可能相互間毫無關係。我決定選擇葛洪所言扁鵲之外的三位醫聖，作為當前分析的切入點。這無疑能為我們揭示為理想化一位醫師像而需要的條件，提供為在扁鵲像上安置照明而需要的舞臺設備。

二、醫緩與醫和

　　晉景公（西元前599－581年在位）患病，求醫師之派遣於秦，於是秦國答應派醫緩來晉。某日，景公夢見兩個疫鬼在談話：

> 「彼良醫也。懼傷我，焉逃之？」
> 「居肓之上，膏之下，若我何？」

到達晉國之醫緩下了如此診斷：

> 疾不可為也。在肓之上，膏之下。攻之不可，達之不及，藥不至焉。不可為也。（《春秋左傳》成公十年）

此即所謂「病入膏肓」的故事。

　　像春秋、戰國時代之諸侯與大夫那樣的掌權者，對於醫師來說無疑是難以遇到的患者，但也存在著麻煩。治癒了報酬很高，但治不好時，不僅醫師的名譽掃地，且會因莫須有之罪名丟了性命。「決死生」，迅速判斷患者是生是死，對於患了致命之疾的患者不予治療，不管東方還是

西方，都是古代之醫師的座右銘。據《韓非子》講，判斷蔡之桓侯的疾病漸深，已到不可救藥階段的扁鵲，告其趣旨，懼受牽連而很快逃亡到秦國。在醫緩敢冒犯死之險作出不治的診斷，並能說明理由、打動景侯之心的有勇氣的行為中，使人預感到存在著超越了單純經驗性知識水準的醫學的前兆。

因而可以給予高度評價的是作為診斷家的醫緩。故事略微透露著：他的確言中了位於患者體內之疾病的位置，但這是他的眼睛能透見病因之疫鬼的思想與行動。在這個診斷家的像上，透視者的像成為二重影像而在呼吸。

從疾病之所在前進一步，開始拓展病因論的是比醫緩晚數代的醫師，同樣受晉之平公（西元前557－前532年）召請的秦之醫和。他診斷平公為蠱疾，被女色蠱惑而生之病，如此論之：

> 天有六氣，降生五味，發為五色，徵為五聲，淫生六疾。六氣，
> 日陰、陽、風、雨、晦、明也。分為四時，序為五節。過則為菑，
> 陰淫寒疾，陽淫熱疾，風淫末疾，雨淫腹疾，晦淫惑疾，明淫心
> 疾。女陽物而晦時，淫則生內熱惑蠱之疾。（《春秋左傳》昭公元
> 年）

自然的世界中存在著被稱之為六氣的六種成分，因其作用而產生出各種現象。只有當六氣在時間－空間性配置中占居特定的位置，保持固定的比例而存在，於此構成了一種平衡狀態時，才不會發生傷害生命那樣的現象。然而一旦某種成分增大到超過了容許限度、破壞了六種成分之間的平衡，人體即患病。要通過被統稱為氣的六種物質及其狀態的變化，以對疾病這種特殊性現象給出普遍性的解釋，在這一嘗試中清晰地含有面向病理學的理論性萌芽。

　　確實這個解釋缺少著作為病因論所應具有之前提的最重要的觀點。六氣的過剩究竟是疾病的內因，還是外因？在蠱疾的場合，陽的成分存在於體外，由於在晦的時間範圍內與其過度接觸，而熱生體內，成為疾病，因此大體上可以看成是外因。但六氣是體內也存在的成分，視體外之六氣不過是作為誘發體內之六氣的變化的重要因素而起作用，這也是可以的。在這種情況下，六氣的過剩不是單純的外因。後世又是如何解決這個問題的呢？試觀南宋之陳言的《三因極──病證方論》（西元1174年），時代已是大幅下延。

　　陳言將病因分類為外、內、不內外之三因。外因為六淫，即寒、暑、燥、濕、風、熱，這些自然界中常存之氣。可以認為醫和的六氣基本相當於此六淫。人一旦冒受六淫，首先通過經絡流入體內，在內部集結於臟腑，成為疾病的外因。內因乃七情，即喜、怒、憂、思、悲、恐、驚，這些所有人都具備的性。人一動情，首先發生於臟腑，在外部表現於肢體，成為疾病的內因。言從臟腑發生，是認為心理上的機能具備於臟腑而不是腦，一個臟腑掌管著一種「情」。陳言除承認內外因之合併症外，又將飽食與缺食、極度的精神疲勞與肉體疲勞、切傷與咬傷及骨折等，不屬內外之任何一方的病因，名之為不內外因。如果按照陳言的分類，蠱疾可以計入因不內外因引發的疾患。

　　在醫和的記述中，內因與外因尚未被明確地區別。大宇宙（＝自然）與小宇宙（＝人體）、普遍性的東西（＝自然之六氣）與特殊性的東西（＝人類的六氣）之間沒有區別，兩者的關係在曖昧的初始狀態下對應著。自然的普遍性過程被完整地再現於人體，就引起了疾病。儘管如此，假想生出現象之變化的、可統稱為氣的物質；根據將性質區分成六種的氣的量變，導出六種疾病的基本類型；通過其組合來說明各種疾病的醫和之病因論，具有超過單稱其為醫學中氣之理論的先驅的重要性。通過作為症狀的體溫、發生病變的身體部位、心理上的要素這樣三個座標軸，

他向我們展示了構成三維的所謂疾病向量空間。在原理上，所有的疾病都可以作為向量被放置在這個三維空間裡（圖1）。應該說在醫和的六氣之說中，在科學理論方面潛藏著豐富的可能性。

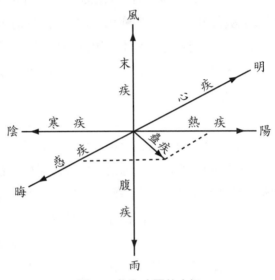

圖1　作為病因的六氣

　　記載於編年史《春秋左傳》中的醫緩與醫和，是醫術漸漸要脫離經驗性水準之階段的、從某種意義上講是醫學之起飛期的醫師。醫和亦與醫緩一樣作為診斷家而受到評價，但他不是透視者而是理論家。與只能暗示性地講的隱蔽的能力——透視相反，理論在任何地方都必須以語言明示。醫和的六氣之說，是醫學作為知識的體系漸漸開始自立的證物。透視者—診斷家的醫緩與診斷家—理論家的醫和，醫學首先是作為對於疾病的透徹認識而被確立起來的。

　　不曾料想，醫緩與醫和的故事，講述著秦之醫學在西元前6世紀處於極高水準的事情。秦之醫學的領先地位並未在那時結束。戰國時代的楚人，相傳為秦之商鞅（？～西元前338年）老師的尸佼，留下了一段涉及

西元前4世紀秦之醫學的證言。

> 有醫蚡者，秦之良醫也。為宣王割痤（毛囊及皮脂腺的急性炎症），
> 為惠王療痔，皆癒。張之背腫，命蚡治之。謂醫蚡曰：「背非吾背
> 也，任子制焉。」治之，遂癒。蚡誠善治疾也，張子委制焉。夫身
> 與國亦猶此。必有所委制，然後治。（《太平御覽》卷七二四引《尸
> 子》）

雖被稱之為宣王、惠王的君主不止二三，但在位時間重疊的是楚之宣王
（西元前369－前340年在位）與魏之惠王（西元前369－前320年在位）。
如此，醫蚡是與尸佼同時代的醫師，或許相識亦未可知。痔核之切除及
化膿性疾患的切開那樣的外科手術，作為具體化的治療技術首次被加以
記述，也值得注意。

　　秦醫的名聲歷數世紀流傳於近鄰諸國。在那裡或許形成了亦可稱之
為秦學派的醫學之流派，其傳統延續到戰國時代。據司馬遷講，生於渤
海地區的扁鵲最後到了西方的秦國，終被太醫令暗殺。雖然司馬遷說這
是因知醫術不如扁鵲而做出的事，但這毋寧說是暗示著誇耀悠久傳統與
堅固團結之排他性醫師集團的存在。扁鵲在他們的眼中，是威脅集團之
存在的身影。對於外來戶，且身懷凌駕於秦之醫學水平之上的醫術的扁
鵲，不得不只好將其殺掉。

三、作為影的俞跗

　　與醫緩與醫和相比，俞跗雖然也是葛洪所言「治疾之聖」的一員，
但其歷史的可靠性極為淡薄。舉有俞跗之名、著作年代確切的最早之書，
是西漢的《韓詩外傳》。著者韓嬰為西元前157年前後在世之人，此書中

雖有韓氏門人加筆的可能，但即便如此，將其視為西元前二世紀中葉的
著作諒無大過。

　　俞跗之名，從一開始就與扁鵲密切相關著而出現。如同形與影、音
與響一般，凡有扁鵲之處，總是糾纏著俞跗的話題。扁鵲滯留虢國之際，
虢侯的繼承人因急病而亡。扁鵲提出治療時，內侍之庶子（中庶子）出
來，如此言之。

> 「吾聞上古醫曰弟父。弟父之為醫也，以莞為席，以芻為狗，北
> 面而祝之，發十言耳。諸扶輿而來者，皆平復如故。子之方，豈
> 能若是乎?」
>
> 扁鵲曰：「不能。」
>
> 又曰：「吾聞中古之為醫者曰踰跗。踰跗之為醫也，榍木為腦，
> 芷草為軀，吹竅定腦，死者復生。子之方，豈能若是乎?」
>
> 扁鵲曰：「不能。」

　　芻狗是飾於祭壇、用稻草紮成的狗。《莊子・天運篇》中說：「夫芻
狗之未陳也，盛以篋衍，中以文繡，尸祝齋戒以將之，及其已陳也，行
者踐其首脊，蘇者取而爨之而已。」又《淮南子・齊俗訓》中見有：「譬
若芻狗土龍之始成，文以青黃，絹以綺繡，纏以朱絲，尸祝袗袨，夫夫
端冕，以送迎之，及其已用之後，則壞土草薊而已」;〈說山訓〉中：「聖
人用物，若用朱絲約芻狗，若為土龍以求雨，芻狗待之而求福，土龍待
之而得食。」「求福」，具體地意味著什麼呢?〈說林訓〉中有「譬若旱歲
之土龍，疾疫之芻狗」，由此可明。弟父是以席為祭壇，用芻狗禳除疾病
的。

　　芷草亦稱白芷，香草之一種。《淮南子・修務訓》形容舞者「身若秋
藥被風」，高誘注中見有「藥者白芷，香草也」。《楚辭・九歌・湘夫人》，

為迎接湘江之神、帝堯之次女的湘夫人而建房，唱道：「芷葺兮荷屋」——用白芷的葉覆蓋屋房的頂。為迎接神的香草又有益於辟魔。據梁之陶弘景講，白芷之葉亦用於浴湯，聽說道家浴此香而辟尸蟲❷。尸蟲亦稱三尸，是生於體內，至庚申日上天，將人之惡事報告司命道人的鬼神之類❸。據李時珍在《本草綱目》卷十四〈白芷〉中引用的《瞿仙神隱書》言：「種白芷能辟蛇」。儘管弄不清以芷草製作偶人的情況，但肯定是驅除疾病。「吹竅」之竅，指《莊子》中所言七竅，位於頭部之感官的七個穴（目二、耳二、鼻二、口一）。在此大概是口。對於古人來說，氣息就是生命，從口吹入氣息，意味著將生命給與沒有生命的東西。將氣息吹入以除病之香草製成的偶人，是通過弗雷澤的所謂模仿咒術，死者也再次復生。

韓嬰說上古之弟父、中古之俞跗，皆是通過咒術而使疾病退散、使病人恢復的巫醫。將扁鵲的醫術療法對置於弟父、俞跗的咒術療法而使人觀之，這是《韓詩外傳》之故事的構圖。從此，弟父之名消失，不久俞跗與扁鵲的對比或組合趨向定型化。其端緒存在於較《韓詩外傳》稍晚出現的《淮南子》中。

《淮南子》是漢高祖之孫、淮南王劉安令幕下之思想家們所寫之書；據說，西元前140年前後，他上呈武帝、稱之為「內篇」的書大概即此。這當然不是短期內完成的著作，也無法確定「內篇」是否與現存《淮南子》相同。但在劉安被問以謀反之罪而自殺的西元前122年之前，此書已經完成，卻是沒有疑問的。

---

❷　「葉亦可作浴湯，道家以此香浴去尸蟲。」（《政和本草》卷八〈白芷〉）

❸　「又言身中有三尸。三尸之為物雖無形，而實魂靈鬼神之屬也。欲使人早死，此尸當得作鬼，自放縱遊行，享人祭酹。是以每到庚申之日，輒上天白司命道人所為過失。」（《抱朴子・內篇・微旨》）

是故人皆輕小害易微事以多悔。患至而後憂之，是猶病者已憊而
索良醫也。雖有扁鵲俞跗之巧，猶不能生也。(《淮南子‧人間訓》)

這個定型表現，例如在揚雄的〈解嘲〉中所載：

子之笑我玄之尚白，吾亦笑子病甚不遇俞跗與扁鵲也，悲夫。

即到西漢末已然確立。當然像可以預想的那樣，構成對映之人物的像相
互間不能不受對方的影響。

　　繼《淮南子》後言及俞跗之名的，是提起《韓詩外傳》中所見虢太
子故事的《史記‧扁鵲傳》。其著作年代可以《史記》近於基本完成的西
元前100年前後為大致標準。司馬遷徹底改寫了《韓詩外傳》所傳遞的俞
跗像。中庶子對提出診療的扁鵲說：

臣聞上古之時，醫有俞跗，治病不以湯液、醴灑、鑱石、撟引、
案扤、毒熨。一撥見病之應，因五臟之輸，乃割皮解肌，訣脈結
筋，搦腦髓，揲荒爪幕，湔浣腸胃，漱滌五臟，練精易形。先生
之方能若是，則太子可生也。

所言熨與五臟之俞的術語解說留待以後。在司馬遷的記述中，存在著一
些疑問，例如鑱石在此雖譯作針法所用之針，但或許是用於切開、切除
等外科手術的手術刀之類的器具；再者既然要施行外科手術，為何又要
研究針法的穴位呢？這些現也不加深究。總之，司馬遷托於俞跗的，是
不用一切常見的治療方法等等，而通過別人不能的外科手術去除病患的
上古名醫的形象。

　　與《韓詩外傳》的文章比較觀之，可知司馬遷的改寫是必然要涉及

到故事本質之性質的東西。上古的弟父被捨棄，中古的俞跗成了上古之人。但是，弟父與俞跗在讀音上極為接近，或許原本是一個人的名字而被作為兩個人的人格加以形象化了。如果認為是司馬遷注意到這一點而再行統合，那這倒因此而通順了。與弟父合體之俞跗的手之所加、做成的已然不是偶人，而是人體。從偶人的加工者到人體的加工者，從巫醫到外科醫，俞跗的形象在此為之一變。現在他是切開肌膚，在體內的器官，尤其是腦與內臟的病患上直接施術的外科醫。雖然過去醫緩不知用什麼辦法對付肓之上、膏之下的疫鬼，但司馬遷的想像力卻輕鬆地跨過了這一障礙。

司馬遷賦予俞跗新形象，是為了與此進行對比、生動活潑地塑造扁鵲之像。扁鵲是形，俞跗是其影。但是，一旦被繪成影，就不能不束縛形吧。所以，俞跗預先限定了扁鵲之像只能朝著某個方向發展。

西漢末之劉向（西元前77一前6年）採《韓詩外傳》之故事，收入《說苑·辨物篇》。雖改虢侯的世子為趙王的太子，但他遠比司馬遷忠實於原來的故事。譬如弟父的故事，除將名改為苗父、所用植物莞改為菅外，全部保留。但只有俞跗，被塑造成不是偶人而是人體的加工者。

> 吾聞中古之為醫者曰俞柎。俞柎之為醫也，搦腦髓，束肓莫，炊灼九竅，而定經絡，死人復為生人，故曰俞柎。子之方能若是乎。

九竅，顏面之七孔穴加上下身之二孔穴。不僅是外科手術，似乎灸法亦在其形象刻劃之中。劉向的俞跗像明顯地處於司馬遷的影響之下。因為一旦被創造成偶像，他就能靠自己的力量開始運動。順便說一下，劉向是將「俞跗」這一語詞解釋為「俞（癒）疾病之柎（柄）」的意思。

那麼，司馬遷所說上古是什麼時候呢？有關俞跗之生活年代的問題，最早的字典《說文解字》之作者——東漢的許慎（西元30—124年），注

前引《淮南子・人間訓》之文句，作了說明：

> 俞跗，黃帝時醫也。

黃帝，自然是傳說中的聖王，是五帝之一。黃帝與老子的所謂黃老之學盛行於西漢之初。在醫學領域，也出現了景仰黃帝與以岐伯為首之臣下諸醫師為鼻祖的一派，將稱之為《黃帝內經》的中國醫學之古典傳於後世。這就是以《素問》、《靈樞》或《太素》之書名流傳於今日的著作。晉之皇甫謐（西元215—282年），求臨床醫學著作與藥學書之傳說性起源於黃帝、岐伯：「黃帝使岐伯嘗味草木，典醫療疾。今經方、本草之書咸出焉」（《初學記》卷二〇引《帝王世紀》）。在時間先後上，俞跗在此之前是被作為黃帝時代之名醫的。如此一來，醫聖傳說完成歸一。

儘管如此，但俞跗從一開始就是作為傳說上的人物誕生的嗎？難道在任何地方都沒有留下看上去像是真實人物的痕跡嗎？實際上，有一部屬去其不遠之人的著作，這就是《鶡冠子・世賢篇》。鶡冠子乃周代之楚人❹，插鶡（鶡雉）之羽毛於冠，隱棲深山。姓名不詳。在著作方面，《漢書・藝文志》道家類中雖著錄《鶡冠子》一篇，但在《舊唐書》以降的記載中可見三篇。另外，據說唐之韓愈手中之本有十六篇；傳於今日之陸佃注本為十九篇。據說亦有記為三十二篇、四十五篇的文獻❺。

〈世賢篇〉取趙之悼襄王（原文悼作卓。西元前244—前236年在位）與其臣龐煖問答的形式。將真實人物配於場景之中，時代是設定在戰國末。龐煖答王之所問，曰：

---

❹ 《辭源》（商務印書館，1979）云：當齊之威王（西元前356—前320年在位）、魏之惠王（西元前369—前335年在位）之時，但未詳典據。

❺ 《四庫全書總目》卷一一七〈子部・雜家類一・鶡冠子〉；姚際恆《古今偽書考》〈鶡冠子〉。

王獨不聞俞跗之為醫乎？已成必治，鬼神避之。（中略）堯之任人
也，（中略）其治病也，不任所愛必使舊醫。楚王聞傳，暮鍼在身，
必待俞跗。

楚始僭稱屬周王室之稱號的「王」、在諸國中開其先例，是春秋時代之初
期、武王（西元前740－前690年）以降。不管此處所言楚王指誰，其故
事必是8世紀後半之後的事。

　　注《鶡冠子》的宋人陸佃，毫不客氣地否定了將俞跗作為仕於楚王
之醫師的這一證言：「俞跗蓋非楚人，此亦寓言也」。論據在於《史記》
的記載云其為上古之人。總之，不過是據一個傳說而否定了另一個故事。
然尚不僅如此。清之姚際恆的《古今偽書考》，抓住篇數隨時代而增多，
而懷疑「悉後人增入」，此後，《鶡冠子》偽書說成了定論。如果是偽書，
則只能按此處理。視其為從六朝末至隋唐的創作，大概是無可非難的吧。
然而，事情又一次發生了變化。

　　在西元1973年發現的馬王堆漢墓出土的《老子》乙本卷前古佚書四
種當中，找到了相當多與《鶡冠子》相同或類似之文，而且這些散見著
的文字涉及到《鶡冠子》十九篇中的十篇 ❻。《鶡冠子》在後人手中被大
幅加筆、增補一事，是沒有疑問的。但古佚書證明，其核心性部分是先
秦的文章。事實上，《鶡冠子》的某篇中見有與古佚書相同之文，在其他
篇中可以檢出進一步說明此文的例子 ❼。現存《鶡冠子》肯定是部分性

---

❻　參看馬王堆漢墓帛書整理小組編《馬王堆漢墓帛書・經法》（文物出版社，
　　1979），附：《老子》乙本卷前古佚書與其他古籍引文對照表。

❼　從被定名為《經法》的書中舉一例。□為不明之字。
　　天執一以明三。日，信出信入，南北有□，□□□□。月，信生信死，進退有
　　常，數之稽也。列星有數，而不失其行，信之稽也。《經法・論》
　　日，信出信入，南北有極，度之稽也。月，信生信死，進退有常，數之稽也。

地敷衍原《鶡冠子》之論旨，部分性地補入其他新的文章而成。

由俞跗與扁鵲之故事而成的〈世賢篇〉，明顯屬於上述增補的部分。因為不僅是晚於鶡冠子之人的問答，而且在其後的扁鵲故事中，加入了其他的故事中看不到的要素，以致扁鵲不知何時成了兄弟三人中的小弟弟。〈世賢篇〉的著作年代不大可能上溯至東漢末之前❽。

到了東漢中期前後，俞跗傳說已臻完成之域。既然如此，為何〈世賢篇〉的作者將其編織在楚國的故事中呢？有兩種可能的解釋。一是以鶡冠子為楚人之事作理由，偽裝成較近之過去的史實，而要將〈世賢篇〉假裝成像似原作的創作；一是假定將俞跗作為楚之醫師的傳承之說存在於實際當中。就敢於向一般觀念挑戰這一點觀之，後一種解釋也不能一概全捨棄。弟父＝俞跗是春秋初期楚之有名的巫醫，這也並不是絕不可能之事。但是回過頭來考慮，或許正是由於扁鵲是實在的人物，才會產生將俞跗作為實在人物的故事。我在前面說過，作為定型表現而被組合在一起的俞跗與扁鵲，兩人的醫師像不能不相互受到影響，這或許不過是其例證之一。

至少，其反面是真實的。因為與「黃帝時醫」俞跗並稱這一常套表現的歷史性的頻用，最終連扁鵲也不能不被捧為「軒轅（黃帝）時」的人。從某種意義上講這是影生出了形。在被傳為秦越人撰，但實際是東漢之著作的《難經》的注釋所附序文〈集注難經序〉中，唐之楊玄操說：

> 列星，不亂其行，代而不干，位之稽也。天明三以定一，則萬物莫不至矣。（《鶡冠子・泰鴻》）天者誠其日德也。日，誠出誠入，南北有極，故莫弗以為法則。天者信其月刑也。月，信死信生，終而有始，故莫弗以為政。天者明星其稽也。列星不亂，各以序行，故小大莫弗以章。天者因時其則也。四時當名，代而不干，故莫弗以為必然。天者一法其同也，前後左右，古今自如，故莫弗以為常。天誠信明因一。（《鶡冠子・王鈇》）

❽　參見本文第十一節。

> 越人受桑君之秘術，遂洞明醫道，至能徹視臟腑，刳腸剔心，以
> 其與軒轅時扁鵲相類，乃號之為扁鵲。

這就是說，真正的扁鵲是黃帝之時的人，而見之於《史記》的扁鵲，即
秦越人不過是領受了其名而已。

扁鵲，是透視者而外科醫。扁鵲傳說的形成，與俞跗傳說聯動著，
至唐代達到了極點。真實存在的醫師秦越人通過頂戴扁鵲之名而前進在
傳說化的道路上，膨脹了的傳說因自身的負擔而再次向扁鵲與秦越人、
傳說與歷史性實際存在，完成著自身分解。從楊玄操之語，可以大致描
繪其展開的構圖。如果是這樣，故事也就簡單了，但事情並非如此單純。
這是因為亦有人毫無顧忌斷言:《史記‧扁鵲傳》的插話本身不過是寓言。
這就是《史記探源》的作者 —— 清末的崔適。

四、扁鵲非在

武田泰淳在《司馬遷》的後記中如此寫到:

> 《史記探源》八卷，分量不過僅唐本二冊❾，然若據此書之說，
> 則《史記》全篇之中，實際上許多部分被當作偽託竄入而抹殺。
> 對於《史記》及司馬遷研究家，此乃可怕之書。蓋因未經意而引
> 用後，必受被指責為偽託竄入之苦。

雖然他事先說明:「崔適的論斷是明確的，但也有部分地批評他的過分之
傾向」，但較之於事後因可怕的批評而驚慌，最好還是先加以引用。引文
開始處是崔適摘錄《史記》之文:

❾　「唐本」即 中國版本。——譯者注

晉昭公時　趙簡子疾　扁鵲入視　其後扁鵲過虢，虢太子死　問
中庶子喜方者　扁鵲過齊，齊桓侯客之

案此傳以扁鵲之醫術為主義，相遇之人雜取傳記，多係寓言。此
無關於信史，非子產、叔敖之比，不可以世次求也。如以視趙簡
子疾為扁鵲時代之本位，則先簡子立百有三十九年而虢亡，晉昭
公亦先是九年卒，後簡子死七十二年而田齊桓公午立。魏惠王時
有中庶子官見商君傳，秦漢因之（中略）。《說苑・辨物篇》作趙
王太子死，此似漢之趙王，故有庶子。然援以解此傳，仍去趙簡
子時代太晚，且是時豈有稱王之趙國耶。齊桓侯，《韓非子・喻老
篇》作蔡桓侯，〈年表〉、〈世家〉蔡桓侯與魯隱桓同時，又視趙簡
子時代太早。皆非事實明甚。《索隱》、《正義》以世次言之，未得
太史公本意也。

崔適有關時代的指摘確實如此，但為了引起注意，還是先確認一下與《史
記・扁鵲傳》之記事有關的年代。見於《韓非子》、《戰國策》、《韓詩外
傳》的年代亦合而書之（表１）。再者，齊無桓侯，視其為桓公之誤乃是
定說。

　　《史記・扁鵲傳》由五個部分構成。形式是在長桑君授醫學的導入
部與被秦之太醫令所殺的結尾之間，插入診療虢之太子、晉之趙簡子、
齊之桓侯三個故事。受學於長桑君之事，沒有年代的線索。太醫令這一
官職為秦之制，但設於何時不詳。關於中庶子，可以說也是一樣。只有
三位患者是解決年代的方法所在。

　　崔適所說之虢的滅亡是西元前7世紀的中期。假設將此之前稱之為分
期Ⅰ吧。齊有兩位桓公。即進入分期Ⅰ的齊之桓公與田氏篡政後的所謂
田齊之桓公。將後者在位的西元前4世紀前半，名之為分期Ⅲ吧。如果是
像《韓非子》中所說的那樣，不是齊而是蔡之桓侯，那就上溯到西元前

表 1　傳說故事中所見扁鵲的年代

分期	年　代	記　事	根　據
I	西元前714～前695 西元前685～前644 西元前655	蔡桓侯在位 齊桓公在位 虢（南虢）亡	韓非子※ 史記※ 韓詩外傳、史記
II	西元前531～前526 西元前525～前512 西元前517～前458	晉昭公在位 晉頃公在位 趙簡子大夫在職	史記 史記 史記
III	西元前384～前379	田齊桓公在位	史記※
IV	西元前310～前307	秦武王在位	戰國策

※表示相同故事

8世紀末。以此為分期 I 的上限。年代確定的只有分期II的趙簡子。除〈扁鵲傳〉外，司馬遷在〈趙世家〉中亦載有相同故事，將其置於晉頃公十三年（西元前513年）的記事之後。與《史記》有關的扁鵲之時代，如果桓侯或桓公是蔡或齊的君主，則在第二期呈蜂腰狀；如果是田齊的君主，則在第三期呈蜂腰狀。這些的間隔皆為一個半世紀。但是扁鵲的時代並不因此而結束。若據《戰國策》，扁鵲與秦之武王見過面。如果從西元前4世紀末、《韓非子》的蔡之桓侯的時代言之，實際上是四百年後的事❿。

---

❿　觀手中所有中國醫學史之概說書所想定的扁鵲之年代，陳邦賢《中國醫學史》（商務印書館，1957）作西元前5世紀，賈得道《中國醫學史略》（山西人民出版社，1979）、湖南中醫學院編《中國醫學發展簡史》（湖南科學技術出版社，1979）作西元前5—西元前4世紀，劉伯驥《中國醫學史》（華岡出版部，1974）作戰國時期。但俞慎初《中國醫學簡史》（福建科學技術出版社，1983）毫無顧忌地斷定為西元前407—前310年前後，史仲序《中國醫學史》（國立編譯館，1984）亦同樣斷定為西元前407—前311年。特別是前者，寫下了：西元前387年前後師事長桑君，西元前361年之後被授以全部禁方書，西元前368年之後到

作為歷史家之司馬遷所進行的偉大發明之一是年表。相對於由恆星與圍繞恆星之行星、彗星、小行星群組成的太陽系那樣的、具有圓盤型之水平構造的紀傳（本紀與列傳）體之歷史敘述，作為時間的座標軸、貫穿眾多的圓盤、形成垂直構造的，是由〈三代世表〉、〈十二諸侯年表〉到〈漢興以來將相名臣年表〉的十卷年表。年表的基本形式——設若干項、按年記入重要事項，是由司馬遷確立的。只要與扁鵲有關，在年代方面他毫不介意。不僅不介意傳說間的牴觸；還有將趙簡子寫於晉昭公之時，若無其事說年代等情形。崔適於此觀「寓言」。試觀趙簡子的故事。

趙簡子陷入人事不省之狀數日，夢中遇天帝而知晉國的命運。診察之後，扁鵲告知左右，在沒有意識之患者的內心，發生著什麼。司馬遷

號國，西元前361年之後趙都邯鄲、西元前357年齊之都臨淄、西元前354年魏之都大梁、西元前350年秦之都咸陽，其後又經大梁，西元前317年之際去周之都洛陽，西元前310年再次到達咸陽，被殺時為97歲之高齡。是騙取歷史之名的虛構。

任應秋〈春秋戰國時代的醫學觀念〉（收於《任應秋論醫集》，人民衛生出版社，1984）作西元前714—前310年，藪內清《中國文明の形成》（岩波書店，1974）作大約西元前700—前300年，避開時代之特定，這乃是極自然的，但應該說到底是在臆斷與虛構的泛濫當中。當然兩者都要在《史記・扁鵲傳》之中，觀春秋、戰國時代之醫學。敘述了最應注意之見解的是：Lu Gwei-Dien & Joseph Needham, *Celestial Lancets, AHistory and Rationale of Acupuncture and Moxa*, CambridgeUniversity, Press, 1980。舉出見之於《史記・扁鵲傳》中的診療虢之太子的故事，而言：Of course it is semi-legendary, for Ssuma Chhien died acouple of thousand years ago, and not even he could know thecourse of a conversation which took place between people whohad lived perhaps half a millennium earlier still—it is,if you like, history in romancé form. But it remains quitevalid for the ideas of the historian's own time, and it mayenshrine a valuable hint concerning the earliest history ofacupuncture. 我們在扁鵲的故事中，必須讀懂的正是" the ideas of the author's time "。

將此故事收入〈趙世家〉與〈扁鵲傳〉之中，並在兩者中分別賦予了完全不同的意思。在〈趙世家〉中，繼扁鵲的故事之後，是某日，陌生男子在趙簡子前當道而立，為其解釋現於夢中場面之象徵性行為的謎，這一日後之談。由此一個世紀後，韓、魏、趙之三國取代晉，時代從春秋向戰國崩頹。這個連續的故事，作為很早就預言如此歷史之演變的事件，被安置在〈趙世家〉之中。故事中的扁鵲，從某種意義上講只不過被安排了「跑龍套」的作用。〈扁鵲傳〉則不同。扁鵲師從長桑君，掌握了能夠透視人體之內部的技能。按照古代中國人的思考方法，精神活動的功能存在於以心臟為中心的五臟中。能夠透視內臟，與能夠透視「心」幾乎是同義，扁鵲洞察趙簡子內心活動過程的行為，是被作為獲得了特殊之能力的明確例證。

　　在〈扁鵲傳〉的三個診療故事中，虢太子一事在《韓詩外傳》中、齊桓侯一事在《韓非子》中有典據，但趙簡子之故事的原始文章現已失傳。在原始的故事中，故事的主體是被置於趙簡子與扁鵲之哪一方面呢？至少僅根據司馬遷所傳之故事，我認為只有放在〈趙世家〉一面才相稱。大概是司馬遷從〈趙世家〉的插曲中，削去趙簡子清醒後所言天帝之預言的部分，再錄於〈扁鵲傳〉之中的。

　　崔適主張，〈扁鵲傳〉的故事全部是寓言，是司馬遷為了言說扁鵲的醫術是怎樣一回事，而從不同時代的傳記與紀事中搜集材料、創作的寓言。如果追隨崔適，扁鵲的醫術作為歷史性事實而存留，但扁鵲其人卻消失了。的確，從作為歷史敘述但卻不堪檢證的〈扁鵲傳〉中僅僅救出扁鵲的醫術，這也不壞。這難道不是對「太史公之本意」的體諒與同情嗎？然而好不容易從困境中救出的醫術，卻有些不可靠。

　　〈扁鵲傳〉中被具體加以記述的治療法——針、灸、湯之三者，皆使用於虢太子的治療中。扁鵲先「使弟子子陽厲針砥石，以取外三陽五會」。三陽五會者何？雖然自古以來諸說對立，但肯定是針刺位置的名稱。

然而在扁鵲的時代，春秋、戰國時代，實行著針治療的確切證據，不論是文獻還是實物，連一個也不存在。我認為，針法是在西元前3世紀末期始出現的、新的醫療技術 ❶。在西漢時期，伴隨著針之技術的急速發達，中國醫學之理論化與體系化亦長足進展。在其背景中，存在著以針法這一革新性技術為旗幟，展開醫療、教育、著作活動的一派醫師。我將他們稱之為黃帝學派，但在西漢末之前編成的此學派之論文集，只有《黃帝內經》。雖然與黃帝學派並列的還有尊扁鵲為開山祖的扁鵲學派，以及白氏學派等，但遺憾的是他們的著作不傳，其醫學是怎樣的亦不詳 ❷。不拘怎樣，在三陽五會扎針的扁鵲之技術，不可能是春秋、戰國期的療法。

過了一段時間太子死而復生了。因而扁鵲「使子豹為五分之熨，以八減之齊和煮之，以更熨兩脅下」。後面將詳加敘述，這段文章連讀法都不一定。唯可確定熨是溫濕布之類。選擇若干種藥物、混合在一起、入水煮沸，大概是將布浸上此汁製成濕布。或者說不定是像《黃帝內經》（《太素》卷二二〈三變刺〉，《靈樞》卷二〈壽夭剛柔〉）所記載的那樣，將布浸於藥汁中數日，乾後加溫置體上。不管怎樣，經過如此複雜之藥物的處理的熨法，在扁鵲的時代是否已經存在，極為可疑 ❸。在我看來屬西元前3世紀中期之著作的馬王堆漢墓出土的《五十二病方》，是現今得以展望先秦時代之藥物療法與藥劑之概貌的唯一資料。其中所記載的熨法，不過是極簡單的方法。見之於〈扁鵲傳〉的熨法，只有在《黃帝內經》的時代才是相稱的。

最後說：「服湯二旬而復故」。湯雖然是將藥物放在水中煮成的煎藥，

---

❶ 參見山田〈鍼灸と湯液の起源〉（山田編《新發現中國科學史資料の研究・論考篇》，京都大學人文科學研究所，1985）。以下略稱〈起源〉。

❷ 參見山田〈「黃帝內經」の成立〉（《思想》，1979年8期）。

❸ 參見前揭〈起源〉。

但發展到將其作為普遍的劑型來使用，名之曰湯或湯液，乃是進入西漢之後 ❶。

　　不能遽然將扁鵲的醫術視為春秋、戰國時代之醫術的理由之一，在於醫師的專科領域之分化。按照司馬遷的說法，度過遍遊各地之生涯的扁鵲，變成了在所停留之各地「隨俗」開業的專科醫生。

> 過邯鄲，聞貴婦人，即為帶下醫；過雒陽，聞周人愛老人，即為耳目痺醫；來入咸陽，聞秦人愛小兒，即為小兒醫。

的確，婦科與兒科無疑是最早分化的專科領域。《五十二病方》中也有三個冠有「嬰兒」的病名，且包含著若干言及專用於婦人的處方之例 ❶。從馬王堆漢墓還出土了稱之為《胎產書》的文獻。像灸法那樣的特殊性療法，說不定很快地完成了專科化。戰國到了末期，在大城市也肯定有某種程度的專科化進展。但是在扁鵲的時代，是否在以至耳鼻科及眼科那樣的領域中，已然誕生了專科醫，頗有懷疑。《周禮・天官》中可見食醫、疾醫、瘍醫、獸醫之區分。以今日之語言之，食醫乃營養師；瘍醫為外科醫；疾醫負責此外之全部領域的疾病。若據此，帶下、耳鼻痺、小兒全是疾醫的範圍。

　　趕快做出結論吧。我認為〈扁鵲傳〉中所見醫學知識，不是扁鵲之時代，而是司馬遷之時代的醫學。當然，不能說這個結論中沒有問題。如果是作為西漢中葉的醫學，何以包含著眾多據西漢之著作──《黃帝內經》而無法理解的術語與說明？這個問題放在後面回答，現在僅是先得出結論。

　　崔適將見之於《史記》的扁鵲之生涯定為寓言，只想救出其醫術。

---

❶　同上。

❶　參照山田〈馬王堆漢墓出土醫書三則〉（收於前揭〈論考篇〉）。

我將其醫術的時代從春秋、戰國向下拉至西漢。此後只是與任何史實都沒有共鳴的虛構之〈扁鵲傳〉，在《史記》的世界空間中回響著。

話雖如此，但我仍拘泥於恐怕確有其人的扁鵲，更正確地說，是被投影於扁鵲傳說中的實在的醫師們與其醫術。我視《史記・扁鵲傳》為傳說。如後面將要論說的那樣，司馬遷其人是傳說的傑出製作者。但我不像崔適那樣將其視為寓言。與不過是作者之假託的寓言不同，傳說是歷史性實際存在的映像，是被投影於多次元之精神性空間的那個映像。

五、傳說化的證言

集於秦之呂不韋（？—西元前235年）門下的思想家們編撰了《呂氏春秋》，在該書〈仲冬紀・至忠〉裡出現了一位醫師。這就是冒死而瘉齊王之病的文摯。若據東漢之高誘（西元200年前後）的注釋，此齊王是指田齊的湣王（西元前300—前284年在位）。但此事有異說。文摯的故事，另外亦見之於《列子・仲尼篇》，東晉之張湛（西元4世紀）的注說：一說為田齊之威王（西元前356—前320年在位）的侍醫；另一說云其為春秋時代的良醫，曾治齊之文王，使王怒而治療其病。後說顯然是《呂氏春秋》之故事的誤傳。因為齊與田齊皆無文王存在。與此相對而言，有關前說，發現了補強傳承的文章。這就是馬王堆出土醫書之一篇——〈十問〉，別名〈養生方〉，其中記載著文摯與威王的問答。不用說，曾是威王之侍醫的人，即便被二十年後即位的湣王所殺，也一點不奇怪。不管怎樣，故事是這樣的：

> 齊王疾痏，使人之宋迎文摯。文摯至。視王之疾，謂太子曰：「非怒王則疾不可治。怒王則摯必死。」太子頓首強請曰：「苟已王之疾，臣與臣之母以死爭之於王，王必幸臣與臣之母。願先生之勿

患也。」文摯曰：「諾，請以死為王。」與太子期而將往，不當者三，齊王固已怒矣。文摯至，不解屨登床，履王衣，問王之疾。王怒而不與言。文摯因出辭以重怒王，王叱而起，疾乃遂已。王大怒不說，將生烹文摯。太子與王后急爭之，而不能得。果以鼎生烹文摯，爨之三日三夜，顏色不變。文摯曰：「誠欲殺我，則胡不覆之以絕陰陽之氣。」王使覆之，文摯乃死。

　　有如此不合理的事情嗎？呼吸著的活物，如果放入器皿加以密閉則窒息；如果置於開水之中則爛死。如果烹三日三夜，蓋或不蓋蓋子是一樣的，肯定老早就死了。固執的合理主義者、東漢的王充（西元27—90？年），在《論衡‧道虛篇》中引用這個故事，鄭重其事地駁斥著，但這並無妨。文字也無大的出入。唯王之病不是病，而是作痟。痏為傷痕。痟，一說為《周禮‧天官‧疾醫》條中所見痟首，即頭痛。從常見的用法講，痟同消，因而亦有作消渴之病的說法 ⑯，但消渴是糖尿病，恐怕不是怒則治癒的情況。《文選》卷三五〈七命〉的李善注引《呂氏春秋》中，有齊之閔王（湣王）「病瘠」——患消瘦之病。在此仍舊解釋為痟首，大概是精神性頭痛為妥。怒將病因驅散了。

　　文摯是透視者，不僅是身體的透視者，而且還是心的透視者。在《列子》中，這位心的透視者作為有關莊子之齊物的世界的洞察者出現。名叫龍叔之男向文摯訴說病情：吾鄉譽不以為榮，國毀不以為辱，得而不喜，失而弗憂，視生如死，視富如貧，視人如豕，視吾如人，處吾之家，如逆旅之舍，觀吾之鄉，如戎蠻之國。凡此眾疾，爵賞不能動，刑罰不能威，盛衰利害不能易，哀樂不能移，固不可事國君，交親友，御妻子，制僕隸，此奚疾哉。奚方能已之乎。文摯乃命龍叔背明而立，文摯自後向明而望之，既而曰：「嘻，吾見子之心矣，方寸之地虛矣，幾聖人也。

⑯　畢沅《新校正呂氏春秋》注。

子心六孔流通，一孔不達。今以聖智為疾者，或由此乎。非吾淺術所能
已也」。

　　心（方寸）虛，指領悟了宇宙根本法則——「道」之人的境界。在
唐之陸龜蒙（？—西元 881年）的〈幽居賦〉中，文摯與惠施相並列，
作為走向深遠的道理之世界的嚮導而登場。

> 　　友乏惠施，莫解連環之義；醫無文摯，誰知方寸之虛。（《文苑英
> 華》卷九九）

惠施為戰國時代的名家——即理論家之一。雖是莊周的密友，但與莊周
終生在野不同，他仕魏之惠王（西元前369—前335年）而為宰相。在《莊
子·天下篇》中，記有被稱之為「歷物十事」之惠施的paradox（反論）。
始於「至大無外，謂之大一。至小無內，謂之小一」的全部十條命題，
在一舉揭示時間與空間之本質的過程中，解說從無限之立場看問題時，
令有限之世界的差異與區別全部消失，這樣的萬物齊同的思想。「連環可
解也」，像鎖鏈那樣連接的環可以解開，亦是其中之一。惠施的反論，與
通過文摯之故事而講述的莊周之思想，處於完全相同的平面。惠施與莊
周，以及若按高誘之說則還有文摯，皆是宋之人；儘管文摯稍遲，但可
以認為是基本同時代的人。《列子》為解釋萬物齊同說而選擇了文摯，絕
不是偶然的。

　　司馬遷將扁鵲作為趙簡子之心的透視者或洞察者加以形象化。像已
然反覆提示的那樣，在古代人所描繪的名醫之形象中，在一方的極點，
有將手術刀刺入肌膚、具有在內臟上施行手術之技藝的外科醫；在另一
方的極點，存在的是具有透過肌膚、鑽入內臟之眼的透視者。可以說文
摯是「透視者＝名醫像」之具體的一個例證。《史記》的扁鵲像在此與《呂
氏春秋》及《列子》的文摯像相重疊。在此重合的形象平面之上，雖然

發生了實際存在之文摯被模寫於具有更高知名度之傳說的扁鵲之中的現象，但絕非不自然。下面引用的是東晉之揚泉《物理論》的一節。

> 趙簡子有疾。扁鵲診候，出曰：「疾可治也，而必殺醫焉。」以告太子。太子保之，扁鵲領。召而入，入而著履登床。簡子大怒，便以戟追殺之。扁鵲知簡子大怒則氣通，血脈暢達也。（《太平御覽》卷七三八引）

按理給四萬畝田作報酬的趙簡子，但在此卻是殺扁鵲。然透視者的光榮卻沒有變。

　　某人物的言語活動及其傳承，不知何時歸之於另一人物；或促使該人物的傳說化，或成為該傳說中不可缺少的要素。將這種現象稱為源於映像而成的傳說化吧。在源於文摯之映像而成的扁鵲之傳說化中，值得注意的是，在扁鵲作為醫聖之身價早就確定了的階段中出現了這一現象。扁鵲診察趙簡子的故事，因《史記》（或成為其依據的書）及其他已非常有名。所以患者不是齊王，無論如何也必須是趙簡子。故事的內容皆是顯示透視者的本領，可以容易地調包。如此，從兩個舊的傳承生出了一個新的傳說。

　　這個新的傳說無疑確實是兩位名醫之像的合成。但絕不是單純的重合與部分的換入。而且增加了兩個原始故事中沒有的要素。這就是說明病癒之理由的一句：「大怒則氣通，血脈暢達也」。這個說明不外是漢代醫學所建成之理論的一個小的截片。換句話說，《呂氏春秋》的文摯，不是在《史記》之趙簡子的平面上直接被映像、合成的；文摯與趙簡子是在《物理論》的平面上被重疊映像，是在此被合成的。新傳說的形成，通常是在該時代所固有的，或特徵性的平面上進行的。《物理論》證明，如此之扁鵲傳說的形成過程，在魏晉時代仍在進行著。

這一事實導致我產生了一個看法。在新傳說的形成中，當然不必一定要加入其他人物之像。某一時代之平面上描繪成的像，儘管只是在另一時代的平面上複製，就會將新的要素導入傳說。反覆進行由此種多樣形式映像而成之傳說化的過程，就形成了今日所見之扁鵲傳說。如果概括我現在所使用的「由映像而成之傳說化」這一概念的思考，可以如此表示：被稱之為扁鵲的醫師，至少有一個人是實際存在的；但與扁鵲有關的傳承，不全是與該醫師有關的歷史性史實；是從包括該醫師在內之數位醫師的傳承中，經過由映像而成之傳說化的過程，所形成的傳說。

為從這個根本性的思考方法中導出具體化的作業假說，首先要確認扁鵲傳說的空間性擴展。

六、周遊的規則與象徵

據《史記》說，扁鵲是勃海郡之鄭人。晉之徐廣及司馬貞以為此鄭乃鄭之誤。這是由於在虢之太子的故事中，扁鵲自稱「勃海秦越人」，且勃海無鄭縣。然而因為述稱勃海的只有司馬遷；在《韓詩外傳》與《說苑》的同一故事中，稱之為「鄭醫秦越人」；在引用《史記》的文章中，除《文選・七發》李善注之外，亦無作「鄭人」者；扁鵲之時代尚無勃海郡等理由，不如說以勃海為誤之說更為有力 **⓱**。或原本是「鄭」為誤為「鄭」，或反之，司馬遷肯定是因有鄭而寫下了「勃海」。

民間之傳承如何呢？鄭在河北省任丘縣城之北，白洋淀附近現仍有鄭州之地名。其東北三里的古今莊，被傳之為扁鵲之村。據說在鄭州鎮之北曾有規模宏大的藥王廟，祭祀著扁鵲，但在日中戰爭中被破壞，現僅存山門 **⓲**。若是鄭，則或是河南省的鄭州或是新鄭，寡聞不知有關於

⓱　瀧川龜太郎《史記會注考證》卷一〇五〈扁鵲倉公列傳〉。

⓲　參見王瑞〈扁鵲鄭人非鄭人〉（《天津師範學院學報》，1982年1期）。

扁鵲的傳承。另一方面，在西漢末之揚雄（西元前53—18年）的《揚子法言・重黎》中，見有「扁鵲盧人也，而醫多盧」，李軌注云：「太山之盧人」。《淮南子・齊俗訓》的許慎注中亦有：「扁鵲盧之人」。又，揚玄操之〈集注難經序〉主張：「家於盧國。因之命曰盧醫。世或以盧、扁為二人者，斯實謬」。盧是山東省長清縣城的西南之地。據唐之段成式（？—西元863年）的《酉陽雜俎》卷七云：「盧城之東有扁鵲冢（塚）。云：魏時針藥之士以卮臘禱之。所謂盧醫也。」出生地之傳承有二說，其地之廟與冢皆凝聚著人們的尊崇。

《史記》說，扁鵲成為醫師後，或住在齊或住在趙。《列子・湯問篇》中，見有扁鵲為魯之人施行手術的故事。齊與魯皆是位於山東省之國，「泰山之陽（南側）則魯，其陰（北側）則齊」（《史記・貨殖列傳》）。趙，地處河北省南部至山西省東部，診趙簡子大概是在晉陽（山西省太原縣）。成了婦科醫生的邯鄲（河北省邯鄲市）亦屬趙。若據西漢初之陸賈（西元前220—前142年）的《新語・資質篇》，扁鵲還到過宋，在那獲罪而亡命於衛。宋是河南省商邱縣一帶，衛是跨河北省南部與河南省北部的國家。《史記》中所見成為老年病之醫師的雒陽（河南省洛陽市），不用說乃是東周之都。

地點不能確定的，是救不省人事之太子的虢。周武王之弟虢叔雒被封河南省滎澤縣之地而建立了東虢，但滅於春秋以前，其地成了鄭。同樣虢仲在陝西省寶雞縣之地建立了西虢，但在周室東遷時徙於上陽，號為南虢。黃河三門峽之南，是河南省陝縣之地，在隔著三門峽的對岸，有從西虢分出來的北虢。留在陝西之眾稱小虢，但西元前684年被秦所滅。北虢被晉滅亡之後，晉之獻公滅最後剩下的南虢，是在西元前655年。這就是崔適所云虢之滅亡。

《史記》中自然是將扁鵲＝秦越人想定為一個人物。故事若依時間順序來記述，則成為扁鵲自虢返齊診桓侯。齊之都為臨淄（山東省臨淄

縣）。然而，司馬遷所據《韓非子‧喻老篇》中不是齊而是蔡。蔡是位於淮河支流之汝河、洪河流域之國，扁鵲的蹤跡這時向南大幅延伸。大體上司馬遷於韓非之文章，就地名進行了兩處改動。第一，是將開始之國名由蔡改為齊；第二，從桓侯召喚扁鵲時，「已逃秦」這一記述中去掉了秦。這是伴隨著從東方之齊到西方之秦，這種在路程上感到不自然的第一改變之所為。便言之，《文選》卷34〈七發〉之李善注中有「晉桓侯」，陸德明《經典釋文》所引隋之蕭該的《漢書音義》中有「魏桓侯」，但晉、魏皆無桓侯。另外一事，據《水經注》中沔水的記載，漢水之濱、今日之陝西省漢中市東邊，有扁鵲城。不如說是扁鵲渡河之處❶。是距四川省不遠的地方，這亦不見於《史記》。看起來司馬遷的意圖或許是要將秦越人的足跡盡可能限定在黃河流域。絕命之處是渭水之濱、秦之都的咸陽（陝西省咸陽市）。

所傳扁鵲之足跡，涉及河北、山東、山西、河南、陝西之北方六省。《太平御覽》卷七三八引名為《春秋後語》之書中有：「齊桓公六年，越醫扁鵲過齊」，這是與中國南方有關的唯一記載。齊與越，自古由海上之沿岸航線而被聯繫在一起，越之醫師即便到齊也不足為怪，但斷定為「桓公六年」，則暴露出是後世的創作。不拘怎樣，這個橫跨北中國之全土的扁鵲之足跡，究竟意味著什麼呢？

在古代中國，有定居醫與遊方醫這樣兩種不同社會性存在方式的醫師。即便是醫師，但留名文獻、存於記錄的，也僅僅是屬於一定階層的醫師。時代降下，《黃帝內經》間接地講述著他們的患者是誰，他們的醫術是以何人為對象。例如，被師之黃帝垂問是否懂得「醫之道」時，弟子之雷公回答：似乎相當懂了，但還不徹底，「足以治群僚，不足至侯王」（《素問》卷二三〈著至教論篇〉，《太素》卷一六〈脈論〉）。只有漢帝國的群僚，即官僚階級才是黃帝學派之醫師們的患者；他們的理想是掌握

---

❶ 漢水又東逕胡城南，（中略）南對扁鵲城。當是越人舊所逕涉，故邑留其名耳。

能夠成為王侯之侍醫那樣的力量。此事從《史記‧倉公傳》亦可確認。其中記載著經淳于意診療之二十五位患者的病例，但庶民不過四人，且其中一人具有爵位（公乘）。其他全是侯王、群僚或他們的家族與侍者。構成秦漢帝國之官僚的，是出現於春秋、戰國期的，稱之為「士」的新階級[20]。他們的出身階層不一，與各種各樣的職業有關，其中亦有醫師。在自身屬於士的階級，又在這一階級中找到了自身之主要活動場所的醫師中，存在著屬於兩個不同類型的定居醫與遊方醫。但是，醫師的社會地位是技術者的地位，在總體上並不是很高的。

定居醫在一塊土地上紮下根，將其醫業傳給代代子孫。「醫不三世，不服其藥」（《禮記‧曲禮下》），如果不是接續三代之醫者世家的藥則不吃，這是表示士階級對於定居醫之高度評價的話語。據《史記》講，淳于意雖然是從公乘（第八等爵位）陽慶處學得醫術，但其時老師對弟子叮囑道：「慎毋令我子孫知若學我方也。」就算到了漢初，定居醫如果傳授子孫以外之人，仍必然要蒙受同族之非難。同時，從某種意義上講，作為家學而傳授的知識與秘方，無疑也是社會性信賴的泉源。

與此相對應的遊方醫，形成由一位老師與一群弟子組成的集團，從都市到都市周遊著。在一處停留的時間自然是不固定的。於滯在地的宿舍，他們被待之為「客」。老師從弟子當中選擇醫術的繼承者。簡潔地表現此種場合之傳授原則的話語，見之於《黃帝內經》。「得其人乃傳，非其人勿言」（《太素‧知官能》，《靈樞‧官能》）。這個原則與定居醫傳於子孫的原則，正好背道而馳。因為「其人」，即在醫學上具有適當之能力的人，可以是各種各樣的。《黃帝內經》推獎要根據弟子的素質，使其選擇不同的專業。這個原則被《黃帝內經》自豪地記述著，是極具啟發性的。這講述著黃帝學派繼承著遊方醫集團的原則，講述著這個原則在西

[20]　參照郭沫若《中國古代の思想家たち》（野原四郎等著，岩波書店，1953）上卷，頁91–105。

漢時期擴展到定居醫之間。在西漢時期的醫學之自覺發展的背景中，存在著如此醫學教育之理念的變革。

據《史記》講，扁鵲被遊方醫之長桑君視為「非常人」而授之以醫術，成為醫師後進入了遊方之生活。受扁鵲傳授醫術的弟子，《韓詩外傳》云有子同、子明、子游、子儀，《史記》云子陽、子豹，《說苑》云子容、子明、陽儀、子越、子游。他們構成了扁鵲集團的核心。從始於東方沿岸地區到終於西方內陸部之扁鵲集團的周遊足跡，我立即想到的是，生活於與趙簡子幾乎相同之時代的孔子及其弟子們。他們在前後大約十四年間，離開魯國，周遊衛、齊、宋、陳、葉、蔡等諸國。孔子的學團是士的養成學校，許多弟子成為各國的官吏。以孔子集團為先驅的，周遊的思想家與弟子們的集團的出現，不僅是思想的歷史，對於醫學的歷史來說也是巨大的轉折點。遊方醫集團的起源不詳。或許說不定在從祭祠集團功能性地分化出的巫醫集團中，能夠求其源流。從醫術的社會功能觀之，可以認為遊方醫集團的出現早於周遊思想家集團。他們生活於經驗與咒術的世界之中。《韓詩外傳》與《史記》所記述的扁鵲集團，在技術的框架與師授的形式中，仍保存著咒術的痕跡。特別是按照僅將醫術傳授給「其人」這一原則舉行的咒術性儀禮，在《黃帝內經》的初期論文中亦留有印記。在技術性、思想性、組織性方面，促使遊方醫集團發生變質、重組的，是被稱之為諸子百家的思想家、知識分子、技術者集團的出現，是與他們的接觸與交流，而且在遊方醫集團的一部分中發生了朝向他們的同化。

例如，「得其人乃傳，非其人勿言」這樣的傳授原則，原本作為封閉性的排外原則而發揮著作用。《史記・扁鵲倉公列傳》與《黃帝內經》中反覆出現的，「不可洩漏於人」這樣的師命，「對誰也不說」這樣的弟子誓言 ❹，直截了當地講述著這一點。如果將「其人」限定為「唯一人」，

---

❹ 參照山田〈古代中國における醫學の傳授について〉《漢方研究》1979年，10、

則由一人之師向一人之後繼者保守地傳授秘方，形成了單一系列的排他性集團。但是遊方醫集團作為知識分子＝技術者集團，獲得了一定的社會地位，出現弟子們被迎往諸國去作侍醫、醫官的狀況時，這個原則亦不能不改變其意味。轉化成為教師按照弟子一人個人的適合性決定專業、進行教育，這樣的開放性的選擇原理。

　　給予遊方醫集團也可以說是決定性之思想性影響的，是道家。氣的理論、陰陽的原理、變化與道的觀念、養生與禁欲的思想等等，可以說躺在中國之醫學理論根基上的理念與概念以及思考的根本框架，已經由道家準備好了。兼之醫師們是極貪婪的，通過周遊這種生活之形態發出的理性刺激與體驗，他們很願意攝取雜多之學派的思想性營養。如此一來，他們脫離了咒術與經驗的水平，對於積累的經驗進行整理、分類、統合，給其以理論性的基礎，重新編出新的技術。完成醫學之革新的不是定居醫，而是遊方醫。我認為，扁鵲學派自不待言，黃帝學派亦同樣是如此之遊方醫集團的後裔。

　　需要說明的是，我並非認為漢代的扁鵲學派與黃帝學派的醫師們也形成了遊方醫集團。進入秦漢時期，像周遊的思想家集團一樣，遊方醫集團亦逐漸解體。雖然個人形式的遊方醫存續至後代，但集團形式的遊方醫卻滅亡了。陽慶、淳于意的時代大概是其轉換期。淳于意說「不知慶所師授」。由於很難想像弟子對先生的師授完全不關心，故這大概是因為先生不願意說。陽慶授淳于意的書籍中有「黃帝、扁鵲之脈書」。還是這個陽慶，對於淳于意最初的老師公孫光卻因「若非其人也」而拒絕傳授；不僅如此，據淳于意講，其生活是「慶家富，善為醫，不肯為人治病」。陽慶如此一系列的舉動，強烈地暗示著他年輕時是遊方醫集團的一員。大概是在結束了遊方之生涯，建立了家庭後，放棄了醫業。或說不定是靠遊方時代所蓄資產謀生。儘管如此，但由於定居，人身亦開始受

　　11期）。以下略稱為〈傳授〉。

到定居醫之原則的束縛，這在前面已經談過。另一方面，淳于意師事陽慶「三年，為人治病，決死生多驗。然左右行遊諸侯，不以家為家，或不為人治病，病家多怨之者」。他也是在青年時代至壯年時代的一個階段中，度過了「行遊諸侯」的遊方生活。或許於此可以看到老師的影響。那麼是從何時開始定居生活的呢？淳于意獲罪被遣送長安，但因同行之小女上書願以身相代而被寬恕，「家居」。據說這時他有五個女兒。姑且不論安居家中是否始於此時，小女兒已然十五歲，娶妻成家必須溯至二十幾年前。苟若如此，可知淳于意之周遊的方式與扁鵲大不相同。就他而言，故鄉可以說是根據地。在那裡有家，安置著家族。在此基礎上，或為揚名與技，或求侍醫之職，或為得豐厚之報酬，離家行遊於諸侯之側，不久回家休息，準備下次的行遊。若大膽言之，這一定是周遊與定居交叉反覆著。周遊對於淳于意來說，看起來像是充滿銳氣之青年醫為要實現其野心，所應通過的一個人生階梯，動機、目的以及行動的方式，都是極個人性的。他在周遊中所尋求的不是老師。周遊時或許有一、二弟子相伴，但恐怕不會是大的集團。如果是大的集團，集團的存續一事化為自我目的，這會成為了繼續周遊生活的壓力而發揮作用。喜歡的時候就回家，這種任意的舉動無疑是不能允許的。言其不肯治療病人而招來怨恨，也與他的野心不無關係。因為不管是因報酬少而拒絕治療，還是因斷定不治而放棄病人，拒絕治療都深深地關係著醫師的名聲。

淳于意的周遊，可以作為從集團向個人這種周遊之轉型期的現象來把握。我在前面指出，將醫術傳給「其人」這一遊方醫集團的原則，在西漢時期擴展到了定居醫之間。這與西漢初期出現了眾多一度經歷過周遊生活的定居醫密切相關。陽慶大概是這樣的一員，而淳于意則確係如此。淳于意忠實地執行傳「其人」的原則，培養出眾多的弟子。儘管如此，學了醫術之後，在進入定居醫的生活之前所進行的周遊，是僅出現於這個時代，不久即消亡了的過渡性現象呢，還是作為所謂修學時代的

一個階梯，在社會上被普遍承認、固定化了呢？雖然我現在未能發現弄清這一問題的資料，但定居與周遊——醫業之兩種類型的存在，為醫學社會學提供了饒有興味的問題**㉒**。

陳邦賢曾有如下主張。在周、秦時代，良醫全都被稱之為扁鵲；受長桑君之醫術、治療虢之太子、著《難經》的是秦越人；診察趙簡子與齊之桓侯的醫師，《國語》（《戰國策》之誤）中所見痛罵秦之武王的醫師、《鶡冠子》中所見回答魏之文侯的醫師、被秦之太醫令李醯所殺之醫師，分別是別的扁鵲**㉓**。議論之細部姑且不談，我認為在將扁鵲視為眾多之良醫所共有的名稱這一立意當中，含有應該注意的內容。在此種情況下重要的是，扁鵲為遊方醫這一點。

周遊這種形式，創造出其固有的生活法則。不管是師之長桑君還是弟子之扁鵲，遊方醫秘其本名而漂泊於各國，似乎有時還改變其名。其

㉒ 在這點上，范行準《中國醫學史略》（中醫古籍出版社，1986）提出了值得注意的見解。據他說，當時人口少，人民的經濟能力亦非常低，流行性疾病亦不像後來那麼猖獗，緊緊抱住一個地方作「坐業醫生」則無法解決生活問題。因此，醫者中總有移動（「流動」）者。連這一時期最著名的醫師扁鵲，也是行於列國的「流動醫生」。都市經濟發展，醫師始告別「流動」之生涯，擇地「坐業」，使病人來診察。戰國末年已然出現了「良醫之門多病人」（《荀子·法行篇》）的情況。而我認為初期之職業醫師的生活是否取「流動」的形式，不能一概從經濟的觀點來決定。因為若從生活問題講，從兼業醫師到專業醫師，在這種定居形態中可以有其他的展開過程，都市經濟發展後，「流動」形態也絕沒有消滅。在總體上，范行準將全部歸結於經濟要因之一點的看法，過於單純，過於忽視歷史性。這種看法也無法把握從集團到個人這一周遊形式的變化。「坐業醫生」與「流動醫生」這種稱呼方式，也體現著他所把握的界限。話雖如此，但在事實上，他的坐業醫生與我的定居醫，流動醫生與遊方醫，基本正確地對應著。

㉓ 參看《中國醫學史》（《中國文化叢書》，商務印書館，1937）頁23。

目的之一，大概在保身。此乃更後來之事，據《後漢書・方術傳》，有總在涪水垂著釣線、號涪翁之男，在「乞食人間，見有疾者，時下針石」的生活中，著《針經》、《診脈法》傳於世。其再傳弟子，和帝（西元88－105年在位）時為大醫丞，乃述「四難」（後述）之郭玉。又，許楊在王莽手下任酒泉都尉，王莽篡政，他「變姓名為巫醫，逃匿它界」，莽敗之後，始還鄉里。不管它界指什麼，可以認為假名之周遊構成了生活的一部分。

據司馬遷講，秦越人在趙時名扁鵲。如果是那樣，即便假定全部都是同時代的事件，那麼除了隨行的弟子們又有誰知道，馳名趙國的扁鵲，與在號自稱秦越人的扁鵲，與在秦被殺的扁鵲，到底是不是同一人物呢？扁鵲在任何時候、任何地點都可以出現。在中國，鵲被當作很早就覺察到事物之徵兆而飛起來的鳥。是扁那樣的鵲，到處出現而叫來吉兆，一見到凶兆就敏捷地飛走之鵲，作為遊方醫的象徵恐怕沒有比這更合適的東西了。我認為扁鵲這一名稱的機能，無疑是在某個時期作為遊方醫集團的象徵。正因如此，扁鵲在傳承之中超越時間與空間，能夠遍布中國北方。

需加說明的是，我並非否定具有扁鵲這一固有名詞之醫師的實際存在。扁鵲傳說的形成過程，譬如說是這樣的：曾有成為扁鵲這一象徵之起源的、名叫扁鵲的醫師；按照司馬遷的證言，可以假定將其作為診察趙簡子的醫師；這個醫師的傳承是種子；種子在同化包括於號自稱秦越人的醫師、於秦遭刺客之手的醫師等數位遊方醫之傳承的過程中，成長為一個名醫的傳說，在從戰國末至漢初的時期中結實成扁鵲＝秦越人傳說；在這種情況下，形成具備俞跗傳說等無法相比之豐富、具體之內容的扁鵲傳說，是因為扁鵲之名作為遊方醫的象徵在起著作用，是因為由於是象徵，所以許多遊方醫集團的軌跡結晶於此。這是我想強調之點，照這樣構成了有關扁鵲傳說的我的第一個作業假說。即扁鵲是遊方醫集

團的象徵，在扁鵲傳說中刻有從春秋至戰國存在著的數個遊方醫集團的軌跡。扁鵲傳說的時間性、空間性擴展，根據這個假說可以被充分地說明。

作為用於分析扁鵲傳說的作業假說，僅此還不夠。扁鵲傳說不僅是遊方醫的傳說，而且也是被理想化了的醫師的傳說。某時代之醫師的理想像，作為在創造其像之人眼中視為最新、受到最高評價之技術與理論的完整體現者，而被刻劃。假定在戰國時代，遊方醫集團作為醫學的革新者而出現，那麼扁鵲的情況則更勝一籌。不僅如此，由於人們對醫術與醫師所寄予的願望與期待，所以在其中加入了這樣的想像——具有常人所沒有的能力。關於扁鵲傳說的我的第二個作業假說，可以表現如下。即，在今日所傳的扁鵲傳說中，具有其記述者之時代的醫學狀況與人們對醫學之願望的強烈投影。這個假說的含意在於，認為可以在扁鵲傳說的時代性改觀中，追蹤醫學的拓展。

七、外科醫的面目

最早寫下扁鵲之名的是《韓非子・喻老篇》。這被認為是韓非青年時代傾倒於《老子》時的作品[24]。扁鵲及其他名醫出現在戰國時代思想家們的著作中，畢竟是作為醫術與政治術的類比。在治癒人體之病理的技術與治癒國家之病理的技術之間，古代思想家們看到了本質上的共通性。

> 扁鵲見蔡桓公。立有間，扁鵲曰：「君有疾在腠理，不治將恐深。」
> 桓侯曰：「寡人無疾。」
> 扁鵲出。

---

[24] 有關《韓非子》諸篇之真偽及著作時代，見梁啟雄《韓子淺解》（新華書店，1960）前言，以及貝塚茂樹《韓非》（講談社，1982）第Ⅲ章。

桓侯曰：「醫之好治不病以為功。」

居十日，扁鵲復見曰：「君之病在肌膚，不治將益深。」

桓侯不應。扁鵲出。桓侯又不悅。

居十日，扁鵲復見，曰：「君之病在腸胃，不治將益深。」

桓侯又不應。扁鵲出。桓侯又不悅。

居十日，扁鵲望桓侯而還走。桓侯故使人問之。

扁鵲曰：「病在腠理，湯熨之所及也。在肌膚，針石之所及也。在腸胃，火齊之所及也。在骨髓，司命之所屬，無奈何也。今在骨髓，臣是以無請也。」

居五日，桓侯體痛，使人索扁鵲，已逃秦矣。桓侯遂死。

故良醫之治病也，攻之於腠理，此皆爭之於小者也。夫事之禍福，亦有腠理之地。故曰，聖人蚤從事焉。

　　在此首先請注意的是，桓侯所說「醫之好」一語。劉向《新序》卷二〈雜事〉中引相同文句中見有「醫之好利」，不用說，所好的是報酬。在《史記‧貨殖列傳》中，司馬遷指出：「醫方諸食技術之人，焦神極能，為重糈也。」司馬遷所舉儘管不是醫師而是馬醫之長里 ❷⑤ 的例子，但據說他因其「淺方」（不足掛齒的技術），而住在喻為「擊鐘」 ❷⑥ 那樣的大宅邸中。如果說像荀卿所指出的那樣「良醫之門多病人」（《荀子‧法行篇》）乃是理所當然的，那麼以西漢桓寬的表述來說，實際狀況乃是庸醫也「為醫以拙，又多求謝」（《鹽鐵論》卷六〈疾貪〉）。在戰國時代，醫師作為得以成為〈貨殖列傳〉中之人物、收入不薄的職業而被確立。據《史記》之說，趙簡子給了扁鵲四萬畝作為診斷的謝禮。僅此，也會有為了報酬而不厭作任何事情的醫師。《莊子‧列禦寇篇》中的莊子，峻烈且毫不客

---

❷⑤　《史記》原文作張里。——譯者注

❷⑥　古人形容富貴之家云：「鐘鳴鼎食」，蓋其意也。——譯者注

氣地說：「秦王有病召醫。破癰潰痤者得車一乘，舐痔者得車五乘。所治愈下，得車愈多。」桓侯的語言當中，傾注著韓非對於當時成為利益之虜而瘋狂奔走的醫師們的真確侮蔑。

　　轉而觀醫術。疾病演進之第一階段的「腠理」為體表，在此可以認為指皮膚。「湯熨」之湯，從與熨的組合觀之，不是湯液——煎藥，無疑是入浴之熱水。兩者皆是從外部加熱軀體的療法。從《五十二病方》可知在韓非的時代，存在著藥浴之湯。舉一個例子，據說疥癬病時，以桃葉煮湯浴之，可止瘙癢❷。熨即所謂溫濕布，韓非之時代的熨法同樣由《五十二病方》可以窺知。例如，將鹽炒黃，布包淬酒中，入即出，蔽以載，而置於身體上❷；或燒橢圓形的小石，淬醋中，而置於患部❷。第二階段之「肌膚」的肌是肌肉；膚一般是指皮膚，但因與腠理相區別，治療時使用針石，故肌膚一語大概是指從皮下組織到肌肉的部位。「針石」雖然被說成是針刺療法用的石針，但並非如此。詳見後述。第三階段之「腸胃」，可解釋為泛指內臟全體。「火齊」恐怕是源於製法的名稱。是液體的飲用藥之一種。雖被置於煎藥與藥酒的中間位置，但詳情不明。隨著湯液與藥酒這兩種劑型發達起來而喪失了獨立性，到西漢末年已消失了❷。

　　如果是皮膚之疾病則以入浴與熨法治之，到了肌肉則以針石，如是內臟則服藥。這段文字的重要，不僅是因為成了司馬遷編寫〈扁鵲傳〉的素材，而且由於其中明確地講述了韓非時代的疾病觀與治療法。

---

❷　馬王堆漢墓帛書整理小組編《馬王堆漢墓帛書・五十二病方》（文物出版社，1977）頁122。

❷　同上，頁36。

❷　同上，頁88。又詳見山田編《新發現中國科學史資料の研究・譯注篇》（京都大學人文科學研究所，1985）之《五十二病方》的各相當之處。

❷　參照前揭〈起源〉，頁111-117。

　　疾病隨時間發展而從體表深入體內。越接近體表部位時，疾病越輕；隨著進入體內的深部而變重。治療必須盡可能施之於初期、疾病尚未深入體內之前。至後世成為中國的疾病觀與治療次序之原則的思考方法，在此通過腠理、肌膚、腸胃、骨髓這樣的疾病發生部位之深度，與對應於此之湯熨、針石、火齊這樣難易程度及效果不同的技術，被具體地加以表明。這樣的思考方法，實際上在診斷「病入膏肓」的醫緩身上已經萌發。如果是診察蔡之桓侯的扁鵲，儘管在時代方面要早於醫緩一個世紀，但在思想方面卻明確地是其後裔。

　　不僅如此。此扁鵲在是診斷家之前曾是透視者。他只是站在患者面前，不，僅僅是從遠處瞥見患者，即看透了疾病之所在與病情的程度。韓非沒有明確地強調這一點。但是不久，司馬遷從這裡引出了成為透視者扁鵲之線條那樣的形象。在診斷家＝透視者這一點上，也可以說扁鵲是醫緩的後裔吧。

　　《韓非子》在〈安危篇〉中再次將燈光照到扁鵲身上。在那裡浮現出的是扁鵲的又一個面孔。

> 　聞古扁鵲之治其〔甚〕病也，以刀刺骨；聖人之救危國也，以忠拂耳。刺骨故小痛在體，而長利在身；拂耳故小逆在心，而久福在國。故甚病之人，利在忍痛；猛毅之君，以福拂耳。忍痛故扁鵲盡巧，拂耳則子胥不失，壽安之術也。病而不忍痛，則失扁鵲之巧；危而不拂耳，則失聖人之意。如此，長利不遠垂，功名不久立。（據王先慎言，其為甚之誤）

　　被作為扁鵲之治療技術精粹的「以刀刺骨」，到底是何種疾病的何種治療方法呢? 對此有所啟發的文字，存在於《韓非子‧外儲說右上篇》之中。

夫痤疽之痛也，非刺骨髓，則煩心不可支也。非如是，不能使人
以半寸砥石彈之。

痤與疽是化膿性疾患，是根深的惡性的癰腫。砥石是兩刃的刀形手術用
具，用於切開化膿的癰腫，以排出膿汁。其刃之幅為半寸，一寸是表示
一根手指之幅寬的單位。由於是「以半寸砥石彈之」，因而此用具與其說
是「切」，不如說是打入、刺患部。到達患部的最深之處，幾乎深刺至骨，
這無疑就是「刺骨髓」這一表述的含意所在。

　　當時的手術用具有單刃之刀與雙刃的砥石兩種。砥石亦稱砭（砭）
石、鑱石、針石等。在《五十二病方》中，刀用於切除痔核等，但如果
假定〈安危篇〉所說「刺骨」意味著與〈外儲說右上篇〉之「刺骨髓」
相同的事，那麼根據患部的位置與狀態，也有使用刀的時候。〈喻老篇〉
云疾病「在肌膚，針石所及」，亦可以認為是指化膿性疾患的切開。在這
個時代，針法尚未產生 ❸。

　　韓非對於扁鵲的故事沒有任何說明地引為例證。名醫扁鵲之名看來
已廣為人知了。而且是作為切開身體深部所生癰腫的名人。與《韓非子》
相距不遠之時期的著作《戰國策》，清楚地證明了這一點。

　　　或謂韓相國曰：「人之所以善扁鵲者，為有齊腫也。使善扁鵲而無
　　齊腫也，則人莫之為之也。」（〈韓策〉三）

《戰國策》中扁鵲的插曲還有一個。

　　　醫扁鵲見秦武王。武王示之病，扁鵲請除。左右曰：
　　「君之病，在耳之前，目之下，除之未必已也，將使耳不聰，目

---

❸　參照前揭〈起源〉，頁10–19。

不明。」

　　君以告扁鵲。扁鵲怒而投其石曰：

　　「君與知之者謀之，而與不知者敗之。使此知秦國之政也，則君一舉而亡國矣。」（〈秦策〉二）

「石」這種醫療用具，在《五十二病方》與《黃帝內經》等等中被用於熨法，與砭石那樣的手術用具間具有明顯區別。燒過之後加溫患部的用具，是石。或許說不定亦可用於冷卻患部。前面言及《五十二病方》中的「小橢石」，是用於熨法之石的例子。但是此處所言之石，看來大概不是熨法用具。從近侍的話觀之，應該是切開化膿性疾患的砭石。大概是因為沒有像醫書那樣將兩者加以嚴格的區分吧。到了後世，連醫書裡也看不到石與砭石的區別了。

　　不管是《韓非子》，還是《戰國策》，戰國末期所描繪的扁鵲像，是作為癰腫切開的名人。這個形象，於言外講述著以砭石治療化膿性疾患的手術——砭法，在當時作為惹人注目的治療法映入人們眼中的情形。同時，戰國末期之思想家們所尋求的，是在國家與社會之疾患中深深刺入手術刀，當然要給人們些許痛苦，但能夠去掉積存於內部之膿血那樣的政治家。正因如此，才通過外科醫的形象塑造出名醫像。話雖如此，不僅僅是癰腫切開與痔核摘出那樣的小外科，扁鵲被賦予今日所言外科醫的形象，還必須等待幾個世紀。

八、發生改觀的傳說

　　進入西漢時期後，政治術未必是興趣所在的中心。在生活中還存在著更有價值的個人性空間。試觀西漢初之陸賈（西元前228—前142年間在世）《新語‧資質篇》的故事。

昔扁鵲居宋，得罪於宋君，出亡之衛。衛人有病將死者。扁鵲至
其家，欲為治之。病者之父謂扁鵲曰：

「吾子病甚篤，將為迎良醫治，非子所能治也。」

退而不用，乃使靈巫求福請命，對扁鵲而咒。病者卒死。靈巫不
能治也。

夫扁鵲天下之良醫，而不能與靈巫爭用者，知與不知也。「故事求
遠而失近，廣藏而狹棄」，斯之謂也。

《新語》中的扁鵲，似乎是用藥物治療疾病的醫師。〈術事篇〉中說：

制事者因其則，服藥者因其良。書不必起仲尼之門，藥不必出扁
鵲之方。

從外科之執刀者向內科之良藥的處方者，開始出現了扁鵲之治療技術的
改觀或多樣化。不僅如此，扁鵲的處方被視為與孔子之教相同的、應該
被作為根據的準則，儘管附加有「並非唯一準則」的限定。

　　突然降臨、救治瀕死之重病人的名醫扁鵲，後來滲透於古代民眾之
間的扁鵲像，略可見之於《新語》。不久之後，在《韓詩外傳》中，這具
體地結晶成「能起死人」的扁鵲。

扁鵲過虢。侯世子暴病而死。扁鵲造宮曰：

「吾聞國中卒有壞土之事，得無有急乎？」

曰：「世子暴病而死。」

扁鵲曰：「入言鄭醫秦越人能治之。」

庶子之好方者出而應之曰……

庶子在此談起已經引用過的弟父與俞跗的故事，說個不停。其後，

> 中庶子曰：「苟如子之方，譬如以管窺天，以錐刺地，所窺者大，
> 所見者小，所刺者巨，所中者少。如子之方，豈足以變童子哉。」
> 扁鵲曰：「不然。事故有昧投而中蝨頭，掩目而別白黑者。夫世子
> 病，所謂尸蹷者，以為不然，試入診世子，股陰當溫，耳焦焦如
> 有啼者聲，若此者皆可活也。」
> 中庶子遂入診世子，以病報。虢侯聞之，足跣而起，至門曰：
> 「先生遠辱，幸臨寡人。先生幸而治之，則糞土之息，得蒙天地
> 載長為人，先生弗治，則先犬馬填壑矣。」言未卒而涕泣沾襟。
> 扁鵲入，砥針礪石，取三陽五輸，為先軒之灶，八拭之陽，子同
> 藥，子明灸陽，子游按磨，子儀反神，子越扶形。於是世子復生。
> 天下聞之，皆以扁鵲能起死人也。
> 扁鵲曰：「吾不能起死人，直使夫當生者起。死者猶可藥，而況生
> 乎。」

「掩目而別白黑」，這是透視者的能力。這個能力不久因司馬遷而被極度
強調。但我在此欲給予注意的，不如說是他所施行的治療方法。

　　此處所說之「針」，不是往昔之手術用具的針石，而是用於針刺治療
的針。這可以由「取三陽五輸」這樣的表述加以證實。因為「三陽五輸」
無疑是指穴位，「取」是意味著在穴位上進行針刺的用語。「砥針礪石」，
雖然也可以讀為「磨針、磨石」，但即便是這種情況針與石也非不同之物，
應該解釋成是「砥礪針石」這一表述的修辭。首先可以說，無論是從緊
接其後的敘述，還是從疾病的性質言之，「石」沒有可能是意指手術用具。
另外，關於三陽五輸是指什麼穴位，可以有若干種解釋。在此將「三陽
五輸」解釋為「三陽的五輸」吧。「三陽」有兩種用法。第一種情況是指

太陽、少陽、陽明之三陽脈。這又有指足之陽脈，或指手與足之陽脈兩種用法。若是前者為三脈，後者則合為六脈。第二種情況是稱太陽脈為三陽、陽明脈為二陽、少陽脈為一陽時的三陽。雖然通常是意指足之陽脈，但也不是說沒有包含手、足兩方者。較之於此，「五輸」倒是明確的。據《黃帝內經》說，各個經脈上都有稱之為井、滎、輸、經、合的五個主要穴位。這是將經脈喻之為河流，「所出為井，所溜為滎，所注為輸，所行為經，所入為合」(《太素》卷二一〈九針要道〉，《靈樞》卷一〈九針十二原〉)。這五個穴位稱之為「五輸」。問題是三陽，在此我想將其解釋為是指足太陽脈。因為若據《黃帝內經》(《太素》卷八〈經脈〉，《靈樞》卷三〈經脈〉)，足太陽脈的「所主之病」中，含有「狂、顛疾、頭顖項痛」，令人想到與尸厥之病的關聯。

　　然而重要的並不是這些細節。而是：在西元前3世紀中葉之《韓非子》的時代尚不存在的針法，被清晰地記載於西元前2世紀中葉的《韓詩外傳》中；據其所述，好像已經知道了許多穴位，並進行著整理與體系化；再者，扁鵲不是被作為外科手術，而是被作為針刺療法的名手。這無疑是在從《韓非子》到《韓詩外傳》的一個世紀間，所發生醫療技術之生動的展開的確切痕跡。

　　「先軒之灶」為何？彷彿是個有典故的名稱，但除此之外沒有任何線索。或許是「早於黃帝軒轅氏」這樣的意思？「八拭之陽」的陽，肯定是「湯」之誤。在後來同樣記錄了這一故事的《說苑・辨物篇》中可見「八成之湯」。湯或是用於入浴，或是用於內服。由於即使是說入浴，也有僅限足等身體之一部分的情況，故不能排除這種可能。當患者的身體發冷時，這是充分可能的。但我趨向於認為這是類似《黃帝內經》中所見風厥之治療法的內容。是在這種情況下，「表裡刺之，飲之湯」(《太素》卷二五〈熱病說〉，《素問》卷九〈評熱病論〉)。

　　由此湯之記述，我馬上想到的是，《漢書・郊祀志》中所見新之王莽

的記事。

> 莽篡位二年，興神仙事，以方士蘇樂言，起八風臺於宮中。臺成
> 萬金。作樂其上，順風作液湯。

「先軒之灶，八拭之湯」難道不也是「神仙之事」嗎？在古代中國，存
在著也可以稱之為「八角形的宗教哲學」❸（福永光司）的信念體系。
雖然在宗教方面，其主要的載體是像出現在《史記·封禪書》中那樣的
方士們，但其思想方面的基礎遠為廣泛，涉及到天文學、氣象學以至醫
學。「八拭」或「八成」之「八」，也不可能與「八角形的宗教哲學」沒
有關係。八拭（八成）之湯，或是類似成於方士蘇樂之手的、按八風而
製成的湯液，這也說不定。先軒之灶，是為煮其湯而被賦予特別意思的
裝置。其形也可能是八角。屬方士之後裔的道教徒之煉金術士，使用過
八角形的爐❸。

> 置八卦之爐。八卦者，八角是也。（《道樞》卷二九〈上清金碧篇〉）

存在於湯液之技術中的扁鵲形象，明確地與方士之形象相重疊。據〈封
禪書〉說，燕（河北）、齊（山東）的方士，從西元前4世紀之初，即展
開著活躍的活動。據說持方術、仕周王、行「鬼神之事」的萇弘，是西
元前6世紀後半之人。方士的發生之地——燕、齊，被傳為扁鵲的故鄉，
這也大概絕不是偶然的。在我看來，遊方醫與方士在發生上，是同源異
流。不管怎樣，不要忘記湯液成為被用於各種各樣疾病的普遍劑型，是

---

❸ 參照《道教と日本文化》（人文書院，1982），頁56–82。

❸ 參看陳國符〈「道藏經」中若干可供研究中國古代自然科學與技術之史料〉（趙
匡華主編《中國古代化學史研究》，北京大學出版社，1985）頁276。

進入西漢之後的事情。再者，還要記住針法派之醫師們喜好使用的輔助性療法中，含有湯液 ❸。《韓詩外傳》的扁鵲，首先是作為用針法，然後是作為施湯液的醫師，換句話說，正是被賦予了與西漢初期之醫師相適當的形象。

移至弟子們的治療。「子同藥」，《說苑》中可見「子容擣藥」。大概是有脫字吧。「子明灸陽」之灸法的起源，早於針法。至少在戰國時代的中期，已被廣泛應用著 ❸。陽為陽脈，可以認為是與施針刺療法之三陽相同的脈。《說苑》中「灸陽」作「吹耳」。「子游按摩」，《說苑》中作「矯摩」 ❸。「子儀反神，子越扶形」，《說苑》中除子儀作「陽儀」外，餘皆相同。「反神」，是使失神者的意識恢復；「扶形」，是幫助身體起來。在屬於新的治療方法——針與湯液之際，扁鵲親自下手；具有較早起源之灸與按摩等技術，則讓弟子們為之。必須說，在《韓詩外傳》的這個故事中，鮮明地映射出西漢初期之醫療技術的狀況。

掌握著卓越的技術，無疑是名醫的必要條件之一。但並不是充分條件。秦之醫和曾確實指出了晉之平公的病因，而且作了理論性的說明，使得他馳名後世。病因的認識者、其理論方面的說明者，這種形象也都不能不歸屬到名醫扁鵲身上。《淮南子‧泰族訓》給出了作為診斷家的端緒。

> 所以貴扁鵲者，非貴其隨病而調藥，貴其擘息脈血，知病之所從生也。

---

❸ 參照前揭〈起源〉，頁106–107、117–120。

❸ 同上，參照頁5–9、57以後。

❸ 《漢書‧藝文志》神仙家著錄《黃帝岐伯按摩》十卷。按摩的起源雖不明，但無論如何是通過神仙家而發達起來的技術。

在醫和中沒有的診斷技術，在扁鵲處有。這就是數呼吸、診脈、知疾病，與針灸療法一起發展起來的獨特的脈診法。不久，扁鵲被當成了這種形成中國醫學最顯著特徵之一的診斷法的源流。

到《淮南子》的時代，歸屬到扁鵲的醫師像，有外科醫、針法醫、藥法醫，以及透視者、診斷家之像。作為理論家的扁鵲還停留在預感當中。使用如此素材或想像，司馬遷著手構成他的〈扁鵲傳〉。

九、透視與脈診

司馬遷在醫師扁鵲的身上發現了什麼呢？首先是透視者，不僅作為透視患者身體內部之X線般之能力的所有者，而且是發生於患者內心中之精神現象的洞察者。在是治療技術者之前，必須是透視者。對於患者之身心的透視，作為醫師，不僅僅是打開了最大限度有效地利用所掌握之技術的道路，而且在疾病診斷、病因認識、症候的理論性說明、預測病程與轉歸上，亦由此而飛躍性地增加了可靠程度。身心的透視，從某種意義上講，在醫學中是20世紀的課題。在古代，這是空想與願望的領地，是唯有的、奔放的想像力得以將想像具象化的對象。司馬遷在扁鵲傳說中看到了使想像力遊戲一下的適當素材。〈扁鵲傳〉的讀者冷不防被曳進了扁鵲的透視者「開光儀式」這樣的核心性主題。從開始處讀一下〈扁鵲傳〉吧。

> 扁鵲者，勃海郡鄭人也。姓秦氏，名越人。少時為人舍長，舍客長桑君過，扁鵲獨奇之，常謹遇之，長桑君亦知扁鵲非常人也。出入十餘年，乃呼扁鵲私坐，閑與語曰：「我有禁方，年老欲傳與公，公毋洩。」
> 扁鵲曰：「敬諾。」

乃出其懷中藥予扁鵲。

「飲是以上池之水三十日，當知物矣。」

乃悉取其禁方書盡與扁鵲，忽然不見，殆非人也。

扁鵲以其言飲藥三十日，視見垣一方人，以此視病，盡見五臟癥結，特以診脈為名耳。

「殆非人也」，長桑君所具備的是一種咒術的能力。遊方醫之長桑君，看來晚年是被某人迎之為客，而長期居於該處。雖然肯定也有弟子，但從他們當中無法找出適合作繼承人的人物。在向扁鵲傳授醫學時，長桑君吩咐他實踐的，是不要洩與別人的誓約，換句話說，是伴隨著「擅洩之時，則甘受某種結果」這一誓約的咒術性儀禮。在特定的期間，以特定之水，飲特定之藥。由於經過了這一組由咒術性行為組成的傳授之儀禮 ❸，故《史記》的注釋家、唐之司馬貞的《索隱》說，扁鵲因此而獲得了「通神」的眼力。

「上池之水」為何？《索隱》說，若據舊說為「未至地」之水，大概是將露水與竹木之上的水收於容器中。據同書之張守節的《正義》，是「天露之水」。雖亦有雨水之說，但我取露水之說。《楚辭・離騷》歌云：

朝飲木蘭之墜露，夕餐秋菊之落英。

露是清淨度的象徵。它使人長壽。見於《莊子・逍遙遊篇》中的藐姑射之山的神人，「不食五穀，吸風飲露」。據《洞冥記》說，漢之武帝遣東方朔去吉雲國，使求著於該地之草木之上的五色之露。東方朔「得玄黃青露，盛之琉璃器，以授帝。帝遍賜群臣。得露嘗者，老者皆少，疾病皆癒」（《太平御覽》卷一二〈露引〉）。使長壽之力，也是癒疾之力。不

---

❸　參照前揭〈傳授〉。

僅如此，露還使人的視力增加。《述仙記》記述著以露洗眼的習俗。「八月一日，作五明囊，盛取百草頭露，以之洗眼，眼明也」（同上）。三十日為一月，是月之盈缺的週期，這象徵著生死循環。《楚辭・天問》中問：

> 夜光何德
> 死則又育

《釋名》如此說明月與晦朔的語義。「月，闕也，言滿則復缺也」，「朔，月之名也。朔，蘇也。月死復蘇生也。晦，盡之名也。晦，滅也。火死為滅。月光盡似之也」。長桑君使以上池之水飲藥一月，是為使扁鵲再生成具備透視力之人的儀禮。

司馬遷要在穿過《淮南子》所言脈診家扁鵲的遙遠之處，構造他的扁鵲像。扁鵲當然是脈診的大家。但司馬遷卻說，本來沒有診脈的必要，對於連內臟都能透視的扁鵲來說，脈診不過是透視力的隱身蓑衣而已。在當時，脈診是較新發展起來的診斷法。司馬遷對於脈診的抵觸，從反面講述著長於脈診被看成是名醫之條件的事情。

中國醫學的脈診法，是基於脈之理論的極特殊的診斷法。據其理論，在體內分布著稱之為脈的、陰陽之氣的通路。在身體上縱向走行的主要之脈，稱之為經脈；連接經脈的脈，稱之為絡脈。成為診斷之基礎的，是太陰、少陰、厥陰之三陰脈與太陽、少陽、陽明之三陽脈；由於分別有行於手上的手脈與行於足上的足脈，故合之而成十二經脈。雖然在戰國末期的馬王堆漢墓出土醫書中還只記載了十一脈，但在西漢末之前編成的《黃帝內經》中，已經完成了齊備的十二經脈之體系。若據經脈之病理學，則這十二條經脈分別掌管著不同的疾病群。或者可以表述為：疾病全部隸屬於十二經脈之某一經脈。現將疾病a歸屬於脈A。一旦患了a病，在A脈的脈搏上就要發生混亂，而且在A脈與此外之脈的關係上也

表現出變化。醫師診脈，察其混亂與變化，作出疾病的診斷。而且由於此種情況下的治療，主要是在A脈的穴位上進行針刺，輔助性地施之以灸，因此如果說在這個醫療程序中，決定性的關鍵是脈診，亦不過分 ❸。便言之，發現脈、編出脈診法的是灸法的醫師們，從馬王堆漢墓出土了寫有脈診之簡單原則的醫書。

　　尊扁鵲為始祖之學派的醫師們，對於將脈診作為中心之診斷法的發展，可能有極大的寄與。東晉之王叔和之《脈經》卷五中，收載了冠有扁鵲之名的四篇文章，〈扁鵲陰陽脈法〉、〈扁鵲脈法〉、〈扁鵲華佗察聲色要訣〉、〈扁鵲診諸反逆死脈要訣〉，這些文章中明顯地存在著漢代所加之筆，而且還混入了《黃帝內經》的文句等。但是構成其核心的，恐怕是扁鵲學派的文章吧。或者說不定，其中含有見於《漢書・藝文志》、現已失傳之《扁鵲內經》的一部分。總之，西漢初期之扁鵲學派，在脈診與察色之色診等診斷法方面領先，對於黃帝學派那樣的其他學派亦有很大的影響。假定如此，則可以充分說明在《淮南子》與《史記》中，扁鵲作為脈診之大家而登場的理由了。反過來講，《淮南子》與《史記》的扁鵲像，暗示著產生於戰國時代的脈診法，出現驚人的展開是在進入西漢之後的事。

　　通過接續在起始部之後的第一個診療故事——趙簡子的故事，肉體的透視者扁鵲被進一步作為精神方面的洞察者，投到讀者的面前。

　　　　為醫或在齊，或在趙，在趙者名扁鵲。
　　　　當晉昭公時，諸大夫強而公族弱，趙簡子為大夫而專國事。簡子
　　　　疾，五日不知人。大夫皆懼，於是召扁鵲。扁鵲入視病，出。董
　　　　安于問扁鵲，扁鵲曰：

❸　參看馬堪溫〈中國古代醫學突出成就之一——脈診〉（自然科學史研究所主編《中國古代科學成就》，中國青年出版社，1978，頁449-459）。

「血脈治也，而何怪。昔秦穆公嘗如此，七日而寤。寤之日，告
公孫支與公孫輿曰：『我之帝所甚樂。吾所以久者，適有所學也。
帝告我，晉國且大亂，五世不安，其後將霸，未老而死，霸者之
子且令而國男女無別。』公孫支書而藏之，秦策於是出。夫獻公之
亂，文公之霸，而襄公敗秦師於殽而歸縱淫，此子之所聞。今主
君之病與之同，不出三日必聞，聞必有言也。」

居二日半，簡子寤，語諸大夫曰：

「我之帝所甚樂，與百神遊於鈞天，廣樂九奏萬舞，不類三代之
樂，其聲動心。有一熊欲援我，帝命我射之，中熊，熊死。有羆
來，我又射之，中羆，羆死。帝甚喜，賜我二笥，皆有副。吾見
兒在帝側，帝屬我一翟犬曰：『及而子之壯也，以賜之』。帝告我：
『晉國且世衰，七世而亡。嬴姓（趙氏）將大敗周人於范魁之西，
而亦不能有也。』」

董安于受言，書而藏之，以扁鵲言告簡子。簡子賜扁鵲田四萬畝
❸。

「五日不知人」，《索隱》對於這一記述注曰：「案《韓子》云：『十日不
知人』，所記異也。」現存《韓非子》中雖無此故事，但如果相信司馬貞
的證言，則出典是在《韓非子》。司馬遷在《韓非子》的故事上進行加工，
作為〈趙世家〉與〈扁鵲傳〉的素材。在兩篇裡所採取之方法的不同，
因已述過，故不再重複。對於我來說，最值得關注的事，是司馬遷如何
改寫韓非的文章。司馬遷雖然沒有留下更多的證言，但不會僅是將十日

---

❸ 與〈趙世家〉之文章的最大區別，是末尾之「董安于受言」之前，帝所云「今
余思虞舜之勛，適余將以其冑女孟姚配而七世之孫」被刪除了。此外，僅限於
沒有開始處「大夫皆懼」之下的「於是召扁鵲」，及「董安于問」之下的「扁
鵲」；「秦策」作「秦讖」等小的異同。

改成五日吧。至少，文中有其證據之一。在這個故事中，扁鵲的作用未
必只有醫師才能完成。即便是詳於過去之史實的人物，立於病人床前說：
「聽說過去秦穆公患過此病」，那麼故事也沒有什麼不自然而可以成立。
事實上，在此表示扁鵲是醫師的，只有「血脈治（血脈正常）」這一診斷
之語。從脈診法的角度講，這是「人形病脈不病曰生，脈病形不病曰死」
（《難經·第二十一難》）這一原則的具體性應用例，但這個診斷對於故
事的展開來說，並不具有本質性的意義。不如說這與另一個故事──導
入部之透視者「開光故事」中所見，為隱蔽是透視者而「特以診脈為名」
──扁鵲作為醫師的生活方式相對應著。「血脈治」這一句，無疑是司馬
遷為使故事具有一貫性而插入〈扁鵲傳〉之中的語言。因為通過這句話，
扁鵲的能力與由此而選擇的生活方式，得到了驗證。

　　將「血脈治」視為司馬遷之加筆的證據，不限於此。再者，首先血
脈這一概念最早出現於文獻之中，是在秦之呂不韋的《呂氏春秋》中❹。
即「血脈壅塞」（卷二〈仲春紀·情欲篇〉），「血脈欲其通」（卷二〇〈恃
君覽·達郁篇〉）。然意為血管的「脈」，初見於《春秋左傳》僖公十五年
的「張脈」（膨脹的血管）。其次，司馬遷在齊（蔡）之桓侯的故事中，
將見之於《韓非子》之文句中的「肌膚」，改寫為「血脈」。雖然這裡也
貫穿著司馬遷要將脈診作為連接要素、串接故事、構成「傳」的意圖，
但不論如何，可以認為《韓非子》之原來的故事中沒有血脈之語。

　　除此一句，無法證明是醫師的趙簡子之故事，大致如此，移至虢之
太子的故事吧。

　　　　其後扁鵲過虢。虢太子死。扁鵲至虢宮門下，問中庶子喜方者，
　　　　曰：
　　　　「太子何病？國中治禳過於眾事。」

❹　參照前揭〈起源〉，頁63–68。

中庶子曰：「太子病血氣不時，交錯而不得泄，暴發於外，則為中害，精神不能止邪氣，邪氣畜積而不得泄，是以陽緩而陰急，故暴蹶而死。」

扁鵲曰：「其死何如時？」

曰：「雞鳴（午前1–3時）至今。」

曰：「收乎？」

曰：「未也。其死未能半日也。」

「言臣齊勃海秦越人也。家在於鄭。未嘗得望精光，侍謁於前也。聞太子不幸而死，臣能生之。」

中庶子曰：「先生得無誕之乎！何以言太子可生也？」

此後中庶子道出了俞跗的故事，但首先將此導入部與《韓詩外傳》加以比較。將墳墓改為祈禱等，司馬遷想獲得動人效果的狀況設定是周到的。在《外傳》中，扁鵲自報家門後應接而出的中庶子，在此被安排為從開始就登場；令其以依據氣之理論的說明，取代看門人「暴病而死」的簡單回答。這大體上是基於從戰國末期到西漢初期，醫學之諸學派競相展開的理論。儘管如此，如果從專業的立場觀之，不過是一知半解的說明。以此中庶子的說明為伏筆，以致導出扁鵲根據脈之理論得出的診斷。

中庶子在枚舉俞跗之卓越的治療技術後，說：「不能若是而欲生之，曾不可以告咳嬰之兒」，拒絕了扁鵲的要求。上古之弟父、中古之俞跗，這樣的兩位巫醫被統合成上古之俞跗這樣一位外科醫之事，業已說過。司馬遷在此使扁鵲宣稱：我不是外科醫，而且也不是診斷家，是一個透視者。

因如此問答而天色漸晚。扁鵲仰天長嘆曰：

「夫子之為方也，若以管窺天，以郄視文。越人之為方也，不待

> 切脈、望色、聽聲、寫形，言病之所在。聞病之陽，論得其陰；聞病之陰，論得其陽。病應見於大表，不出千里，決者至眾，不可曲止也。子以吾言為不誠，試入診太子。當聞其耳鳴而鼻張，循其兩股以至於陰，當尚溫也。」
>
> 中庶子聞扁鵲言，目眩然而不瞚，舌撟然而不下，乃以扁鵲言入報虢君。

「以管窺天」，在《韓詩外傳》中是中庶子對扁鵲說的話。而司馬遷卻是反過來讓扁鵲將此語投向中庶子。誇口不用切脈、望色、聽聲、寫形之四種診斷法，連應診也不需要的扁鵲，當然是司馬遷的創作。

其後是虢君出場，與扁鵲寒暄求其診療，但還是越過這一場面㊶，移至扁鵲的診斷與病理學方面的說明。中庶子已然試著作出了解說。司馬遷的目的在於，通過與此進行比較，而要照亮扁鵲作為診斷家同時也是理論家的真正本領。緊接前段，不用說，全是司馬遷新加寫的部分。而在《韓詩外傳》中，扁鵲不過僅僅是告知中庶子尸蹷這一病名。

> 扁鵲曰：「若太子病，所謂尸蹷者也。夫以陽入陰中，動胃，纏緣中經維絡，別下於三焦膀胱。是以陽脈下遂，陰脈上爭，會氣閉而不通，陰上而陽內行，下內鼓而不起，上外絕而不為使。上有絕陽之絡，下有破陰之紐，破陰絕陽，（之）色（已）廢脈亂，故

㊶ 為引起注意，引其原文。有心之讀者，請與前引《韓詩外傳》之文進行比較，以確認司馬遷的改作之跡。

虢君聞之大驚，出見扁鵲於中闕，曰：「竊聞高義之日久矣，然未嘗得拜謁於前也。先生過小國，幸而舉之，偏國寡臣幸甚。有先生則活，無先生則棄捐填溝壑，長終而不得反。」言未卒，因噓唏服臆，魂精泄横，流涕長潸，忽忽承睞，悲不能自止，容貌變更。

形靜如死狀。太子未死也。夫以陽入陰支蘭臟者生，以陰入陽支蘭臟者死。凡此數事，皆五臟蹷中之時暴作也。良工取之，拙者疑殆。」❷

總之，這段文字的意思不太明白，因為往往連讀的方法都不清楚。

「陽入於陰」，大概是像張守節《正義》引《八十一難》中所見的那樣：「脈居陰部反陽脈見者，為陽入陰中，是陽乘陰也。（中略）脈居陽部而陰脈見者，是陰乘陽也。」從脈診言之，應該是陰脈卻現陽脈之證；以今日之語言之，表現出陽脈所特有的脈波。以氣的理論言之，是陽氣進入了陰氣應該存在的部位。

「繪緣中經維絡」。中經為經脈，維絡是絡脈，繪緣與纏緣相同，意為纏繞，這是一般的解釋。也有將維視為陽明維的見解。但是，亦有完全不同地讀為「繪（纏）緣、中經、維絡」的人。在這種情況下，緣指胃、維是維持之意。要之，在以《黃帝內經》為首的現存醫書中，找不到這些概念，正確的含意亦不清楚。

「別下於三焦、膀胱」。分別而下的，是脈的支流。三焦，是認為特定的部位擔負著消化、循環、泌尿系之器官所具有之生理學機能中的三種，將這些部位稱之為上、中、下之三焦。上焦是從咽喉到胸膈的部分，其主要的機能是使水穀之精氣分布到周身，使肌膚與骨節的營養得到維繫。中焦是腹腔的上部。以消化飲食物，去其糟粕，將其餘化為精華，送入肺中使變化為血，以及釀出津液，為主要機能。下焦位於腹腔的下部，其機能在於將清的液體從濁的固形物中分出，導入膀胱而排泄❸。如此，三焦可以說是生成、處理清的、精的氣與液的，具有超越各個獨立器官的機能統一的部位。

---

❷　凡未特示出典之解釋，皆據《史記會注考證》。

❸　《簡明中醫辭典》（人民衛生出版社，1977），頁48、60、137。

　　「陽脈下遂，陰脈上爭」。遂同於墜。一般解釋為：陰氣不下行，反而逆上，陽氣流入下部成為空虛之處。大概是這樣吧。

　　「會氣閉而不通」。《正義》將會氣視為《難經・四十五難》所云八會之氣。「府會太倉，臟會季脅，筋會陽陵泉，髓會絕骨，血會膈俞，骨會大杼，脈會太淵，氣會三焦，此謂八會」。據說是複數之脈的氣會於一個，或一脈之氣向外發出的穴位。會，一般意味著穴位。據《難經》說，「熱病在內者」，針刺此八會的「氣穴」。這是為了使引起發熱之氣向外發散。由於臟會、俞會等概念見之於《黃帝內經》，說明確已存在這樣的思考方法。雖然八會這樣的組合是否在司馬遷的時代業已形成還是疑問，但文脈觀之，「會」無疑是氣向外發出的穴位。

　　「陰上而陽內行，下內鼓而不起，上外絕而不為使」。大概是說：陽內行，因會穴堵塞著故陽之氣不能外出；陰之氣在升到身體上部之後的脈中，滴溜滴溜地轉著。其結果，下部應在外側的陽氣停滯於內側而鼓動，不得向外發出；上部應在內側的陰氣占據外側而隔絕陽氣，使其不能發揮使者的作用。大概是這樣的意思吧。

　　「上有絕陽之絡，下有破陰之紐」。絡為絡脈，我覺得在《黃帝內經》中一般是指毛細血管。紐，《正義》所引《素問》中云：「赤脈也。」此語不見於現存《素問》。紐這一概念雖然見於《靈樞》，但在那裡是與筋相關的用語。雖然肯定是血管，但與絡的區別不明。總之，是反覆地表述著上部之血管被陰氣、下部之血管被陽氣所占這樣的異常狀態。便言之，《淮南子・原道訓》中見有「破陰、墜陽」之語。據高誘之注，「陰氣相薄」謂之破陰；「陽氣相薄」謂之墜陽。苟如此，則與此處所言破陰絕陽是完全不同的概念。

　　「破陰絕陽，（之）色（已）廢脈亂，故形靜如死狀」。據王念孫之見，之與已為衍字。由於處於破陰絕陽之狀態，故無顏色，且脈亂。但是「太子未死也」。

　　在此我欲就前面說過要回答的問題進行研究。我將現在試欲理解之扁鵲的診斷，視為顯示司馬遷之時代──西漢中葉醫學之一端東西。如果是那樣，為何依照西漢之醫書《黃帝內經》而無法理解其語言？何以出現不同的概念與說明，而拒絕正確的理解呢？

　　可以推想其理由有三種情況。第一種情況是，一知半解之外行的記述中存在著常有的錯誤。如果是這樣，那麼即便是在說明中產生了混亂，亦仍然極少可能使用若干的不同用語。實際情況是其反面。第二種情況是，〈扁鵲傳〉反映著現存《黃帝內經》所載那樣的理論與技術成立之前的醫學。因為考慮《黃帝內經》所收論文的大部分，或撰寫於司馬遷身後的時代，或在該時代整理成現存的樣子。現存論文的著作年代是尚未解決的問題，推想是在《史記》成書之後也屬可以。唯在此種情況時，則必須考慮以下條件。一是在黃帝學派中選定、編纂了基本的課本，對學生進行著訓練。一是論文中雖含有由一人執筆、在較短時間內寫成的論文，但若干執筆者歷長年累月進行文字加工、增補，作成現在之狀的文章亦不少。知識的積累與繼承取此種形式時，才能期待概念與解說的體系中不發生激烈的變化。第三種情況是，所依據的是黃帝學派以外之學派的學說。據《漢書・藝文志・醫經》，有被稱之為《黃帝內經》、《外經》，《扁鵲內經》、《外經》，《白氏內經》、《外經》的著作。我將《黃帝內經》之外所有失傳的這些著作，視為皆屬在西漢末之前編纂成的論文集，是黃帝、扁鵲、白氏三學派之著作的集大成。雖然在司馬遷的時代尚沒有這些著作，但後來被加以收錄的論文及其原型已然寫成了許多。在扁鵲學派活動著的時代，作為其同時代之人如果要講扁鵲的醫學，究竟依據的是什麼呢？我以為在虢太子的傳說中寫入與診斷及治療有關的文字時，司馬遷極有可能參考了扁鵲學派的論文。如果是這樣，那麼在概念與解說之各方面出現不同於《黃帝內經》的現象，當然是很自然的。

　　不能因為見於〈扁鵲傳〉的術語不同於現存《黃帝內經》，就一概說

扁鵲的解釋不是根據黃帝學派之說。《黃帝內經》中有論腰痛之篇，其中列舉著稱為居陰、飛陽、昌陽、散等，其他篇中全然不見的脈之名稱。黃帝學派雖然有使用此等概念之一派，但並沒有被廣泛接受，僅僅是終止於這一篇文章而終被淘汰。就連同一學派的內部，也存在著如此之現象。儘管如此，我依然固執地認為：〈扁鵲傳〉中記述著扁鵲學派之學說的一端。其理由總而言之是由於扁鵲的傳記，是由於考慮到撰寫之際，無可爭辯地存在著、活躍著尊扁鵲為鼻祖的一派。如果是這樣，那麼《史記‧扁鵲傳》則成為保存扁鵲學派之醫學一斑的、同時代之唯一的資料。話雖如此，問題還是有點複雜。繼續往下讀扁鵲的診斷。

「夫以陽入陰支蘭臟者生，以陰入陽支蘭臟者死」。支蘭臟是現存醫書中全然不見的概念。雖然《正義》說《素問》中見有「支者順節，蘭者橫節，陰支蘭膽臟也」，但現在沒有確認的方法，也不明白此引文的意思。另外也有讀為「以陽入陰，支蘭（其）臟者生；以陰入陽，支蘭（其）臟者死」的說法。若據此，則支為防禦，蘭通闌，遮掩之意；支蘭其臟者，是遮防五臟之功能的意思[44]。雖然沒有能夠否掉這一讀法的積極性之證據，但難免有窮極之策的感覺。在此仍欲考慮為，是支蘭臟這一概念消亡了。

儘管如此，《正義》所引《素問》中，包含著現存《黃帝內經》中看不到的概念，而且這還出現在〈扁鵲傳〉的診斷之記述中，是怎麼回事呢？如果我現在所說，顯示扁鵲學派之學說一端的解釋能夠成立，那麼與上述事情又是如何聯繫的呢？只要相信張守節之語，就必須考慮《黃帝內經》中曾有現已失傳的文章，其中使用著紐、支蘭臟的概念。在此基礎上，關於與〈扁鵲傳〉中的概念相通之點，可以推想三種可能性。第一，司馬遷使用了黃帝學派之被淘汰一派的、現已失傳了的文章。第二，紐與支蘭臟等是黃帝學派之被淘汰一派，與扁鵲學派所共同使用的

[44]　箭內亙《國譯史記列傳》下卷（《國譯漢文大成‧史記四》，1922），頁42注。

概念。第三，張守節所見《素問》之文本中，混入了扁鵲學派的論文或其斷簡。這些都無法斷定。但我已說過，〈扁鵲傳〉中的診斷部分是將扁鵲學派之醫學一斑傳至今日的文章。其理由是由於像反覆說的那樣——扁鵲的傳記是在扁鵲學派活動著的時期中撰寫的。我不認為能有比此更強有力的理由。

「凡此數事，皆五藏臟蹶中之時暴作也。良工取之，拙者疑殆」。蹶，如已說過那樣，是氣上逆的狀態，《黃帝內經》中通常是就脈而言。五臟的內部成為蹶的狀態，是不太熟悉的表述。但是，如此之記述的方式，在理論上是充分成立的。「取之」，在《黃帝內經》中意指針刺特定的穴位。從以下扁鵲所施治療法看，可以認為在此也是相同含意。優秀的醫師施以針刺療法；拙劣的醫師狐疑躊躇，不能適當地治療。是十足的自信。對於針法的自負，使人想到《黃帝內經》中時常表白著的有關針法的自負。司馬遷所描繪的扁鵲，亦奔跑於與使針法之理論及技術臻於完備之《黃帝內經》之著者們相同的軌道上。

> 扁鵲乃使弟子子陽屬針砥石，以取外三陽五會。有閒，太子蘇。乃使子豹為五分之熨，以八減之齊和煮之，以更熨兩脅下。太子起坐，更適陰陽，但服湯二旬而復故。

比較《韓詩外傳》而觀之，首先，弟子從子同、子明、子游、子儀、子越之五人，減至子陽、子豹二人。與此相應，施用的治療法亦從針、湯、灸、按摩、反神、扶形之六法，減至針、湯之二法，新加上了熨法。相對於司馬遷捨棄的四法皆屬自古即有之技術，舉出的三法是在進入西漢時期後，見有快速發展的技術。弟子在治療中的參與，亦被限於磨針這樣的助手之工作。

關於此處所記述之治療法，於實際之中是怎麼回事，解釋有多種。

首先「三陽五會」之三陽，或如有關《韓詩外傳》之故事中所述那樣，以為是太陽、少陽、陽明之三陽；或以為三陽即太陽。五會，由是否與《韓詩外傳》所云五輸相同，大分為二。以為不同者，是司馬貞以為百會、胸會、聽會、氣會、臑會之五會的見解。以為相同者，又再有兩說。一是我在釋《韓詩外傳》時所說，以為是井、滎、輸、經、合之五種穴位的見解。另一種是孫詒讓之說，以為是此五種穴位之中，屬於五臟脈（肺手太陰脈、心手少陰脈、肝足厥陰脈、脾足太陰脈、腎足少陰脈）之五個「輸」的穴位，即肝之輸太沖、心之輸太陵、脾之輸太白、肺之輸太淵、腎之輸太谿的所謂五臟之輸。司馬貞之說中有一個難點。即這五個穴位的名稱皆始見於東漢之《難經》以後的文獻，因而五會這種穴位的組合在西漢中期之前是否已然形成，是有疑問的。後兩種見解亦難免有此難點。

那麼將三陽與五會聯繫在一起時，又如何呢？「三陽五會」必須是「三陽之五會」或「三陽與五會」的某一方面。在解釋為「三陽之五會」時，按照我在釋《韓詩外轉》時所述見解，三陽無論取哪一種含意都能成立。但孫詒讓之說不成立。因為五臟之輸全是屬於陰脈的穴位。同樣，司馬貞之說也不成立。他所說的五會，不僅含有陽脈的穴位，還包含著陰脈的穴位；以及陰陽之脈皆不屬，所謂奇經八脈中之督脈的穴位亦包含其中。

那麼視其為「三陽與五會」又如何呢？孫詒讓之說，作為針刺之場所，成為陽脈則指脈、陰脈則指所屬之穴的不協調之說。司馬遷之說則更不成體統。視其為「三陽之五會」時，我的說法雖然勉勉強強地避免了矛盾，但那也是按照孫詒讓將五會假定為與五輸相同的概念。至於說《韓詩外傳》的「三陽五輸」，為何會被司馬遷改為「三陽五會」這一問題，則無法回答。便言之，《黃帝內經》中常常使用五輸這個術語，但沒有出現五會這一概念。

　　如果是這樣，那麼「三陽五會」難道不是既不意味著「三陽之五會」，也不意味著「三陽與五會」，而是指單一穴位的術語嗎？如此主張的，是多紀元簡的百會說。他的論據，在於西晉之皇甫謐的《針灸甲乙經》（約西元280年）卷三見有「百會，一名三陽五會」。百會是頭之頂點的穴位。的確，用於治療眩暈、癲癇、精神病等的百會，要治療人事不省的尸蹶，也是多半恰好之穴。問題是作為百會之別名，三陽五會這一名稱在司馬遷時代是否存在。在《黃帝內經》中，後來之百會唯被稱之為「巔上」（《素問》卷十六〈骨空論篇〉，《靈樞》卷四〈經筋〉。《太素》卷十一〈骨空〉，卷十三〈經筋〉）。百會、三陽五會，在文獻方面皆初見於《針灸甲乙經》。還不僅如此，百會之所以被稱為三陽五會，說不定原因即在於《史記》。因為有可能是由於將扁鵲施以治療的穴位，解釋為肯定是百會，才產生出這個別名的。多紀元簡說，也到底不能採用。總之，〈扁鵲傳〉之三陽五會指的是什麼，終歸不明。

　　不僅如此，司馬遷云「外三陽五會」，加上了《韓詩外傳》中沒有的「外」字，此「外」字何意亦不清楚。是為了強調「五臟、蹶中」這種起因於發生在身體內部深處之現象的疾病，治療卻是施於體表之穴位這種針法技藝的特異性與嶄新性，而與五臟之中對比，稱三陽五會為「外」呢？還是有內、外兩種三陽五會呢？一般說，穴位無內外，而是左右對稱地有二。唯正中線上的穴位只有一個，百會即是此種穴位之一例。

　　「使子豹為五分之熨，以八減之齊和煮之，以更熨兩脅下」。這段文字亦尚不理解。據司馬貞說，是：「熨之，令溫暖之氣入五分也。」「五分」是與十分相對應的五分之意嗎？然中井積德指出：「五分恐當時別有所指。」總之，五分這一術語的此種用法，在《黃帝內經》中沒有。「以八減之齊和煮之」，有三種讀法。

　　1.以八減之齊，和而煮之

　　2.以八減之齊和，煮之

3. 以八減之，齊和而煮之

齊為劑，齊和是將若干種類的藥材進行加減、調和，或如此調和的藥。在 1 和 2 中雖然沒有產生實質性的不同意思，但 3 中則包含與此極為不同的操作。司馬貞之《索隱》依 1 或 2 的讀法，注曰：「八減之齊者，謂藥之齊和所減有八。」清之郭嵩燾的《史記札記》，以《索隱》之注為「未分明」而棄之，取 3 之讀法，解釋為「以八減之」與「齊和煮之，以更熨兩脅下」之兩種不同的操作。即：「施行針後，不更用熨法，以五分熱為度，由五分遞減至一分，是謂『以八減之』。久熨則減數多，而藥氣以漸內達，而後加藥齊和煮之，更熨兩脅下。齊和，猶調和也，與前熨者相劑，仍煮至五分熱也。」雖然是難懂的文句，但總之，看來是這樣的：在浸濕布的藥湯中，先將藥物之量與種類減而置之，加熱至五分熱時置體上，長時間地熨至濕布降至一分之熱時。減少了五分之熱中的四分，即八成。然後再向藥湯中加藥物、增強藥的作用，將布浸濕後置兩脅下，此次要保持熱度，冷了就馬上換，交替地熨之。情節大致合理，但在司馬遷的短短文句中，果真寓有如此複雜的操作嗎？中井積德認為，八減與五分相同，是有其他意思的。

試將《韓詩外傳》與《史記》之文句對比觀之。順便將《說苑》的文句亦並列之。

　　《韓》——為先軒之灶、八拭之陽，子同藥。
　　《說》——先為軒光之灶、八成之湯，（中略）子容禱藥。
　　《史》——子豹為五分之熨，以八減之齊，和煮之，以更熨兩脅下。

司馬遷將「先軒之灶」改寫為「五分之熨」，「八拭之陽（湯）」改為「八減之齊」；將只說給「藥」改為「和煮之，以更熨兩脅下」這樣的具體操

作。由此煎藥變成了溫濕布。儘管如此，司馬遷到底是在哪裡依據醫書加上了這些改變呢？稱之為五分之熨、八減之齊的術語，在當時的醫書中被實際應用著嗎？也許我們要在可觀司馬遷之幽默之才的地方，一本正經地搜索醫學。

將八拭、八減、八成擺在一起看，可知即便將拭、減、成全都看成是源於筆抄之誤、從一個字派生出的異體字，也沒有什麼不妥。《韓詩外傳》的拭與《史記》的減，原本大概就是同一個字吧。有關「八」有可能關係到「八角形的宗教哲學」，已然說過。司馬遷大概滿懷好詼諧的心情，小心地將「八拭（＝減）之湯」改寫為「八減（＝拭）之齊」。苟如此，另外一方的「先軒之灶」，不是也創造並若無其事地調換了「五分之熨」這一雖說看起來極有道理，但若是當時之專家則馬上明白的名稱嗎？也不要總是笑話被巧妙騙過的注釋家之疏忽。誰能保證，明日不是吾身呢？

總之，我認為不值得去深究五分與八減的醫藥學性含意。司馬遷的意圖是很清楚的。這就是要拂去《韓詩外傳》之扁鵲像上的方士要素。作為替代，他吸收了針法與熨法的組合這一新的治療法。若據《黃帝內經》，則施術的順序與〈扁鵲傳〉相反，在厥病的治療中，必先熨腋、肘、腳、項、脊等，以改善血脈之循行，然後針刺（《太素》卷二二〈五邪刺〉，《靈樞》卷十一〈刺節真邪〉）。雖然不是厥病，但也有先針刺，然後熨的療法（同上）。在這點上，司馬遷無疑是依據了當時的醫書。

通過針法與熨法的組合療法，太子起坐。又再調整陰陽之氣，使服用湯——即煎藥二十日，身體恢復到了原來的樣子。在這個湯中，已然嗅不到神仙家的味道。

司馬遷如下所述般簡潔地結束了這個故事：

故天下盡以扁鵲為能生死人。

扁鵲曰：「越人非能生死人也，此自當生者，越人能使之起耳。」

　第三個診療故事是齊之桓公。雖與《韓非子》之故事間沒有內容上的不同，但在文字上有微妙的差異。原文如下：

扁鵲過齊，齊桓侯客之。入朝見曰：「君有疾在腠理，不治將深。」
桓侯曰：「寡人無疾。」
扁鵲出。
桓侯謂左右曰：「醫之好利也，欲以不疾者為功。」
後五日，扁鵲復見曰：「君有疾在血脈，不治恐深。」
桓侯曰：「寡人無疾。」
扁鵲出。桓侯不悅。
後五日，扁鵲復見曰：「君有疾在腸胃間，不治將深。」
桓侯不應。扁鵲出。桓侯不悅。
後五日，扁鵲復見，望見桓侯而退走。桓侯使人問其故。
扁鵲曰：「疾之君腠理也，湯熨之所及也。在血脈，針石之所及也。其在腸胃，酒醪之所及也。其在骨髓，雖司命無奈之何。今在骨髓，臣是以無請也。」
後五日，桓侯體病，使人召扁鵲，扁鵲已逃去。桓侯遂死。
使聖人預知微，能使良醫得蚤從事，則疾可已，身可活也。人之所病，病疾多；而醫之所病，病道少。故病有六不治：驕恣不論於理，一不治也；輕身重財，二不治也；衣食不能適，三不治也；陰陽並，臟氣不定，四不治也；形羸不能服藥，五不治也；信巫不信醫，六不治也。有此一者，則重難治也。

　對於場面的整體狀況，司馬遷進行了兩處改變。一是明言滯留於齊，

是作為桓公的客人；一是將謁見的期隔從十日縮短到五日，提高了緊迫感。另外，變蔡為齊、削除逃亡目的地之名 —— 秦，用不著再重複。

　　就醫術而言，不可忽視的是：第一，改「肌膚」為「血脈」。前面已經指出了與脈診的關聯，在此所要強調的是與針石的關聯。血脈與針石的組合，強烈地暗示著此針石不是外科手術使用的砭石，而是用於針法的針。司馬遷的改變意圖，大概亦在此。第二，改火齊為「酒醪」。醪酒為藥酒，馬王堆出土醫書之一〈養生方〉中記載著醪酒的製作方法。這種醪酒被用作滋養、強壯劑。這個改變恐怕是暗示，火齊這種劑型已不太常用，過去火齊所起的作用亦由醪酒來承擔。

　　最後，司馬遷在敷衍《韓非子》之「聖人蚤從事」，述「使聖人預知微，能使良醫得蚤從事，云云」後，提出了著名的「六不治」之命題。這一般被認為是扁鵲之說，或代表扁鵲之時代醫療觀的東西。然而並非如此，因為顯然是司馬遷所加入的內容。但不知是他自己的看法，還是有所依據。不管怎樣，凝聚其中的，無疑是在西漢中期之前成熟的醫療觀。例如「陰陽並，臟氣不定，四不治也」，乃是不能求之於先秦的語言。事實上，「臟氣」或「五臟氣」的概念，當然見之於《黃帝內經》，但作為著作年代確切的文獻，首先出現於《史記‧扁鵲倉公列傳》之中。便言之，范行準將〈扁鵲傳〉的六不治觀視為淳于意之說 ❹。他沒有給出根據，不能遽然從之，但較之於視其為春秋、戰國之說，我以為至少在時代方面此說遠為合理。

　　順便說一下，如近人張驥之《史記扁鵲倉公傳補注》老早就指出的那樣，應該注意「六不治」之說與《後漢書‧郭玉傳》中所見治療之「四難」說的相通性。「其為療也，有四難焉。自用意而不任臣，一難也。將身不謹，二難也。骨節不彊，不能使藥，三難也。好逸惡勞，四難也」。一、二、三、四難，依次相當於一、二、五、三不治。較相通之命題，

❹　范行準，前揭書，頁15、17。

更應注意的是，見於「六不治」，而「四難」中沒有的四、六不治的命題。
「陰陽並，臟氣不定」（四不治）與「信巫不信醫」（六不治），極好地傳
達了醫學在西漢時期所面對的課題。這就是通過氣與陰陽的哲學，在醫
術中建立理論性的基礎；確立與巫之咒術嚴格區別的醫之技術的領域，
這些課題皆是西漢時期針法學派之醫師們所追求的。四、六不治，相對
於其他四個不治屬患者的問題，不如說應該是醫學的問題，性質有所不
同。這種認識則構成了郭玉的「四難」。而且在晉代，產生出楊泉之《物
理論》所說：「凡病可治也，人不可治也。體羸性弱不堪藥石，或剛暴狷
急喜怒不節，或情慾放縱貪淫嗜食，此皆良醫不能加功焉」（《太平御覽》
卷七三九引），這種對醫術的確信與對人之性的不信。

　　進入結束〈扁鵲傳〉的短小段落。前面引用過的部分亦一併錄之。

　　　　扁鵲名聞天下。過邯鄲，聞貴婦人，即為帶下醫；過雒陽，聞周
　　　　人愛老人，即為耳目痹醫；來入咸陽，聞秦人愛小兒，即為小兒
　　　　醫，隨俗為變。
　　　　秦太醫令李醯，自知伎不如扁鵲也，使人刺殺之。
　　　　至今天下言脈者，由扁鵲也。

「帶下」，指腰帶以下的部分。因其機能與男人不同，故稱婦人科之病為
帶下病。「痹」為四肢、關節之疼痛與麻痹及屈伸不自由之病，至於說耳
目痹病，如是今日，則總稱為老年病。我認為，如此之專科分化，同樣
是在進入西漢時期之後漸漸明確起來的。《漢書‧藝文志》中，著錄有《五
臟六腑痹十二病方》三十卷、《婦人嬰兒方》十二卷那樣的專門之書。
　　在此欲再次涉及的是「至今天下言脈者，由扁鵲也」一語。前已說
過，《脈經》中收錄了冠有扁鵲之名的四篇診斷學文獻。淳于意由師處受
得「黃帝、扁鵲之脈書」。毫無疑問，扁鵲在漢初被視為脈學之源流。「黃

帝之脈書」，大是成為黃帝學派之醫學的基礎的文獻，不管是全文還是片斷，是原封不動還是經後人編輯與改寫，總之，無疑是以某種形式收錄於《黃帝內經》之中。我以為「扁鵲之脈書」與扁鵲學派，以及《扁鵲內經》之間，基本上也存在著同樣的關係。脈學與針灸醫學緊密相關。扁鵲、黃帝兩學派雖然都是針灸法派，但若據《淮南子》的證言，則「扁鵲」，即扁鵲學派在以脈診為中心的診斷學方面，尤為優秀。《脈經》證明了其名聲在晉代亦仍然存在著。在司馬遷將扁鵲作為揚名於脈診的醫師來描述的背景中，存在著扁鵲學派在診斷學領域所奠定的權威。

十、針法的理念

透過《新語》、《韓詩外傳》、《淮南子》及《史記》而浮現出的西漢時期的扁鵲之像，意外地被加以概括性表述，這就是宣帝（西元前73—前49年在位）時人——桓寬的《鹽鐵論》。這是以有關現實的經濟政策之論爭為鋪墊的對話形式之書。正因如此，所以司馬遷託於扁鵲之身的透視者形象才潛消其影，見之於戰國思想家們的醫術與政治之類比，轉而於此再次登場。然而，時代已非戰國，醫學亦大變其容。

論爭的進行，是在昭帝之始元六年（西元前81年）。以其記錄為基礎，後經桓寬整理、擴充、總結而成《鹽鐵論》。主題是鹽鐵之專賣、物資與物價的國家統管、賣官贖罪等，始於武帝（西元前141—前87年在位）當政時的一系列經濟政策；討論者的一方是這些政策的支持者，基於法家的現實主義、追求富國強兵的政府代表——丞相、御史大夫及其屬官；另一方是反對派，打出儒家理念的旗號、主張民生之安定的民間代表——文學與賢良們。據說在論爭的背後存在著以知識分子為擋箭牌之大將軍霍光與率領官僚之御史大夫桑弘羊的權力鬥爭，或說不定是反映著這一現象，語言的應對有時很激昂。其中，反覆舉出扁鵲之比喻的是文學。

御史如此簡潔地提示了討論的主題。

> 大夫各運籌策建國用，籠天下鹽鐵諸利，以排富商大賈，買官贖罪，「損有餘，補不足」，以齊黎民。（卷三〈輕重〉）

其中引用的是《老子》第七十七章中非常著名之語。「天之道，其猶張弓與。高者抑之，下者舉之。有餘者損之，不足者補之。天之道損有餘而補不足」。《老子》的這一思想，與氣的理論一起被醫學所吸收，成為中國醫學之治療法的根本原則之一。此即《黃帝內經》中所表述的「有餘者瀉之，不足者補之」。在具體應用當中，「補虛、瀉實」作為「補瀉」之法，針灸療法自不待言，即便是在藥物療法中，也發揮著重要的作用。特別是在藥物療法的領域中，以至在後世釀成了重補法之一派與宗瀉法之一派的學派對立**❹**。

我們御史大夫的政策，無非是實踐《老子》所云天之道。不曾料想御史的上述之語，將醫學與扁鵲的比喻引入了論爭之中。言有餘則損之、不足則補之是「天之道」，終歸是將自然與人類看成一種具有自身回復能力之homeostasis（原狀穩定）的思想。這種能力當中存在著一定的限度。因某種原因，失衡超過了其限度時，表現為異常的狀態，產生出存在的危機。以人體言之，則成為疾病。在這種情況下，自然而然地產生了將預先消除產生如此現象之因素作為人類所能採取的最善之策，將在事後的原因消除作為決善之策的看法。

依據董仲舒之天人相感論，解釋天地（宏觀世界）與人類（微觀世界）的感應，主張政治也應該遵循包含著四季之變化的天地之法則的文學，如此反駁御史：

---

❹ 例如在宋金元醫學中的攻下派與溫補派，即其一例。

> 扁鵲撫息脈而知疾所由生，陽氣盛，則損之而調陰；寒氣盛，則損之而調陽，是以氣脈調和，而邪氣無所留矣。夫拙醫不知脈理之膝，血氣之分，妄刺而無益於疾，傷肌膚而已矣。今欲「損有餘，補不足」，富者愈富，貧者愈貧矣。嚴法任刑，欲以禁暴止奸，而奸猶不止。意者，非扁鵲之用針石，故眾人未得其職也。（卷三〈輕重〉）

文學所言扁鵲，是脈診與針法的名手。在脈診中，疾病一般被視為脈的紊亂。按照文學的看法，扁鵲用針調陰陽之氣的均衡；改善其流通；使紊亂之脈恢復調和；使得從體外侵入、成為引起疾病之要因的邪氣，不能停留在脈中。是通過施加最小的人為性操作，取得最大的、從某種意義上講是自然的效果。

御史同樣以這一比喻進行反擊。因對外戰爭而財政緊迫，不是因為「天之財」不足。這時消極地「用針石，調均有無，補不足，亦非也」。必須實行更積極的政策。我們御史大夫採取「灸刺稽滯，開利百脈」，在陰陽之氣滯留的地方置灸刺針，改善全部之脈的流通的方策。這樣一來「萬物流通」，國庫充實，巨額的軍費亦可充分地供給。「此皆扁鵲之力，而鹽鐵之福也」。文學說：這是不對的。為領土擴張與開發邊境之政策，人民受著苦。於此「扁鵲何力，而鹽鐵何福也」（卷三〈輕重〉）。

主張的分歧點是清楚的。對於文學來說，最希望的醫療之理想狀態，是徹底地防病於未然。

> 扁鵲攻於湊理絕邪氣，故癰疽不得成形。聖人從事於未然，故亂原無由生。是以砭石藏而不施，法令設而不用。（卷十〈大論〉）

砭石原本是用於切開癰、疽之類的化膿性疾患，將膿排出的手術器具。

進入漢代，雖亦有轉而指針法用之針的情況，但在此大概是手術用具。
一言以蔽之，將外邪之氣的入侵，阻擋在皮膚之際的「橋頭堡」，是扁鵲
的針法，所以砭法無用武之地。這可以說是盡可能接近最善之策的次善
之策。重要的是不應該胡亂濫用針。

> 所貴良醫者，貴其審消息而退邪氣也。非貴其下針石而鑽肌膚也。
> （卷十〈申韓〉）

更何況連必要的手術亦棄之不顧等等，不應是良醫之所為。然而，例如
政府的對外政策是如何呢?「以漢之強，攻於匈奴之眾，若以強弩潰癰疽」
（卷八〈伐功〉）。

文學的如此主張，若使御史言之，則是:

> 夫衣小缺襟裂可以補，而必待全匹而易之；政小缺法令可以防，
> 而必待〈雅〉、〈頌〉乃治之。是猶舍鄰之醫，而求俞跗而後治病；
> 廢汙池之水，待江海而後救火也。（卷十〈申韓〉）

如文學所言，於未然之際消除原因那樣的最善之策等等，在現實的政治
之世界中是不可能有的。在發現小的破綻時進行修補，是現實中可能的
最良之策。這個「策」，不是看其如何接近不過是理念的最善之策，而必
須根據具備如何之現實有效性來判斷，只有這個有效性才是必須追求的。
儒者引經據典，滔滔而論國事，但卻沒有任何用處。「儒者之安國尊君，
未始有效也」（卷二〈論儒〉）。

雖然論爭終究不外展開了官僚嗤知識分子之空談、知識分子嘲官僚
之頑固頭腦，這一千古不變的陳腐情景，但是不可忽視在理想論或現實
論，消極論或積極論這種論爭的渦底，實際上行走著一條難以縫合的龜

裂。這就是是否將國家看成具有自我恢復能力的有機體，換句話說，是否將國家看成是一個homeostasis。其兩方面無差別地皆是站在認為國家與人體之類比可以成立，這種國家有機體觀的立場上。因而，問題歸結於是否將人體視為homeostasis。這是因為出乎意料形成的深溝，與時代於統治性的醫學觀、浸透於知識階層之中的醫學觀直接相關聯著。例如，試觀代表政府官僚之御史大夫的情況。他將國家的地理構造類比人體的解剖學構造、將國內物產最豐富的地方比作腸胃（卷二〈刺權〉），認為：「中國與邊境，猶肢體與心腹也」，「唇亡則齒寒，肢體傷而心憯憺。故無手足則肢體廢，無邊境則內國害」（卷八〈誅秦〉）。但決不用醫術與醫師的比喻。不用，當然是由於這個比喻所喚起的想像，在他的思考方法中感到陌生，不能有利於議論的展開。那麼，該時代之統治性的醫學觀是怎樣的呢？在深入這個問題之前，再稍微挑選一些在討論者間相互擲出的比喻。

　　雖然是論鋒並不鮮明的丞相，但他如此批判了知識分子。國家所招舉的賢良、文學，在親近民眾這一重要的任務中，也「未見其能用針石而醫百姓之疾也」（卷六〈箴石〉）。更加辛辣的是御史大夫。縱令能說會道，一旦當局則手忙腳亂，「若疫歲之巫，徒能鼓口」（卷六〈救匱〉）。文學、賢良之諸君啊，你們時而談起扁鵲，也算得上是一個假裝的名醫吧，但實際上不過是只會在病人面前念咒的巫！不，在作醫生時，是「為醫以拙，又多求謝」的樣子！文學氣宇昂然，若無其事地說：「扁鵲不能肉白骨，微箕（殷之賢人微子、箕子）不能存亡國也」（卷二〈非鞅〉）。官僚諸君啊，你們的政策乃是走向白骨、亡國之道！你們沒有帶來傾聽我等之言的耳朵！「扁鵲不能治不受針藥之疾，聖賢不能正不食諫諍之君」（卷五〈相刺〉）。這樣下去難道不是無可救藥嗎？賢良亦說：難道不知「藥酒，病之利也；正言，治之藥也」（卷七〈能言〉）嗎？御史大夫因文學之語而心頭火起，一旦沉默不言，「文學、賢良皆離席曰：夫藥酒苦

於口，而利於病；忠言逆於耳，而利於行。(中略)此乃公卿之良藥、針石也」(卷五〈國疾〉)。便言之，此語在《說苑‧正諫篇》中，是作為孔子之語而被引用的俚諺。「孔子曰：良藥苦口，利於病；忠言逆耳，利於行」。

然而，在應該解決的現實問題面前，知識分子光想要抬高自己也是不行的。「氣脈和平，無聚不足之病矣」(卷六〈救匱〉)，這一自負的提案被御史大夫輕輕擊敗，感到「此固難醫而不可為工」(同上)，批判現狀、使御史大夫激怒的賢良亦不得不呆立於「今欲下針石，通關鬲，則恐有盛、胡之累；懷針囊艾，則被不工之名」(卷六〈箴石〉)這樣的二律背反之上。關為關節，鬲是橫膈膜，皆被看成是氣之流動易於停滯的部位。盛、胡為成顒與胡建，是施政忠實於法以至酷薄的所謂酷吏。

《鹽鐵論》中所出現的醫術與醫師的比喻，是在至西元前1世紀中期時，針灸醫學的理論與技術被知識階層廣泛理解；以脈診與針法為主，兼用藥法之名醫這一扁鵲像穩固植根於他們中間的確切證據。對於桓寬之時代的人來說，如果說到醫學，則首先意味著針灸醫學，特別是針法。如果概括構成他們之醫學觀的針灸醫學的理念構造，則是這樣的：在全身滿布像網那樣的脈(經絡)，沿脈之氣血的全身循環，脈搏狀態之微妙變化的識別及依此而行的疾病診斷，作為機能不全的疾病與作為分布於脈上之作用點的穴位，通過向被診斷為機能不全之脈的穴位施加物理性(針)或熱性(灸)刺激而使氣血流通與潤滑化，以及機能的恢復與促進。預防阻礙氣血之流通、循環的主要因素；當停滯、閉塞產生時，盡快以最小限度的操作去除之，這種技術者的醫師之理想像，可以說幾乎是從上述理念構造導出的邏輯性歸結。這個理念構造，顯然是站在人體之homeostasis觀之上，在自然哲學中與道家＝儒家的思考方法相融合。再者，要在這個構造中發現與在西漢完成了其範型之官僚制的秩序、其儒家理念型的照應，也決不困難。針灸醫學被確立，是在西漢時期；而

且針灸法診療體系中所占的位置，沒有任何時代像西漢那樣高，這也決不是偶然的。因為針灸尤以在西漢是具有特徵性的醫學。

十一、復生的傳說

扁鵲對蔡或齊之桓侯的使者所說的話，變成下面的樣子出現在東漢初之嚴遵的《道德指歸論》卷五〈為無為篇〉中。

> 大難將生，猶風邪中人。未然之時，慎之不來。在皮毛，湯熨去之。入分理，微針取之。在臟腑，百藥除之。入骨髓，天地不能憂，而造化不能治。

分理為肌肉，微針是針法之針。現試將三個時代之三本書中所言發病部位與治療法的表述加以比較。

韓非子（戰國後期）	史記（西漢中期）	道德指歸論（東漢初期）
腠理—湯熨	腠理—湯熨	皮毛—湯熨
肌膚—針石	血脈—針石	分理—微針
腸胃—火齊	腸胃—酒醪	臟腑—百藥

在肌膚、血脈、分理與火齊、酒醪、百藥的變化中，可以意外地看到醫學的時代性移變。再者，相對於《韓非子》將骨髓之病視為「司命所屬」、《史記》作「雖司命無奈之何」，《道德指歸論》釋為天地、造化之無力。死生觀亦確實發生著轉變。

在東漢時期，扁鵲之名作為針法的名醫而廣為人知。同時，在民眾之間好像還流傳著使死者復生的傳說。知識分子拒絕接受這個傳說。這

無疑也是他們對針法的作用限界的認識。煉金術書《周易參同契》卷中云：

> 若以野葛一寸、巴豆一兩入喉，輒殭不得俛仰。當此之時，雖周文撰著、孔父占象、扁鵲操針、巫咸叩鼓，安能令蘇復起馳走。

不光是中毒。據生活於東漢末至魏的徐幹之《中論》卷下〈考僞〉云，完全沒有自覺症狀，所謂內關之病，就連扁鵲也得舉手投降。

> 非有痛癢煩苛於身，情志慧然，不覺疾之已深也。然而期日既至，則血氣暴竭，故內關之疾，疾之中天，而扁鵲之所甚惡也。以盧醫不能別而遘之者，不能攻也。

這個扁鵲不是看穿蔡或齊之桓侯的病、司馬遷反覆強調具備透視力的扁鵲。只不過是一個卓越治療技術的所有者。

《鶡冠子‧世賢篇》中趙之悼襄王與龐煖的對話，將具有相同傾向的扁鵲像，在一個傳說故事中象徵化。龐煖將魏之文侯（西元前424－前387年在位）與扁鵲的對話，是如此講給王聽的。

> （文侯）曰：「子昆弟三人，其孰最善為醫？」
> 扁鵲曰：「長兄最善，中兄次之，扁鵲最為下。」
> 魏文侯曰：「可得聞邪？」
> 扁鵲曰：「長兄於病視神，未有形而除之，故名不出於家。中兄治病其在毫毛，故名不出於閭。若扁鵲者，鑱血脈、投毒藥、副肌膚間，而名出聞於諸侯。」

《鹽鐵論》中所說「攻湊理絕邪氣，故癰疽不得成形」的扁鵲之醫術，
在此成為其諸兄的醫術。扁鵲像的三個要素被解體，分別附之於兄弟三
人。與此一齊引起注意的是「副肌膚間」這句話。

　　進入魏晉時代，外科醫形象的名醫像突然復活起來。即是其契機，
又是其象徵的，是被魏之曹操所殺的華佗。據說在針法與藥法不能治癒
的情況，則使飲麻沸散而被麻醉，切開腹部，切斷腸子洗淨之，縫合之
後塗上膏藥，經一個月左右即平復❹。不久，華佗亦開始走上傳說化的
道路。儘管使外科醫形象在扁鵲像中復活，但也沒什麼可奇怪的。試觀
《列子‧湯問篇》的故事。

> 魯公扈、趙齊嬰二人有疾，同請扁鵲求治。扁鵲治之，既同癒。
> 謂公扈、齊嬰曰：
> 「汝曩之所疾，自外而干腑臟者，故藥石之所已。今有偕生之疾，
> 與體偕長。今為汝攻之何如？」
> 二人曰：「願先聞其驗」。扁鵲謂公扈曰：「汝志強而氣弱，故足於
> 謀而寡於斷。齊嬰志弱而氣強，故少於慮而傷於專。若換汝之心，
> 則均於善矣。」
> 扁鵲遂飲二人毒酒，迷死三日，剖胸探心，易而置之，投以神藥。
> 既悟，如初。二人辭歸。於是公扈反齊嬰之室，而有其妻子，妻
> 子弗識。齊嬰亦反公扈之室，有其妻子，妻子亦弗識。二室因相
> 與訟，求辨於扁鵲。扁鵲辨其所由，訟乃已。

「藥石」中含有藥劑與針石（針法之針）、植物藥與礦物藥，這樣兩種含
意。《史記‧倉公傳》中見有「夫藥石有陰陽、水火之齊」這樣的話。即
便是從前後之文推之，但此時之「藥石」是哪一種含意也仍不清楚。如

---

❹　《三國志‧魏書‧華佗傳》。

是扁鵲的技術，那大概是藥法與針法，但這個故事的形成若是在魏至西晉之時期，則草木藥與石藥的解釋亦充分成立。當時正是熱衷於使用五石散那樣的石藥，以為養生之術的時代。

東晉之張湛在此故事上加注時，雖然將其作為吹牛大話，但馬上起到了華佗，乃是極自然的推衍：「然魏世華佗能刳腸易胃，漰洗五臟，天下理自有不可思議者，信亦不可以臆斷，故宜存而不論也。」我亦好不容易走到了應該置筆的地方了。

十二、扁鵲傳說的構造

作為活躍於春秋、戰國時期之遊方醫集團象徵性稱呼的扁鵲，以若干遊方醫集團的傳承為種子，在戰國末期被形象化成單一的人格，分娩出扁鵲傳說。雖然作為名醫之理想像的扁鵲被賦予某種超越的性格，是很自然的，但扁鵲傳說本身終歸是歷史發展的產物。因為在其傳說以故事、評論及其他方式，通過文字而被定影時，傳說中的扁鵲通常是被作為受知識階層青睞、博得其最高評價的新技術之所有者來被描述的。與時代一同改觀著的扁鵲傳說，可以說是映出醫學之歷史的一面鏡子。

扁鵲傳說具有如下之構造。在圖 2 (a)中，垂直線TDP可以名之曰是診斷學的軸線。P是透視者，D是診斷家，T是理論家。是作為疾病之認識者的扁鵲，所被賦予的三副面孔。與此軸線D點相交之水平面AMS，可以稱之為是治療技術的三角形。作為治療者的扁鵲，具有外科醫S、針法醫A、藥法醫M這樣三副主要的面孔。如果想要將治療技術的平面更加一般化，最好是再加上熨法（hot compaess）、灸法（moxibution）及其他技術。在此，如有必要，可將熨法看成是包含於藥法、灸法包含於針法之中的技術。實線表示兩個要素必然聯繫在一起，虛線表示其聯繫因情況不同而異。將連接兩個要素的線段稱之為「成分」。所有線段均為實線

的共同要素只有診斷家D，占據著相當於其圖之原點的位置。為便於觀看構造，將垂直線TDP在水平面AMS上放倒，則成為圖 2 (b)。

圖 2 表示著扁鵲傳說的超時間性的構造。與此相對照，圖 3 表示其時間性變化。不同的構造皆是圖 2 的「成分」之一，或是表現著兩個以上的組合。雖然在排列上也有不太準確的問題，但首先從時代順序看不致有誤。(1)是《韓非子》、(2)是《戰國策》，這兩個屬於戰國時代。外科醫的形象顯著，再加上透視者的形象。進入西漢，(3)為《新語》，外科醫消失，藥法醫出現；(4)為《韓詩外傳》，針法醫開始登場，浮現出透視者―針法醫的結合；(5)是《淮南子》，理論家展示容顏；(6)為《史記》，是(3)、(4)、(5)之「成分」的合成，於此始實現針法醫―理論家的結合（源於針法派之醫學的基礎理論之確立）；(7)為《鹽鐵論》，與(6)相比消失了透視者。也可以稱之為西漢之扁鵲像的歸結的這個構造，與戰國的扁鵲像之間沒有共同的「成分」。東漢的資料很少，(8)為《周易參同契》，形象的焦點集中在針法醫上。到了魏晉，戰國之後中斷了的外科醫形象復活，在(9)之《鶡冠子》中，形成外科醫―藥法醫的結合（令人想到外科醫華佗的麻沸散）；(10)為《列子》，針法醫的形象淡薄，透視者與外科醫這樣兩種名醫的形象於此勉強結合。最後，時代跨越到了唐代，在醫學中可以看到，包含著各個專門分科之理論與技術的體系，以及包含醫院、藥局之設置與大學教育、醫官之資格審查考試的社會制度，均大體完成。此時，(11)之〈集注難經序〉捨棄了其他全部要素，描繪出作為透視者―外科醫的扁鵲。扁鵲終於被形象化為，純粹體現古代兩位名醫形象的名醫、不是名醫之外任何東西的名醫。這是被極端限制的扁鵲傳說。〈集注難經序〉建立了二人（黃帝之時與後世）之扁鵲故事，業已說過。今日被一般辭書所記載的扁鵲，僅是這個唐代醫家所編織成的傳說。

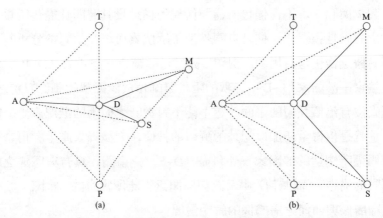

P：透視者(penetration) S：外科醫(surgical operation) D：診斷家(diagnosis) A：鍼法醫(acupuncture) T：理論家(theoretical explanation) M：藥法醫(medication)

圖 2　扁鵲傳說的構造

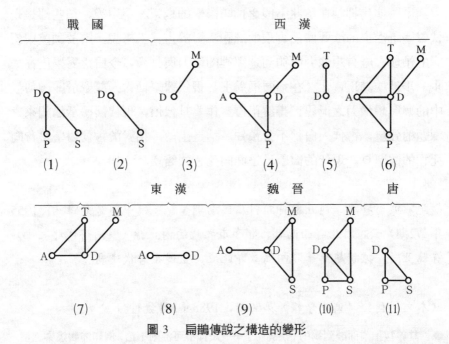

圖 3　扁鵲傳說之構造的變形

圖 2 與圖 3，不僅僅是將扁鵲傳說的構造及其時間性變化所具有的明確之方向性視覺化，使其直觀性的了解成為可能。這對於分析其他醫聖與名醫之像也是有用的。例如，醫緩是診斷家一透視者（D–P），醫和為理論家一診斷家（T–D）。春秋的兩位醫師位於診斷學的軸線TDP之上，那裡尚沒有治療技術的平面。這不能不對當時之醫術的狀況產生一點啟示。這就是值得重新加以記述的醒目的技術，大概尚未產生。再者，作為司馬遷所塑造的診斷家一外科醫（D–S）之俞跗，具有與戰國之扁鵲像相同的構造。〈扁鵲傳〉中俞跗與扁鵲之對比所寓意的，實際上就是戰國之扁鵲像與西漢之扁鵲像的鮮明對照。

在古代人寄託於扁鵲之身的夢想中，有透視患者身心進行診斷的能力，有切除、剔出、移植臟器的外科之技術。古代人又在扁鵲的針法中，看到了將疾病抑制在前兆階段之預防醫學的框架。不用說，這些都是現代醫學所從事的欲要廣泛實現的課題。對於古代人來說，屬於願望與幻想的領域、唯有想像力能夠到達那裡的能力與技術，今日之醫學正在一步一步地使其現實化。在這層涵義上，現代醫學使古人凝聚於扁鵲傳說中的夢與想像力之世界，壽終正寢。作為其代價，現代醫學承擔起來之課題的分量，古代人自然不會預知。這是由於，相對於古代醫學是背向死亡的醫學[48]，現代的醫學乃是面向死亡的醫學。

附記：據馬堪溫〈內丘縣神頭村扁鵲廟調查記〉（《中華醫史雜誌》1955年第2期）云，河北省西南部、邢臺市之北的內丘縣（戰國時代邢之地）有鵲王廟。據說趙簡子賜四萬畝即此地，至遲在唐代建廟。

（本文初刊於《東方學報》第60冊，1988年3月發行。）

---

[48] 其義當指前面談到過的「決死生」——知其不可治則不治，例如扁鵲逃秦之例。——譯者注。

古代中國醫學的傳授

一

據《史記·扁鵲倉公列傳》記載，扁鵲本名秦越人，年輕時曾經在某個有權勢者之下，擔任聚集到該處的食客們的客舍之長，即相當於今天所謂的舍監。常來的食客之中，有一位稱為長桑君的人物，大概是奇特的男子，別人幾乎不太理會他，但是扁鵲卻看出他不是尋常人，平日就很有禮貌地對待他。長桑君也很高興，認為這廝亦非尋常之輩，所以彼此很親近。這樣的交往持續了十年多，有一天，長桑君把扁鵲叫到房間，只有兩個人相對而坐，然後慢慢地這麼說：「我懂得禁方，我年紀也大了，想傳授給你，你看怎麼樣？但是你絕對不可洩漏給別人。」扁鵲說：「知道了。」然後由懷中把藥拿出交給扁鵲，「宜用兩露之水服此藥，經過三十日後，必定可以看到東西。」並且把禁方的書籍拿在手上，全送給扁鵲，然後突然消逝了蹤影。扁鵲照其所說飲藥三十日後，據說竟然具備了能隔著牆知道那邊是否有人的眼力。

思索中國古代的醫學之由老師傳授給弟子的形式時，這段小故事頗有意思。因為親密地交往了十多年，所以扁鵲必定知道長桑君是位醫生，在他們之間醫學成為話題，可能也是常有的事。即使沒有正式地拜師，

但是受過簡單的入門，也不足為怪。以故事來說，這樣反倒比較清楚。但是，重要的不在這點，重要的是長桑君知道「扁鵲非常人」這點，只把秘方傳給他所信賴的人，不然絕不洩漏。這個小故事正說明此即醫學傳授的第一個原則。

藥的故事也不能忽略，以特定之水飲特別的藥，且要達到一定的時限。由此，該人才具備完全掌握秘方的資格。扁鵲的情況被認為其資格是眼力，能透視肉體內的眼力。因此持續一個月的特定行為乃是必要的。其行為，一般說來可看作咒術—宗教的禮儀，或有齋戒一類的行為，跟隨著此，也說不定。如果這樣的解釋成立話，那麼伴隨咒術—宗教的禮儀，就可說是醫學傳授的第二個原則。

扁鵲雖然是河北的鄚州人，但是周遊各地而行醫，據說最後在秦的首都咸陽被殺。但是他活著的時代卻不明確，因為據《史記》既可以解釋為春秋時代的人，也可以解釋為戰國時代的人。在司馬遷寫《史記》時，已經接近傳說中的人物了。也許是過著秦越人那樣般生活的醫師們的小故事，集中於秦越人一人，構建了扁鵲傳說。到處都有的喜鵲，察覺到事物的動靜即快速地飛走的喜鵲，具有這種意思的扁鵲這個名字，似乎也暗示著什麼。與此相對應，另一位名醫，主要是活躍在齊國的太倉公淳于意，則生於秦末，確切地活動於前漢文帝之時。這是因為文帝十三年（西元前167年）他一度獲罪，但是因為女兒的懇求而被免除肉刑，而且肉刑在此過程中被廢除了。此係淳于意四十九歲時發生的事情。

淳于意，山東臨菑人，如太倉公這個通稱所示，是齊國的太倉長，即穀物倉庫的管理人。但是從年輕時起即喜好醫學，看來也嘗試實際治療。不久他師事善於「古傳方」的菑川的公孫光，得傳授「方化陰陽及傳語法」，即所謂的口傳。他將此記下來後，又要求其師把其他更精湛的醫術教給他。

公孫光曰：「這是我所有的醫術，不是我吝於教給你。我身體也弱了，也不會再從事醫業，教給你的是我年輕時所受教的妙方。都授與你了，你絕不能教給別人哦!」

淳于意曰：「我能夠以您為師，並得到所有的禁方，沒有比此更幸福的事。我就是死也不會隨便傳給他人。」

不久之後，受得公孫光所有秘方的淳于意，在其師閒暇時，與其師相當深入地討論醫術，且透露想當個名揚後世的名醫。公孫光非常高興，說：

「你必定能當名醫，我有朋友善於醫術，可是技能不精，但是其兄弟住在臨菑的，則長於醫術，我等怎麼也比不上他。其醫術非常地高明，卻不為世人所知。我壯年時欲受教其醫術，但是楊中倩（指陽慶）不肯；他說我不適合。我跟你一起去，他一定會明白你喜好醫術，他年紀也大了，家裡很有錢。」

儘管那樣，在淳于意還沒有機會訪問臨菑的公乘（第八位的爵位）的陽慶時，他碰巧與陽慶的兒子陽殷結識，並成為好朋友。公孫光也告訴陽殷淳于意的學問和人品，並且託信給陽慶，拜託他淳于意之事。如此，淳于意入了陽慶之門，時值高后八年（西元前180年），陽慶七十多歲，而淳于意三十六歲。

陽慶因為家裡有錢，雖然醫術高明，但是一概不看病人。可推知其人。據說淳于意到底沒能打聽出陽慶的「師受之處」，亦即其師為誰。但是不管怎樣陽慶則把其醫術都傳給了淳于意。

陽慶言：「請把以前的方書都丟棄，那些都不好。我有傳古先人之

> 道的黃帝、扁鵲之《脈書》，可以視脈之五色診斷病，並且知道病
> 人是生或死，把可疑的病弄清楚，決定治療的方法，並且非常精
> 於藥論書。我家富裕，且自心裡喜歡你，所以我想把我的禁方書
> 完全教給你。」
>
> 淳于意答道：「您能對我如此，沒有比此更幸福的。」

淳于意離席起身再拜，乞授《脈書上下經》、《五色診》、《奇咳術》、《揆
度陰陽外變》、《藥論》、《石神》、《接陰陽禁書》；然後聽講解、做實習，
再實際從事臨床，師事三年，終於達到所謂取得真傳的境界。

淳于意的師受經過三個階段。第一個階段是接受公孫光的口傳。老
師口述，弟子把它記在筆記本上。請注意這個口傳的方式。公孫光大概
是以這個方式被授以「方化陰陽及傳語法」的吧！在這種方式下，舊的
教材通過新的知識和經驗，而不斷地改變著吧！或舊的內容也因為新的
概念和用語而被整理或重新掌握。弟子把老師的話做成筆記這項行為，
不論多寡，無疑意味著製作出與老師所得到的教材不同的新的教材。在
古代的醫學書中，也有通過這種傳授方式而完成的論文。希望讀者能留
心此事。

公孫光雖然傳授秘方給他，但是在這階段對淳于意的醫學才能還沒
給予很高的評價。他會具有跟我一樣的本領，但是那以後能進步到哪個
程度呢？這恐怕是公孫光的真心話。改變公孫光的想法，是在淳于意完
全掌握其師的醫術，且吐露了更大的野心時。人家告訴我「你非其人」，
但是公孫光他卻堅信這個人才是「其人」，而且決定要把淳于意託給曾拒
絕接受自己為弟子的陽慶。這是第二個階段。

第二個階段即所謂發現「其人」的階段。說得更詳細是B級的醫師公
孫光，先知道淳于意是B級的「其人」，然後傳授其秘方，可是除此以外
的事則不做。當他知道淳于意其實是A級的「其人」時，才從中斡旋A級

的醫師。淳于意傳記的有趣之處在於，發現「其人」成為一個獨立的小故事。這個故事敘述著發現「其人」在醫學的傳授上是多麼地被重視。

第三個階段是陽慶傳授的，此時不是口傳，而是接受以前的教材，與相關的講解，然後實習。所以在此種情況下，教材本身不變，舊的教材照原樣傳下去，由新的知識和經驗而產生的改變，出現在解釋，即講解之中。假設弟子把其講解作成筆記時，那就變成舊教材的注解或解釋，甚至擷取採取討論其中的重要問題而成為獨立論文的形式。如果該講解是以老師和弟子的問答而展開的話，則筆記也極有可能是以問答的形式來敘述！這樣的師授形式必定也和口傳方法一樣在古代的醫學書中留下某些痕跡吧！

在此還須注意的一點是當淳于意接受禁方書時，「避席再拜」之事。「席」可認為是草蓆或坐墊。即使在現在要做有禮的應對時，就將坐墊拿開，或是離開坐墊。古代中國的禮法，以不同的形式存留在今日我們的生活習慣中。這即使已不能說是像扁鵲那樣的咒術—宗教性的禮儀，但依然是一種禮儀，這一點上並無改變。扁鵲在接受藥物和禁方書時，或許也做了類似的動作。這也可以視作：隨著時代，咒術—宗教性的一面逐漸自禮儀的體系脫落，而變成一種社會性的禮儀。雖然不能由僅此之例而引出一般結論，但至少這樣的預想是被容許的。我就扁鵲的例子而指出的師受的兩個原則中，在禮儀方面不是有了很大的時代性變化嗎？

與此相應，另一個原則是以非「其人」不傳的方式，存在於淳于意的場景之中。進一步說，是被奉為提高至明確表明的原則。不論公孫光還是陽慶的生涯中，可看到對淳于意傳授所有的秘方。我年紀大了，以後也不會從事醫業，公孫光這樣的話即暗示了這點，而陽慶的情況則更清楚。這是因為不僅以「你非其人」拒絕對公孫光進行傳授，而且叮囑淳于意：「請不要對我的子孫說，你學了我的醫術。」

只把醫術傳給「其人」，此事究竟意味著什麼？到目前為止我只舉出

了扁鵲和淳于意師受之共同的一面,但是在此還需要注意其不同的一面。在古代中國,醫和巫是並稱而存的。例如,《論語‧子路篇》曰:「人而無恆,不可以作巫醫。」此通常被解釋為「巫」和「醫」,但是也許該視為「巫醫」。《逸周書‧大聚解篇》,可看到「鄉立巫醫,具百藥以會備疾災」。此處「巫醫」不是「巫」與「醫」,顯然是一個詞。長桑君認為扁鵲是「非常人」,是個能藉服藥三十日而掌握透視東西之能力的人。長桑君本身必定也是具備那種能力的人。正因如此,所以把其醫術傳授給具有同樣素質的扁鵲。扁鵲自己也說:「越人之為方也,不待切脈、望色、聽聲、寫形,言病之所在。」擁有此能力與其說是醫,幾乎就是巫了。因為具有通巫的素質或能力,所以,扁鵲反而要將醫從巫中嚴加區別。作為病不能治的六個情形,所謂「六不治」之一,他說是「信巫不信醫」。雖然是簡單的一句話,但這可能是扁鵲所以才這麼說,或是不得不說的話吧!

長桑君和扁鵲的共同點尚不止於此。兩人都是流浪的醫師,周遊各地投靠王族或豪族,成為其客。長桑君似乎沒有同行的弟子,而扁鵲卻有弟子。子陽和子豹兩人的名字被記錄了下來。但遺憾的是我們不清楚這個由老師率領的醫師集團的規模。然後會讓我們想起遊說或任俠之士們的集團。這樣的食客們不論在社會階層上或在集團的規模上,都是極具多樣性的。他們寄食在有勢力者門下,從政治的技術到小偷的技術,以各式各樣的技術服務主人。而主人也以合於其技術之評價來禮遇客人。扁鵲的行為,證明在這些士之中也有醫師。趙簡子贈與扁鵲之田達四萬畝,所以他的技術必定是得到很高的評價。若容許由他們的集團來類推的話,扁鵲和其弟子們應該是富裕的,可能當時形成了相當大規模的集團。

當時肯定有貧富、小大各式各樣的醫師集團存在,作為王侯、豪族的客人而活躍著。而其中大概也有獨來獨往的流浪醫師,這是當時之醫

師的一種社會存在方式。扁鵲集團或許是醫師集團的突出之例；長桑君則為獨立活動者之特別的一例。在此姑且把他們稱為遊方（或「走方」）醫。我認為遊方醫集團內部紐帶即是師徒關係。在這裡當然產生了單傳的師徒關係，只向特定的弟子傳授所有秘方的原則，不正是表現了其關係的核心嗎？該原則原本可能具有巫之性格的醫師集團中，因為巫需要具有特別的能力是「非常人」。不僅如此，說不定遊方醫的起源即在巫醫集團。集團內之秘方的傳授，伴隨著咒術—宗教性的禮儀。隨著時代下降，醫師的巫的性格逐漸淡薄，或是醫自巫醫進行分化。與此同時，只傳特定之人的原則反而被有意識地提出，並且提高到非「其人」不傳的原則，成為繫聯遊方醫集團的紐帶。

然而，當然並非所有的醫師都是遊方醫。據說殺死扁鵲的是嫉妒他的技術的秦太醫令李醯。不論官方或民間，曾有在都市建屋定居的醫師們，也許應該把他們視為普遍的社會存在形態。似乎在所謂的定居醫之間，很早就形成了分科。《周禮・天官》中，舉出官府的醫師有食醫、疾醫、瘍醫、獸醫的區別，而民間的扁鵲則在各地「隨俗為變」，據說在邯鄲為帶下醫（婦產科）、在洛陽為耳目痺醫、在咸陽為小兒醫。遊方醫的扁鵲，什麼都運用自如，什麼病都能治，這即便不是遊方醫的必要條件，也肯定是他們的理想。

淳于意之師陽慶，「我教你之事，不要告訴我的子孫」的小故事暗示著定居醫的情況是以醫術為家業，傳給子孫，毋寧說是慣例。《禮記・曲禮下》曰：「醫不三世，不服其藥」，認為若非三代都是醫師的家世，就不給那個醫生看。這正表明了社會上對醫師的門第之信賴。倘若遊方醫集團的師受形式如同我在前面所述的話，那麼《禮記》的說法正是對遊方醫不信任的表現。李醯把扁鵲殺了，是否果真僅是因個人的嫉妒而引起的？或是在社會存在形態上相異的兩個醫師階層之間，曾經發生深刻的利害對立？

　　不管怎麼說，在淳于意的時代事態已經改變了。定居醫的公孫光和陽慶不傳給子孫，而把所有的秘方傳給「其人」。特別是陽慶的情況，以及與慣例相反，傳「其人」這一點上，其行為都是有意識的。在「非其人」則不傳這一點上，到底這樣的變化是如何產生的？我認為這是在醫學領域隨著學派的形成而發生的變化吧！

　　關於在中國古代醫師的社會存在之形態，我本打算改日詳細研究，在此只是簡單地檢討〈扁鵲倉公列傳〉，並且根據此提出個假說。即醫學學派形成於遊方醫集團之中的假說。遊方醫們在周遊途中的客舍，有接觸各式各樣思想集團的機會。這些接觸不能不促使他們在思想上或學問上產生強烈的覺醒。這樣一來，他們就企圖將知識理論化、體系化，而不是停留在經驗的水準上。我認為於此形成了醫學的若干學派。

　　我以前提出在戰國末期至前漢，醫學領域中存在三大學派的假說。其根據是見於《漢書・藝文志》的《黃帝內經》及《外經》、《扁鵲內經》及《外經》、《白氏內經》及《外經》。我把這些著作都視為各學派論文之集大成，並將其學派命名為黃帝學派、扁鵲學派和白氏學派。現在我欲在遊方醫集團中尋求這些學派的起源。其中之一，而且是為上述推測提供根據的，不用說即是扁鵲集團。但是，此事並不意味扁鵲本身就是該學派的自覺的創始者。說不定以扁鵲之名開始講述學說和療法的是其直傳的弟子們，也可能是再傳、三傳弟子們。見於《史記・扁鵲傳》的學說，與其說是扁鵲其人之說，不如說是由弟子們繼承發展了的學說，這是與陰陽說結合在一起的學說。黃帝學派的情況，則不用說與陰陽說結合，由尊崇黃帝為創始人這點亦可設想與漢初的黃老思想有密切的關係。這樣看來，我認為這種醫學學派的成立即便是在戰國時代，同時是屬於戰國後期才較妥當。

　　關於這點，遲早要找個機會討論。我在此欲指出的是，伴隨學派形成的傳授形式的變化。像具有巫之性格的長桑君─扁鵲那樣，傳給「非

常人」的形式，被提高至更一般的原則，可能是在這種學派之中。這與形成了學派的醫師集團脫離了巫的要素，有很大的關聯。被公孫光和陽慶認為是「其人」的淳于意的醫學中，已沒有巫的要素。師受的禮儀也非咒術—宗教性的性質。

但是，在此更重要的是，即使最初形成了學派的是遊方醫集團，但其影響不久便擴展到了定居醫階層。不論是由定居醫之中出現師事者，還是由遊方醫之中出現定居者，對定居醫階層的影響力之滲透是非常快速的。例如：定居醫的陽慶是出生於戰國末期，一般認為秦始皇統一全國時，他已經達三十歲之壯年了，但是他顯然是受了扁鵲、黃帝兩學派的影響，而這也馬上對傳授的形式帶來影響。在陽慶—淳于意的師受中，我們可以看到其典型的表現，我認為不傳給子孫，而敢於傳給「其人」一事的歷史意義即在此。

若由這點來說，淳于意更是劃時代的。淳于意的兩位老師看來是欲把所有的秘方都傳給他「一個人」。但是淳于意卻不同，他可以說把其醫術「切割」地教給「好幾個」弟子們。

漢文帝問：「有官吏或庶民，曾師事於您，並學習您的醫術的嗎？有人學會您的所有醫術嗎？那是什麼縣什麼里的人？」

淳于意答：「臨菑人宋邑，他來學習時，我教他五診一年多；濟北王派太醫的高期、王禹來學習時，我教以經脈之高下及奇絡結，該提出的俞的位置，以及氣當上下出入的邪之逆順，施行鑱石和砭灸的場所一年多。菑川王時遣太倉馬長的馮信，問我醫術，我教以案法、逆順、論藥法、定五味及和齊湯法。高永侯的家丞杜信對脈有興趣，來學時，我教他上下經脈和五診兩年多。臨菑的召里的唐安來學時，我教他五診、上下經脈、奇咳、四時之應、陰陽之重，但是未學成，就被敕為齊王之侍醫。」

　　淳于意大概是按素質、興趣及職業等，施行了所謂的專科醫生的教育。正因為如此，教育期間也很短。他自己在陽慶那裡學習一年，且付諸實際地診療，但是技能仍然不可靠。據說從師三年才能達到相當的本事。但是，他的弟子們的從師時間幾乎僅一年左右，長的兩年多。至於唐安，則在還沒學會以前就很快地就職了。不但如此，他還同時教高期和王禹。

　　確實淳于意是沒有兒子。包括不久救他的命的小女兒，只有五個女兒，所以說或許從一開始就沒有要把其醫術傳給子孫的問題。就算是這樣，他的醫學教育還是革命性的。他大膽地打破了把「一切」傳給「一個人」的傳授形式。他在弟子們之中，找出許多所謂的「其人」，並對「其人」施予適合的教育。對淳于意而言，「其人」之意已與陽慶的其人之意有了很大的差距。這與其稱為醫學的傳授，不如稱教育更合適。淳于意難道不是在實質上，堪任醫學教育之名的創始者嗎？或說不定因為相對傳統的傳授形式來說，他是位革新者，所以才被傳統墨守派的醫師進讒言而問罪。儘管他與扁鵲不同，完全沒有冠以其名的書籍和學說，但是司馬遷敢把淳于意和扁鵲放在一起收於列傳中，可能有幾個理由吧！不用說名醫是一個理由，且以他的事件為契機廢止了肉刑，似乎是這兩個因素加在一起，提高了他的名聲。但是，我認為他是醫學教育的革新者一事，這亦有益於其名聲。

　　我在《史記・扁鵲倉公列傳》中，探求了醫學的傳授形式和其變化。而且我料想這在古代醫學書中留有某種痕跡。故欲試在《黃帝內經》之中追蹤其痕跡。

二

　　《黃帝內經》中所收的論文的文學形式，有論述形式和問答形式，

而後者佔其大部分。雖然論述形式的論文，既有新寫成的，也有弟子把老師的口授記下來的筆記，但是傳授的形式並沒有反映在這些論文。是新寫的還是口授的抄寫，也很難辨別。相反，我認為積極地將傳授形式作為表現形式加以採用的，是問答形式。當然，由於這到底是表現的手法，所以當這種文學形式一旦確立，其後即作為形式自身發展下去。不管是師之口傳與受業弟子之筆記，還是新撰之文，假定最初欲待傳授形式與當時之問答有意識的再現於文字之上，但不久形式本身也是向著使作為手法之問答形式所見表現力，往更加豐富發揮的方向發展下去。這時，或許是傳授形式之反照這種最初形式脫落掉，或反之是作為以文學性的手法改變形式，被積極地利用。我以為雖說《黃帝內經》所收的論文，在執筆年代上的某種程度上的相對新舊，只不過是輔助性的判斷材料，但難道不可以由文學形式來判斷。然而，這點改日將另撰稿詳論。在此，僅為論證《黃帝內經》的問答形式是什麼樣的東西而列舉兩、三個例子。

雖說是問答形式，內容實際上也是各式各樣。例如：《太素》卷十四的〈四時脈形〉(《素問》卷六〈玉機真藏論篇〉)即就春脈（肝脈、東方、木）、夏脈（心脈、南方、火）、秋脈（肺脈、西方、金）、冬脈（腎脈、北方、水），黃帝的問和岐伯的答，各重複三次，接著對於中央、土的脾脈，有四次的問答，最後以「吾得脈之大要云云」的黃帝之語結束。問答由五行說的立場出發，雖稍顯過於整齊，但如果注重靜態的形式美，我想是會達到此地步，是自成巧妙的一篇。即使在形式上沒有像這篇如此完美，但亦有很多問答巧妙組合的出色的論文。

但是也有徒有其名的問答。例如：《太素》卷三的〈調陰陽〉(《素問》卷一〈生氣通天論篇〉)，只是黃帝和岐伯各冗長地敘述其說一次，在內容上構不成問答。不過是把兩篇論述形式的獨立小論文，用問和答的形式接合在一起。這只能說是對確立的文學形式的安易的依賴；這樣的論

文也有好幾篇。

　　所見為數頗多的，是針對起始處於弟子的提問，老師做長篇講解的形式。其中頗有意思的例子是《太素》卷八的，我姑且命名為〈經脈〉的一篇。儘管因《太素》此卷的開頭部分欠缺，而不知篇名和形式，但所幸是可以從《鍼灸甲乙經》卷二的〈十二經脈絡脈支別〉上篇，以及《靈樞》卷三的〈經脈〉得以復原。若根據此，則開頭的問答是這樣的。

　　　　雷公問於黃帝曰：禁脈之言，凡刺之理，經脈為始，願聞其道。
　　　　黃帝答曰：經脈者，所以決死生，處百病，調虛實，不可不通也。

　　接著黃帝說：「肺手太陰脈起於中焦，云云」，開始了十二經脈的長篇大論。然而，這個可謂講解部分的原型，已弄清楚正是自馬王堆漢墓的第三號墓出土的醫帛書之中的兩篇，即以論述方式寫成的〈陰陽十一脈灸經〉及〈足臂十一脈灸經〉。換句話說，綜合兩篇出土醫學書的知識，並使其發展，由十一經脈朝十二經脈體系化的結果，即講解部分。因此，雖原本是論述形式，但在刪改、修正的過程中被整理為問答形式，所以實質上可以視為論述形式的論文。對於此形式的其他論文，也能這樣說吧！

　　一般說來，問答形式的論文是以這三種類型之一，或其混合型寫成。不論各篇論文屬於其中哪一種，《黃帝內經》所收論文之大半屬於問答形式，而且是採用弟子和老師問答之形式，我認為這似乎強烈地暗示著：這在初始階段，是師授形式的文學化。那麼，就具體地在問答形式之中，嘗試尋找師授形式之殘痕吧！

　　但在此以前，最好先談一下我過去提出的假說。出現在《黃帝內經》問答形式之論文中的提問者一回答者的組合有：雷公－黃帝、黃帝－少師、黃帝－岐伯、黃帝－伯高、黃帝－少俞等五種。我認為這不僅是文

學表現上的不同，而是表示黃帝學派中五個分派或下位分層之存在；取回答者之名，把這些分派或組合分別命名為黃帝派、少師派、岐伯派、伯高派、少俞派。照我的想法，這五派之中最初形成的是黃帝派，接著產生的是少師派，以繼承此所謂初期兩派之說，加以發展，進而超越之形式，產生出岐伯派以下的後期三派。其中成為主流派的是岐伯派，其他兩派（伯高、少俞）不久被吸收到其中，這樣一來就產生了單一的黃帝學派。在此階段匯集各派之代表性論文而大成的，大概就是現存的《黃帝內經》吧。以圖表示我的這一假說，則成下圖。

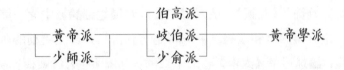

由初期兩派向後期三派的發展，若由醫學理論之觀點來看，則我認為是由陰陽說向陰陽五行說之發展。但是這點在這篇文章並無關。只是想請事先了解，在進行以下分析時，我的頭腦中始終存在著這個假說。再者，為要表明所涉論文之提問者—回答者是哪種組合，因而是成於屬於哪一派作者之手的論文，例如若是雷公—黃帝的問答形式，則在題名的下面記〔黃帝〕。

根據見於《太素》卷十九之〈知官能〉〔前半為岐伯、後半為黃帝〕（《靈樞》卷十一〈官能〉）之雷公—黃帝的問答，有稱為〈鍼論〉的論文。這似乎是黃帝學派在某個時期之前最重視的。也可說是經典古典論文。《太素》卷二十四的〈本神論〉〔岐伯〕（《素問》卷八〈八正神明論篇〉）之中，岐伯說：「法往古者，先知《鍼經》也」，看來〈鍼論〉是《鍼經》的一部分，包含於其中。因為〈本神論〉中所說的《鍼經》，無疑是指《太素》卷十九的〈知要道〉〔岐伯〕（《靈樞》卷七〈外揣〉）及卷二

十四的〈真邪補寫〉〔岐伯〕(《素問》卷二十四〈離合真邪論篇〉)中，
黃帝所說「余聞《九鍼》九篇」的，被總稱為《九鍼》的九篇論文。更
頻繁出現的是：「余（黃帝）聞（受）《九鍼》於夫子（岐伯）」的說法。
現在舉出的〈知官能〉〔岐伯〕、《太素》卷二十三的〈量氣刺〉〔岐伯〕
(《靈樞》卷十〈行鍼論〉)、《素問》卷六的〈三部九候論篇〉〔岐伯〕、
《靈樞》卷十二的〈九鍼論〉〔岐伯〕、同書卷七的〈病傳〉〔岐伯〕，皆
是其例。在《太素》卷二十七的〈十二邪〉〔岐伯〕(《靈樞》卷五〈口問〉)
中，也可看到「余（黃帝）聞以《九鍼》之經論」的說法。

　　總之，我的看法是見於黃帝派論文中的〈鍼論〉，可能是岐伯派所說
的《九鍼》九篇、《九鍼》，或《鍼經》、《九鍼之經論》中之一篇。不過
也不能否定〈鍼論〉和《鍼經》同樣是《九鍼》九篇之總稱的可能性。
不管怎樣，論述見於《太素》卷二十二的〈九鍼所主〉(《靈樞》卷二〈官
鍼〉)的九種針，──鑱鍼、圓鍼、鍉鍼、鈹鍼、圓利鍼、毫鍼、長鍼、
大鍼、鋒鍼之用法的九篇古典性論文，特別在岐伯派中，是極受重視的。
這可說是基礎課程，學會此是學習醫學的第一步。剛才提到的岐伯派的
論文都是學習了《九鍼》的理論，但是想了解其核心，或者想更進一步
地深入，由這樣的提問而開始的。所以，可以把這些視為是針對習得了
《九鍼》九篇之人的教材。

　　然而有關九鍼的用法的論文，絕不止於九篇。《太素》卷十四的〈人
迎脈口診〉〔黃帝〕中，雷公從黃帝處受的《九鍼》六十篇之講解，日夜
諷誦，有云近來的書簡繩斷掉，而以前的書是簡沾滿了塵垢。說明在漫
長的歲月中，寫了很多與九鍼有關的論文，並流傳下來。我認為其中最
重要的，核心性的論文的標題難道不就是〈鍼論〉嗎？無論如何，沒有
必要將這「六十篇」看成是切合實際的數字。岐伯派大概是從在黃帝派
時代已為數可觀，內容上恐也是多途歧義、精粗不等之種種關於九鍼的
論文之中選了出色的九篇，把它作為教育用的教材吧！不僅如此，經岐

伯派之手，又寫了許多關於這九篇的注釋和論文，此事可由在〈真邪補瀉〉中，黃帝於前引「余聞《九鍼》九篇」之後，接著說「夫子（岐伯）乃因使之九，九九八十一篇，余盡以通其意」，來推測。不管怎麼說，「九鍼」論在「三部九候」論出現之前，一直是黃帝學派之治療學說的根本。〈本神論〉之末尾說：「三部九候為之原，九鍼之論不必存」。

再來看〈知官能〉的雷公—黃帝之問答。在此以「〈鍼論〉曰」，明言前面所述的師受之第一原則。

> 雷公問黃帝：「〈鍼論〉曰：『得其人則傳，非其人勿言』但是怎麼
> 知道可以傳授呢？」
> 黃帝曰：「各得其人，任其才，所以能弄清楚事情。」（後略）
> 黃帝又說：「（前略）正因各得其才能，才能實踐、揚名。若不得
> 其人，既沒成果，師也不出名。」所以說，得其人則言，非其人則
> 勿傳，指的就是此事。

在〈知官能〉之黃帝—岐伯的問答部分，「得其人則傳，非其人勿言」這個原則，亦作為黃帝之語被講述。

若將此與《史記‧扁鵲倉公列傳》的記述相比較，這不是扁鵲的情況或階段，而顯然是與淳于意的情況相對應。我說過淳于意是醫學教育的革新者，假設如此，那麼〈知官能〉的黃帝之語相當於淳于意以前的階段，還是相當於由他革新以後的階段，光靠此並無法判斷。唯不只是師受的原則被明確地定型化，且敘述老師的名聲藉擁有優秀的弟子而提高等等，看來學派或學團的意識極為強烈。這是表示著時代或階段的差距，還是由醫師的社會性存在方式，或師徒關係之應有狀態的不同而造成，並不清楚。

不管怎樣，〈鍼論〉是黃帝學派的古典，若是用做醫學基礎教育的教

材，那麼寫入其中的師受原則必定也反覆地由老師灌輸給弟子，而繼承下去。淳于意的老師陽慶傳授黃帝、扁鵲之《脈書》，這表示他是向兩派的老師學習，或是他的老師是如此。不然，若由當時的師受形式來看，不能想像可得到《脈書》；若是這樣，他必定也是由其師灌輸此原則。所以陽慶才敢不傳授給子孫，而把所有秘方傳給淳于意的吧！同時這也旁證了黃帝、扁鵲兩學派在秦帝國成立時已確立其權威，並給以相當大的影響力。還是因為當時陽慶三十歲左右，在此前後師事的可能性很大的緣故。

　　不止〈知官能〉，普遍存有師受形式之最深刻痕跡的，是雷公一黃帝之問答形式的論文這一點，仍值得注目。其中頗有意思的是〈人迎脈口診〉開頭（《靈樞》卷八〈禁脈〉）的雷公一黃帝之問答形式的部分。從與以馬王堆漢墓出土醫書為其祖型之「經脈」的關係來看，這是我認為在《黃帝內經》的論文中撰寫於最古老的時代，可說是屬於最古層之一的論文，而前述師受的第二個原則清楚地記述在這裡。

　　　　雷公問黃帝：「我能夠繼承學業，僅得《九鍼》六十篇，早晚學習，但近來的書繩子斷掉，而以前的書則簡沾滿了垢，即使如此也不斷地諷誦，但是仍不完全理解。（中略）士之才能有大有小，且辨別有淺狹，無法博深地理解，但是致力於學問這點，則無人能及於我，我擔心的是典籍散佚於後世，子孫絕滅之事。敢問，若歸納會變成怎麼樣呢？」

　　　　黃帝回答：「問得好。這便是先師在御座私自傳授的理由。割臂歃血並盟誓。你若想繼承此，為什麼不齋戒呢？」

　　　　雷公再拜而起，「將照您的話去做」。

　　　　於是齋戒三天而請。「敢問，今日是正陽，我想受盟。」

　　　　黃帝於是與雷公一起進入齋戒室，割臂歃血。

　　黃帝告神曰:「今日為正陽，歃血傳授醫術。敢違背此言者，必遭殃。」

　　雷公再拜曰:「我願意。」

　　黃帝於是用左手握住雷公的手，用右手授予他書籍，然後說:「〈禁脈〉編曰，通常刺針的道理是以經脈為出發點。」

　　如此說出後，黃帝一邊要《九鍼》六十篇的核心一邊講解下去。

　　黃帝由先師得到秘方時，齋戒割臂歃血立盟，可能也要求雷公完全一樣的手續。先齋戒三日，於正陽之日，在齋戒之室割臂歃血。然後黃帝向神告盟誓，雷公亦盟誓，接受此約。在此基礎上，由手到手地傳書籍，授秘方。這個將特定時間、場所、行為、語言組合在一起的咒術─宗教性禮儀，被稱為「盟」。關於盟，在古代的文獻中有許多記載。根據《周禮‧秋官‧司盟》的鄭玄注，盟者以約辭告神，殺牲歃血，明著其信也。其做法詳於《禮記‧曲禮》疏。若據此，則盟者「殺牲歃血，誓神」;據說是「先鑿地為方坎，殺牲於坎上，割牲之左耳，盛以珠盤，又取血盛以玉敦，用血為盟書，成乃歃血讀書」。約辭亦稱盟辭，是對神的誓言。如同在〈人迎脈口診〉中所見，「敢背此言者，必遭其殃」這樣的意思之表現也包含在其中。寫下誓言的是盟書，但這也稱為「載」或「載書」。《周禮‧秋官‧司盟》的鄭注曰:「盟者，書其辭於策，殺牲取血，坎其牲，加書於上而埋之，謂之載書。」不用說，用犧牲之血書寫約辭，是為了把盟書神聖化。同樣，將其言告之於神，若用〈人迎脈口診〉之表現，即「祝」時，也必須聖化嘴唇。其儀式無非是「歃血」。有云歃血被認為是嗽血，也有人說是把血塗在嘴唇上，但不論是哪一個，由歃血了的嘴說出來的話，已不是俗世之語，而是神聖世界的話，是對神所說的話。

　　此以犧牲之血而被神聖化的盟，後來產生「盟歃」之詞的這個儀式，

則不論是剛才舉出的《周禮》，還是《禮記》，皆如《周禮‧春官‧詛祝》的鄭注所載：「大事曰盟，小事曰詛」那樣，皆是帶有國家的官方性質的儀式。這或是為了調停國內的對立勢力之盟，或是為了諸侯間國際性的協調之盟。但是也有更個人化的盟。

對於我們的主題具有啟發的是《左傳》莊公三十二年（西元前662年）的記載。在莊公築臺的地方，由那裡可以看到黨氏的宅邸。莊公對黨氏的女兒孟任一見鍾情，並且去見她，但是孟任閉門不見。然後逼他讓她當他的夫人。莊公同意後，孟任「割臂與公盟」。這是結婚的誓約，與先前的國家大事不同，也沒有第三者的見證人，只有當事人個人的盟。此外只有神知。而且那時只舉行「割臂歃血」的禮儀。另外，形式雖有些不同，可在《左傳》定公四年（西元前506年）可見楚昭王的話：「王割子期之心，以盟隨人」。把昭王之兄子期心臟的前面附近弄傷，以其血盟不做背叛的行為。這也必定是國家大事，但卻不是正式的結盟，始終是個人的結盟。這種時候不是用犧牲之血，而是用自己的血結盟。昭王的情況雖立了代理人，因為子期與昭王長得一模一樣，所以其所具有的意義恐怕不變。

顯然見於〈人迎脈口診〉的盟，是繼承了這種個人之盟的形式。醫學的傳授也是只有師與弟子兩個人的關係之行為。不論扁鵲或淳于意，都是只從老師兩人對座，並被傳授了秘方。而且，那是絕不可洩漏的關係行為。不論扁鵲或淳于意，其師皆禁止他們洩露出去。可能初期的黃帝學派，是把此個人的關係行為以個人的形式之盟加以神聖化。我認為構成〈人迎脈口診〉的前半，即雷公─黃帝的問答形式的部分，伴隨盟之禮儀的師受形式的確存在，不然就是書寫於其記憶還鮮明的時代。此事同時也佐證了我的假想，即〈人迎脈口診〉的前半在《黃帝內經》的論文中，是屬於最古層的論文。《內經》言及盟誓的只有這篇論文。

如此，我們就能夠在黃帝派的論文中，確認非「其人」不傳的這個

古代中國醫學傳授的第一個原則，以及伴隨咒術—宗教性禮儀的第二個原則。同時不能忽略：在黃帝派的論文中盟的禮儀與傳「其人」的原則，僅各出現了一次，而在岐伯派的論文中，只不過是再重複一次之事。在黃帝學派中最初形成黃帝派時代，這些原則確實存在著。或在撰寫上述論文的時代，至少還留有鮮明的記憶。但是，傳授的原則，特別是咒術—宗教性禮儀這一方迅速地消失了，此事在這裡被暗示著。其消失或改觀的過程是如何呢？試在《黃帝內經》中追溯其刻痕。

　　雖不是所有黃帝派的論文，但確可見於相當多論文之中的是，黃帝一開始先對雷公進行試探性問題，其後才開始講解的形式。首先引用《素問》卷二十三〈示從容論篇〉的開頭。

　　　　黃帝隨意坐下，呼叫雷公而問：「你學醫術讀醫書，如果讀諸家之說，且能比較同類時，就能掌握道理。你告訴我你最拿手的部分。五臟六腑、膽、胃、大小腸、脾、子宮、膀胱、腦、骨髓和眼淚、唾液以及悲泣時的水液之路線，這些都是人類之所以保命的理由，所以在治療時容易犯錯誤。你若能努力弄清楚這些，就能完美無缺，但若不能理解時，就會遭到世人的怨恨。」
　　　　雷公：「我向帝請求，不知讀了《脈經上下篇》多少次。辨別異類，比較同類，也還不能說完美，但是如何能弄清楚呢？」
　　　　黃帝：「請你把你所辨別的，然後試著詳述五臟的異常、六腑的不調和、鍼石損害的症狀、適於劇藥的症狀、是否通於湯藥和滋味等的狀況，完全告訴我。不理解的地方則問我。」
　　　　雷公：「肝虛、腎虛、脾虛的情況皆會使得人的身體變得沉重、懶倦。雖施以劇藥或鍼、灸、砭石和湯液，但是有痙癒時也有治不好時。請問其理由。」
　　　　黃帝：「你年齡較長，沒想到你問的問題這麼幼稚。不過這也確實

　　是我問的方式不對。我是問你體內的現象，而你卻答我《上下篇》
的事是怎麼回事。」

　　以下就進入有關病理學和治療法的具體的問答，但是老師對弟子的評價
相當地嚴格。附帶一提，推測此處所說《脈經上下篇》，就是見於《史記
・倉公傳》中的《脈書上下經》，大概沒有什麼問題。這是考慮此論文成
立時期的一個重要線索。

　　同樣的試探性問話形式，見於《素問》卷二十三的〈著至教論篇〉、
〈疏五過論篇〉、〈徵四失論篇〉，卷二十四的〈陰陽類論篇〉。在〈著至
教論篇〉中，黃帝問雷公：「你理解醫術之道嗎？」在〈疏五過論篇〉中，
黃帝問道：醫術「有五德、四過，你知道嗎？」雷公「避席再拜」，卻未
回答。在〈徵四失論篇〉中，黃帝試探性的問雷公：「你讀了很多醫書，
也聽了講解。醫師在治療時不能做的事是什麼？」在〈陰陽類論篇〉中，
對於「五臟之中何者臟最貴」的問題，被指出答錯時，雷公齋戒七天，
重新陪侍黃帝，聽其講解。

　　此試探性問話形式，只出現在黃帝派的論文中。這意味著什麼呢？
我想起淳于意在公孫光授予秘方後，趁老師閒暇時，在老師面前討論醫
術的小故事。那是否就是淳于意回答公孫光之試問，可惜司馬遷沒有寫
下來，但是老師在這個時候知道了弟子的才能，並且決心讓弟子學習更
高水準的醫術。如果承認在試探性提問之形式的論文中，存在著大概是
確實進行過的師徒問答的影像的話，那麼由某個層面到下一個層面，提
高講解的水準時，或許是藉試問來測試弟子的學力。這可能與發現「其
人」之過程相關聯。如同淳于意的小故事所顯示，「其人」之發現，不是
一下子，而是分好幾個階段進行的。若是這樣，那麼此時伴隨「避席再
拜」以及「齋戒」的禮儀，也是當然的吧！

　　在黃帝派的論文中，如〈經脈〉或《素問》卷二十四的〈方盛衰論

篇〉等，雖也含有由弟子提問之形式的論文，但畢竟是試問形式佔有極大比重。然而，在其他各派的論文中則後者消失，只剩下以弟子的質問為始的形式。相對於由老師發問的試問形式，若把此稱為質問形式，則由試問到質問的這種形式轉移，恐怕暗示著在此發生了師受形式的變化，也就是說，舊的師受原則已破壞了。

　　就質問形式而言，但亦可大分為三。一個是已敘述了的，可看到《九鍼》九篇之名的論文。在此聽老師講解「九鍼九篇」，但是關於這點再想請教，採由弟子對講解內容提出問題的形式。雖沒提到書名，但始於「余聞鍼道於夫子云云」的、《靈樞》卷六〈逆順肥瘦〉〔岐伯〕等也可歸入此類之中。這時，很顯然是給了教材，針對此得到講解後，弟子詢問疑點，因此在此是以像「九鍼九篇」那樣的基礎教材之編成為前提。我認為教育課程的齊備，且不是一位弟子，而是面對數位弟子的傳授醫術，使得試問喪失了所具的意義。

　　再有一種是雖以「余聞云云」的形式開始，但不舉書名，或聞於老師等，只敘述疑問的形式。質問的內容，不限於其他的論文或老師的講解內容，也包括諸如從《太素》卷五的〈陰陽合〉〔岐伯〕《靈樞》卷七〈陰陽繫日月〉）的「天為陽，地為陰；日為陽，月為陰」這種當時極一般的觀念，至《素問》卷三的〈五臟別論篇〉〔岐伯〕的「余聞於方士云云」的其他學派醫師之說。這些雖為分析各篇論文及其相互關係時，提供了重要的線索，但在此不欲涉及。

　　數量最多的是，沒有「余聞云云」的前綴，而直接問疑點的形式。此形式的論文一般說來問答是具體且個別的，都是有關醫學各主題的專論而歸納起來。這一點大概可以說顯示許多論文是在問答形式以文學形式固定下來後，而以此種形式寫成的。在此已沒有像「余聞云云」那樣的，大概是實際進行過的問答之影像。我以為可以料想，在這種文學形式變化的背後，存在著師授形式或教育體系的變遷，不管怎樣至少可作

為一般的趨勢。

在《黃帝內經》諸論文被書寫的時代，已授予教材，並就此講解的做法似已一般化了。但是，除此之外還留存著自古以來的口傳形式中可見到在《太素》卷二十七的〈十二邪〉〔岐伯〕(《靈樞》卷五〈口問〉)。

> 黃帝閒暇時，命左右的人退下，然後問於岐伯：「余聞九鍼經論的講義，而陰陽逆順的六經也學完了。請授口問。」
> 岐伯避席再拜而答：「問得好。這是先師口授的。」
> 黃帝：「願聞口傳。」

若據此，則學會「九鍼」和「陰陽逆順」等課程的弟子，再授以高水準的醫術，可說是口授醫學的奧義。我認為這是非常有可能的事。但是實際上只以口傳傳授的做法，開始變成已經遙遠的記憶，《太素》卷二的〈順養〉〔岐伯〕(《靈樞》卷六〈師傳〉)曰：

> 黃帝：「余聞先師藏於心，不著於方，余使聞（口傳），然後（以書籍）藏之。」

這簡短的話傳達著先師的口傳陸續被抄寫之時代的最後記憶。

由於抄寫口傳或講義，或寫下論文的習慣已經固定後，秘方的保有方式當然也會改變。為了不輕易讓別人看到它，而收藏在「金匱」或書庫。《太素》卷十一的〈氣穴〉〔岐伯〕(《素問》卷十五〈氣穴論篇〉)曰：「請藏之於金匱，不敢復出。」同卷二十二的〈五節刺〉〔岐伯〕(《靈樞》卷十〈刺節真莫邪〉)亦可見同樣地表現，即「請藏於靈蘭之室，不敢妄出也」。不用說，像後世名之曰《金匱要略》或《金匱玉函經》的醫書名，即由此而來。又「靈蘭之室」，根據唐人楊上善之注，則為黃帝的「藏書

之府」，相當於當時的蘭臺，即所謂的秘府吧！

　　如同「不復出，不妄出」所暗示，秘藏於金匱、書庫，是為了不洩露於他人。但是其意隨著時代也在改變。在《素問》卷三的〈靈蘭秘典論篇〉〔岐伯〕中，黃帝在聽完講義後行動如下：

　　黃帝：「了不起。（中略）必須齋戒、擇吉日，不可妄受。」

　　黃帝於是選了吉日的良兆之時，收於靈蘭之室，使其可以繼承與保存之。齋戒、擇吉日的咒術─宗教性禮儀，在此不是在聽講解之前，而是在其後，是為了收藏被書寫的講義而舉行的。重點已完全移至秘藏這種行為。而且是為了把此書籍傳於後世而珍藏起來的。

　　在《太素》卷十一〈氣穴〉的末尾，也能看到相同的傾向。岐伯之講解結束後，黃帝說：「了不起。」然後，命左右的人退下，再拜而起，曰：「今日承蒙解惑，將藏於金匱，不復取出。」然後藏之於金蘭之室，寫上「氣穴所在」。若由秘方之傳授來說，此記述也與〈靈蘭秘典論篇〉同樣奇妙。因為聽講義時，不是一個人，近侍者也同席，但是到了收於金匱或放入書庫時，始變成一個人。非「其人」不傳的傳授原則，顯然喪失了，而且秘藏書籍這個行為反而取代了它。此處雖強調不復出這點，但是秘藏和傳承、保存於後世的距離，不過僅差一步。

　　〈氣穴〉的這段文章還有一點值得注意的是，附有所謂題名由來記。在馬王堆前漢墓出土醫書的撰寫時代，還沒有在論文上加標題的習慣。書寫題名由來記，不用說一定是與此習慣一起產生。其有題名由來記的，被推定為最古的論文是《太素》卷二十八少師派的論文〈三虛三實〉（《靈樞》卷十二〈歲露〉）。在此黃帝最後以「請藏之金匱，命曰三實」作結。藏於金匱或書庫，與附標題，似是最後相關的行為。

　　在此題名由來記中，也可清楚地看到剛才所敘述的由秘藏到傳承、

保存的這項行為所具有的意義之變化。《太素》卷十二的〈營衛氣行〉〔岐
伯〕(《靈樞》卷六〈五亂〉)曰：「請著之於玉版，命曰治亂。」著於玉版，
是其意義之變化的象徵。因為刻於玉是與後來的石刻本同樣，有志於永
久保存。可在岐伯派的三篇論文中，具體地考證其變化之過程。《太素》
卷十四的〈四時脈經〉(《素問》卷六〈玉機真藏論篇〉)曰：「著之於玉
版，藏之於府，每旦讀之，命名曰生機。」因為著於玉版，所以不妄復出
的藏書，成為每朝必讀的書籍。一般被認為是後來改寫此篇論文而成的
《素問》卷四〈玉版論要篇〉，題名由「生」變為「玉」。「著之於玉版，
命曰合玉機」。由將滅的「生」至不滅的「玉」，標題的如此改造，只能
說是有些過於完美的象徵。而且在《靈樞》卷九的〈玉版〉中，〈玉版〉
本身被作為書名。「請著之於玉版，以為重寶，傳之於後世，以為刺禁。」
至此我們不得不確認，古代中國醫學之師受原則完全瓦解了。這裡有的
是完全不同的精神性風土，此風土促使《黃帝內經》這部古典之成立。

　　最後欲補充一點。我說過淳于意為醫學教育的革新者，打破了舊有
師受之形式，創造了新的教育體系。僅就見於《黃帝內經》中的論文，
我認為相當於此的變化，是出現在黃帝派和岐伯派之間，或更廣泛地發
生於一般性的初期二派和後期三派之間。如果可以把兩者聯繫起來，那
麼淳于意不正是生存於此轉換期，並且對此轉換大有助益的人物嗎？換
言之，黃帝學派是以前漢文帝時代為界，完成了由初期二派至後期三派
的發展。淳于意其人受扁鵲學派的影響，雖不能斷定是黃帝學派，但是
可以料想師受形式的同樣變化，在扁鵲學派中也並行地發生了。不僅如
此，我說過初期二派到後期三派的發展，作為醫學理論是意味著由陰陽
說向陰陽五行說的發展。然而，若看淳于意的病例，則二十多個案例中，
以五行說來說明的，只有一例。因為他生於五行說開始在醫家中滲透、
固定的初期。

　　在本文敘述的，當然是一個假說。為了研究檢討其妥當性，必須分

析淳于意的病歷本身之內容，將其與《黃帝內經》中的論文和收錄於《脈經》中的扁鵲學說做個比較。為了推進這項作業，亦想在此以假說記下來。

　　追　記：

　　〈古代中國醫學的傳授〉是我對中國的古代醫學所寫最初期的文章之一。從那以後，關於這篇文章，我的立場有兩點很大的改變。

　　一個與《史記・扁鵲傳》拙作的解釋有關。涉及扁鵲的傳承，包括司馬遷的記述，我認為都是傳說。詳情請看〈扁鵲傳說〉，與此相伴，有幾個細部的解釋完全改變了。在此把採扁鵲之說的「六不治」，在〈扁鵲傳說〉一文中看做是出現在西漢前半期、司馬遷的時代以前之說，亦是其一例。

　　另一個關係到醫學學派的形式時期。根據《史記・倉公傳》，淳于意是自其師陽慶受得了黃帝、扁鵲之《脈書》即《脈書上下經》。由他們的年齡、傳授的原則以及《脈書》冠以「黃帝扁鵲」之名來推測，我說過黃帝、扁鵲兩學派是「在秦帝國成立時已確立其權威，並且帶來相當大的影響力」，但是三個條件及學派的成立，應視為各自獨立的事情。

　　在西元1983年末至翌年初，由湖北省江陵縣張家山的前漢初期（按推定是西元前180年代）的墓，發現了題為《脈書》的竹簡。《脈書》是以十多年前，由馬王堆前漢墓出土，無題名的帛書三篇作為主要內容，開頭和中間再修改整理為一篇的，修改部分達全體分量的約三分之一。附帶一提，修改部分有警告「乘車食肉者」「肥而失其度」的一文。

　　構成一篇、賦予題名的《脈書》，比沒有題名的三個片斷的馬王堆帛書，顯然是醫術的體系化更進一步階段的著作。此書再修改，分為上下兩篇，即成為《史記・倉公傳》所說的《脈書上下經》及見於《素問・示從容論篇》的《脈經上下篇》。在扁鵲、黃帝兩學派採用的《脈書》的

標準教材上發生不同，並且分別以其學派之名來稱呼，可能是在此階段吧！

　　那麼黃帝、扁鵲、白氏等醫學學派是何時形成的？我現在的想法是以鍼療法的出現作為契機，可溯源的上限是戰國時代的最末期。在寫〈古代中國醫學的傳授〉時，對於鍼灸療法的起源，我還沒有很清楚的想法，且受過去認為那是極古老的東西之傾向的影響，以為大約在春秋時代。其後，詳細分析馬王堆帛書等的出土資料和既存文獻，結果得出以下結論：灸療法至戰國中期已相當流傳，但是鍼療法的發明這項醫學世界的劃時代的技術革新，則充其量應該在戰國的最末期完成。攜帶此新技術而登場的醫師們形成學派，並奠定了今天稱為中國醫學的獨特的醫學體系的基礎。

　　在〈古代中國醫學的傳授〉一文所假設的時代，因而須相當大幅度地後延。醫學學派的活動是始於進入漢代，且其盛期是由前漢中期至後漢前期。在抄錄前漢末編成的圖書分類目錄的《漢書‧藝文志》中，著錄了集成了這些學派的論文，包括《黃帝內經》的著作，但現存的《黃帝內經》則收錄了許多基本確定是成於其後書寫的論文。我現在預想是在前漢末至後漢初的時期，也就是我所謂的黃帝學派初期二派向後期三派的過渡期。

三部九候論與古代醫學形成的模式

一、三部九候論的構成

曾有稱之為三部九候的脈法。雖然同樣是叫三部九候，但卻與後來之《難經》所說三部九候完全不同。是不見於《素問》之黃帝七篇，唯出現於岐伯派之論文中的脈法。《靈樞》中亦未言及三部九候。

《素問》中明示三部九候脈法之立場的論文，計有下述五篇：

> 卷六　〈三部九候論篇〉
>
> 卷八　〈寶命全形論篇〉、〈八正神明論篇〉、〈離合真邪論篇〉
>
> 卷十七　〈調經論篇〉

在《太素》中，這些內容相當於以下諸篇：

> 卷十四　〈闕題篇〉（約〈三部九候論篇〉的三分之二）
>
> 卷十九　〈知針石〉（〈寶命全形論篇〉）
>
> 卷二十四　〈天忌〉、〈本神論〉（〈八正神明論〉）、〈真邪補瀉〉（〈離合真邪論篇〉）、〈虛實補瀉〉、〈虛實所生〉（〈調經論篇〉）

雖說不過僅有五篇（《太素》七篇），但這些文章批判了既成之說、創造出新的技法等，在觀點的尖銳性與技術的革新性方面是極為顯著的。

什麼叫三部九候呢？

> 人有三部，部有三候，以決死生，以處百病，以調虛實，而除邪疾。（〈三部九候論篇〉）

三部者，曰：上、中、下，即頭、手、足之三部；合各部之天、地、人，即診脈之三個部位，稱九候。通過九候診斷的，是五臟與身體之四個部分的氣。歸納三部九候脈法，則成表1之狀。請將其與《難經》的相關內容（見本書所收〈診斷諸法與「虛」的病理學〉的表3）進行比較。再者，表中所說的動脈，是指脈之搏動的部位。

表 1

三部九候		脈的部位	診候部位
上	天	兩額之動脈	頭角之氣
	地	兩頰之動脈	口齒之氣
	人	耳前之動脈	耳目之氣
中	天	手太陰	肺
	地	手陽明	胸中之氣
	人	手少陰	心
下	天	足厥陰	肝
	地	足少陰	腎
	人	足太陰	脾胃

但三部九候不是單純停留在脈法，而是將診斷法與治療法統合在一起，構成了一個診療體系。就採用現引《素問》之篇名，將這個體系名之為三部九候論吧 ❶。〈離合真邪論篇〉（〈真邪補瀉〉）開始處，黃帝與

岐伯的問答中，鮮明地表述著三部九候論的立場。

> 黃帝問曰：「余聞《九針》九篇，夫子乃因而九之，九九八十一篇，
> 余盡通其意矣。經言氣之盛衰，左右傾移，以上調下，以左調右，
> 有餘不足，補瀉於滎輸，余皆以（皆以二字依《太素》補）知之
> 矣。此皆榮衛之傾移，虛實之所生，非邪氣從外入於經也。余願
> 聞邪氣之在經也，其病人何如？取之奈何？」
>
> 岐伯對曰：「夫聖人起度數，必應於天地，故天有宿度，地有經水，
> 人有經脈。天地溫和則經水安靜，天寒地凍則經水凝泣（《太素》
> 作浃泣，以下同），天暑地熱則經水沸溢，卒風暴起則經水波湧而
> 隴起。夫邪之入於脈也，寒則血凝泣，暑則氣淖澤，虛邪因而入
> 客，亦如經水之得風也，經之動脈，其至也亦時隴起。其行於脈
> 中循循然，其至寸口（《素問》下有中手二字，從《太素》削）也，
> 時大時小，大則邪至，小則平。其行無常處，在陰與陽不可為度。
> 循（《素問》作從，依《太素》改）而察之三部九候，卒然逢之，
> 早遏其路。」

其後是具體說明補瀉的刺法，有關這一點，留待後述。

　　見於黃帝之問中的滎，是五輸——即稱之為井、滎、輸、經、合的
五種穴位的一種。如書中所云「所出為井，所溜為滎，所注為輸，所行
為經，所入為合」 ❷ 那樣，這是想像從泉湧出之水，流成河，注入湖之

---

❶　在《素問》卷十四〈四時刺逆從論篇〉中，見有「必審九候」之語。大概是引
　　三部九候論之系譜的論文。此外，從術語與內容觀之，可以認為採取三部九候
　　論之立場、或受其影響的論文，相當多。參見注 ❷⑥。再者，關於表1，請參見
　　本書所收〈針灸的起源〉。

❷　《靈樞》卷一〈九針十二原〉。

過程而加以區別的。雖然十二經脈皆有指定的五輸之穴，但在此僅舉出五臟之脈吧（表 2）。這些穴位全都位於前臂與小腿，滎集中於掌與趾 ❸。治療之際，重視五輸的觀點，延續至《難經》❹。岐伯之答中所說宿度，雖一般是指二十八宿，但在此大概是指將周天分為十二等分的十二次。經水是清、渭、海、湖、汝、沔、淮、漯、江、河、濟、漳之十二主要河川；經脈是手足之三陰、三陽相合的十二經脈。

表 2

五輸＼五臟脈	井	滎	輸	經	合
肺手太陰脈	少商	魚際	大淵	經渠	尺澤
心手少陰脈	中衝	勞宮	大陵	間使	曲澤
肝足厥陰脈	大敦	行間	大衝	中封	曲泉
脾足太陰脈	隱白	大都	太白	商邱	陰陵泉
腎足少陰脈	湧泉	然谷	大谿	復留	陰谷

按〈離合真邪論篇〉所言，黃帝學習了《九針》九篇。不光是此篇，若干的論文都講到黃帝《九針》之教。的確，肯定存在著稱之為《九針》的教科書，有被稱之為《九針》的多種著作。取〈八正神明論篇〉（〈本神論〉）之語——「九針之論」，就將這種教科書或著作稱之為九針論吧。黃帝所聞，是由內因而生之營氣（血液）與衛氣（此外的其他體液）的傾斜移行，出現於該處的虛與實的症狀，以及其治療方法的傳授。這些內容至少是構成了九針論的一部分。與此相應，九針論中所缺少的是由體外侵入脈之邪氣，即由外因引發之疾病及其治療方法。

從岐伯之回答中讀到的是，被置於與九針論相對峙的位置、作為外因論之醫學的三部九候論；在理論方面由三個層次構成；分別帶有歷史

❸　五輸之記載，詳見《靈樞》卷一〈本輸〉。

❹　參見《難經集注》第十二〈藏府井俞〉。

的多重性。首先，在基底層橫臥著人體之氣與天地之氣相照應的思想。儘管作為普遍性的學說，在黃帝派之醫學的基底也有這種思想，但在此必須注意使用了經水，作為為要了解經脈之狀態的模型。論經脈與經水之對應的，是《靈樞》卷三〈經水〉（《太素》卷五〈十二水〉）。主張「經脈十二，外合十二經水，而內屬五臟六腑」的這一岐伯派的論文，如在〈計量解剖學〉一文中所述那樣❺，是以伯高派之解剖學的工作為前提。

> 且夫人生於天地之間，六合之內，此天之高，地之廣也，非人力所能度量而至也。若夫八尺之士，皮肉在此，外可度量切循而得之，其死可解剖而視之。

活著的時候通過計測、觸知；死後通過解剖而觀之，不僅是臟腑之堅固性與大小及脈之長度，還可以知道血之清濁與血氣之量的法則。被作為其法則根據的是，每一組對應著的經水—經脈「其遠近、淺深、水、血之多少不同」。這是說，針刺多深好，刺多長時間好，要根據其量來決定。三部九候論雖然是從〈經水〉篇引出了經水＝經脈的對應觀念，但並不是從量，而是從流的視點對其加以把握。是假定經水與經脈，其流的狀態在與季節相對應這一點上，是一樣的。來源於天地與人之照應的人體之可測性，這種首先出現在伯高派之計量解剖學中的思想，在此通過向其他模型變質，構成了三部九候論的基礎。

在此基底層之上，出現了將「邪」作為風、將病脈作為波之起伏來

---

❺　山田慶兒：〈伯高派の計量解剖學と人體計測の思想〉。文載山田慶兒、田中淡編《中國古代科學史論・續篇》，京都大學人文科學研究所，1991，頁427—492。又：發表在國際東亞科學、技術與醫學史學會主辦的 *Chinese Science*（1991, vol. 10）上的〈中國古代的計量解剖學〉一文有漢譯可參（見氏著《古代東亞哲學與科技文化》，遼寧教育出版社，1996，頁308—321）。

把握的第二層。以萬物皆為氣之凝集，是《莊子》以來、中國之自然哲學的大前提❻。氣是連續性的流體，因濃密性的程度而呈現出氣體、液體、固體之某一相。滿布於固體之人體內，而且是在其中流動著的氣，即衛氣與營氣，雖然一部分是氣體，但基本上是液體。如果身體的狀態發生了某種變化，這些流體將形成波，特別是會通過脈而傳播❼。這就是通過脈能夠認識疾病的根據，通過脈之波的大小來判斷疾病之有無，乃是當然的了。

現在想像脈中按一定間隔排列著流動的球。球的行列是波。球如果小，則波亦小；球如果大，則波成為起伏之狀。起伏之狀的大波，是由風，即作為病之外因的邪氣引起的。像從將邪氣亦稱之為虛邪一事所了解到的那樣，此風之概念，顯然是源於少師派的概念。〈八正神明論篇〉中，更直截地表明了這一點。或云「虛風」；或云「虛邪者，八正之虛邪氣也」（〈本神論〉）；或云「八正者，所以候八風之虛邪以時至者」（〈天忌〉）。再者，「月郭（月之本體）空，則肌肉減，經絡虛，衛氣去，形獨居」（〈天忌〉）之語，基本上是少師派之論文中所見文句「至其月郭空，則……人血氣虛，其衛氣去，形獨居，肌肉減……」（《太素・三虛三實》，《靈樞・歲露論》）的複寫。少師派在風中運用虛實的概念，謀求外因論的再導入❽。但是，擬出依據外因的病理學與治療法這一工作卻留給了後世。三部九候論成為這一課題的完成者。

第三層是使用三部九候脈法的必要性，不，是必然性的根據。至此，三部九候論的主張幾乎帶有了黨派性。據前引〈離合真邪論篇〉，進入脈中、循行於體內之邪氣的特徵，在於「其行無常處，在陰與陽不可為度」。另外，在別處還說：「時來時去，故不常在」。僅以寸口部等，是無法把

❻ 參見山田〈傳統中國的死生觀與老人觀〉一文。

❼ 見本書所收〈中國醫學的思想性風土〉。

❽ 參見山田〈九宮八風說と風の病因論〉。

握如此運動之邪氣的。從某種意義上講，必須在全身布網以待之。通過在頭與手與足之三部診之，而且在各部之中「以天候天，以地候地，以人候人」，始能「卒然逢之」。

　　故曰：刺不知三部九候病脈之處，雖有大過，且至工不能禁也❾。

這已然應該說是三部九候論宣言。即便是將這個宣言作為對九針論的批判來讀，也絕非不合道理。事實上，〈八正神明論篇〉正是以「三部九候為之原，九針之論不必存也」之語作為結語的。

　　儘管如此，〈八正神明論篇〉的作者在「原」這一詞語中裝入了怎樣的含意呢？是理論上的根源呢，還是時間上的源流呢？如果是後者，那麼在這個第三層中，也能找出某種歷史性。三部九候脈法，實際上具有悠久的歷史。然而，這個問題留待最後解決。

　　那麼，三部九候論置於自身之對立面的九針論，到底是什麼呢？

二、九針的技法與九針論

　　九針，指鑱、員（圓）、鍉、鋒、鈹、員利、毫、長、大之九種類型的針。據《靈樞》卷一〈九針十二原〉（《太素》卷二一〈九針所象〉）說，其形與用途有如下述：

　　　鑱針　長一寸六分。頭大末銳。用於瀉陽氣。
　　　員針　長一寸六分。針尖成卵形。揩磨分間，不傷肌肉，以瀉分　　　　　　　氣。
　　　鍉針　長三寸半。鋒如黍粟之銳。主按脈勿陷，以致其氣。
　　　鋒針　長一寸六分。刃三隅（鋒為三角形，所謂三稜針）以發癰

❾　《素問・離合真邪論篇》。

疾（瀉血）。

鈹針　長四寸，廣二分半。末如劍鋒，以取大膿。

員利針　長一寸六分。大如氂，且員且銳，中身微大，以取暴氣。

毫針　長三寸六分。尖如蚊虻喙，靜以徐往，微以久留之而養，以取痛痹。

長針　長七寸。鋒利身薄，可以取遠痹。

大針　長四寸。尖如挺，其鋒微員，以瀉機關之水也。

關於九針的形狀與用途，此外還見於三篇文章中，內容可謂大同小異。

在黃帝派時代，九針已然存在，並就此撰寫了論文一事，因推想原題目應為「禁脈」之篇（《靈樞・禁服》，《太素・人迎脈口診》）中言「《九針》六十篇」可以明瞭 ❿。不僅如此，從河北省滿城縣之中山王劉勝（？─西元前113年）墓出土的金銀針證明，在西漢前半期至少存在著四種類型的針 ⓫。沒有理由必須考慮其餘五種在該時代尚不存在。

九針或因其用途而決定著形狀，或反之因其形狀而自然地決定了用途。

凡刺之要，官針最妙。九針之宜，各有所為，長短大小，各有所施也。不得其用，病弗能移。

正如《靈樞》卷二〈官針〉（《太素》卷二三〈九針所主〉）的上述之言。講解在不同情況，如何適當地操作這九種針的，肯定是原本稱之為「九針」的課程。只要是使用九針，作為指導操作的「九針」就是不可缺少的。從術語與內容方面看，可以認為是三部九候論的《靈樞》卷十一〈刺節真邪〉（《太素》卷二二〈五邪刺〉）中 ⓬ 說：「刺癰者，用鈹針；刺大

---

❿　　參見本書所收〈診斷諸法與「虛」的病理學〉。

⓫　　參見本書所收〈針灸的起源〉。

者，用鋒針；刺小者，用員利針；刺熱者，用鑱針；刺寒者，用毫針也。」
即便是在九針之中，大概也是以此五種針尤為常用吧。不管怎麼說，即
便是就三部九候論者而言，九針的技法也是應該學會的基本治療技術。

　　但是，在刺針的技法中，有超過單純依照針之形態與機能的操作——
所謂「官針」的內容。這是因為與病理學、診斷法、治療法等相結合，
形成了一個診療體系。如看一下黃帝派之著作中，唯一言及九針篇的論
文——〈禁脈〉篇，構成這個九針論的脈法一療法是怎麼回事，就清楚
了。因為被黃帝作為「《九針》六十篇」之概約而加以表述的，就是人迎
寸口脈法及以此為基礎的治療方法。

　　「九針」之名，執拗地出現於岐伯派的若干論文中，這證明「九針」
是他們的醫學教育的基本課程。而且，在取黃帝問於岐伯之形式的談論
中，還暗示著岐伯派與「九針」的關聯方式，以及從他們的「九針」中
可以得到與不可得到的東西。試舉幾例。

　　　　余聞《九針》九篇，余親受其調，頗得其意。夫九針者，始於一
　　　　而終於九。然未得其要道也。(《靈樞》卷七〈外揣〉，《太素》卷
　　　　十九〈知要道〉)
　　　　余聞九針於夫子，眾多博大矣，余猶不能寤。敢問九針焉生，何
　　　　因而有名。(《靈樞》卷十二〈九針論〉，《太素・九針所象》)

這些都是在九針及其技法中，尋求超越針之形態與機能的涵義。是就針
刺之時的不同反應，來尋求說明。

　　　　余聞九針於夫子，而行之於百姓，百姓之血氣，各不同形。……
　　　　願聞其方。(《靈樞》卷十〈行針〉，《太素》卷二三〈量氣刺〉)

⓬　在此首先指出：「無迎隨」、「真氣存」等是三部九候論的特徵性表現。

針刺的技術與實踐，當然必須解決這些外延方面的問題，因而不僅是技術，於此亦產生出理論的發展。然而如果是這樣的問題與探尋，那麼在以往之九針論的範圍內還是可以回答的。

自少師派以來，對於黃帝學派的醫師們來說，積極地將外因納入視野，已然是當然的前提。然不可因接納外因論，就說九針論中發生了大的變化。事態發生變化，是在醫師們開始從正面應付外因之病的時候。黃帝派承認其診斷法對某種疾病來說是無能為力的⓭。只要沒有出現新的診療體系，這種無力感就會在醫師們之間繼續存在。在《靈樞》卷七〈病傳〉的下述回答中，我看到了醫者面對以九針論無法對付之疾病時，好像有所困惑。

> 黃帝曰：「余受九針於夫子，而私覽於諸方，或有導引、行氣、喬摩、灸熨、刺焫、飲藥之一者。可獨守邪，將盡行之乎?」
> 岐伯曰：「諸方者，眾人之方也，非一人之所盡行也。」

如果總是拘泥於針法，則必須摸索有效的診療體系。黃帝馬上如此要求：

> 「今余已聞陰陽之要，虛實之理，傾移之過，可治之屬。願聞病之變化，淫傳絕敗而不可治者。」

這個問題與開始處所引用之〈真邪補瀉〉篇的黃帝之問，在內容上是相同的。即是說，明白可以治療的內因之病及其病理，但不知外因之病理及致死之病。

不必重複，三部九候論是對如此詢問的回答。然述三部九候論之概要的〈三部九候論篇〉卻意想不到地開始於：

⓭　同注⓪。

> 余聞九針於夫子眾多博大，不可勝數。余願聞要道，以屬子孫，
> 傳之後世。

這種回答是黃帝有關「九針」的千篇一律之問的形式。這是因為，只有三部九候論才是「九針」的「要道」，即構成其核心的方法＝原理，至少，〈三部九候論篇〉的作者是如此認為的。

三、九針篇內部的歷史

論述「九針」的著作，一說九篇，一說六十篇，也有說八十一篇的。其中大概有講授用的課本，也包含著源於課本之講授者的解說與注釋。雖然篇數不過是rhetoric（修辭學、雄辯術），但可以認為以「九針」之名加以總結的文章數量大增。現將這些概稱之為〈九針篇〉吧。從黃帝派到岐伯派，經過幾代人的漫長時期，〈九針篇〉或被繼承，或被重新撰寫。如果能從《黃帝內經》中找出幾篇此等文章，則可知道「九針」之內容伴隨著時代如何變化；三部九候論的歷史地位亦會浮現於此。

當然，九針篇中是否果有幾篇被現存《黃帝內經》所收錄；就算收錄了，又究為哪些篇，皆無法確定。但是，可以選出看上去似乎是屬〈九針篇〉範疇的文章。因為在與刺法有關的文章中，有數篇對原文加以注釋，而且原文與注釋分別構成了不同論文的內容。其中還含有具多種注釋者。原文與注釋的這種存在方式，是其為講授用之課本與注釋的有力徵象。我所說的，是在《靈樞》卷一〈小針解〉《太素》卷二一〈九針要解〉）中給出其注釋的、同卷之〈九針十二原〉《太素》卷二一〈九針要道〉）中的六段短文。以下將此六段文章，依注釋的排列順序，稱之為九針篇之「第一篇文章」、「第二篇課文」等。

便言之，〈九針十二原〉篇或〈九針要道〉篇，是採取應黃帝想不用

毒藥與砭石，僅以小針救萬人之疾病的要求，岐伯按次序講述獨立之文章的形式撰寫的。其文章之數，前者除「十二原」的部分之外有十篇 ❶，後者達到九篇。只有其中六篇被加以注釋，並歸納成為一篇論文。

在此舉出六篇之中，除〈小針解〉篇之外，還具有另一種部分性注釋的兩篇，即第一與第四兩篇文章。而且要確認原文與注釋、注釋與注釋間解釋的不同，推測各個作者的立場，重建「九針」的歷史。

首先引用第一篇文章 ❺。

> 小針之要，易陳而難入。粗守形，工守神。神乎神，客在門。未睹其疾，惡知其原。刺之微在速遲。粗守關，工守機。機之動，不離其空，空中之機，清靜而微。其來不可逢，其往不可追。知機之道者，不可掛以發。不知機道，扣之不發。知其往來，要與之期。粗之闇乎，妙哉，工獨有之。往者為逆，來者為順，明知逆順，正行無問。迎而奪之，惡得無虛？追而濟之，惡得無實？迎之隨之，以意和之，針道畢矣。（〈九針要道〉）

粗與工，醫者之拙笨與高手。機關雖是弩的發射裝置，但機指裝置的運動、功能；相對而言，關指其裝置。以現代之語言之，即軟體與硬體吧。迎、隨，收於〈九針十二原〉篇中的文章之一給出了定義：「瀉之曰迎」，「補之曰隨」。

這個課本，以診斷的難度為前提，釋針刺的微妙性，對於針刺來說

---

❶ 其中一篇是前引〈九針形狀與用途〉的文章。講解九針的這一篇自不待言，可以認為十篇全部都是九針篇。

❺ 本節中將《黃帝內經》某篇的各節文章稱之為「篇」，代表著山田氏的一種看法，即認為每節文章原本是獨立的一篇文章。需與《黃帝內經》的「篇」加以區別。——譯者注

最重要之點在於：第一，使針出入的速度；第二，氣之往來、逆順與補瀉之時的關係。儘管如此，這個課本，在內容與表述方面，都不是初學者能夠馬上理解的文章。

全文的注釋如下：

> 所謂易陳者，易言也。難入者，難著於人也。粗守形者，守刺法也。工（《靈樞》工作上，依《太素》改，以下同）守神者，守人之血氣有餘不足可補瀉也。神客者，正邪共會也。神者，正氣也；客者，邪氣也。在門者，邪循正氣之所出入也。未睹其疾者，先知邪正何經之疾（《太素》疾作病）也。惡知其原者，先知何經之病所取之處也。刺之微在數遲者，徐疾之意也。粗守關者，守四肢而不知血氣正邪之往來也。工守機者，知守氣也。機之動不離其空中者，知氣之虛實，用針之徐疾也。空中之機清淨以微者，針以（《太素》以作已）得氣，密意守氣勿失也。其來不可逢者，氣盛不可補也。其往不可追者，氣虛不可瀉也。不可掛以發者，言氣易失也。扣之不發者，言（原文作言者，依《太素》改）不知補瀉之意（原文意下有也字，從《太素》削），血氣已盡而氣不下也。知其往來者，知氣之逆順盛虛也。要與之期者，知氣之可取之時也。粗之闇乎（原文闕乎字，依《太素》補）者，冥冥不知氣之微密也。妙哉工獨有之者，盡知針意也。往者為逆者，言氣之虛而小，小者逆也。來者為順者，言形氣之平，平者順也。明知逆順，正行無問者，言知所取之處也。迎而奪之者，瀉也。追而濟之者，補也。（《靈樞》卷一〈小針解〉）

將神與客解釋為正氣與邪氣的這位注釋者，明顯是站在外因論的立場上。在原文中，「粗守關、工守機、神乎神、客在門」，是三字一句、四句並

列。「神乎神」，是《黃帝內經》之作者們聽慣了的表述，似乎是形容神
的、近乎常套的表述❶。像這位注釋者那樣，讀為「神乎神，神客在門」
是沒有道理的。這種敢於將神與客對置，分別置換成正與邪的作法，無
疑是為了導入依據外因論的解釋。反之，這強烈地暗示著，「客」原本不
是意味著由外侵入之邪的詞語。實際上，黃帝七篇之一的〈陰陽類論篇〉
中見有「先至為主，後至為客」，這是用作名詞之「客」的唯一一個例子。
說不定原文是從內因論的立場出發所寫成的文章，其作者大概是黃帝派
的醫師。

　　與其說是注釋，不如應該說是解說，原文之一部分的解釋性文字被
插入〈離合真邪論篇〉。這就是岐伯有關黃帝有關「候氣奈何」之問的回
答。

　　夫邪氣（原文闕氣字，依《太素》補）去絡入於經也，舍於血脈
　　中，其寒溫未和（原文和作相得，依《太素》改）如湧波之起也，
　　時來時去，故不常在。故曰，方其來也，必按而止之，止而取之，
　　無逢其沖而瀉之。真氣者，經氣也。經氣太虛，故曰「其來不可
　　逢」(a)，此之謂也。故曰，候邪不審，大氣已過，瀉之則真氣脫，
　　脫則不復，邪氣復至，而病益蓄。故曰「其往不可追」(b)，此之
　　謂也。「不可掛以發」(c)者，待邪之至時而發針瀉矣。若先若後者，
　　血氣已盡，其病不可下。故曰，知其可取如發機，不知其取如扣
　　椎。故曰，「知機道者不可掛以發，不知機者扣之不發」(c)(d)，此
　　之謂也。

在前面的解釋與這段解釋中，視點的轉換比什麼都明顯。將前者稱為「解

---

❶　　《素問》卷八〈八正神明論篇〉：「帝曰：何謂神？岐伯曰：請言神。神乎神，
　　耳不聞，云云。」

釋A」，後者稱為「解釋B」。

　　A將(a)解釋為盛之氣不可補，B將其解釋為面對而來的邪氣不可瀉。雖然A是從補、B是從瀉的視角來把握，但作為技法未必是矛盾的東西。相對於A將(b)解釋為虛之氣不可瀉，B雖然是說邪氣去之後不可泄，但因邪氣去後為真氣，是真氣太虛，故與A一致。(c)：據A說是氣易失，據B說是瀉要待邪氣，但這也不過是從補或瀉的某一方面觀之的區別。關於(d)，A與B皆認為氣血盡則病不癒，在這一點上是相同的，但其理由，A以為是不知補瀉的意思；B以為是瀉之時有誤。

　　至少，僅就此四句而論，A認為與補和瀉有關，與之對應，B僅從瀉的視點把握；再者，相對於A使用盛—虛的對立概念，B用力推出了真氣—邪氣的對立概念。換句話說，解釋A始終是採用從內因論觀之，亦即常用的那樣的說明，因而大概是稟承黃帝派的解釋；與之對應，解釋B是嘗試賦予新的含意，其外因論的旗幟也非常鮮明。站在虛之病理學的內因論喜好補法，釋說來自體外之邪氣入侵的外因論重瀉法，是當然的結果。不用說，解釋B乃是三部九侯論。

　　在此先說明一下。這六篇課文看來是出自不同作者。關於這一點，相對於第一篇文章被推測為是依據內因論，第二、第三篇文章卻使用著邪或邪氣的概念，並以此為必不可少 ❼，據此基本可以被確認。另一方面，〈小針解〉篇所收注釋，確實可以說不是成於一人之手。這是由於診脈的寸口，在第二篇文章的注釋中稱氣口；在第六篇文章的注釋中稱脈口 ❽；而在第四篇文章的注釋中，如下所述，使用著尺寸脈。

---

❼　前揭〈九針十二原〉：「邪勝則虛之」（第二），「邪氣得泄」（第三）。

❽　前揭〈小針解〉：「氣口虛而當補之也」（第二），「脈口氣外絕」（第六）。

　　在此想說明的是，實際上在〈小針解〉篇（〈九針要解〉）之外，另外一篇——《素問》卷一四〈針解篇〉（《太素》卷一九〈知針石〉）中亦收有第二段文章的全文解釋。但這個注釋中有問題。原文的「徐而疾則實，疾而徐則虛」，

具有兩種解釋的另外一篇，是極短的第四篇文章。

> **觀其色，察其目，知其散復。一其形，聽其動靜，知其邪正，右主推之，左持而御之，氣至而去之。**

注意在前半的診斷中，與脈診一同使用著色診。後半是刺法，左手持針

〈小針解〉篇注：「徐而疾則實者，言徐內而疾出也。疾而徐則虛者，言疾內而徐出也」。如後所述，此乃補瀉之原則。然而〈針解篇〉卻注：「徐而疾則實者，徐出針而疾按之。疾而徐則虛者，疾出針而徐按之」。這樣一來，針之出入正如與上述原則相反。《新校正》云：「與《太素・九針解篇》（現存文本為〈九針要解〉）經同而解異。二經互相發明也」，是值得注意的高見，但兩位注釋家卻苦心想將原則與道理合在一起。首先，楊上善注云：「瀉法徐出針為是，只為疾按之，即邪氣不洩，故為實」，「補法疾出針為是，只是徐徐不即按之，令正氣洩，故為虛也」。運用原則於「出針」之後，以「按」之法救虛實。但由於在〈九針要解〉篇中注前者「此言其補」，注後者「此言其瀉」，故不免自相矛盾。王冰注云：「徐出，謂得經氣已久，乃出之。疾按，謂針出穴已，速疾按之，則真氣不泄，經氣全。故徐而疾乃實也。疾出針，謂針入穴已，至於經脈，即疾出之。徐按，謂針出穴已，徐緩按之，則邪氣得泄，精氣復固。故疾而徐乃虛也」，以文本中沒有的操作為前提，這也是難以成立的解釋。然而只要是忠實地讀原文，就只能將〈針解篇〉的注釋理解為補瀉相反。再請參照丹波元簡《素問識》卷六〈針解篇〉。

〈針解篇〉雖接下去是注別的文章，但這也是成於相同注釋者之手一事，從「針下熱」之類所用語言的共同性觀之，是不容懷疑的。這段文章實際上是見於〈寶命全形論篇〉之末尾的岐伯之語。這裡有兩種可能性。一是其文章亦與第二段文章相同，是九針篇之一；〈針解篇〉對其加以注釋，〈寶命全形論篇〉將其用於岐伯的話語中。另一種可能，〈針解篇〉採納了〈寶命全形論篇〉的文章。

如果是後者，則〈針解篇〉的形成晚於〈寶命全形論篇〉，亦可考慮其與三部九候論的關係。但是，不拘怎樣，是一個孤立的解釋，無法確定其應有的位置。

使其安定，右手或進或退，所述為最基本的技法。可以說是面向毫無基礎之初學者的課本。另外，關於「邪正」暗示著與人迎寸口脈法之關係一事，留待後述。

　　試看〈小針解〉篇的注釋。

　　　「睹其色，察其目，知其散復(a)，一其形，聽其動靜(b)」者，言
　　　上工（《太素》闕上字）知相五色於目，有知調尺寸小大緩急滑濇
　　　以言病也。「知其邪正」者，知論虛邪與正邪之風也。「右主推之，
　　　左持而御之」者，言持針而出入也。「氣至而去之」者，言補瀉氣
　　　調而去之也。❶

這是將「邪正」解釋為「虛邪與正邪之風」的外因論。同時以此為線索，已然可以更為具體一點地解明注釋者的立場了。

　　相對於少師派導入之八正的「虛邪」這一概念，引入「正邪」之概念以為其對立面的，是三部九候論者。這一點後面再談。有繼承三部九候論者之虛邪─正邪之概念，將其與色脈診結合起來的一派。《靈樞》卷一〈邪氣臟腑病形〉（《太素》卷十五〈色脈尺診〉）中說：

　　　黃帝曰：「邪之中人，其病形何如？」
　　　岐伯曰：「虛邪之中身也，洒淅（《太素》作淐浠）動形。正邪之
　　　中人也，微先見於色，不知於身。」

色，雖然較之於其他，首先是脈之色，但如一般所云「諸脈者，皆屬於目」（《素問》卷二〈五臟生成論篇〉）那樣，目之色亦與其相呼應。

---

❶　注釋在此後有原文中沒有的「調氣在於終始一者，持心也」。

> 黃帝曰：「色脈已定，別之奈何？」
>
> 岐伯曰：「調其脈之緩急、小大、滑澀，而病變定矣。」
>
> 黃帝曰：「調之奈何？」
>
> 岐伯答曰：「脈急者，尺之皮膚亦急。脈緩者，尺之皮膚亦緩。脈
> 小者，尺之皮膚亦減而小氣。脈大者，尺之皮膚亦賁而起。脈滑
> 者，尺之皮膚亦滑。脈澀者，尺之皮膚亦澀。凡此六變（原文闕
> 六字，依《太素》補）者，有微有甚。故善調尺者，不待於寸口
> （原文闕口字，依《太素》補）；善調脈者，不待於色。」

與三部九候論者不同，他們在寸口部之寸、尺兩部位診脈，而且特別重
視尺脈，以至主張「審其尺之緩急、小大、滑澀，肉之堅脆，而病形定
矣」（《太素》卷十五〈尺診〉）。

追趕著「九針」的注釋，我好不容易先弄明白了歷史。在此被展示
的，是一條三部九候論被超越的道路。在頭、手、足之九個部位取脈的
《黃帝內經》之三部九候脈法，到了《難經》中，變質為在寸口部的寸、
關、尺之三部位，診浮、中、沈之三脈象的脈法❷。完全相同的變質，
亦發生於人迎寸口脈法中。將左手的關前一分（近手之方為前，近肘之
方為後）稱為人迎，右手的關前一分稱為氣口，於此診手脈的脈法，到
了西晉王叔和《脈經》的時代已然確立❷。裝飾形成期之醫學的、在身
體之各個部位診脈的多樣性脈診之技法，幾乎被集中於寸口部之診脈方
法的動向，在《黃帝內經》時代已然開始。推進這一變動的力量之一，
是帶著將尺寸脈法結合於色脈診進行診斷的新技法登場的一派。唯以尺
脈就能診斷疾病。他們打出的這個解釋明確的標語，打破了非三部九候
脈法則無法把握外因之病的觀點，無疑具有強烈的魅力而發揮著作用。

---

❷　同注❿。

❷　記載在王叔和《脈經》卷二〈平人迎神門氣口前後脈〉之中。

從使用的術語與被表達的思考方法觀之，第四篇文章的注釋者無疑是屬於這一派之人。要之，這是三部九候論之後的注釋。

另外一個部分性注釋，出現在《靈樞》卷四〈四時氣〉(《太素》卷二三〈雜刺〉)中。

> 「睹其色，察其目（原文目作以，依《太素》改），知其散復」者，視其目色以知病之存亡也。
>
> 「一其形，聽其動靜」，持氣口人迎，以視其脈，堅且盛且滑者，病日進；脈軟（《太素》作濡）者，病將下；諸經實者，病三日已。氣口候陰，人迎候陽也。

依人迎寸口脈法進行解釋的這位著者，明顯是九針論者。附帶說一下，這篇論文是岐伯派的著作。

具有三部九候論之前與之後兩種注釋的第五篇文章，其自身與兩種注釋不同，大概是取內因論的著作。如此說是因為「知邪正」的「邪正」，原本不是意指虛邪與正邪的術語。少師派的論文，《靈樞》卷十〈通天〉中見有下述之語：

> 謹診其陰陽，視其邪正，安容儀，審有餘不足，盛則瀉之，虛則補之，不盛不虛，以經取之，此所以調陰陽，別五態之人者也。

未曾料想，中間四句證明少師派亦使用著人迎寸口脈法，但在此處毋寧說其與邪正的結合更引人注意。據少師派之見，人之性質有太陰、少陰、太陽、少陽及陰陽和平五種類型。生出類型之異的，是五態——五種不同的體質。例如，相對於「陰陽之氣和，血脈調」的陰陽和平之人，太陰之人為「多陰而無（少？）陽，其陰血濁，其衛氣澀，陰陽不和，緩筋

而厚皮」之狀。表現取此種均衡之體質與非此種狀態之體質的概念，就是邪正。在人迎寸口脈法中可以求其診斷。第四篇文章所說「聽其動靜，知其邪正」，與〈通天〉篇的「視其邪正……審有餘不足」，其區別不過是將視點置於脈或氣的某一方面。注釋者敢於將性格之邪正，變成外因的邪正之風來讀。這反而暗示著原文的本來立場。不論是黃帝派還是少師派，總之，無疑是黃帝學派的初期著作。

概括一下。在解釋流傳下來的兩篇古文獻時，注釋者們進行著若干的操作。第一，賦予原文之舊概念以新意，導入新的概念。將神客、正氣、邪氣、邪正，解釋為虛邪與正邪即是其例。第二，轉換解釋的視點。例如，解釋 A 從補瀉，特別是補的視點來把握第一篇原文；相對於此，解釋 B 完全是從瀉的角度著眼。第三，使論點移轉。同樣是第一篇原文中的機，解釋 A 將其視為表現氣之往來的抽象概念；相對於此，解釋 B 取表示針刺之時機的重要性的弩機之喻。第四，在解釋中率直地表明了新的立場。舉例來說，如舊注中有的那樣，大概是寓意人迎寸口脈法的第四篇文章之「聽其動靜」，新的注釋解釋為按尺寸脈法進行診斷。

通過這四項操作，注釋者不僅是表明了自己的立場。舊文本的再解釋，是針對傳統的一種表態。對於注釋者來說，這意味著在正統地繼承舊傳統的同時，以「新裝」使其生命復甦。正因如此，三部九候論者能夠自覺地將其理論與技術，作為構成《九針》之核心的方法＝原理。

當然，僅有對舊文本的再解釋，是不足以說明新理論與技術的。六篇原文中，除了內因論還包含有取外因論者，表明著成書年代的間隔。注釋雖然全部是依據著外因論，但從脈法觀之，分為人迎寸口、三部九候、尺寸之三種技法。時代的趨勢，基本上就是依此順序推移的。勿庸贅言，脈法的人迎寸口期與診療體系的九針論、三部九候期與三部九候論相對應著。以圖簡單地表示一下在時間方面重合的對應關係（圖 1）。

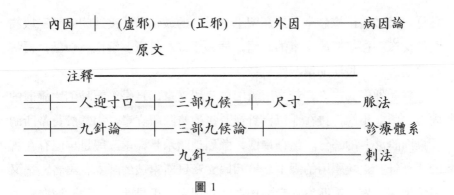

圖 1

關於此圖，需略加說明的是，雖說脈法的趨勢是從人迎寸口向三部九候，再向尺寸移行，但人迎寸口脈法與三部九候脈法並非就那樣被棄而不顧。其中所發生的是逐漸變質的過程；是像已然說過的那樣，不久皆被尺寸脈法所吸收、所統合，形成了寸關尺脈法。

三部九候論者在作為脈法之革新者的同時，也是刺法的革新者。他們通過與脈法之情況完全相同的形式，即以原文與注釋之關係而被聯繫在一起的兩篇論文，將此加以表現。將這個形式記在心裡，如此來看在刺法中出現的新東西是怎樣的。

四、三部九候論的刺法

《靈樞》卷十一〈官能〉（《太素》卷十五〈知官能〉），雖說基本上是採取黃帝—岐伯的問答形式，但在構成方面卻屬此外不見相同之例的一篇。此篇由黃帝的下述之語開始。

余聞《九針》於夫子眾多矣，不可勝數。余推而論之，以為一紀。余司誦之，子聽其理，非則語余，請正其道。

這樣，黃帝在正襟危坐「請聽聖王之道」的岐伯前，接連朗讀了三段獨立的文章。在第三段文章的結尾，插入「以言針意」這樣一句話，再接具體講針刺之技法的第四段文章。

就此種形式言之，黃帝所讀的前三段文章，及是筆記岐伯之講義的內容。與此相應，接在「以言針意」後的第四段文章，相當於黃帝所謂「推而論之」的部分。這種構成，強烈地暗示著，前三段是早已存在著的「九針」之教學用的課本，第四段文章是新寫成的課本。再者，這又間接地講述著，第四段文章的作者並非別人，正是此〈官能〉篇自身的編者。且從術語觀之，第四段文章的作者為三部九候論者。如果我的推測不誤，那麼〈官能〉篇乃是由三部九候論之立場編集的《九針》課本。

就像是為了證明這一點，〈官能〉篇之第三、第四段文章中留有增加了解說、注釋的論文。這就是解明三部九候論之刺法的〈八正神明論篇〉（〈天忌〉、〈本神論〉）。以下要對〈官能〉篇的兩段文章及〈八正神明論篇〉進行分析。

首先，看一下〈官能〉篇的第三段文章。

> 用針之服，必有法則。上視天光，下司八正，以辟奇邪，而觀百
> 姓，審於虛實，無犯其邪。是得天之露，遇歲之虛，救而不勝，
> 反受其殃。故曰必知天忌。

「得天之露，遇歲之虛」這種表現，源於《太素》卷二八〈八正風候〉（《靈樞》卷十二〈歲露篇〉）之「諸逢其風而遇其兩者，命曰遇歲露焉。……因歲之和，而少賊風者，民少病而少死。歲多賊風邪氣，寒溫不和，則民多病而死矣」[22]。不必再次指出這是受少師派之思想的影響。

承此，〈八正神明論篇〉亦同樣是依據少師派之論文〈三虛三實〉篇

---

[22] 同注❸。

（〈歲露篇〉），如此解釋刺法的原則。這就是：「有法則」者，「法天則地，合以天光」。若進一步詳而言之，

> 凡刺之法，必候日月星辰四時八正之氣，氣定，乃刺之。是故天溫日月，則人血淖液，而衛氣浮，故血易瀉，氣易行；天寒日陰，則人血凝泣，而衛氣沉。
> 月始生，則血氣始精，衛氣始行。月郭滿，則血氣實，肌肉堅。月郭空，則肌肉減，經絡虛，衛氣去，形獨居。是以因天時而調血氣也。是以天寒無刺，天溫無疑，月生無瀉，月滿無補。月郭空無治。

至於說天地之氣與人之氣相互交通、作用這種普遍性的觀念，自然也出現在黃帝派中。如言：「樹天之度，四時陰陽合之，別星辰與日月光，以彰經術」（〈著至教論篇〉）；「臨觀八極，正八風之氣」（〈陰陽類論篇〉）；「至陰虛，天氣絕，至陽盛，地氣不足」（〈方盛衰論篇〉）。至陰、至陽是處於陰、陽之極限的體內之氣；據王冰之注，此與天地之氣「所謂不交通也」。是可以摸索著上溯到馬王堆漢墓出土之「陰陽脈死候」之「凡三陽天氣也」、「凡三陰地氣也」的思想❷。然而這並非超出諸如西漢之思想家董仲舒《春秋繁露》卷十三〈人副天數〉所云：

> 人之足病起喉痺，地氣上為雲雨，而象亦應之。天地之符，陰陽之副，常設於身。身猶天也，數與之相參，故命與之相連也。

這樣的天人相關論的東西，少師派進一步使我們看到加以具體描述的氣候之寒溫及月之盈虛與人體之生理變化之間的照應。然其目的在於：「乘

---

❷　參見本書所收〈針灸的起源〉的附論：〈陰陽脈死候〉。

年之衰，逢月之空，失時之和，因為賊風所傷」，「逢年之盛，遇月之滿，得時之和，雖有賊風邪氣，不能危之」（〈三虛三實〉）——針對養生而言。也並非不能說此少師派的虛邪之風的說法，原本是養生論。事實上，「聖人避邪風如避矢石」，乃是〈九宮八風〉篇的結束之語。三部九候論者將此思想，導入了針刺的技術之中。天人相感的思想，這時被具體化為刺法的原則。

接著，〈八正神明論篇〉在定義：「星辰者，所以制日月之行也；八正者，所以候八風之虛邪以時至者也；四時者，所以分春秋冬夏之氣所在，以時調之也」之後說：

> 八正之虛邪而避之勿犯也。以身之虛而逢天之虛，兩虛相感，其氣至骨，入則傷五臟。……故曰天忌。

八正，原本是指一種季節風。一般認為到了合冬夏至、春秋分的二至二分，立春、立夏、立秋、立冬的四立，即所謂八節時，分別開始刮起從一定方向來的風，在應刮之季節刮的風為八正。《淮南子・地形訓》云：「凡八紘之氣，是出寒暑，以合八正，必以風雨。」高誘注云：「八正者，八風之正也。」但在此若不解釋為八方，則意思不通。不拘如何，天之氣與人之氣的關係，以及黃帝派以來有關「虛」之病的思想的歷史性歸結，在此被簡潔地表明著。

新寫成的〈官能〉篇之第四段文章，由三部分構成。現將全文分成三節，每一節均試整理為原文與注釋。

⑴法於往古，驗於來今，觀於冥冥，通於無窮。粗之所不見，良工之所貴。莫知其形，若神髣髴。

《黃帝內經》往往借哲學上的，特別是道家的概念，來說診斷與針刺之難度。往古、來今，是過去與未來，《淮南子・齊俗訓》中說：「往古來今，謂之宙。」冥冥是黑暗不可知覺的東西，《莊子・知北遊篇》中說：「視之無形，聽之無聲。於人之論謂之冥冥。」無窮是沒有完結之無限的世界，同樣在《莊子・在宥篇》中說：「入無窮之門，以遊無極之野。」不管其影響在理論上達到怎樣的深部，道家思想對於醫學來說，通常是引導思考的一個有力的原理。

據注釋，此第一段乃直接承前第三之文章而寫。

> 「法往古」者，先知針經也。
> 「驗於來今」者，先知日之寒溫，月之虛盛，以候氣之浮沉，而調之於身，觀其立有驗也。
> 「觀於（原文作其，依《太素》改）冥冥」者，言形氣榮衛之不形於外，而工獨知之。……
> 「通於無窮」者，可以傳於後世也。是故工之所以異也。……視之無形，嘗之無味，故謂冥冥若神髣髴[24]。

原文的「通於無窮」，與「觀於冥冥」一樣，是指認識所不能直接知覺的體內現象，注釋明顯離開了原文的文脈。於此看到的是：三部九候論者的自負——微妙的體內變化亦可以診斷。

在開頭的第一節之後，第二節引入了虛邪—正邪的對立概念。

> (2)邪氣之中人也，洒淅動形。正邪之中人也，微先見於色，不知於其身。若有若無，若存若亡，有形無形，莫知其情。是故上

---

[24]　〈八正神明論篇〉。又：《素問》卷八〈寶命全形論篇〉中見有「是謂冥冥，莫知其形」。

> 工之取氣，乃救其萌芽；下工守其已成，因敗其形。是故工之
> 用針也，知氣之所在而守其門戶，明於調氣、補瀉所在、徐疾
> 之意、所取之處。

邪氣，如注釋所見，為虛邪之誤。虛邪與正邪的這種記述，是從症候觀之的一種定義。正邪的概念，在此定義之下引入了病因論，使得邪氣之概念的更加柔軟的運用成為可能。虛邪的概念，亦如若與少師派有關虛邪之說明進行比較，即可馬上明白的那樣㉕，是比照於上述正邪的概念而被重新定義。前引〈邪氣臟腑病形論〉篇亦基本是按照這個定義。萌芽為病之先兆；已成為發病後；門戶是針刺進出之孔；徐疾是使針入出的速度；所取之處是針刺的位置。

　　注釋則相反，是從病因的角度對虛邪與正邪加以定義或解說。

> 「虛邪」者，八正之虛邪氣也。
> 「正邪」者，身形（《太素》形下有飢字）若用力汗出，腠理開，
> 逢虛風，其中人也微。故莫知其情，莫見其形。（〈八正神明論篇〉）

可知雖同樣稱虛風，但於虛邪與正邪，乃是完全不同的概念。
　　此後，注釋一心一意地宣傳三部九候論，但還是趕快往下看吧。原文的第三節始具體地說明針刺中之補瀉的技法。刺法之基本，不用多說，是在於補瀉。

> (3)瀉必用員（圓）。切而轉之，其氣乃行。疾而徐出，邪氣乃出。
> 　　伸而迎之，搖大其穴，氣出乃疾。補必用方。外引其皮，令當
> 　　其門，左引其樞，右推其膚，微旋而徐推之。必端以正，安以

㉕　同注❽。

靜，堅心無解，欲微以留。氣下而疾出之，推其皮，蓋其外門，真氣乃存。

將此與見於〈九針篇〉之舊課本的針刺或補瀉之單純的技法，加以比較。由此可知稱之為方圓的三部九候論者之手法，是被加工成如何精巧的技法了。真氣—邪氣的對立概念，是賦予三部九候論以某種特徵的術語。❷

　　補瀉之技法的原則，實際上見於上節未加引用之〈九針篇〉的第二篇課文中。即所云：「徐而疾則實，疾而徐則虛」。據〈小針解〉篇說，刺針時慢入而快出則氣變實；反之，快入而慢出則氣變虛。前者為補，後者為瀉❷。三部九候論者之方圓，亦不外「疾入徐出」之瀉與「徐推之」、「疾出之」的補這一原則。唯他們在此課本之外，又加上了一條原則。按照〈離合真邪論篇〉所說，這就是將針的出入與呼吸，即氣息的出入配合起來，瀉的時候「吸則內針」、「候呼引針」，補的時候「呼盡內針」、「候吸引針」。

　　注釋將焦點聚於方圓。說到方圓，不論是誰都會想到包含在兩個幾何學圖形中的象徵性意義。在中國思想中，方圓象徵天地，意味著旋轉與靜止。然而由於此注釋對方圓之方，下了牽強附會的解釋，卻意外地

---

❷　使用真氣—邪氣（邪、虛邪）之對立概念者，有〈離合真邪論篇〉、〈調經論篇〉，以及《素問》卷一〈上古天真論篇〉、卷九〈評熱病論篇〉、卷一〇〈瘧論篇〉、《靈樞》卷二〈根結〉、卷一〇〈邪客〉、卷一一〈刺節真邪〉；使用真—邪之對立概念者，除〈八正神明論篇〉、〈離合真邪論篇〉與〈根結〉外，還有《靈樞》卷五〈口問〉、卷六〈脹論〉、卷八〈天年〉、卷一二〈九針論〉；單用真氣之概念者，有《靈樞》卷五〈周痹〉。這些或取三部九候論，或可視為成於其強烈影響之下的論文。但是，論文之中亦有具複雜之構成者，未必可言一篇全體皆是如此。

❷　見注❿。

反而映射出其刺法的一個方面。

> 「瀉必用方」。「方」者，以氣方盛也，以月方滿也，以日方溫也，
> 以身方定也，以息方吸而內針，乃復候其方吸而轉針，乃復候其
> 方呼而徐引針。故曰「瀉必用方」（〈八正神明論篇〉）

如果忘卻這是注釋而讀之，這種方為「時機」的解釋，可以說是將針之
動止的速度、時間、時機相重疊的刺法之特殊性質，刻成了浮雕。由此
亦可知曉，三部九候論之刺法的特徵，在於把握氣、日、月、體、息之
五者合一的時機（timing）。

相對於將方視為表示時間的副詞，圓的解釋是根據圖形通常所象徵
的意思。

> 「補必用員」。「員」者行也，行者移也。刺必中其榮，復以吸排
> 針也。故員與方非針也。（〈八正神明論篇〉）

營氣為血液。此操作通過〈離合真邪論篇〉所云「疾出以去盛血，而復
其真氣」之語，可以理解。真氣之復即是補。在此，瀉血不是瀉，而是
被置於補的操作的位置一事，值得注意。看來針刺之種種手法的含意亦
不是單純不變的。

由第四段文章與注釋，可以極簡單地將三部九候論的補瀉原則定式
化。即在日月、四時之氣盛，體內之氣安定之時，合氣息之出入，配合
緩急使針出入，開閉其門也。像脈法那樣的技法之更替的現象，沒有出
現於刺法中。在接受生理學及病理學之新說，於此追求新內涵的同時，
使針刺的技法走向精緻，這就是刺法中的革新方向，是歷史的發展。

〈調經論篇〉詳細地講述著，三部九候論者在各種各樣具體的情況

下，如何運用現在所定式化的，也可以說是其展開與歸納的原則，創建了刺法之多樣性展開的基礎。

五、從相脈法到三部九候脈法

三部九候論者雖然重視外因，使處置此種疾病的脈法與刺法得到發展，但這並不是否定了內因。莫如最好說是在包攝內因那樣的、更加廣泛的框架中，把握外因。〈調經論篇〉論之如下。

> 夫邪之生也，或生於陰，或生於陽。其生於陽者，得之風兩寒暑；其生於陰者，得之飲食居處，陰陽（性）喜怒。

「邪」於此被擴張成包括黃帝派專論之廣義的內因的概念，即病因的概念。此處所言陰陽，可以置換成內外。例如，風兩傷人之時，先宿於皮膚，傳入孫脈（毛細血管），滿於孫脈則傳入絡脈（岔出、橫出的枝管），絡脈滿盛則輸於大經脈（縱行於體內的主要血管），邪與血氣一起宿留於肌肉。再者，若不抑制喜怒之發作，則陰氣逆行於上；下成虛空，則陽氣流入其中。皆是邪所引發之實的狀態，此即〈調經論篇〉的解說。

然而，如果反過來考慮，將內因作為邪之一種來把握者，實際上是意味著將內因解消於外因之中。至少不是在與外因不同之特性中把握內因之病。這種解釋也無論如何必須被超越❷❽。通過將內因視為邪，眼下

---

❷❽　病因論最終由南宋之陳言的《三因極一病證方論》（西元1174年）而被解決。陳言將其區別為：「天之常氣」的寒、暑、燥、濕、風、熱之六淫（六氣），「先由經絡流入，內合臟腑」的外所因；「人之常性」的喜、怒、憂、思、悲、恐、驚之七情，「先由臟腑郁發，外形於肢體」的內所因；以及飲食、身心之過勞、性、蟲獸之咬傷、刀傷骨折以及其他所致之不內外因的「三因」，提倡「斷其

三部九候論所表明的，是要將內因論之醫學亦納入自身之內的決心。一方面批判「九針之論不必存也」之既成的九針論，另一方面將自身之說置於「九針」之「要道」的位置上，斗膽言之，這裡存在的是可以稱之為歷史之否定性繼承者的三部九候論者。

然而，情況還不僅如此。三部九候脈法自身，實際上發源於馬王堆漢墓醫書的成書之時代，具有悠久的歷史。

西元1983至84年，從湖北省江陵縣張家山之西漢墓出土了竹簡《脈書》。此書包含有相當於馬王堆出土之《陰陽十一脈灸經》、《脈法》、《陰陽脈死候》的文章，其中文字殘缺的《脈法》一節，被整理者釋讀如下。

> 相脈之道，左□□□□□案之，右手直踝而簟之。它脈盈，此獨虛，則主病。它脈滑，此獨衍，則主病。它脈靜，此獨動，則主病。夫脈固有動者，骭之少陰，臂之鉅陰、少陰，是主動，疾則病。（□為不可識之字；衍，不詳）

另一方面，〈三部九候論篇〉中說：

> 察九候，獨小者病，獨大者病，獨疾者病，獨遲者病，獨熱者病，獨寒者病，獨陷下者病。以左手足上上去踝五寸按之，庶右手足當踝而彈之。

毫無疑問，《脈法》的文章乃是其祖型。不可識之五字，大概是「手去踝五寸」吧。

所因為病源，然後配合諸證，隨因施治」的三因論。我將稱之為內因或廣義的內因之黃帝派的病因論，作為合陳言所云內所因與不內外因的東西，完全不承認要在兩者之間設置某種區別的意識。

　　足之踝上五寸，足太陰脾脈行於此。此乃診脈的部位。《脈書》中接著記載了骭之少陰，臂之鉅陰、少陰。這相當於三部九候脈法中所說下部之地、足少陰腎脈與中部之天、手太陰肺脈及人、手少陰心脈之所謂「動脈」❷（參見表1）。足太陰脾脈，按三部九候言人，乃下部、人。如按照《脈法》的記述，則在手足之四個搏動部位診五臟脈之中除足厥陰肝脈外的四脈，即是此相脈法。但是在此時，尚未設想脈與臟腑之連接，故不能稱其為臟脈。總之，當診脈的部位擴展到頭、手、足之九個部位時，三部九候脈法即宣告成立。姑且不論三部與九候至何處備齊其形式，總之，稟承出土醫書之相脈法系譜的脈法，肯定在黃帝派之時代亦當然由部分醫師所繼承，並用於實際診斷。然而，以《素問》之黃帝七篇為首的黃帝派之論文中，不僅連一點記載也沒有，而且連看上去像是指三部九候法的術語亦未找到，儘管談到了其他的若干種脈法。這大概是因為三部九候脈法的形成過程與外因論緊密關聯，因而黃帝派有意識地排除了此系統的脈法吧。我所說的認識論上的截斷，是發生了的事態。在始於相脈法之三部九候脈法的歷史中，具有悠久的潛伏期。在經過亦可說是診脈部位擴展時代的潛伏期，作為一種脈法而得以完成後，三部九候脈法取代人迎寸口脈法，躍出而成診斷法之主流。

　　贅言之，馬王堆、張家山之兩漢墓出土醫書，可以說在總體上是取外因論之立場。例如，《五十二病方》停留於主要記載對症療法，除去刀傷、火傷、咬傷、蟲刺、漆瘡等病因明確的情況之外，幾乎沒有涉及病因。而有時舉出病因時，亦非內因，而是進入傷口之風，或將種種疫鬼等作為病因加以記載。唯應注意的是，見於《脈書》的下述文章。

---

❷　參見馬繼興《馬王堆古醫書考釋》，湖南科學技術出版社，1992，頁292—301。又，據楊上善之見，動脈在中部·天·手太陰脈有四處；在人·手少陰脈有兩處；下部·地·足少陰脈有一處；人·足太陰脈有六處（《太素》卷十四〈闕題篇〉）。又，參見本書所收〈針灸的起源〉。

夫留（流）水不腐，戶樞（樞）不蠹（蠹），以其動。動則實四肢
而虛五臟，五臟虛則玉體利矣。夫乘車食肉者，春秋必□（?）。
不□則脈閉而死。脈盈而溫之，虛而實之，靜則待（持）之。

《呂氏春秋‧季春紀‧盡數》之「流水不腐，戶樞不螻，動也」，首先不
容懷疑是基於此文章的前半部分。足可作為將《脈法》與《脈書》之成
書溯至先秦的證據。姑且不論這一點，總之，文章的後半部分，明確地
將乘車兜風、拼命吃肉之富貴階層的生活，作為一種病因 **❸**。使人預感
黃帝派之內因論醫學的這一認識，萌生於與三部九候論之祖型相同的土
壤中。內因論的醫學，是作為外因論統治之醫學世界的 late comer（遲到
者）而生長著。

　　有關處於這一生長過程中的醫學，與出土醫書及《黃帝內經》相關
時代的醫學，《史記‧倉公傳》留下了寶貴的證言。構成〈倉公傳〉的主
要材料，是淳于意寫的二十五例診籍（病歷）。其中有二十一名患者，明
記著病因。現將病因分為內因與外因；再將內因分為精神要素（狹義的
內因）與軀體要素（廣義的內因），外因分為三部九候論者所云虛邪與正
邪，表 3 為各種分類的結果。此表說明：較之於外因之病，似乎淳于意
所得意的無論如何也是內因之病；在內因之病中，雖然特別關注軀體要
素，但對於精神要素亦認真地正視著。淳于意的醫學以藥物療法為主體，
因情況需要亦使用針灸療法。雖然針灸為主、藥物為副，療法之重心向
相反的方向傾斜，但從病因論的立場言之，在淳于意之醫學所指示的方
向，已然預告著黃帝派之內因論醫學的誕生。再者，關於外因，舉出三
部九候論者從虛邪中加以區分，稱之為正邪者，值得注意。

---

❸　這並不是說在此之前沒有美食有害身體的認識。《春秋左傳》襄公二十三年，
　　見有「美疢不如惡石。夫石猶生我，疢之美，其毒滋多」（參見本書所收〈針
　　灸的起源〉）。問題是在醫學理論中，這是否被作為病因來認識。

表 3

病因的分類		病　因		計	
內因	精神要素	憂(1)，怒＋性(1)，性欲不能滿足(1)	3	15	21
	軀體要素	性(2)，酒(2)，酒＋性(2)，尿閉＋性(1)，落馬(2)，持重(1)，飲食＋疾走(1)，服藥(1)	12		
外因	虛邪	寒濕(1)，風(1)，汗＋風(1)，酒＋風(1)	4	6	
	正邪	汗＋臥地(1)，濡發＋臥(1)	2		

　　再者，由於淳于意對十八位患者施以脈診，其他三位亦可間接地推測同樣是施以脈診，故可以認為診斷主要是通過脈法。關於診脈的部位，脈口、左口、右口、口等語各用了一次，可知是兩手之寸口部。淳于意雖舉《診法》、《診脈法》、《脈法奇咳》、《病法》等書之語為判斷之根據，但其中引自《脈法》者有五次。然其中之三次，可在東晉之王叔和《脈經》中見到基本相同的文字 ❸。雖然與《黃帝內經》的關係未必明確，但《脈經》在變形的同時，確實傳之於後世。

六、古代醫學形成的模式

　　《黃帝內經》是處於形成過程的古代醫學，在歷史上所刻下之軌跡的集成。是經歷漫長時間，眾多著者所留下的散亂的軌跡。我瞄準三部

---

❸　「脈長而弦，(中略) 其病主在於肝」(《脈法》)，「脈長而弦，病在肝」(《脈經》卷一〈遲速短長雜病法〉)。「熱病陰陽交者死」(《脈法》)，「熱病陰陽交者死」(《脈經》卷七〈熱病陰陽交並少陰厥逆陰陽盡生死證〉)。又，《素問》卷九〈評熱病論篇〉中見有「病名陰陽交，交者死也」，「沈之而大堅，浮之而大緊，病主在腎」(《脈法》)，「腎脈，沈之大而堅，浮之大而緊」(《脈經》卷六〈腎病證〉)。

九候論而艱難地行於其軌跡，目的在於要發現古代醫學逐漸完成其自身的立足之地。

試將三部九候論的軌跡重新置於這個歷史長河之中。首先，這在戰國時代，大約是後期，作為被稱之為相脈法的祖型，出現在出土醫書中。相脈法是在手與足之四個部位診手、足之太陰、少陰之四脈的脈法，是主要用灸與砭石進行治療之醫學一派的診斷法 ❷。當時，醫學受外因之病理觀的統治，相脈法自然亦與其相關聯。但在此時期，逐漸產生了注意飲食習慣與生活方式等的內因性病理觀。

相脈法的軌跡在此一度消失。這是由於向著三部九候脈法成熟發展，重現身姿，示以絢麗軌跡，已然是與此相隔甚遠、進入東漢之後。在此長期的潛伏時代中，到底發生了什麼事情呢？

在戰國末期，醫療技術中發生了一次革新，這就是使用針的治療法的出現。這是繼承通過灸法與砭法蓄積起來的，有關疾病與醫療的經驗性知識與技術、脈與脈法之發明等成果，所形成的新的醫學。以針法為主體，輔助性地使用灸法，視情況亦行藥物、罨法等的這種新醫學的推進者們，不僅是診療，而且在理論、教育、著作方面亦不斷展開活躍的活動，使診療技術與醫學理論飛躍性地發展，逐漸形成亦可稱之為針灸學派的陣營。其中之一，有尊黃帝為開山之祖的一派。留下了黃帝垂教於雷公之問答形式的著作。我稱其為黃帝派，這是黃帝學派最初的群體。

對於古代醫學的形成來說，黃帝派的出現是一個劃時代的時期。這是因為他們敢於採取內因論之醫學的立場。在認識到自身對於外因之疾病的無能為力時，他們將關注的焦點集中在內因之病上。內因之疾病的世界，從某種意義上講是一個實驗室。與突遭襲擊，往往使身體發生急劇變化的外因之病不同，由內因之病引起的身體狀況變化，以緩慢、持續為旨要。這不論是對觀察脈之變化，或是對於要將氣之虛實的理論具

❷　參照本書所收〈針灸的起源〉。

體化，都提供了絕好的材料。黃帝派編制出各種各樣的脈法，奠定了診斷法的基礎，然其中所重視的乃是人迎寸口脈法。而且，對應於人迎寸口脈的類型，建立了治療的原則，產生出亦可稱之為人迎寸口法的診療原則。這是涉及到稱之為統合診斷與治療的、賦予現代中醫學之診療體系以特徵的辨證論治（根據基礎理論來辨別證候、論述治療對策）方法的、中國醫學之基本理念的最原始的體現。與開始形成獨自之體系的中國醫學所邁出的第一步相適應的如此成就，可以說是由於在意圖上採取了內因論的立場，才成為可能。黃帝派之醫學的劃時代性，即在於此。

　　黃帝派的內因論之醫學，一方面呈現出對於外因之病的無能為力，另一方面迫使其在舊有的外因論醫學中進行轉變。繼承黃帝派之人面臨一個急需解決的課題，這就是站在黃帝派所到達的相同水平上，而且是以在理論方面能與之相結合的方式，重新引入外因論。由此產生的，即在風中加入虛實的概念，導入虛邪的概念，使人看到天之氣與人之氣的種種相關，被具體化描述為生理方面的變化。這就是少師派的外因論。伴隨著少師派，外因論恢復了在理論中所應占有的位置。活躍於莽新時代，進行人體解剖的伯高派，亦強調天地與人體之構造的同形性(homomorphism)與作用之法則方面的同一性。他們將侵入脈中之邪氣，從某種意義上講作為球狀之塊——其脈動被暴風吹起的「脈之波」來把握的看法，給予外因之診斷一個具體的根據。

　　儘管如此，但基於九針之技法與內因之病理學及人迎寸口脈法的黃帝派之診療體系，即對於九針論來說，是取代性的、新的診療體系，並非馬上就產生了。岐伯派開始時雖然也修改了病因的說明，但原封不動地使用著九針論的診療法。但終於在岐伯派內部，產生了主張「能夠確切地診斷外因之病的，唯有三部九候脈法」的一派。三部九候脈法是相脈法的遙遠後裔，是將其診脈的手、足四部位擴展到頭、手、足的九部位之動脈。

　　三部九候論者在虛邪的概念之上，加之又提出了正邪的概念，將外因論置於更加堅固的基礎之上。而且在少師派與伯高派的深刻影響下，將天人相應、宏觀世界與微觀世界的照應，作為脈法與刺法中的原則加以具體化，又錘煉出合呼吸與時機(timing)的精巧之針刺技法，將其編織成為了具體地運用於各種各樣之症狀的各種手法。於此出現了克服了九針論之弱點的診療體系——三部九候論。三部九候論者同時又通過將內因也看成是邪氣之一種，試圖連內因論之醫學也要涵括於其體系之中。

　　三部九候論對黃帝學派之醫學的發展大有貢獻。但是不久，在岐伯派中出現了在取脈於手腕之寸口部，這種自古所行之標準的方法上，加上在尺部診脈，特別是聲稱以尺脈可診斷所有疾病的尺寸脈法之一派。時代的主流已然傾向於尺寸脈法。人迎寸口脈法與三部九候脈法皆被消化吸收，時代向著寸關尺脈法的完成運動著。與此同時，各種各樣的群體揭示著新的主張、新的理論與技術，述之於被尊為鼻祖之傳說性醫師之名下；創造與混亂難以區別地融合在一起的，醫學形成期的時代宣告結束。問答形式的著作讓位於論述形式的著作。這已然不是黃帝學派的醫學，而是中國醫學的成立。

　　在形成期之中國醫學的歷史中所看到的是，雖然出現了新的要素，但舊的要素決不消失地持續著，這樣的模式。舊的要素或與新的要素共生，或被新的要素重新解釋，或被改變形態，或被其他模型置換，或移變於其他體系，有時間隔時代而復甦，沒有任何損失，全體豐富地存在著。儘管內部有無數小的龜裂與斷絕，但這只是沒有看清一味的、連續的、量的膨脹。只有這個模式，實際上才是貫穿中國醫學之歷史的模式。到東漢末，通過《黃帝內經》、《難經》、《傷寒雜病論》完成的中國醫學的古典性形態，描繪出與形成期之古代醫學相同的發展模式，逐漸走向現代中醫學。

診斷諸法與「虛」的病理學

一、《難經》的古脈法

雖被假託於因扁鵲之名而廣為人知的秦越人，但實為東漢之著作的《難經》（詳稱《黃帝八十一難經》）中，有記述古脈診法的一節。即其「十六難」：

> 脈有三部九候，有陰陽，有輕重，有六十首，一脈變為四時。離聖久遠，各自是其法❶。

《難經》又就三部九候、陰陽、輕重、六十首、四時脈之五種脈診法中，除六十首之外的四種，各設一難說明之。「難」者，是「問」的意思。

其中，很早就失傳了的，是「五難」所說的輕重。

> 脈有輕重，何謂也？
> 然。初持脈如三菽之重，與皮毛相得者，肺部也。如六菽之重，

---

❶ 關於古脈法，參見廖育群〈「素問」與「靈樞」中的脈法〉。收於《中國古代科學史論》續篇（山田慶兒、田中淡編），京都大學人文科學研究所，1991，頁499–504。

> 與血脈相得者，心部也。如九菽之重，與肌肉相得者，脾部也。
> 如十二菽之重，與筋平者，肝部也。按之至骨，與指來疾者，腎
> 也。故曰輕重也。

被《難經》所定式化的脈診法，是在手腕之寸、關、尺的三部，置三指
而診脈。在此雖未寫明診脈的部位，但大概是在寸口部以指按之吧。以
菽，即榛之果實的重量，來計量其手指所感受到脈之搏動的壓力。不，
這應該說是形容——得脈於皮毛、血脈、肌肉、筋、骨之處，是說手指
按壓的強度。從手指輕觸皮膚到重按至骨，區分為五個階段，將此作為
表示五臟狀態之脈來進行診斷。「輕重」在《黃帝內經》中全然沒有留下
痕跡。大概不是黃帝學派的診脈方法。

「四難」談陰陽。

> 脈有陰陽之法，何謂也？
> 然。呼出心與肺，吸入腎與肝。呼吸之間，脾受穀味也，其脈在
> 中。浮者陽也，沉者陰也，故曰陰陽也。

中國的脈診法，是依據脈象進行診斷。所謂脈象，乃搏動之式樣。脈象
成對，浮—沉可以說是其代表。據「四難」所言，心、肺之脈為浮，肝、
腎為沉，脾在浮—沉之中間（表1）。心脈浮兼大、散，肺脈則兼短、澀；
肝脈沉兼牢、長，腎則兼濡、實，通過這些從屬性的脈象而被相互區別。
如此診斷五臟之脈，「是陰陽之法也」。

「四難」又說，出現在寸口部的，是三對基本的脈象浮—沉、長—
短、滑—澀構成的複合型之六脈（表2），即一陰一陽、一陰二陽、一陰
三陽，以及一陽一陰、一陽二陰、一陽三陰。視表則馬上可以明白此兩
個系列配合成對，及名稱的由來。根據這些複合型分別屬於何經脈，來

診斷何處「病逆順」。

表 1

臟＼脈象	浮	沉	中
心	○		
肺	○		
肝		○	
腎		○	
脾			○

表 2

	一陰	一陽	
一陽	$\bar{a}c$	$a\bar{c}$	一陰
二陽	$\bar{a}bc$	$a\bar{b}\,\bar{c}$	二陰
三陽	$abc\bar{a}_t$	$\bar{a}\,\bar{b}\,\bar{c}\,a_t$	三陰

陽：a為浮，b為長，c為滑
陰：$\bar{a}$為沉，$\bar{b}$為短，$\bar{c}$為澀
t示暫時出現該脈。

「十八難」是對三部九候的簡潔說明。三部者，寸、關、尺；九候者，為以上各部的浮、中、沉；寸主診身體之上部，關主中部，尺主下部（表 3）。

表 3

三部＼九候	浮	中	沉	診斷疾病的部位
寸				上部（頭～胸）
關				中部（膈～臍）
尺				下部（臍～足）

　　陰陽脈法與三部九候脈法，這兩種脈法見述於《黃帝內經》中。但具體的手法與《難經》不同。這個問題留待後述。

　　見之於「十五難」的四時脈之記載，幾乎是原封不動地重複著《素問》卷六〈玉機真藏論篇〉的文字。只不過是將形容春脈的名稱由浮變為毛，形容冬脈之名稱從營變為石；說明這些名稱的由來，並改變了記

述的順序。四時脈法，是在出現與表 4 所示正常脈象相「反」之脈象時，據此診斷疾病。

表 4

脈	臟	方位	五行	脈象
春脈・弦	肝	東方	木	濡・弱・長
夏脈・鉤	心	南方	火	來疾・去遲
秋脈・毛	肺	西方	金	輕・虛・浮
冬脈・石	腎	北方	水	沉・濡・滑

「十六難」中只有一種未言及名稱，《難經》的作者未加說明的，因而無疑在當時已屬失傳的診斷法。即六十首。

六十首者，何也？幸好在《素問》之壓軸戲❷——黃帝派的論文中，找到了迫近於此的小線索。

二、揆度、奇恆

收於《素問》卷二三、二四之兩卷中的黃帝派之論文七篇，包含有許多不見於《素問》、《靈樞》之其他篇中，或基本沒有出現，故難以確定其含意的術語。這七篇是：

卷二三：〈著至教論篇〉、〈示從容論篇〉、〈疏五過論篇〉、〈徵四失論篇〉

卷二四：〈陰陽類論篇〉、〈方盛衰論篇〉、〈解精微論篇〉

在《太素》中，〈著至教論篇〉（除末尾之一段外）、〈示從容論篇〉、〈陰陽類論篇〉之三篇，收於卷一六〈脈論〉；卷二九〈水論〉，相當於

---

❷ 雷公問、黃帝答之諸篇，排在《素問》之末，故稱「壓軸戲」。——譯者注

〈解精微論篇〉。其他的三篇亡佚。

從其術語與內容的古拙程度觀之，可以認為這七篇在《黃帝內經》中也是屬於最古之層的論文。預先說明一下，本章之意圖在於通過解讀滿布阻礙讀者之理解的謎的這七篇文章，弄清楚成為黃帝學派之源頭的黃帝派的醫學、其診斷法與病理學以及病因論。在此，將見之於《素問》中的黃帝派之論文七篇，簡稱為黃帝七篇。

六十首之小小線索，是〈方盛衰論篇〉中所說「奇恆之勢乃六十首」一語。王冰注云：「奇恆勢六十首，今世不傳。」但解讀的線索在於「奇恆」。

奇恆，是多次出現於黃帝七篇中的診斷法之名稱。先從中引用三段文章：

> 善為脈者，必以比類、奇恆、從容知之。（〈疏五過論篇〉）
> 診病不審，是謂失常。謹守此治，與經相明。上經、下經、揆度、陰陽、奇恆、五中，決以明堂，審於終始，可以橫行。（同上）
> 奇恆之勢乃六十首，診合微之事，追陰陽之變，章五中之情，其中之論（衍文？），取虛實之要，定五度之事。知此，乃足以診。（〈方盛衰論篇〉）

其中所列舉的術語，有許多是指醫學理論、診斷法、治療法而言，但同時又是指論此內容的書之名，這一點除一看就知是書名的「《上經》、《下經》」之外，例如從「論在奇恆、陰陽中」（《素問》卷十三〈病能論篇〉，又《太素》卷一九〈雜診篇〉）這樣的話語中亦能推測❸。關於其中之《揆

---

❸　在這點上，應該注意的是明之馬蒔《內經素問注證發微》九卷之說。以下列舉《素問》之文與馬注。

　　〈示從容論篇〉：「及於比類。」注：「觀前後篇內，俱有比類，係古經篇名。然

度》、《奇恆》、《上經》、《下經》之四書，幸好後來岐伯派寫下了簡單的
解說。

即《太素》卷一五〈色脈診〉《素問》卷四〈玉版論要篇〉中所說：

黃帝曰：「余聞揆度、奇恆，所指不同，用之奈何？」

岐伯曰：「揆度者，度病之淺深也。奇恆者，言奇恆病。」（《素問》
卷四〈玉版論要篇〉中，「奇恆病」作「奇病也」）

〈病能論篇〉的岐伯之語，稍見詳細。

《上經》者，言氣之通天也。《下經》者，言病之變化也。《金匱》
者，決死生也。《揆度》者，切度之也。《奇恆》者，言奇（疑脫

實以比方相類為義，故曰別異比類。」
同上篇：「明引比類從容，是以名曰診輕」。注：「子當明引比類，從容等篇大
義觀之，則治療心易輕，名曰診輕。」
〈疏五過論篇〉：「上經、下經、揆度、陰陽、奇恆、五中。」注：「然上經、下
經中有揆度、陰陽、奇恆、五中諸篇，無不悉知大義。」
〈陰陽類論篇〉：「帝曰，卻念上下經、陰陽、從容。」注：「帝言即念上下經有
陰陽從容諸篇。」
同上篇：「合之陰陽之論。」注：「合以陰陽篇中之論」，「陰陽論係古經篇名。」
〈方盛衰論篇〉：「奇恆之勢，乃六十首，診合微之事，追陰陽之變，章五中之
情。」注：「奇恆者，古經篇名也。六十首，古人診法也。合微、陰陽、五中者，
皆古經篇名也。」〈解精微論篇〉：「行教以經論，從容、形法、陰陽、刺灸、湯
藥所滋。」注：「經論中有從容、形法、陰陽等篇，刺灸、湯藥等法。」以上，
《發微》卷九。
〈病能論篇〉：「上經者……下經者……金匱者……揆度者……奇恆者……」。
注：「此歷舉古經篇名而釋其義。……上經、下經、金匱、揆度、奇恆，俱古
經篇名，今皆失之。」以上，《發微》卷六。

恆字）病也。所謂奇者，使奇病（使奇病三字疑衍）不得以四時
死也。恆者得以四時死也。所謂揆者，方切求之也，言切求其脈
理也。度者得其病處，以四時度之。

據此，《上經》是論天之氣的變化與人之氣的變化具有對應關係的生理學
著作。與此相對應，《下經》為病理學著作。《素問》所引下述兩段文章，
旁證了這一點。

> 《下經》曰：胃不和，則臥不安，此之謂也。（《素問》卷九〈逆
> 調論篇〉，又《太素》卷三○〈臥息喘逆〉）
> 故《下經》曰：筋痿者，生於使內也。……故下經曰：肉痿者，
> 得之濕地也。……故下經曰：骨痿者，生於大熱也。（《太素》卷
> 二五〈五臟痿〉。《素問》卷十二〈痿論篇〉，「使內」作「肝使內」）

便言之，王冰注云：「《下經》，上古之經名。」《金匱》雖是未見於他處之
書名，但大概是諸如馬王堆漢墓出土之《陰陽脈死候》一類的死生診斷
法之著作吧。

　　《揆度》與《奇恆》，是常被歸納為一、在內容上有所聯繫的診斷與
治療之著作。〈色脈診〉篇說：

> 陰陽反他，治在權衡相奪，奇恆事也。陰陽反他，揆度事也。（〈玉
> 版論要篇〉缺後面的「陰陽反他」四字。）

見之於前面的引文中的、切而求之的脈理，可以認為是指脈象。如此，
揆度則是認識患部，依據四時的標準之脈，診斷顯示其疾病之脈象的方
法，肯定是岐伯派後來稱之為「四時之脈」（《素問》卷十三〈移精變氣

論篇〉）的脈法的祖型。依照此揆度之診斷，將疾病分成奇與恆，施以治療，即奇恆之術。言「不得以四時死」為奇，「得以四時死」為恆，或謂疾病之進展及死與四時之氣的對應關係。見於〈陰陽類論篇〉的如下診斷，或說不定即相當於此。

　　　　冬三月之病，病合於陽者，至春正月，脈有死徵，皆歸出春。

如果是這樣，由於春是生長之生命力的象徵，與此相對應，死在生命力之活動到達頂點的夏以後到來，所以這種情況稱之為恆病。如此之奇與恆之病的具體表現方式，從揆度的角度言之，單獨及複合之脈象的表現方式，構成六十種類型，大概就是「奇恆之勢乃六十首」的涵義所在吧。

　　據王冰注，如「行奇恆之法，以太陰為始」（〈色脈診〉）一語所表明的那樣，此脈診是在手太陰脈之寸口部進行。又，治療法之「權衡相奪」，意指除掉秤之砝碼，使恢復均衡。作為具體的治療之手法，按王冰注云，是調陰陽二氣的「高下之宜」；按《太素》楊上善注云，是「補瀉」陰陽、虛實之氣。不用說，這是指針的技術、刺法。

　　有被稱之為五色脈變的診斷法。雖聲稱自古傳承而來，但似乎實為岐伯派之發明。正因如此，才有必要賦予其自古流傳之診斷法的權威性。他們所主張的五色脈變，自稱在原理上與奇恆是一樣的。而且將其歸納成一種箴言。其短文，大概是在弟子學習五色脈變之技術時，師將其作為口訣傳授給弟子的東西。從某種意義上說，是秘傳的標誌。其文字，在〈色脈診〉或〈玉版論要篇〉中是作為岐伯之語(1)；在《太素》卷十四〈四時脈形〉或〈玉機真藏論篇〉中是作為黃帝之語(2)，分別被記述於完全不同的文脈之中。

　　首先，照原樣引用兩段文字。〔　〕內為唯見之於《太素》，（　）內為唯見之于《素問》的話或字。

⑴請言道之至數。五色脈變，揆度奇恆，道在於一。神轉不〔迴〕
　（回），〔迴〕（回）則不轉，乃失其機。至數之要，迫近以微，
　著之玉版，命曰合〔生〕（玉）機。

⑵吾得脈之大要。天下至數，（五色）脈變，揆度奇恆，道在於一
　〔數〕。神轉不迴，迴則不轉，乃失其機。至數之要，迫近以微，
　著之玉版，藏之〔於〕（臟）腑，每旦讀之，名曰（玉）〔生〕
　機。

據楊上善注，「合生機」者，「合養生之機」；「生機」者，意為「攝生之
機要」。據王冰注，「〈玉機〉，篇名」也：「著之玉版，故以為名」；意指
「玉版生氣之機」。不管怎樣，雖如王注所言那樣，肯定是此箴言或含此
箴言之一篇的題目，但在此依楊注的解釋，取「生機」之說。如採⑴與
⑵之相通要素，則成下述之狀。

　　天下至數，五色脈變，揆度、奇恆，道在於一。神轉不迴，迴則
　不轉，乃失其機。至數之要，迫近以微。著之玉版，命曰生機。

此箴言再次為我們確認了揆度、奇恆之「道」是什麼。

　　五色脈變，是觀察脈之色所出現的變化而診斷疾病的方法。若依〈色
脈診〉之言，則是「夫色脈之變化，以應四時之勝」。「勝」者，楊注云：
「四時和氣」。即脈之色應四季不同之氣而變化。果然，見之於《太素》
卷十五〈色脈尺診〉（《靈樞》卷一〈邪氣臟腑病形〉）「色青者其脈弦，
色赤者其脈鉤，色黃者其脈代，白者其脈毛，色黑者其脈石」中的弦、
鉤、毛、石，不久被《難經》將其作為四時脈的脈象而使之固定化。以
此為基準，「見其色，而不得其脈」時，診斷為患病的這種方法，與揆度、
奇恆，的確是「一道」，毫無疑問地證明著揆度、奇恆是基於四時脈的診

斷與治療之方法。

　　總之，揆度雖然向四時脈法發展，但奇恆看起來卻失傳了。說不定被普遍化為非限定於四時脈的治療法。

三、陰陽、從容、雌雄

　　論述陰陽脈法的，是〈陰陽類論篇〉或〈脈論〉篇。在言及「上下經、陰陽、從容」後，黃帝教誨雷公說：

> 三陽為經，二陽為維，一陽為游部。……三陰（原文作陽❹）為表，二陰為裡，一陰至絕作朔晦。

雷公說：不理解。故黃帝再就這些脈的名稱與出現在寸口部之其病的脈象，加以說明。迄今的注釋全都將此處所言六脈視為足脈。將其歸納成表 5。請注意：與《難經》（表 1）的情況不同，不是五臟的脈象，而是六脈。

表 5

陰陽	從容?	足脈	病脈象
三陽	經	太陽	弦・浮・不沉
二陽	維	陽明	弦・沉・急・不鼓
一陽	游部	少陽	弦・急・懸・不絕
三陰	表	太陰	伏・鼓・不浮
二陰	裡	少陰	?
一陰	?	厥陰	浮・不鼓・鉤・滑

---

❹　從張介賓之說。《丹波元簡・素問識》卷八〈陰陽類論篇〉：「張云，三陽，誤也，當作三陰。三陰，太陰也，太陰為諸陰之表，故曰三陰為表。」

黃帝以下述之語結束了這一段：

> 此六脈，乍陰乍陽，交屬相並，繆通五臟，合於陰陽，先至為主，
> 後至為客❺。

但雷公不滿意，馬上反問，使話題展開。

> 臣悉盡書（原文作意，據《太素》改），受傳經脈，頌得從容之道，
> 以合從容，不知陰陽，不知雌雄。

黃帝就此答道：

> 三陽為父，二陽為衛，一陽為紀；三陰為母，二陰為雌，一陰為
> 獨使。

給出如此定義後，為其解說兩種脈象一同出現之複合型的脈象的症候，
及其病之所在。表 6 乃此複合型之一覽。缺少父—獨使、雌—紀、獨使
—紀之三種組合的記述，不知是偶然，還是有意。

---

❺　在此將「合於陰陽」解釋為稍前所見「合之陰陽之論」的省略形。

表 6

雌＼雄	陰陽	父 一陽（少陽）	衛 二陽（陽明）	紀 三陽（太陽）
母	一陰（厥陰）	一陰一陽（厥陰・少陽）	二陽一陰（陽明・厥陰）	三陽一陰（太陽・厥陰）
雌	二陰（少陰）	二陰一陽（少陰・少陽）	二陰二陽（合病）（少陰・陽明）二陰二陽（交至）	
獨使	三陰（太陰）		二陽三陰（陽明・太陰）	

（三腑）太陽：膀胱脈，陽明：胃脈，少陽：膽脈
（三臟）太陰：脾脈，少陰：腎脈，厥陰：肝脈

　　重要的是此問答的構成。黃帝開始言及「陰陽、從容」，將六脈定義
為經、維、游部、表、裡、（?）之後，述六脈不同之病的脈象。雷公將
此稱為「從容」，而問「陰陽、雌雄」。對此，黃帝將六脈定義為父、衛、
紀、母、雌、獨使，釋複合型。後面之問答中所言雌雄，是直接指父、
衛、紀、母、雌、獨使這六個概念，又將此雌雄作為建立脈象間關係的
原理，大概是表示複合型的脈法吧。如果是這樣，那麼前面之問答中所
說從容，難道不是經、維、游部、表、裡、（?）這六個概念，與將此作
為建立身體內之位置的原理，意謂六脈單一的脈法嗎？如此這個推論妥
當，則陰陽脈法是包括著從容與雌雄這樣兩種技法。

　　從容是唯見於黃帝七篇的術語。若引用言及此術語的文章，則首先
是〈示從容論篇〉中說：

　　　夫脾虛浮似肺，腎小浮似脾，肝急沉散似腎，此皆工之所時亂也。
　　　然從容得之。

脾為足太陰脈，肺為手太陰脈，腎為足少陰脈，肝為足厥陰脈，「從容」
在此大概是書名。此一節在支持我將從容視為六脈單一之脈法的假說的
同時，又暗示著「從容」以足脈為中心，但也論及手脈。又，〈徵四失論
篇〉中說：

> 診無人事，治數之道，從容之葆，坐持寸口，診不中五脈，百病
> 所起。

治數為治療方法；葆被釋為寶或保❻，但其義不詳。由此文可知，從容
是在寸口診候的脈法。

　　再者，〈著至教論篇〉的末尾，可見黃帝與雷公的簡短對話。據《新
校正》說，在全元起本《素問》中，這是題為〈方盛衰〉的一篇獨立文
章。其中說：

> 腎且絕，惋惋日暮，從容不出，人事不殷。

儘管不太清楚這段文字的意思，但另外還有「從容、人事」（〈疏五過論
篇〉）這樣的表述。因而可以認為從容與人事具有某種關係。又，在前引
「善為脈者，必以比類、奇恆、從容知之」（同上）之外，〈示從容論篇〉
中還有暗示從容與比類之密切關係的議論。關於這些，在說到比類與人
事時，會有機會涉及。

　　若再舉一條，則為〈解精微論篇〉中的雷公之語：

> 臣授業傳之，行教以經論、從容、形法、陰陽、刺灸、湯藥所滋。

---

❻　參見前揭《素問識》卷八〈徵四失論篇〉。

見於其中的從容、形法、陰陽，如馬蒔所指出的那樣❼，應該視為書名。

另一方面，雌雄這一術語，出現在黃帝派的三篇論文中：

⑴此皆陰陽、表裡、上下、雌雄相輸應也。（〈著至教論篇〉）

⑵聖人之治病也，必知天地、陰陽、四時、經紀、五臟、六腑、
雌雄、表裡、刺灸、砭石、毒藥所主、從容、人事，以明經道。
（〈疏五過論篇〉）

⑶持雌失雄，棄陰附陽，不知併合，診 故不明。（〈方盛衰論篇〉）

⑴之輸應，按字面之意，是輸送與反應。若要意譯，可說相當於交通、
關係。⑶之「持雌失雄」與「棄陰附陽」，如從表 6 可知的那樣，雌是陰、
雄是陽，述說著相反的事體。在《素問》卷二〈金匱真言論篇〉中，引
用⑴時，將「上下」置換為「內外」；又寫到：「察陰陽、表裡、雌雄之
紀」，但在岐伯派之論文中言及雌雄者，只有此一處。雌雄亦與從容相同，
是黃帝派中固有的概念。在此種情況下欲請注意的是，以上之引文中所
出現的雌雄，全都不是書名。沒有名為「雌雄」之書，如此考慮大概不
會錯。雌雄的問題，大概是在〈陰陽〉篇中被加以論述。

〈陰陽〉篇則不同，有王冰注云：「上古之醫書」的〈陰陽傳〉。據
〈著至教論篇〉之言，此似乎是記述手足之三陽脈，合為六陽脈，同時
宛如疾風、礔礰而至，引起重病的案例。「外無期」——不分時期，「內
無正」——沒有任何規則，「不中經紀」——醫書中沒有相當的記述，「診
無上下」——診斷的基準亦沒有作用，如所述這般，存在著黃帝派之診
斷法不能對付的疾病。請記住這件事。

---

❼　見注❸。

四、五中

以上弄明白之黃帝派建立在太陽、陽明、少陽、太陰、少陰、厥陰六脈之脈象群之上的陰陽脈法，與《難經》建立在心、肺、肝、腎、脾之五臟脈象與浮沉、長短、滑澀之三對基本脈象的陰陽之上的陰陽脈法，是完全不同的體系，兩者之間沒有系譜上的聯繫。那麼，《難經》之陰陽脈法的祖型在黃帝七篇中就找不到嗎？我所注意到的是五中。

五中亦同樣是唯出現於黃帝七篇中的術語。在〈陰陽類論篇〉開始處的問答中，黃帝如此問雷公：

> 陰陽之類，經脈之道，五中所主，何臟最貴？

此處所言陰陽、經脈、五中，與前引「上經、下經、揆度、陰陽、奇恆、五中」（〈疏五過論篇〉）或「診合微之事，追陰陽之變，章五中之情」（〈方盛衰論篇〉）的合微、陰陽、五中一樣，皆應釋為書名。五中，一般被解釋為五臟❽。然而，這如果是書名，則肯定與其他之書的情況一樣，同時意味著是診斷法，大概是與五臟有關的一種脈法。

讀一下〈方盛衰論篇〉的一節吧。

> 別五中部，按脈動靜，循尺滑濇寒溫之意，視其大小，合之病能，逆從以得，復知病名，診可十全，不失人情。

尺，與寸並列，是取手腕之脈的部位。如「尺寸之論」（〈徵四失論篇〉）一語所顯示的那樣，在《黃帝內經》之時代，作為位於尺與寸之間的關，

---

❽　見前揭《素問識》卷八〈疏五過論篇〉及〈方盛衰論篇〉。

尚未被當作診脈的部位。寸、關、尺之三部位全部出現，是從《難經》之時代開始的。逆從，與逆順相同。若據此篇開始處所見黃帝之說明，則「陽從左，陰從右，老從上，少從下」，王冰注云：「從者為順，反者為逆」。「部」者，諸如《素問》卷十五〈皮部論篇〉所說「十二經絡脈者，皮之部也」，「皮者，脈之部也」那樣，是脈循行的區域，大膽地說，是脈的流域，因而是指脈所掌管的、統轄的身體之部分。如果是這樣，那麼「五中之部」就必然是意指五臟脈所掌管的區域，換言之，必然是意指五臟脈象所示疾病的存在範圍。

如果這個解釋不誤，那麼〈方盛衰論篇〉這一節所記述的脈法之內容，雖表現不同，但與《難經》的陰陽脈法之內容，幾乎一致。「別五中之部，按脈之動靜」，相當於《難經》之「呼出心與肺，吸入腎與肝」。「循尺滑澀寒溫之意」，與《難經》中以浮沉代表脈象，而無寒溫，稍有不同。「視其大小」，與《難經》之例如「浮、大而散者，心也；浮而短、澀者，肺也」，具有相同之含意。唯黃帝學派中，診脈的趨勢亦從大小轉向脈象，於此處被體現出來。而且，「合之病能（態），以得逆從」者，相當於《難經》所言：「各以其經之所在，名病之逆順」。只有黃帝七篇中所言五中，才可視為是《難經》陰陽脈法的遙遠祖型，這大概是不會錯的吧。在是根據五臟脈象之脈法這點上，此兩者在結果上是一致的。

與此相應，黃帝派之脈法似乎未被其後之傳人所繼承。其脈法大約是被解體成若干的部分。停留在以一、二、三表述三陰三陽脈之名稱的岐伯派文章，在《素問》中不過存留兩篇。而且其一，卷七之〈經脈別論篇〉，唯作為名稱而使用著；另一篇，卷二之〈陰陽別論篇〉（《太素》卷三〈陰陽雜說〉）中，可見顯示出解體的方向、若干應該加以注意的記述。第一是，關於一陽、二陽、三陽、二陽一陰、二陰一陽、三陽三陰之病的記述，寫有：

鼓一陽曰鉤，鼓一陰曰毛，鼓陽勝陰❾曰弦，鼓陽至而絕曰石，
陰陽相過曰溜。

此處所言弦、鉤、毛、石，後來作為四時脈之名稱，而在《難經》中登
場。第二是，在一陰、二陰、三陰、二陽、三陽、三陰三陽「俱搏」的
情況下，敘述了分別死於幾日後一事。此處之「俱」，意指手脈與足脈同
時。這可以說是一種「陰陽脈死候」。而最應注意的第三點，是下述記載。

別於陽者，知病處也；別於陰者，知死生之期。三陽在頭，三陰
在手，所謂一也。

楊上善與王冰皆注頭為人迎，手為寸口。人迎屬足陽明脈，是行於喉頭
軟骨兩側之頸動脈的搏動部位。這段記述明顯是指在人迎與寸口，取脈
進行比較的、我名之曰人迎寸口脈法的診脈方法。人迎寸口脈法實屬黃
帝派最重視，並由岐伯派加以繼承的脈法。

　　總之，黃帝派的陰陽脈法解體後，或向四時脈法，或向死生診斷法，
或向人迎寸口脈法轉變，而被統合其中。

五、人迎寸口脈

　　雖然我現在寫道，人迎寸口脈最受黃帝派重視，但黃帝七篇中並沒
有明示地論述這種脈法的文章。只是在〈陰陽類論篇〉中，有下述暗示
性的短短一節。

---

❾　「陰」，《素問》作急，《太素》作隱。《太素》蕭延平注云：「別本隱上有陰字。」
　　參考別本，據意改之。

一陽者，少陽也。至手太陰，上連人迎。

不必重複，手之太陰，是指寸口而言。

有關人迎寸口脈法的論文，全部不是在《素問》，而是收於《靈樞》或《太素》中。人迎寸口脈法的簡單概括，見於《太素》卷十四〈人迎寸口診〉的、取黃帝與雷公對話形式的最初一段中。這一段，在《靈樞》中被施以若干之修正，構成獨立的一篇。即卷八〈禁服〉。

> 雷公問於黃帝曰：細子得之受業，通《九針》六十篇，旦暮勤服之，近者編絕，遠者簡垢，然尚諷誦弗置，未盡解於意矣。（〈禁服〉篇「遠」作久）

始於上述雷公之語的這一篇，傳達著舊時師受的形式，雖從醫學之傳授這一視點觀之，亦頗有興趣，但委之別稿吧❿。使行「割臂歃血為盟」之禮儀後，黃帝向雷公傳授了講述刺法之原理的短語。

> 凡刺之理，經脈為始。營其所行，知其度量，內次五臟，外別六腑。審察衛氣，為百病母，調其虛實，乃止瀉其血絡，血絡盡而不殆⓫。

然而，雷公所要求的並非已然學過的原理，而是被形容為「夫大則無外，小則無內，大小無極，高下無度」的、「《九針》六十篇」中所記述的刺

---

❿ 參見〈醫學の傳授〉，收於《夜鳴鳥》，岩波書店，1990，頁79-83。

⓫ 「內次五臟，外別六腑」，根據《靈樞》卷三〈經脈〉中所見引文。〈禁服〉篇作：「內刺五臟，外刺六腑」；〈人迎脈口診〉作：「內次五臟，別其六腑」。又，〈禁服〉篇中，「乃止」上有「虛實」二字；「血絡盡而」作「血盡」。

法之具體操作方法的概要，以今日之語言之，即類型化。

人迎寸口脈法，是比較人迎脈與寸口脈之搏動的大小而知病之所在，尋求脈之狀態與症候，決定治療方法的診斷法。在這種情況下，「寸口主中，人迎主外」。亦可換言說中為陰，外為言。若依《靈樞》卷四〈四時氣〉(《太素》卷二三〈雜刺〉)之說，則是「氣口候陰，人迎候陽」。平人，即無病之人，人迎脈與寸口脈若以相同之力拉網般地呼應著，春夏人迎脈稍大，秋冬寸口脈稍大。在生病時，通過人迎脈與寸口脈之某一方大若干倍，而知其病屬何脈 (表 7)。而且從脈之狀態與症候及治療法的類型化之對應關係，醫家可以馬上知道應該採取的處置 (表 8)。唯人迎脈或寸口脈大於對方四倍以上，而且脈象大、散時，是被稱之為關格的不治之疾，沒有治療的方法。

表 7

	人迎＞寸口	人迎＜寸口
1倍	少陽	厥陰
2倍	太陽	少陰
3倍	陽明	太陰

在〈人迎脈口診〉中，沒有明言陰陽六脈是足脈還是手脈。但是單從重視足脈勝過手脈，特別是用於「決死生」之診斷的、馬王堆漢墓出土醫書以來的傳統觀之，大概應該是指足脈吧。使這一點明確化，又加上將手脈亦吸收入人迎寸口脈法之修正的，是《靈樞》之〈禁服篇〉。這就是為要表示脈之狀態，引入靜之對立概念——燥，擴張成十二脈 (表 9)。這種修正了的人迎寸口脈法，例如僅僅是將「人迎大一倍於寸口」的表達改變為「人迎一盛」的方式，被岐伯派之論文——《靈樞》卷二〈終始〉所全面繼承。岐伯派將此被簡略化了的術語——一盛、二盛、

三盛，用於《素問》卷三〈六節臟象論篇〉、卷十一〈腹中論篇〉等。

表 8

脈 症·治	盛	虛	緊	代	陷下	不盛不虛
人迎＞寸口　症候	熱	寒	痛痺	乍甚乍間		
人迎＞寸口　治療	瀉	補	肉刺	取血絡·飲藥	灸	經刺
人迎＜寸口　症候	脹滿·寒中·食不化	熱中·出糜·少氣·溺色變	痺	乍痛乍止		
人迎＜寸口　治療	瀉	補	先刺後灸	取血絡	灸	經刺

注：陷下，從外面看不見的脈。乍甚乍間、乍痛乍止，間歇發作，疼痛。肉刺、經刺，向肉、經脈的針刺。熱中、寒中，內部的熱、寒。取血絡，瀉血。出糜，下痢。

表 9

	人迎＞寸口	人迎＜寸口
1倍	足少陽	足厥陰
1倍＋燥	手少陽	手心主
2倍	足太陽	足少陰
2倍＋燥	手太陽	手少陰
3倍	足陽明	足太陰
3倍＋燥	手陽明	手太陰

表 10

	脈象							病		
	滑	緊	浮	沉	小	大	盛	在內	在外	病勢
脈口	○	○		○	○			○		益甚
人迎		○	○			○			○	益甚
脈口	○		○							日進
人迎	○			○						日損
脈口	○							○		日進
人迎	○		○				○			日進

注：脈口與寸口同。

　　不僅如此，〈人迎脈口診〉之黃帝─雷公對話形式的另外一段（《靈樞》卷八〈五色〉），記載著可以說是人迎寸口脈法之變形的產物。其中不是搏動的大小，而是對比性地把握著浮、沉、滑、堅等脈象，云：「脈之浮沉及人迎寸口氣小大等者，其病難已」（表 10）。岐伯派之論文──《靈樞》卷十一〈論疾診尺〉（〈人迎脈口診〉），重複著「五色」的上述之語；同為岐伯派之論文──《太素》卷二五〈熱病說〉《靈樞》卷五〈熱病〉中，可見氣口靜、人迎躁這樣的組合。在人迎寸口脈法中，產

生出了使診脈之對象，從脈之大小與脈象，向捨棄脈之大小、唯據脈象
變化的確切的運動。再者，〈病能論篇〉記載著不與寸口脈進行比較而言
「人迎甚盛」；《素問》卷十三〈奇病論篇〉言：「人迎躁盛」，這種唯據
人迎的診斷。這亦是標誌著人迎寸口脈法的擴展吧。

　　現在來談題名《經脈》的書吧。〈人迎脈口診〉或〈禁服〉中，有「凡
刺之理，經脈為始」之語。《黃帝內經》中收有記述其經脈之路徑的一篇。
這就是《靈樞》卷三〈經脈〉，或《太素》卷八〈闕題篇〉。如在論述《黃
帝內經》之形成時已然指出的那樣，此篇是以馬王堆漢墓出土之〈陰陽
十一脈灸經〉與〈足臂十一脈灸經〉為祖型，在此之上進行加工的結果。
此篇取以下之構成方式。引用《太素‧闕題篇》，首先在開始處有下述簡
短之問答。

　　　　雷公問於黃帝曰：「禁脈之言，凡刺之理，經脈為始，願聞其道。」
　　　　黃帝答曰：「經脈者，所以決死生，處百病，調虛實，不可不通也。」
　　　　❷

接著記述十二經脈的路徑、各脈出現異常時的症狀，以及所謂的「所生
病」。總結時，各脈均出現指示治療法之定型化的文字，以最先出現的肺
手太陰脈為例，

　　　　盛則瀉之，虛則補之，熱則疾之，寒則留之，陷下則灸之，不盛
　　　　不虛以經取之。盛者則寸口大三倍於人迎，虛者則寸口反小於人

❷　《靈樞》卷三〈經脈〉中，「經脈為始」之下有「營其所行，制其度量，內次
　　五臟，外別六腑」十六字，但這是從〈禁服〉補入的。又，「願盡聞其道」
　　之後，插入了始於「黃帝曰，人始生，先成精」，終於「雷公曰，願卒聞經脈之
　　始生」的問答，文脈已亂。

迎。

各脈之區別，毋寧說僅僅是人迎脈與寸口脈之大小，及其倍率。若忽略其倍率，則其關係如表 11 所示之狀。依《靈樞》，將這篇論文稱之為〈經脈〉篇吧。

表 11

	盛	虛
陽脈	人迎＞寸口	人迎＜寸口
陰脈	人迎＜寸口	人迎＞寸口

由此馬上導出以下之結論。第一，〈經脈〉篇的著者採用了人迎寸口脈法；雷公所云〈禁脈〉，由接下去的引文觀之，是書名，這或指〈人迎脈口診〉開頭處的一段，或指〈禁服〉篇；第三，「禁服」這一篇名，實為「禁脈」之誤寫，此篇原本是題名〈禁脈〉之書；第四，〈經脈〉篇的著者，在對從戰國末流傳下來之經脈的記述進行加工時，據〈禁脈〉篇在其前後進行了增補；第五，此時進一步將對應於脈之狀態的治療法，加以簡化。要之，成為中國醫學之基礎的經脈論，是通過採用人迎寸口脈法之黃帝派的醫師完成的。

在撰寫〈「黃帝內經」之形成〉時，我推測〈經脈〉篇在黃帝派的著作中亦屬於最古層的論文。但該篇比〈禁脈〉篇晚參見「補注」。不僅如此，《靈樞》所收黃帝派的這些著作，從內容及與岐伯派之繼承關係觀之，其成書時代確實是晚於黃帝七篇。另一方面，黃帝七篇中也記載有《經脈》這樣的書名。這大概是從現存〈經脈〉篇去掉增補於前後之文章那樣的，從形式上講接近馬王堆漢墓出土之《灸經》的，成熟度較低的著作。只有黃帝七篇中所說的《經脈》，才是屬於黃帝派之最古層的著作。

六、終始

　　黃帝七篇中，沒有直接言及人迎寸口脈法之語。但如果說暗示這種脈法的文字，則見之於〈陰陽類論篇〉。如果是這樣，那麼較之於說人迎寸口脈法尚未被發明，從以上弄清楚了的二三之例推之，則應該懷疑是否採用了其他術語來稱呼。給予我們解決這一疑問的線索，是《靈樞》卷二所收題名〈終始〉之論述形式的一篇（〈人迎脈口診〉的一段）。將其寫作〈終始〉篇。

　　注〈終始〉篇之標題，指出「終始，本古經之篇名」的，是從《素問》中發掘出諸多篇名的馬蒔。此篇之開始云：

　　　　凡刺之道畢於終始。明知終始，五臟為紀，陰陽定矣。

又，〈根結〉云：

　　　　九針之玄，要在終始。故能知終始，一言而畢。

抓住這些論述，主張「故知其為古經之篇名」[13]。我在支持馬蒔之見解的同時，認為終始也是脈法的名稱。

　　那麼，什麼是終始脈法呢？〈終始〉篇中言：

　　　　謹奉天道，請言終始。終始者，經脈為紀，持其脈口、人迎，以知陰陽有餘不足，平與不平，天道畢矣。

---

[13]　馬蒔《黃帝內經靈樞注證發微》卷一〈終始第九〉。

沒有必要再指出，這是講述人迎寸口脈法的文章。其後，作為「所謂平人者不病」，敷衍〈禁脈〉篇有關平人之記述❹，如下所述地結束了一篇。

> 必先通十二經脈之所生病，而後可得傳於終始矣。

「十二經脈之所生病」，記載於〈經脈〉篇。這樣一來，已然沒有懷疑的餘地。我所說的人迎寸口脈法，在早先被稱之為終始。

黃帝七篇中言及終始的，是〈疏五過論篇〉。除前面引用過的「上經、下經、揆度、陰陽、奇恆、五中，決以明堂，審於終始，可以橫行」之外，還寫有「凡診者，必知終始」。如果「上經」、「下經」、「揆度」、「陰陽」、「奇恆」、「五中」是書名，那麼「明堂」與「終始」也必然是書名。終始脈法亦是與揆度等相並列的一種古診斷法。

於此補充一點，據〈示從容論篇〉之說，曾有稱之為「《脈經》上下篇」的著作。似乎記述著諸如「肝虛、腎虛、脾虛，皆令人體重煩冤」之類的事。此與「《上經》、《下經》」是否為相同之書，無法確定。另一方面，《史記‧倉公傳》中見有「《脈書》上下經（或《脈書》、《上下經》）、《五色診》、《奇咳術》、《揆度》、《陰陽》」及其他書名。奇咳是否與奇恆為相同之技術，亦無法確定。但是不能否定，現在所舉之書名或與黃帝七篇中出現的書名相同，或極為相近。請與〈疏五過論篇〉之上經、下經、揆度、陰陽、奇恆，以及明堂比而觀之。❺由於明堂像後面馬上就

---

❹ 〈禁脈〉中有「寸口主中，人迎主外。兩者相應，俱往俱來，若引繩大小齊等。……如此者，名曰平人」。〈終始〉中可見：「所謂平人者不病。不病者，脈口人迎應四時也，上下相應而俱往來也，六經之脈不結動也……是謂平人」。

❺ 詳見龍伯堅《黃帝內經概說》第三篇‧二〈前期黃帝內經所引古代醫書〉，上海科學技術出版社，1980，頁80–85；任應秋《「黃帝內經」研究十講》三〈「內經」引用的古代文獻〉，收於《內經研究論叢》（任應秋、劉長林編），湖北人

要談到的那樣，從某種意義上講不外就是五色診，因此這種類似決非偶然。標準性的醫書或醫學之領域的組合，產生於倉公淳于意活躍的西漢之文帝（西元前180－前157年在位）的時代，這是由黃帝派繼承著的。這暗示著見之於黃帝七篇中的所謂古經之若干，至少是成為其祖型之書的著作年代，可能溯至西漢之前半期；同時對於黃帝派之出現的時代，也投下了一個側光(side light)。

七、比類、明堂

作為表現診斷法之術語，同時也是書名的必須檢討的術語中，還有比類與明堂。此外雖然也應舉出形名（〈疏五過論篇〉）與形法（〈解精微論篇〉）及五度（〈方盛衰論篇〉），但皆不過僅有一次言及這些名稱；五度，指脈度、臟度、肉度、筋度、俞度；五診，見於《史記·倉公傳》，此外，無緣窺其內容。首先談比類。

〈疏五過論篇〉，是論述診斷時易於墜入之五種過失的書。知道「五過、四德」嗎？被黃帝垂問的雷公回答說：

不聞五過與四德，比類形名，虛引其經，心無所對。

其意是說關於比類與形名的技術，僅僅是引用死記硬背的「比類」、「形名」兩書之文章，雖然被問到是何意思，但因不懂其內容，故無法回答。在黃帝所說第三種過失中，亦見有業已引用過的「比類、奇恆、從容」之語。又，論述治療中之四種過失的〈徵四失論篇〉，在其第三種過失中舉出：「不適貧富、貴賤之居，坐之薄厚，形之寒溫，不適飲食之宜，不別人之勇怯，不知比類」。在此，知道比類一事，與理解患者之性格、使

民出版社，1982，頁20－26。

改變生活之環境與習性之事相並列，被視為是非常重要的事情。

　　舉出比類以為問答之中心性話題的，是〈示從容論篇〉（〈脈論〉）。此篇開始於黃帝口試雷公之語。

　　　黃帝燕坐，召雷公而問之曰：「汝受術誦書，善（原文作者若二字，據《太素》改）能覽觀雜學及於比類，通合道理。為余言子所長。」

當雷公再度提問，「所以三臟者，以知其比類」是怎麼回事時，黃帝教誨如下：

　　　帝曰：「夫從容之謂也。夫年長則求之於腑，年少則求之於經，年壯則求之於臟。」

三臟者，肝、腎、脾。從容是依據肝、腎、脾、膀胱、胃、膽之陰陽六足脈的診斷法。不是比類中的三臟，而是使用依據三臟三腑之六脈的診斷。這種「援物比類」的方法，通過以下事例，可以具體地了解。即雷公舉出曾經診察過的某患者之三種症狀與脈象，問道：我診斷其為肺傷，但未治癒，那到底是什麼病呢？黃帝解釋說，這些症狀與脈象，皆非由肺而是由別的臟的異常引起的。「不引比類」則不明於此，故黃帝將此與傷肺之病理及症候加以對比，歸結於「此二者不相類」。

　　總之，比類是基於從容脈法之診斷，比較、綜合脈象與症狀，確定其病理與病名的方法。由於〈疏五過論篇〉中有言「比類、奇恆、從容」，是知將疾病分為奇與恆的作法，亦被用於這種綜合判斷之中。所云年長則腑，年少則經脈，壯年則臟者，是將年齡與疾病之關係分為三類，無疑是將病名及病理之探索作為目標。此一篇以下述之語結束：

> 明引比類從容，是以名曰診經（《素問》作診輕，據《太素》改），
> 是謂至道也。

據《新校正》言，在全元起本《素問》中，此篇題為〈從容別白黑〉。但最早大概應該是將篇名稱之為〈診經〉吧。

　　另一方面，〈疏五過論篇〉所言「決以明堂」的明堂，不可能產生誤解地是指依據顯現於顏面部之色進行診斷的診斷方法，或者是論此事之書。明堂雖然是成為周代祭祀與政治活動中心的殿堂，但古代中國人將顏面的構造比喻為明堂及圍繞明堂的宮城。此乃醫學中明堂這一名稱的來源，其技法的概略殘留於《靈樞》卷八〈五色〉之中。

　　雷公問道：「五色獨決於明堂乎？（這大概是經常使用著的口頭禪）小子未知其所謂也。」黃帝回答：「明堂者，鼻也；闕（門）者，眉間也；庭者，顏也；蕃（垣）者，頰側也；蔽者，耳門也。」這些場所分別對應著身體的各部分，如：「庭者，首面也；闕上者，咽喉也；闕中者，肺也；下極者，心也；直下者，肝也」。將顏面的各場所，稱之為「部」。「五色各有臟部，有外部，有內部」，「五色之見也，各出其色部」。雖然是觀五色之各種反映來診斷疾病，但其原則有如下述。

> 五色各見其部，察其浮沉，以知淺深；察其澤夭，以觀成敗；察
> 其散搏，以知遠近；視色上下，以知病處。

淺深為病之輕重，澤夭為光澤之有無，成敗為病況之善惡；散搏為色之擴展方式，遠近為從發病以來所經過的時間，上下為顏面上的位置。色本身亦表示症候：「青、黑為痛，黃、赤為熱，白為寒」。由此導出「赤色出兩顴，大如拇指者，病雖小癒，必猝死」之類的診斷的具體性指針。使黃帝反問於岐伯「五色獨決於明堂乎？」的《靈樞》卷六〈五閱五使〉，

是岐伯派所繼承之明堂診斷法的簡潔概括。

八、問診與人事

　　我以為黃帝學派或發明、或使獲得發展之診斷技術的全貌，至此基本弄清。作為處於形成期的中國醫學，這已然是足以令人瞠目的豐富多彩。黃帝學派之醫學，逐漸獲得權威性，壓倒其他學派，發展成為「中國醫學」之原動力的一端，可以認為在於從一開始就得以發揮的這種豐富的創造力。

　　以上所檢討的脈診與色診，即便是在診斷法中，也只是形成了以高度之熟練為必要的，其「技術性」的一個側面。然而診斷並非僅限於此。到底還有由經驗之積累開始產生出的另一個側面。「論過失」 ❶ ── 診斷之五種過失的〈疏五過論篇〉，在列舉過失後說：「凡此五者，皆受術不通，人事不明也。」〈著至教論篇〉中亦有「人事不殷」之語。與技術相並列的，診斷法的另一個側面，即是此「人事」。那麼，何為人事呢？看看〈疏五過論篇〉的五種過失吧。

　　一過。診病之前，必須問是否一度喪失社會地位與財產。在這種情況下，即便未中外之邪氣，病也會由內而生。醫者診時歪著頭想，卻不知病名為何。患者的身體日漸消瘦，氣變虛、精變無。病重之時，外耗衛氣（體液），內奪營氣（血液）。良醫犯過失，是由於不知發生疾病的原因。

　　二過。欲診病時，必問飲食之習慣與居處之狀況，以及過度之苦樂或「始樂後苦」之經歷。因為這種情況會損傷精氣；精氣竭絕，則形體毀壞。暴怒傷陰，暴喜傷陽。愚醫治之，不知補瀉，不知病情，患者的精氣日脫，邪氣乃併。

---

❶ 據《新校正》云，〈疏五過論篇〉在全元起本中，題為「論過失」。

三過。擅於診脈者，必用比類、奇恆、從容之法來了解脈的異常。為醫而不知這些方法，則其診察不足稱道。

四過。對於因地位、財產及精神挫折等造成「雖不中邪，精神內傷」，「雖不傷邪，皮焦筋屈」的患者，醫家不能以嚴肅的態度，使患者改變觀念；缺乏信心，診斷不明，則無法進行治療。

五過。診察之際，必依終始脈法而知陰陽之有餘、不足，平、不平，還要知道以下的事情。診脈、研究病名時，必須確定是男女哪一方的脈象。因離別、心情鬱悶委屈，憂恐喜怒，而致五臟空虛，血氣從應守之處離開。醫者不能弄清是何病，為何發病，則任何技術都沒有用。拙劣的醫生合刺陰陽之脈，使身體變壞，當死亡臨近時，唯告之死期。

〈徵四失論篇〉所舉出的治療之四種過失，與上述五過多有重合之處，一併觀之。

一失：「診不知陰陽、逆從之理。」

二失：「受師不卒，妄作雜術，謬言為道，更名自功，妄用砭石，後遺身咎。」

三失：「不適貧富貴賤之居，坐之薄厚，形之寒溫，不適飲食之宜，不別人之勇怯，不知比類，足以自亂，不足以自明。」

四失：「診病不問其始，憂患飲食之失節，起居之失節，或傷於毒，不先言此，卒持寸口，何病能中，妄言作名，為粗所窮。」

由所論的這些過失，反之，清晰地浮現出黃帝派的診斷法和使其成為可能的病理觀。之所以敢於說「成為可能」，是因為其中有意識地運用了被我稱之為「認識論的切斷」（後述）。

診察之際，最受重視的是問診。當然，作為其前提，首先必須熟悉比類、奇恆、從容、終始等各種各樣的技術性診斷法（三過、五過）；其次，必須通曉陰陽、從容之理，即生理學的理論（一失）。不掌握這兩方面，是「為工不知道」——重大的過失。但是，僅僅做到這一點還不能

期待正確的診斷。因為是否產生這種基礎性的知識與技術，關係到問診，即通過問診而顯露出來的患者的「人事」。

必須要通過問診搞清楚的事情，可以分為四個範疇。

⑴直接關係到疾病與身體的事情。（五過、四失）

⑵關係到日常生活之環境與習慣、行為的事情。（二過、三失、四失）

⑶關係到社會地位與財產的事情。（一過、四過）

⑷與身邊發生之事有關的心理方面的事情。（二過、五過）

⑴在此可以除外。貫穿於⑵、⑶、⑷之中的，是「雖不中邪，病由內生」（一過）的思考方法。何為「內」？使疾病發生之「內」的功能是什麼？要弄清這一點，必須首先觸及黃帝派的五臟觀。

黃帝派將五行的分類原理運用於五臟，將五行作為表示五臟的名稱來使用。將脾、肝、腎之三臟說成是：「若夫三臟，土、木、水參居，此童子之所知」，乃是其例。將五行分屬五臟的最早文獻，是《呂氏春秋》十二紀。但醫家的分類，與此不同。取與醫家相同之方式分類的是《淮南子・地形訓》。編者之淮南王劉安死於西元前122年。大約在西漢中期，這種分類方式已廣為人知，醫家採用了這種分類方式。黃帝派亦可說是其先驅（參見表 12）。

表 12

出典＼五行	木	火	土	金	水
呂氏春秋十二紀	脾	肺	心	肝	腎
淮南子墜形訓	肝	心	胃	肺	腎
素問宣明五氣篇	肝	心	脾	肺	腎
	魂	神	意	魄	志

注：《淮南子》之「胃」，大概是「脾」之誤。

在此欲請注意的是，採用五行作為分類原理，未必意味著採用所謂

五行說。分類確實是認識的第一步。這表明將認識對象歸屬於有限的範疇，對象世界中存在著某種秩序，因而是可以被認識的。但是，僅僅如此是什麼也無法說明的。分類對於認識來說，確實具有意義的，成為說明對象世界之存在方式的，是通過給出同類間以及異類間的關係與作用原理。在中國的自然哲學中，將同類間的關係稱之為「類」或「同類」，視同類間的某種親和力為功能。此所謂同類相感，不僅是五行，還被應用於陰陽及其他範疇之中，是普遍性的原理。相對於此，關於異類間的關係，就五行而論，導入了兩種特異性的作用原理；不久，在各個領域中分別構成獨到的理論。這就是戰國末之思想家鄒衍所提倡的相生說與相克（亦寫作相剋、相勝）說（參見圖1）。使用五行概念的思考，在加上分類原理之相感、相生、相克的三種作用原理當中，至少具備一種時，始可稱其為五行說。事實上，儘管當然沒採用木、火、土、金、水的範疇，但若是說將認識對象分類為五的思想，則可溯至殷代。

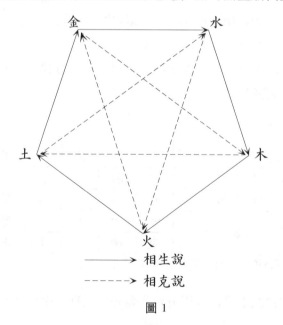

圖1

儘管黃帝學派採用了五行作為分類原理，但決沒有使用三種作用原理來說明現象。在《靈樞》五色中可以看到適當之例，云：「以五色命臟，青為肝，赤為心，白為肺，黃為脾，黑為腎」，雖然將五色配屬五臟，但在此與現之於顏面各部的色之間，沒有設定任何關係。不僅如此，在色的五分類中，亦毫無阻礙地將青與黑、黃與赤合在一起加以處理。將五行說作為醫學理論之不可或缺的構成要素，必待伯高派與少俞派，特別是岐伯派之時代。

如果以內外言之，五臟當然是內。言「病由內生」時，內，意謂著五臟。在中國醫學中極具特徵的是，五臟不僅被作為生理的，而且還被作為精神的功能的載體。五臟分別具有精神的五種位相或作用之魂、魄、神、意、志（表 12）。因而心之動，馬上表現為五臟之生理性功能的變化。於此被作為前提的，是氣的連續觀。《太素》水論（〈解精微論篇〉）中說：「水之精為志，火之精為神」，即是說：水——即腎臟之氣的精純之物為志；火——即心臟之氣的精純之物為神。身心之所有功能，不外都是氣的功能。便言之，《太平御覽》卷三六三中引《韓詩外傳》之佚文，見有：「情藏於腎，神藏於心，魂藏於肝，魄藏於肺，志藏於脾」。說明在西漢之前半期，已然產生了將精神性作用歸屬於五臟的思想。

還是回到「雖不中邪，病由內生」這一問題吧。「五過」求疾病之原因，於心理方面的要素。認為由於劇烈的感情發作，使得五臟之氣「空虛」，血氣離開本來應該存在的場所，由此產生各種各樣的疾病。「一過」將從顯赫之地位跌落下來而患的病，稱之為「脫營」，是營氣——血液的脫離；將財產方面衰敗引起的疾病，稱之為「失精」，即精氣的喪失；「氣虛無精」，再次重複衛、榮（營）——氣、血之喪失。「四過」表達著同樣的事態：在內之「精神」，即是精氣之神受到損傷。「二過」是說不適宜的住宅與食事、苦樂的激變等損傷精氣，精氣竭則身體毀壞。不管直接的原因是哪種，體內所發生的變化都是一樣的。即生命力之源泉、同時也

是職掌精神作用的精氣喪失，充滿全身、防衛身體之體液的衛氣，與循環全身、供給營養之血液的營氣耗盡。屬於引起這種現象、被視為應該通過問診弄清的三個範疇的事情，就是黃帝派之醫師稱為「人事」的內容。

弄清楚患者的「人事」，不單純是診斷法方面的問題。醫者據此可對患者進行忠告(counseling)。如果了解到生活之環境、習慣與飲食不正確，則必須引導其加以改變（三失）。對於因地位與財富之激變而陷入疾病的患病，毋寧說必須嚴肅待之，使改變思想觀念，從而使病狀漸漸恢復。苟非如此，則「醫事不行」，治療技術亦無用武之地（四過）。問診就是這樣被作為治療行為的一環，置於第一步的位置上。

九、內因論與「虛」的病理學

在此將作為病因的人事──大膽地說即人事因，稱之為內因吧。這不光是說其間或多或少存在著心理性的要素，而且是因為以心理性要素為主因的情況，與體內所產生的變化完全是同一的，這些全都作為「雖不中邪」而發生之病，來加以概括。作為疾病的原因，黃帝派最重視的是人事，完全是將由這種內因生出的疾病作為診療的對象。「五過」與「四失」，不容置疑地證明著這一點。這又使人想到病理學著作之《下經》，亦是論內因之病。

黃帝派當然不否定外因的存在。對於反覆言說「雖不中邪」的黃帝派來說，被體外之邪氣所侵犯──以今日之語言之即感染症的存在，乃是不言而喻的前提。也說到因內因之病，精氣脫則「邪氣乃併」──患了因外因引發的合併症（二過）。儘管如此，他們對於由外因引發的疾病，幾乎什麼也沒講。不，是不敢講！

儘管知道某種原因及其所引發之現象的存在，卻敢於將其置於考慮

之外，一味地注目於其他原因及由此引出的現象。這是「認識論的切斷」
❶的一種形態。認識通常是由限定認識的對象而成立。「認識論的切斷」，
是有意識地進行的這種限定，是為使對象之認識成為可能、確實的操作。
「認識論的切斷」，造就了一個認識的「場」。被這個場所除外的東西，
對於眼前的認識來說，只是攪亂認識的因素。眼前的認識，亦可換言說
是認識的這個階段。眼前的認識完了之時，這種認識論的切斷即被解除，
認識移至下一個階段。新的認識的「場」，包含著此前從對象中被排除了
的東西，於此更進一步涵括性的認識成立。我認為，雷公派固執地採取
內因論的立場，是由於認識論的切斷。

　　黃帝派之病理學，從某種意義上講是「虛的病理學」，值得注意。〈示
從容論篇〉確實可以說是論述虛之病理的一篇。如前所述，肝虛、腎虛、
脾虛，是通過「從容」始被正確地加以診斷的疾病。脈浮、弦之時，是
腎氣不足；沉、石之際，是腎氣附著於內而不循環。咳而胸悶之時，是
腎之氣向上逆行。脈浮、大、緊時，是脾之氣絕於外，出於胃之外也。
肺傷時，脾之氣離開了其應據守的場所。夢亦是虛症的指標。據〈方盛
衰論篇〉說，作夢是五臟之氣虛的時候，換言之，是陽氣有餘而陰氣不
足之時；因不同之臟虛，所作之夢亦不同。體弱氣虛時，身體之氣有餘
但脈之氣不足時，死。但是如果脈之氣有餘，即便身體之氣不足亦生。
〈疏五過論篇〉執拗地反覆警告的是，不可忘記內因引起虛的病。病的
內因論與虛的病理學，像兩個齒輪般地密切吻合，構成了一體化的理論
裝置。

　　虛之病理學的發展，通過病例，將前此以粗糙之外因論加以說明的
事情，重新認識為基於內因之病。例如，雷公舉出某症候群與脈象而請
教「此何臟之發也?」──因要知道比類，而問在三臟是怎麼回事時，黃

---

❶　參見〈パターン・認識・制作〉，收於《混沌の海へ》，朝日選書，1982，頁180-
　　185。唯該處所述，是使介於觀測儀器間的「認識論的切斷」。

帝斥曰:「今子所言,皆夫八風菀熱,五臟消鑠,傳邪相受」❸,在這個病例中運用著源於虛之病理學的解釋(〈脈論〉)。

　　向著內因論的有意識的自我限定所帶來的,並非僅僅是病理學的發展。譬如診斷法中,脈法之多樣的、而且是快速展開這樣的顯著成果,如果沒有這種限定則不會產生。與外因引發之病比較時,內因引發之病的特徵,一般可以求之於身體所發生的緩慢的、連續的變化。這對於觀察與跟蹤脈象的微妙變化,乃是絕好的對象。細心的觀察,首先注意到氣候之變化與脈象之間表現出的一定的對應關係。四季之正常的脈象,為脈法提供了一種標準。這就是《揆度》立足的所謂四時脈。在生理學方面支持這一點的,是言說天之氣與人之氣之照應的《上經》的理論。在此基礎上,各種各樣的脈法綻開其花。

　　黃帝派之醫學的致命性缺陷,是外因論的缺如,是排除了外因之病的診療體系。縱然是「認識論的切斷」的產物,而且在理論與診斷法的領域中取得了如何豐富的成果,但是醫者於臨床之際必須面對無數的外因之病。不能逃避這種情況,乃是以治療為使命之醫學的職責。首先導入外因論,然後確立外因之病的診斷法與治療法,對於黃帝學派來說,此乃燃眉之急。這種情況下的外因論,必須是能夠耐受黃帝派所奠定之生理學與病理學,並能夠與之相結合的東西。借九宮八風說,在風中引入虛實的概念;超越以往之真實感❹之外因論的界限,圖謀在醫學理論中重新導入外因論之少師派的工作,是回答其第一個課題的結果,第二個課題的解決,則留給了更晚的繼承者 —— 岐伯派。

補　注:

---

❸　在〈示從容論篇〉中,「夫」作「失」。在這種情況下則必須讀為:「今子所言皆失」,而八風之下則成為黃帝主張外因論。但如此則與論虛之病的總體文脈相反。

❹　意指古人將風、寒、暑、濕等視為實實在在可以侵入人體之氣。—— 譯者注

　　我認為現存《黃帝內經》之〈經脈〉篇，不是由黃帝派完成的，最終恐怕是經岐伯派之加工。這是因為三焦計入六腑之一，又使用著「中焦」之語。又因雖將三焦或上、中、下焦視為六腑之一，卻與其他五腑不同，沒有對應於此的一個獨立器官，故古來議論不絕，以致議論錯綜。正文中沒有機會論述三焦，故欲在此就其起源稍陳我見。從與〈經脈〉篇的關係言之，三焦、中焦之語極有可能是最後的補充修改；可以認為修改者乃是〈經脈〉篇的最後整理者。首先，從〈經脈〉篇中之三焦、中焦的用法加以確認。

中焦、三焦之語，除「三焦手少陽之脈」這一脈名之外，出現在三個地方。引用據《靈樞》：

> 「起於中焦，下絡大腸……」（肺手太陰脈）
>
> 「出屬心包絡，下膈，歷絡三膲（《太素》作焦）。」（心主手厥陰心包絡脈）
>
> 「下膈，循屬三焦。」（三焦手少陽脈）

由歷、循這樣的表述，可知三焦指上、中、下焦。「下膈，……絡、屬」這樣的表述，另有下述四例：

> 「下膈，屬大腸。」（大腸手陽明脈）
>
> 「下膈，屬胃。」（胃足陽明脈）
>
> 「出屬心系，下膈，絡小腸。」（心手少陰脈）
>
> 「下膈，抵胃，屬小腸。」（小腸手太陽脈）

由此可知，下膈用於路徑之記述的文末；若是該臟腑之脈則云「屬」，若不是則使用「絡」。要之，中焦、三焦在〈經脈〉篇中，表現為脈名或路

徑之記述的最初、最終的常套文字。是不破壞總體之文脈，能夠容易地
進行補充修改的位置與形式。

　　三焦之語，初見於《史記‧扁鵲傳》。即：陽氣「別下三焦膀胱」。
三焦膀胱連在一起的表述，亦見於《黃帝內經》中。例如：「夫胃、大腸、
小腸、三焦、膀胱，此五者天氣之所生也」《素問》卷三〈五臟別論篇〉）；
使臟與腑相對應：「腎合三焦膀胱」（《靈樞》卷七〈本藏〉）等即是此類，
特別應該注意的是〈本輸〉篇的下述之語：「腎合膀胱。膀胱者津液之府
也。……三焦者中瀆之府也。水道出焉，屬膀胱。是孤之府（不與臟相
對應的腑）也」（《靈樞》卷一，《太素》卷十一）。府為倉庫，或官署或
任其職者。「中瀆之府」雖不易理解，但可認為與《素問》所言「三焦者
決瀆之官，水道出焉」相同，是擔任「水道」之水門開閉的官署或其官
員的意思。因為說「屬膀胱」，大概是位於與其某部分相鄰接的位置，但
究竟是在膀胱之上口還是下口的方位，僅據此是弄不清的。〈靈蘭秘典論
篇〉中，先說三焦，後述膀胱。從《史記》以來之「三焦膀胱」的稱呼
方式觀之，暫考慮其位於上口之側吧。

　　在以上諸例中，三焦不是「三個焦」，明顯是一個「三焦」。三焦最
初肯定被視為某個單一的東西，位於膀胱之上口或與之鄰接之處，起著
調節流通之水量的作用（三焦堵塞則水溢而為水腫）。現在引用的岐伯派
之四篇文章表明，在三焦由單數變成複數後，仍部分地保存著早期的用
法。但《黃帝內經》之三焦的用例，壓倒性地是複數；與之平行，出現
了上焦、中焦、下焦的概念。三焦概念是在何時，如何地從單數轉變成
為複數？我認為其開端是伯高派的新說。最早具體地論述穀物之消化與
呼吸、循環之生理學的是伯高派。《靈樞》卷十〈邪客〉中說：

　　　五穀入於胃也，其糟粕、津液、宗氣分為三隧。故宗氣積於胸中，
　　出於喉嚨，以貫心脈而行呼吸焉。營氣者，泌其津液，注之於脈，

> 化以為血，以榮四末（《太素》卷十二〈營衛氣行〉，榮作營），內
> 注五臟六腑，……衛氣者，出其悍氣之慓疾，而先行於四末分肉、
> 皮膚之間而不休者也。

在胃中被消化了的食物，分成宗氣、津液、糟粕，由三個隧道出來。宗氣亦稱大氣，是穀氣變成氣體的部分。儲存於被稱之為氣海的肺中，與從外面吸入之氣一起行呼吸作用，再經喉嚨通心脈，成為循環作用的原動力。血液被認為是被呼吸所推進，循環體內；「行呼吸」，在此指循環作用。從穀氣所成之液體——津液中，首先分出快速運動的粗暴之氣，先浸透四肢的肌肉與皮膚之間，巡遊體內，這是衛氣。剩下的津液流入脈，變化為血，巡遊四肢，注入五臟六腑，這是營氣。營衛兩氣從同一隧道出來。關於糟粕及其隧道，於此未述。

　　明言消化與胃之構造的關係的，是解剖諸篇中的一篇：卷六〈平人絕穀〉。

> 胃大一尺五寸，徑五寸，長二尺六寸，橫屈受水穀三斗五升。其
> 中之穀，常留二斗，水一斗五升而滿。上焦泄氣，出其精微，慓
> 悍滑疾，下焦下溉諸腸。小腸大二寸半……。

精微（即營氣）與慓悍滑疾（即衛氣）之出口被稱為上焦，糟粕之出口被稱為下焦，首先毫無疑問是分別指胃的上口與下口。伯高派立於人體解剖的成果之上，意欲開拓消化與循環的生理學。此時導入的，無疑是胃之上焦、下焦的概念。這是相對於行消化穀物之作用的胃的本體，而將上、下兩焦想定為承擔將消化之物送出到其他器官的、胃之兩端的部分。對於意在以穀氣之流通為軸，建立生理學的伯高派來說，此乃思惟的自然歸宿。

正因如此，所以要假設營氣與衛氣這樣兩種性質與作用皆不相同之氣，具有不同的出口，也是思惟的自然發展。卷八〈五味〉中說：

> 胃者，五臟六腑之海也。水穀皆入於胃，五臟六腑皆稟氣於胃，五味各走其所喜。……穀氣津液已行，營衛大通，乃化糟粕，以次傳下。……穀始入於胃，其精微者，先出胃之兩焦，以溉五臟。別出兩行，營衛之道。其大氣搏而不行者，積於胸中，命曰氣海。出於肺，循喉嚨，故呼則出，吸則入。

大氣之出口位於胃之何處，終究不詳。但方才稱之為上焦的出口，在此被換言為胃之兩焦，儘管營氣與衛氣被概括為精微之物，但因為被作為分別而出，故兩焦無疑意味著兩口。兩焦被定名為上焦、中焦，已然只是時間的問題。

這個變化，可以在拓展伯高派之〈五味〉篇的少俞派之卷九〈五味論〉中讀到。

> 五味入於口也，各有所走，……酸入於胃，其氣澀以收，上之兩焦弗能出入也。……鹹入於胃，其氣上走中焦，注於脈則血氣走之。……血脈者，中焦之道也。……辛入於胃，其氣走於上焦。上焦者，受氣而營諸陽者也。……苦入於胃，五穀之氣皆不能勝苦，苦入下脘，三焦之道皆閉而不通。……甘入於胃，其氣弱小，不能上至於上焦。

至此，兩焦明確分開，被稱為上焦、中焦。問題是下焦，下脘是指胃囊的下部。伯高派所云下焦，位於下脘。苦味進入下脘，三焦之道全都閉而不通時，這是指胃的上、中、下焦呢？還是將以往稱為三焦的膀胱上

口改曰下焦，與胃之上、中焦合在一起，稱為三焦呢？從文脈觀之，看來好像是前者，但不管是哪一方面，僅就《黃帝內經》所存資料，繼承伯高派之新說，備齊上、中、下之三個焦這種概念，將其稱之為三焦的，看起來像是少俞派。

另一方面，沿襲舊的三焦概念之痕跡，使用將舊有之三焦作為下焦之新三焦概念的，是岐伯派。這個結果，在《靈樞》卷四〈營衛生會〉中被確認。

> 營出於中焦，衛出於上焦（《靈樞》作下焦。據《太素》卷十二〈闕題篇〉改）。……上焦出於胃上口，並咽以上。……。中焦亦並胃口，出上焦之後。……下焦者，別迴腸，注於膀胱而滲入焉。

注意，這是將上焦與由此被送出之衛氣，同樣，中焦與營氣、下焦與糟粕，等同視之的表現。迴腸，據《太素》楊上善注，是大腸。

如將以上所述內容簡單地歸納一下，則成為下圖。

在理解三焦概念時，重要的是，三焦不是器官而是「作用域」。舊的三焦擔當調節送至膀胱之水量的作用；新引入之胃的上、下焦，或兩焦，都是擔當將消化了的穀物送至其他器官的作用。換句話說，是將胃與膀胱所具作用拿出一部分而使之獨立，設定為在兩者之上口與下口行使作用的領域。〈營衛生會〉篇在三個焦的名稱中記述的各種穀氣的通行徑路，是象徵性的。反過來講，這強烈地暗示著三焦之外的五臟不是具有多種作用的單一器官，而是作為具有一種作用的單一器官來把握的。

儘管如此，三焦又是如何被作為六腑之一的呢？這是因為在六腑的早期概念中不包括三焦。「五臟六腑」之說，最早出現於《呂氏春秋·恃君覽·達鬱》之中。六腑者何也？《太平御覽》卷三六三引《韓詩外傳》之佚文，有如下述：

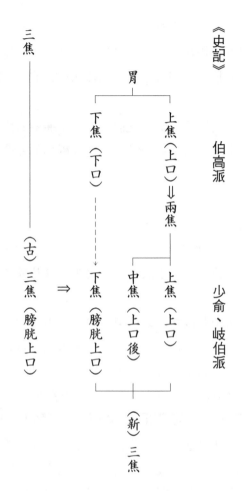

何謂六腑，咽喉量入之府，胃者五穀之府，大腸轉輸之府，小腸
受成之府，膽積精之府，膀胱精液之府也。

不是三焦，而是咽喉為六腑之一。在整個西漢時期，這才是六腑之內容
一事，通過不論是伯高派的解剖諸篇之一──述「六腑傳穀者」的《靈

樞》卷六〈腸胃〉，還是為其更加完整之記述的《難經・四十二難》，都
有咽門或喉嚨而無三焦，亦可旁證。《難經》在此處敢於避開「六腑」這
一表達方式，亦有含意。

　　進入東漢之後，三焦才開始出現於六腑之中。章帝之建初四年（西元
79年），集儒者於白虎館，召開了有關五經的學術討論會。其報告書——
班固所撰《白虎通義》卷下〈情性〉定義說：「六腑者何謂也? 謂大腸、
小腸、胃、膀胱、三焦、膽也」，然後引用了《禮運記》的下述之語：

> 胃者脾之府也。脾主稟氣也。胃者穀之委也。故脾稟氣也。膀胱
> 者腎之府也。腎者主瀉。膀胱常能有熱，故先決難也。三焦者包
> 絡府也。水穀之道路，氣之所終始也。故上焦若霧，中焦若編，
> 下焦若瀆。膽者肝之府也。……小腸大腸心肺府也。

雖不知《禮運記》是怎樣之書，但著作年代可溯至東漢之中葉。這是岐
伯派活躍著的時代。

　　如前所述，伯高派導入胃之上焦、下焦以及兩焦的概念，開始構築
生理學的理論。與此同時，胃與膀胱之諸焦的作用忽然廣為矚目，出現
了要將咽喉置換為三焦的動向。《禮運記》中所見三焦之定義，向我們證
明了值此置換之際，將咽喉之作用歸屬於三焦之事。

　　《難經・三十一難》中亦照搬了這個定義。即：

> 三焦者，水穀之道路，氣之所終始也。

　　另一方面，以解剖學方式記述發聲機構的少師派之文章——《靈樞》
卷十〈憂恚無言〉，對咽喉、喉嚨作如下之定義：

咽喉者，水穀之道也。喉嚨者，氣之所以上下者也。

從咽喉、喉嚨向三焦的頂替偷換，是一目了然的。為此者當是岐伯派，這幾乎沒有什麼疑問。事實上，在《黃帝內經》中，六腑含有三焦的，僅限於岐伯派之諸篇；在論述形式的《素問》卷七〈宣明五氣篇〉中，稱胃、大腸小腸、膀胱、膽與下焦之病為五病。

　　最後，引用與《白虎通義》相類似的對三焦的形容，以及來源於《韓詩外傳》的六腑之定義，進行總結。即：〈營衛生會〉篇最後以黃帝的下述之語結束：「余聞上焦如霧，中焦如漚，下焦如瀆，此之謂也」；《素問》卷三〈靈蘭秘典論篇〉，繼心、肺、肝、膽、膻中之後定義說：

脾胃者，倉廩之官，五味出焉。大腸者，傳道之官，變化出焉。小腸者，受盛之官，化物出焉。腎者，作強之官，伎巧出焉。三焦者，決瀆之官，水道出焉。膀胱者，州都之官，津液藏焉，氣化則能出焉。

膻中者，指與三焦相對應的臟──心包。

　　贅言之，《禮運記》中說「膀胱常能有熱」，這說不定或許暗示著「三焦」這一語詞的起源。位於膀胱的上口，起使膀胱具有熱之作用的東西，那或許是最早的三焦。

（參考文獻：金關丈夫〈三焦〉，見《日本民族の起源》，法政大學出版局，1976，頁313–367。）

山田慶兒教授著作目錄

1961   〈創立期のロンドン王立協會〉，收入《科學革命》，森北出版社。

1963   〈中世の自然觀〉，收入《中國中世科學技術史の研究》，角川書店。

1965   〈《物類相感志》の成立〉，收入《篠田統先生退官紀念論文集》。

1967   〈宋の自然哲學〉，收入《宋元時代の科學技術史》，京都大學人文科學研究所。

1967   《技術科學論》，譯著，法律文化社。

1968   《未來への問い》，筑摩書房。

1870   〈中國科學〉，收入廣重徹編《科學史のすすめ》，筑摩書房。

1970   〈耶穌會士の科學研究〉，收入《明清時代の科學技術史》，京都大學人文科學研究所。

1970   《中國革命》，編，筑摩書房。

1973   《人間學への試み》，編，筑摩書房。

1974～1977
        《東と西の學者と工匠》二冊，譯著，河出書房新社。

1975   〈梁武の蓋天說〉，《東方學報》48。

1975   《混沌の海へ――中國的思考の構造――》，筑摩書房。

1976   《星界の報告・他一編》，共譯，岩波書房。此書是山田先生由義大利文翻譯。

1978   〈授時曆への道――元朝治下の天文臺と天文學者――〉，收入《中國の科學と科學者》。

1978   《中國の科學と科學者》，編，京都大學人文科學研究所。

1978   《朱子の自然學》，岩波書店。

1979　〈黃帝內經の成立〉,《思想》627。

1979　〈古代中國における醫學の傳授について〉,《漢方研究》94–95。

1979　〈日本の大學の理學部──その科學社會史的側面〉,收入《近代科學再考》,朝日新聞社。

1979　"The Formation of Huong-ti Nei-ching," *ACTA ASIATICA* 36。

1980　〈九宮八風說と少師派の立場〉,《東方學報》52。

1980　《授時曆の道──中國中世の科學と國家──》,みすず書房。

1980　《技術の歷史11》,譯編,筑摩書房。

1982　《三浦梅園》,中央公論社。

1982　《科學と技術の近代》,朝日新聞社。

1983　〈古代の水時計〉,《自然》446、447。

1983　《科學史技術史事典》,共編,弘文堂。

1985　〈夜鳴く鳥〉,《思想》736。

1985　〈馬王堆漢墓出土醫書三則〉,收入《新發現中國科學史資料の研究・論考篇》。

1985　〈鍼灸と湯液の起源〉,收入《新發現中國科學史資料の研究・論考篇》。

1985　《中國古代度量衡圖集》,共譯,みすず書房。

1985　《新發現中國科學史資料の研究・譯注篇》,京都大學人文科學研究所。

1985　《新發現中國科學史資料の研究・論考篇》,京都大學人文科學研究所。

1988　〈扁鵲傳說〉,《東方學報》60。

1988　《黑い言葉の空間》,中央公論社。此書是三浦梅園《玄語》(1775)的現代語譯本。

1989　〈本草の起源〉,收入《中國古代科學史論》。

1989　《中國古代科學史論》,京都大學人文科學研究所。

1990　〈傳統醫學の歷史と理論〉,收入《東洋醫學入門》,讀賣新聞社。

1990　《夜鳴く鳥──醫學・咒術・傳說》,岩波書店。

1991　〈伯高派の計量解剖學と人體計測の思想〉，收入《中國古代科學史論續篇》。

1991　《中國古代科學史論續篇》，京都大學人文科學研究所。

1992　〈技術與人〉，收入吳之靜主編《天・地・人》，科學普及出版社。

1992　"Anatometrics in Ancient China," *Chinese Science* 10。

1992　《中國科學史國際會議：1987京都シンポジウム》報告書，京都大學人文科學研究所。

1993　〈漢方的なるものをめぐって〉，*Bellmedico* 9：1。

1993　〈中國醫學のはじまり〉，*Bellmedico* 9：2。

1993　〈甲骨文にみる病と治療〉，*Bellmedico* 9：3。

1993　〈紫金の光 —— 中國鍊金術における科學と宗教 ——〉，收入《歷史のなかの宗教と科學》，岩波書店。

1993　〈歐洲・アジア間の科學・技術の移轉〉，《朝日新聞夕刊》。

1996　《古代東亞哲學與科技文化》，遼寧教育出版社。

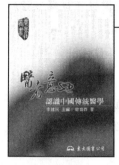

◎醫者意也──認識中國傳統醫學　廖育群／著

　　「醫者意也」是從古至今許多中醫論者常常言及的一句話。然而古代的醫家究竟是如何以「意」來構建這門學問，似乎並無人深究。本書沿著傳統醫學自身的發展脈絡，探索「意」的歷史蹤跡；同時又注意到在近代西方科技繁榮昌盛、普及全球之後，唯有中國傳統醫學仍然具有不衰之生命力的現象。

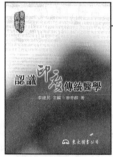

◎ 認識印度傳統醫學　廖育群／著

　　許多人認為「中醫」是唯一存活於當今世界的傳統醫學。實際上，與中醫具有同樣悠久歷史的印度傳統醫學，也依然在為民眾的健康服務，也同樣經歷著揚棄和發展的歷程。本書以通俗易懂的方式，介紹了印度的傳統醫學中最為重要、稱之為「生命科學」的阿輸吠陀的歷史與主要內容。讀者藉由本書，亦可了解其對中國古代醫學的影響。

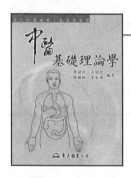

◎ 中醫基礎理論學　陳國樹／著

　　本書主要介紹中醫學基礎理論和知識，包括中醫理論體系的形成和發展、中醫學的基本特點、陰陽五行學說、藏象學說、氣血津液學說、經絡學說、病因病機學說、以及中醫的防治原則。本書編寫力求概念明確、說理透徹、重點突出、通俗易懂，既可供學生自修及學習之用，也可供教學、臨床、科研人員參考。

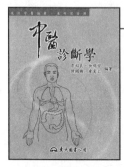

◎ 中醫診斷學　李紹良／著

　　本書主要內容包括診法和辨證兩部分，並附病例書寫格式。診法部分，詳細介紹中醫望、聞、問、切四診所需之各種技能；辨證部分，介紹八綱辨證、病因辨證、氣血津液辨證、臟腑辨證等各種辨證方法及臨床應用。本書編寫強調邏輯性、科學性、實用性，內容充實，通俗易懂，既可供學生自修及學習之用，也可供教學、臨床、科研人員參考。